国家卫生和计划生育委员会"十三五"规划教材

全国高等学校教材

供**预防医学**类专业用

卫生事业管理学

Health Care Administration

第 4 版

主 编 梁万年

副主编 胡 志 王亚东

编 者（以姓氏笔画为序）

王亚东 首都医科大学	陈家应 南京医科大学
毛 瑛 西安交通大学	罗 力 复旦大学
石学峰 北京中医药大学	胡 志 安徽医科大学
让蔚清 南华大学	徐慧兰 中南大学
刘 毅 四川大学	梁万年 国家卫生和计划生育委员会体制改革司
李士雪 山东大学	董恒进 浙江大学
吴 静 中国疾病预防控制中心	韩优莉 首都医科大学
吴群红 哈尔滨医科大学	傅鸿鹏 国家卫生和计划生育委员会卫生发展研究中心
陈少贤 中山大学	

编写秘书

吴妮娜 首都医科大学

陈 任 安徽医科大学

人民卫生出版社

图书在版编目（CIP）数据

卫生事业管理学/梁万年主编.—4 版.—北京：人民卫生出版社,2017

全国高等学校预防医学专业第八轮规划教材

ISBN 978-7-117-24518-0

Ⅰ.①卫…　Ⅱ.①梁…　Ⅲ.①卫生管理学-高等学校-教材　Ⅳ.①R19

中国版本图书馆 CIP 数据核字（2017）第 112879 号

人卫智网	www.ipmph.com	医学教育、学术、考试、健康，购书智慧智能综合服务平台
人卫官网	www.pmph.com	人卫官方资讯发布平台

卫生事业管理学

第 4 版

主　　编：梁万年

出版发行：人民卫生出版社（中继线 010-59780011）

地　　址：北京市朝阳区潘家园南里 19 号

邮　　编：100021

E - mail：pmph @ pmph.com

购书热线：010-59787592　010-59787584　010-65264830

印　　刷：河北博文科技印务有限公司

经　　销：新华书店

开　　本：850×1168　1/16　　印张：24

字　　数：564 千字

版　　次：2003 年 7 月第 1 版　　2017 年 7 月第 4 版
　　　　　2025 年 4 月第 4 版第 17 次印刷（总第 41 次印刷）

标准书号：ISBN 978-7-117-24518-0/R·24519

定　　价：59.00 元

打击盗版举报电话：010-59787491　E-mail：WQ @ pmph.com

（凡属印装质量问题请与本社市场营销中心联系退换）

全国高等学校预防医学专业第八轮规划教材修订说明

我国的公共卫生与预防医学教育是现代医学教育的一个组成部分，并在教学实践中逐步形成了中国公共卫生与预防医学教育的特点。现代公共卫生与预防医学教育强调"干中学"（learning by doing）这一主动学习、终身学习的教育理念，因此公共卫生和预防医学教材的建设与发展也必须始终坚持和围绕这一理念。

1978 年，在原卫生部的指导下，人民卫生出版社启动了我国本科预防医学专业第一轮规划教材，组织了全国高等院校的知名专家和教师共同编写，于 1981 年全部出版。首轮教材共有 7 个品种，包括《卫生统计学》《流行病学》《分析化学》《劳动卫生与职业病学》《环境卫生学》《营养与食品卫生学》《儿童少年卫生学》，奠定了我国本科预防医学专业教育的规范化模式。

此后，随着预防医学专业的发展和人才培养需求的变化，进行了多轮教材的修订与出版工作，并于 1990 年成立了全国高等学校预防医学专业第一届教材评审委员会，至今已经是第四届。为了满足各院校教学的实际需求，规划教材的品种也随之进一步丰富。第二轮规划教材增加《卫生毒理学基础》《卫生微生物学》，第四轮增加《社会医学》，第五轮增加《卫生事业管理学》《卫生经济学》《卫生法规与监督学》《健康教育学》《卫生信息管理学》和《社会医疗保险学》，第六轮、第七轮延续了 16 种理论教材的框架。由此，经过 30 余年的不断完善和补充，基本形成了一套完整、科学的教材体系。

为了深入贯彻教育部《国家中长期教育改革和发展规划纲要（2010-2020 年）》和国家卫生和计划生育委员会《国家医药卫生中长期人才发展规划（2011-2020 年）》，通过对全国高等院校第七轮规划教材近四年来教学实际情况的调研和反馈，经研究决定，于 2015 年启动预防医学专业第八轮规划教材的修订，并作为国家卫生和计划生育委员会"十三五"规划教材的重点规划品种。本套教材在第四届教材评审委员会的指导下，增加《公共卫生与预防医学导论》，有助于学生了解学科历史，熟悉学科课程设置，明确专业研究方向，为专业课程的学习奠定基础。

预防医学专业第八轮规划教材的修订和编写特点如下：

1. 坚持教材顶层设计　教材的修订工作是在教育部、国家卫生和计划生育委员会的领导和支持下，由全国高等学校预防医学专业教材评审委员会审定，专家、教授把关，全国各医学院校知名专家、教授编写，人民卫生出版社高质量出版的精品教材。

2. 坚持教材编写原则　教材编写修订工作始终坚持按照教育部培养目标、国家卫生和计划生育委员会行业要求和社会用人需求，在全国进行科学调研的基础上，借鉴国内外医学培养模式和教材建设经验，充分研究论证本专业人才素质要求、学科体系构成、课程体系设置和教材体系规划后，制定科学、统一的编写原则。

3. 坚持教材编写要求　教材编写遵循教育模式的改革、教学方式的优化和教材体系的建设，坚持科学整合课程、淡化学科意识、实现整体优化、注重系统科学。本轮教材修订之初，在全国高等院校进行了广泛而深入的调研，总结和汲取了前七轮教材的编写经验和成果，对院校反馈意见和建议比较集中的教材进行了较大程度的修改和完善。在教材编写过程中，始终强调本科教材"三基""五性""三特定"的编写要求，进一步调整结构、优化图表、精炼文字，以确保教材编写质量，打造精品教材。

4. 坚持教材创新发展　本轮教材从启动编写伊始，采用了"融合教材"的编写模式，即将纸质教材内容与数字教材内容及智育内容、富媒体资源、智慧平台、智能服务相结合的，以纸质为基本载体，与互联网平台有机融合的立体教材和新兴服务，形成针对本专业和学科的终身教育解决方案。教师和学生都可以通过使用移动设备扫描"二维码"的方式，在平台上获得为每本教材量身创作的富媒体资源，包括教学课件、章末思考题解答思路、丰富的教学案例以及多种类型的富媒体资源，实现学生自主学习、终身学习、移动学习的教育目标。

5. 坚持教材立体建设　从第五轮教材修订开始，尝试编写和出版了服务于教学与考核的配套教材，之后每轮教材修订时根据需要不断扩充和完善。本轮教材共有 10 种理论教材配有《学习指导与习题集》、《实习指导》或《实验指导》类配套教材，供教师授课、学生学习和复习参考。

第八轮预防医学专业规划教材系列共 17 种，将于 2017 年 8 月全部出版发行，融合教材的全部数字资源也将同步上线，供秋季教学使用；其他配套教材将于 2018 年秋季陆续出版完成。

希望全国广大院校在使用过程中能够多提宝贵意见，反馈使用信息，以逐步修改和完善教材内容，提高教材质量，为第九轮教材的修订工作建言献策。

全国高等学校预防医学专业第八轮规划教材目录

1. 公共卫生与预防医学导论

    主编：李立明　副主编：叶冬青　毛宗福

2. 卫生统计学　第8版

    主编：李晓松　副主编：陈峰　郝元涛　刘美娜

3. 流行病学　第8版

    主审：李立明　主编：詹思延　副主编：叶冬青　谭红专

4. 卫生化学　第8版

    主编：康维钧　副主编：和彦苓　毋福海　李娟　黄沛力

5. 职业卫生与职业医学　第8版

    主审：孙贵范　主编：邬堂春　副主编：牛侨　周志俊　朱启星　陈杰

6. 环境卫生学　第8版

    主编：杨克敌　副主编：郑玉建　郭新彪　张志勇

7. 营养与食品卫生学　第8版

    主编：孙长颢　副主编：凌文华　黄国伟　刘烈刚　李颖

8. 儿童少年卫生学　第8版

    主编：陶芳标　副主编：武丽杰　马军　张欣

9. 毒理学基础　第7版

    主审：王心如　主编：孙志伟　副主编：陈雯　周建伟　张文昌

10. 卫生微生物学　第 6 版

　　主编：曲章义　副主编：邱景富　王金桃　申元英

11. 社会医学　第 5 版

　　主编：李鲁　副主编：吴群红　郭清　邹宇华

12. 卫生事业管理学　第 4 版

　　主编：梁万年　副主编：胡志　王亚东

13. 卫生经济学　第 4 版

　　主编：陈文　副主编：刘国祥　江启成　李士雪

14. 卫生法律制度与监督学　第 4 版

　　主编：樊立华　副主编：刘金宝　张冬梅

15. 健康教育学　第 3 版

　　主编：傅华　副主编：施榕　张竞超　王丽敏

16. 卫生信息管理学　第 4 版

　　主编：罗爱静　副主编：王伟　胡西厚　马路

17. 医疗保险学　第 4 版

　　主编：卢祖洵　副主编：高广颖　郑建中

全国高等学校预防医学专业第四届教材评审委员会名单

主编简介

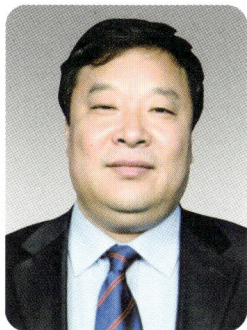

梁万年

1961 年出生，教授，医学博士，博士研究生导师。 现任国务院医改办专职副主任，国家卫生和计划生育委员会体制改革司司长。 国家级有突出贡献中青年专家，入选"国家百千万人才工程"，享受国务院政府特殊津贴。

长期从事流行病学与卫生事业管理学的教学与科研工作，曾兼任《中国全科医学》杂志主编，《中国医院院长》杂志主编，《首都公共卫生》杂志主编，中国医师协会全科医师分会主任委员、全国高等学校预防医学专业教材评审委员会委员等职。 主编《卫生事业管理学》《临床医学研究方法》《现代医学教育基本方法与技术》《全科医学概论》《临床流行病学》《医学科研方法学》《社区卫生服务管理》《卫生服务市场营销管理》《突发公共卫生事件应急工作手册》等专著和教材数部。 主持国家 863 计划、国家重大科技项目等多项科研课题，发表学术论文 300 余篇，获得省部级科技进步奖 10 余项。

副主编简介

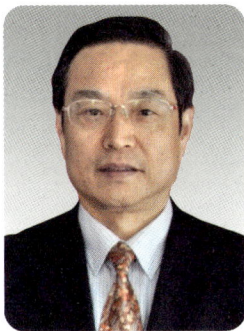

胡 志

　　二级教授，博士研究生导师，享受国务院和安徽省政府特殊津贴。现任安徽医科大学副校长、卫生管理研究所所长、安徽省健康发展战略研究中心主任。兼任中华预防医学会卫生事业管理分会主任委员、全国高等学校卫生管理专业教材评审委员会副主任委员、教育部人文社会科学与管理教学指导委员会委员等职务。

　　从事卫生事业管理教学科研工作三十年，获中华医学科技奖卫生管理奖、安徽省人文社会科学奖一等奖和二等奖、安徽省教学成果奖一等奖和二等奖，获原卫生部有突出贡献中青年专家、全国优秀科技工作者和安徽省首批学术技术带头人等称号。

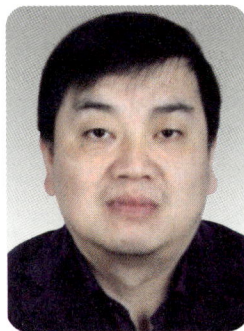

王亚东

　　1961 年出生，安徽阜南人。毕业于安徽医科大学，硕士学位。现任首都医科大学教授，博士研究生导师。中华预防医学会卫生应急管理分会常务理事，北京市预防医学会常务理事。

　　长期从事卫生事业管理的教学和科研工作，主要讲授卫生事业管理、卫生项目管理、医学科研方法学等课程；主要研究领域为卫生应急管理和急救医疗服务管理。近年来主持和参与国家 863 计划、国家卫生和计划生育委员会公益性行业专项、国家卫生和计划生育委员会及北京市科委等科研课题 20 余项，出版专著 3 部，发表研究论文 100 余篇，参与编写教材 10 余部，获北京市教学成果二等奖一项。

前 言

2016 年，习近平主席在全国卫生与健康大会的讲话中提出，我国卫生与健康工作方针是"以基层为重点，以改革创新为动力，预防为主，中西医并重，将健康融入所有政策，人民共建共享"。中共中央、国务院印发的《"健康中国 2030"规划纲要》中指出，要坚持以人民为中心的发展思想，牢固树立和贯彻落实创新、协调、绿色、开放、共享的发展理念，坚持正确的卫生工作方针，健康优先、改革创新、科学发展、公平公正的原则，以提高人民健康为中心，以体制机制改革创新为动力，从广泛的健康影响因素入手，以普及健康生活、优化健康服务、完善健康保障、建设健康环境、发展健康产业为重点，把健康融入所有政策，全方位、全周期保障人民健康，大幅提高健康水平，显著改善健康公平。自 2009 年新一轮医药卫生体制改革启动以来，卫生事业的快速发展和医药卫生体制改革的不断深入，对卫生事业管理提出了更高的要求，迫切需要加强卫生管理队伍建设，提高卫生事业管理水平。为此，全国高等学校预防医学专业教材评审委员会决定，在第 3 版国家卫生和计划生育委员会规划教材《卫生事业管理学》的基础上，进行第 4 版《卫生事业管理学》的编写工作，以满足预防医学专业本科教学的需要。我有幸再次作为主编，组织本书的编写工作。

本书的教学对象是预防医学专业的本科生，也可以作为研究生的教学参考用书，以及各级各类卫生管理干部继续医学教育和在职培训的教材。在编写中，我们坚持以卫生事业管理基本理论、基本知识和基本技能为重点，并根据学科的发展和卫生管理实践的要求，吸收近年来国内外卫生管理，特别是医药卫生体制改革方面的研究成果，在保持第 3 版教材基本结构的基础上，对编写内容进行了适当的组合和修订。本书按照卫生事业管理主体、管理的理论与方法、管理过程、管理客体和管理内容来安排编写内容，增加了知识的系统性。本书第一部分介绍卫生事业管理的相关概念及政府作为卫生事业管理主体的作用（第一章）；第二部分重点介绍管理的基本理论与研究方法（第二章）；第三部分从计划、组织、控制三方面介绍卫生事业管理的基本过程，包括卫生规划（第三章）、卫生组织（第四章）、卫生政策（第五章）和卫生系统绩效评价（第六章）；第四部分从卫生系统活动方面介绍卫生事业管理的客体，包括医疗服务管理（第九章）、公共卫生服务管理（第十章）、医疗保障制度（第十一章）、药品政策和管理（第十二章）、基层卫生服务管理（第十三章）和卫生应急管理（第十四章）；第五部分为卫生事业管理的内容，分别从卫生资源管理（第七章）、卫生人力资源管理（第八章）、医学教育与科技管理（第十五章）和中医药事业管理（第十六章）等四方面进行介绍。 在第十七章中，专门介绍了卫生改革与发展的热点问题。 在卫生事业管理的理论体系中还包括卫生筹资、卫生支付、卫生服务社会营销等重要的社会卫生措施，由于和卫生经济、卫生营销等学科有交叉，在同系列的相关教材中已有系统阐述，故在本教材的修订中不再单独作为一章。 根据本套教材的整体设计，本书以纸质版教材为基础，制作成配有多种类型数字化内容的融合教材，包括 PPT 课件、案例分析、思考题解题思路等数字资源，并通过扫描章首二维码即时浏览，从而使学习变得更加多元、主动、便捷。

在本书的编写过程中，得到了首都医科大学、安徽医科大学等单位的大力协助，对此表示衷心的感谢。 来自国内高校及卫生计生行政部门的编委们对本书的编写工作倾注了大量的心血与精力。 王亚东教授作为副主编协助主编对全书进行了统稿，吴妮娜、关丽征、韩优莉及首都医科大学社会医学与卫生事业管理学系的教师们承担了文字整理工作；胡志教授作为副主编协助主编组织了本书数字资源的编撰，陈任、徐王权老师参与了数字资源的采集整理，对于他们的辛勤劳动表示诚挚的谢意。

由于我们水平有限，本教材中难免存在缺陷甚至错误之处，诚恳地希望各位同行和使用本书的教师与同学们提出宝贵意见，以期再版时不断完善。

梁万年

2017 年 1 月

目 录

109 第七章 卫生资源管理

220　第十二章　药品政策和管理

290 第十五章 医学教育与科技管理

309 第十六章 中医药事业管理

327　第十七章　卫生改革与发展

第一章

绪论

导读：通过本章学习，学生应掌握卫生事业、卫生事业管理、卫生事业管理学的基本概念，我国卫生事业的性质、工作方针、特点和作用；熟悉卫生方针的形成与发展过程；了解我国卫生事业取得的成就与面临的挑战。

第一节　卫生事业

一、卫生事业的概念

（一）概念

1. 事业　"事业"这个词有两种不同的含义。一是指人们所从事的，具有一定目标和规模的对社会发展有影响的系统活动。二是指不以营利为目的，在其运行中由国家提供经费补助的社会公共事务。

2. 卫生与健康　按照世界卫生组织的定义，健康是一种在身体上、心理上和社会上的完满状态，而不仅仅是没有疾病和虚弱的状态；卫生是指为维护和增进人体健康，预防和治疗疾病，改善和创造合乎生理、心理需求的生产环境、生活条件所采取的个人的和社会的一切行为与措施。英文中的 HEALTH，同时具有"健康"与"卫生"两种含义。

健康是卫生工作的出发点与落脚点，在传统上更习惯于使用"卫生"来表达"维护或保卫生命或健康"的过程，相应的组织机构、系统活动和社会措施等采用"卫生"来表达，如卫生部门、卫生服务、卫生筹资等。健康是目的，是个人和社会追求的理想状态，是发展卫生事业的最终目标；卫生是措施，通过发展卫生事业，建立卫生体系、采取卫生措施和开展系统的卫生活动，以促进健康目标的实现。

3. 卫生事业与卫生行业　卫生事业是一个中国化的术语，泛指为增进人民健康所采取的组织体系、系统活动和社会措施的总和，这些组织和活动以追求社会效益为目的，由政府领导并提供必要的经费补助。

卫生行业是指卫生服务机构的总称，包括与医疗预防保健服务直接相关的组织机构，如医院、疾病预防控制中心、社区卫生服务中心等；也包括与医疗预防保健服务存在间接关联的组织机构，例如医学院校、医学研究机构、医学学会协会等机构。

4. 卫生系统　卫生系统指卫生机构及卫生从业人员按一定秩序和内部联系组合成的功能整体，是社会系统的重要子系统，卫生系统由公共卫生服务体系、医疗服务体系、医疗保障体系、药品供应保障体系、卫生管理体系、卫生监督执法体系等共同组成。卫生系统追求的是这些体系的良性互动和有机配合,是系统功能的整体优化和系统产出的最大化。

（二）卫生事业的性质

在1997年颁布的《中共中央、国务院关于卫生改革与发展的决定》中明确指出:"我国卫生事业是政府实行一定福利政策的社会公益事业",这句话概括了我国卫生事业的根本性质。第一,卫生事业是社会公益事业。我国卫生事业是使全体社会成员共同受益的事业,不能以营利为目的。同时,医疗服务需要获得合理的经济补偿,才能生存和发展。因此,卫生事业需要政府、社会、市场共同发挥作用。第二,政府对卫生事业实行一定福利政策。在市场经济环境中,政府有责任保障社会全体成员机会均等地获得公共卫生服务和基本医疗服务,如政府对承担公益服务的卫生机构给予一定的财政补助及税收减免,通过开展医疗卫生项目建设以提高重大疾病的防治能力,通过建立基本医疗保险制度和合作医疗制度来解决城乡居民的基本医疗问题,通过建立医疗救助制度解决弱势人群的医疗等问题,通过政策干预和法律监督以控制医疗费用上涨、保障医疗服务质量与公共卫生安全等,都具体体现了政府对卫生事业的福利政策。因此,卫生事业发展必须与我国国民经济和社会发展相协调,人民健康保障水平必须与经济发展水平相适应。

（三）卫生事业的特点

1. 卫生事业以维护和增进人民健康,提高民族素质为目的　卫生事业从广泛的健康影响因素入手,以普及健康生活、优化健康服务、完善健康保障、建设健康环境、发展健康产业为重点,把健康融入所有政策,全方位、全周期保障人民健康,大幅提高健康水平,显著改善健康公平。

2. 政府在卫生事业中发挥主导作用　由于健康是人们生产生活的基本条件,是人最重要的基本权利,同时人们单凭自己和家庭的力量常常不足以保障健康,有时候个体的力量与保障健康的需要相距甚远,因此,政府有责任在卫生事业中发挥主导作用。政府在卫生事业中发挥作用的形式有很多,其中最重要的有两点:一是设计卫生制度和政策,并监管制度的运行和政策的实施评估;二是规划与调节卫生资源的配置,并为卫生事业的运行和发展提供公益性的卫生资源。

3. 卫生事业服务全体人民　卫生事业服务的对象不只是病人,也包括健康和亚健康的人群,它的任务不仅仅是治疗,还包括预防、保健、康复等多方面的工作。

4. 卫生事业具有系统性和复杂性　卫生事业是个大系统,由许多子系统组成,包括卫生管理体系、卫生服务体系、医疗保障体系、卫生执法体系、医学教育科研体系等,其中任何一个子系统又可以分为许多下一级的系统,卫生改革常常遇到牵一发而动全身的局面,了解卫生事业的系统性有助于从整体上认识卫生事业各个子系统之间的关系。卫生事业又具有高度复杂性的特点。我国正处在社会主义初级阶段,生产力发展水平不高,人民生活还不够富裕,政府掌握的财政收入还不多,卫生事业发展面临的首要问题是人民群众的巨大需要和资源有限性之间的矛盾,它决定了在卫生事业的制度设计、目标实现和现实运行中常常面临十分复杂的局面。改革开放30多年的历史充分证明了这一点。

二、卫生事业在社会发展中的地位与作用

卫生事业涉及千家万户,关系亿万群众的根本利益。发展卫生事业,实现人人公平享有基本卫生保健的目标,是人民群众最关心的现实问题之一,对于提高国民健康素质、维护社会公平正义、保障公民基本权益、促进社会和谐稳定,都具有十分重要的作用。随着社会的发展和人民生活水平的提高,人民群众对卫生服务的需求越来越高,对卫生事业的发展越来越关注,卫生事业的地位将越来越高,作用将越来越凸显。概括起来有以下几点:

1. 卫生事业是健康的保证 健康是促进人的全面发展的必然要求,是经济社会发展的基础条件,是民族昌盛和国家富强的重要标志,也是广大人民群众的共同追求,卫生事业发挥着维护人民健康的重要使命。

2. 卫生事业是保持和促进生产力发展的基础 人是生产力中最活跃的因素,健康对人力资源起着基础性作用,卫生事业承载着保持和提高人力资源质量和数量的重要使命,对保持和促进生产力的发展起到决定性的作用。

3. 卫生事业与经济社会发展相辅相成 人民的健康水平影响着经济社会发展,经济社会发展为提高人民健康水平提供了物质条件,政府必须加大对卫生事业的支持,建立经济社会发展与人民健康之间的良性互动关系,使得人民健康水平随着经济社会发展得到提高。

4. 卫生事业是建设和谐社会的重要内容 随着我国经济社会不断发展和人民生活水平不断提高,人民群众的健康要求也不断增长,对健康和卫生工作的关注度日益增加,为此,要把人民健康放在优先发展的战略地位,努力发展卫生事业,加快推进健康中国建设,努力全方位、全周期保障人民健康,为建设和谐社会打下健康基础。

第二节 卫生事业管理

一、卫生事业管理的概念

卫生事业管理(health care administration)是政府根据卫生事业的规律和特点,以保障和增进人民健康为目的,通过合理配置卫生资源将最佳卫生服务提供给全体居民,对卫生组织体系、系统活动和社会措施进行计划、组织和控制的过程。卫生事业管理的最终目的是最大限度地保持和促进人民的健康,主要目标是最大限度地发挥卫生资源的作用,建立和保持整个卫生系统的高质量和高效率,保持社会各阶层在卫生筹资和健康状况上的公平性。

(一)卫生事业管理的主体

卫生事业是一项社会事业,具有明显的公益性,政府在其中发挥主导作用。卫生事业管理的主体是政府,具体由政府的卫生行政部门及相关部门(如发展和改革部门、人力资源和社会保障部门等)负责管理。政府通过制定、实施卫生规划和卫生政策法规,运用财政、价格、税收和收费等经济方式对卫生组织及其活动进行调解与控制。

随着我国社会主义市场经济的发展与不断完善,社会资本不断进入卫生服务领域,通过市场竞争机制的引入来降低服务成本和提高卫生服务质量,对于优化卫生资源配置、提高卫生服务效率、提供差异化的卫生服务等方面,发挥着越来越大的作用,成为政府卫生服务体系的有效补充。

在政府与企业之外,以各种非营利组织为主要形式的卫生服务组织,成为公民社会的重要构成部分,开拓了第三部门参与卫生服务的空间。这些非政府组织具有非营利和公益性质,同时具有高效率的治理结构和灵活的运行机制,在动员和激励公民参与社会服务方面发挥着独特的作用,成为卫生服务提供的重要方式。

(二)卫生事业管理的基本理论与研究方法

1. 基本理论　卫生事业管理是管理科学的基本理论在卫生领域的应用。管理学是系统研究管理过程的普遍规律、基本原理和一般方法的科学,管理的计划、组织、领导、控制等职能,是卫生事业管理的基本组成部分;管理学的系统原理、人本原理、动态原理及效益原理,是卫生事业管理的理论依据。近年来,新公共管理等理论的发展对卫生事业管理产生了重要影响,为提高卫生事业管理绩效提供了新的思路。

2. 研究方法　卫生事业管理研究方法是指卫生事业管理者和研究者运用科学的思维,探索和解决卫生事业管理过程中所遇到问题的方法。卫生事业管理研究方法具有多学科综合的特点,其主要借助于社会学、管理学、经济学、统计学和医学研究的方法与技术,结合医疗卫生系统的特点与规律,形成从选题、设计到资料收集、资料分析的研究方法体系。

(三)卫生事业管理的过程

卫生事业管理的基本过程是计划、组织和控制。

1. 计划　计划是卫生事业管理的首要职能,卫生事业管理通过适宜的卫生规划明确发展目标,选择适当的行为规范和措施,规定合理的卫生资源投入,保证卫生工作沿着正确的轨道前进。卫生规划工作包括规划编制、规划实施和规划评价等阶段,科学的规划编制方法、步骤及工作程序,是卫生事业管理的基本方式。

2. 组织　卫生组织是指以促进、恢复和维护人群健康为基本目的的所有机构和团体,是一个国家医疗卫生体制运行的载体,包括卫生行政组织、卫生服务组织和与卫生直接相关的第三方组织。卫生组织体系是一定区域内多个相关组织的集合体,卫生组织工作涉及卫生组织体系的设置与管理体制、组织的变革与发展等内容,是卫生事业管理的主要手段。

3. 控制　控制是组织在动态变化的环境中进行检查、监督、纠偏等管理活动,贯穿卫生事业管理的全过程,没有控制,最终目标便无法保证。卫生事业管理中的控制职能表现在许多方面,本教材选择卫生服务绩效评价阐述卫生事业管理的控制过程。卫生系统绩效评价是按照一定的程序和方法,对照统一的标准,对卫生系统的业绩进行客观、公正和准确的综合评判。通过绩效评价,发现存在的问题,以便采取应对策略和措施,不断改进卫生系统绩效。

(四)卫生事业管理的客体

卫生事业管理的客体包括"静态的"卫生组织体系,也包括"动态的"卫生系统活动和社会卫生措施。

1. 卫生组织体系　卫生组织体系包括卫生机构及相关机构、卫生人员及相关人员。鉴于上述机构和人员构成提供卫生产品的主体,卫生组织体系一般又被称为卫生服务体系。

(1)卫生机构及相关机构:包括各级各类卫生服务的提供机构、卫生行政机构、医疗保险管理经办机构、药品和卫生材料的生产和经营机构、医学教育和科研机构、为卫生事业发展提供财政和政策支持的政府机构等。卫生事业管理活动,就是通过调整这些机构之间的关系,规范这些机构的行为,以保证卫生服务的质量、效率和公平,保证社会的卫生安全。

(2)卫生人员及相关人员:包括提供卫生服务的各级各类卫生技术人员、卫生行政人员、医疗保险机构的经办人员、接受卫生服务的各类人员等。卫生事业的管理活动,就是通过调整这些人员之间的关系,规范这些人员的行为,保证卫生服务的质量、效率和公平,保证社会的卫生安全。

2. 卫生系统活动 卫生系统活动的核心是各类卫生组织向居民提供及时、有效、方便、可及的医疗卫生服务,这些服务可概括为医疗服务、公共卫生服务和基层卫生服务。卫生系统是一个复杂的社会系统,卫生系统活动受到各种内外环境因素的影响,为了合理配置卫生资源并公平地向全体居民提供卫生服务,需要对卫生系统活动给予制度保障,以减少各种因素的影响,保证其稳定地发挥作用。

(1)医疗服务管理:医疗服务是各级各类医疗机构及其医务人员,运用各种卫生资源为社会公众提供医疗、预防、保健和康复等服务的过程;医疗服务管理是指政府卫生行政部门按照国家医疗服务相关法律法规及有关规定,对医疗机构、医务人员及服务过程进行监督与管理,以确保医疗服务质量和医疗安全的过程,也称为医政管理。医疗服务管理是卫生事业管理的重要组成部分,涵盖医疗服务管理的理论、方法、手段,以及国家对医疗卫生行业的准入和医疗安全的规定等内容。

(2)公共卫生服务管理:公共卫生就是组织社会共同努力,改善环境卫生条件,预防控制传染病和其他疾病流行,培养良好卫生习惯和文明生活方式,提供医疗服务,达到预防疾病、促进人民身体健康的目的。公共卫生服务指围绕公共卫生开展的相关服务,主要包括环境卫生条件改善、传染病和其他疾病的预防与控制、良好卫生习惯和文明生活方式培养、卫生监测与监督、妇女和儿童保健及突发公共卫生事件应急等方面;公共卫生服务管理指针对公共卫生服务开展的管理活动。由于公共卫生以服务群体健康为目标,公益性质突出,政府明确承担公共卫生服务的责任,决定了公共卫生服务管理的特殊性,形成了公共卫生服务独特的管理理论、内容、方法和手段。鉴于突发公共卫生事件频发,卫生应急成为公共卫生服务中的重点内容。卫生应急管理以公共卫生服务管理为基础,综合应用多学科的理论、方法和手段,形成我国"一案三制"的管理体系,在应对突发公共卫生事件中发挥着重要作用。

(3)基层卫生服务管理:基层医疗卫生服务是指由基层卫生组织向城乡居民提供的贴近群众、成本较低、安全有效、方便可及的基本医疗卫生服务。基层卫生服务管理以人人享有卫生保健为目标,强调在全体居民中实施初级卫生保健,通过大力发展城市社区卫生服务和完善农村卫生服务体系,改善基层卫生服务状况。初级卫生保健策略是我国开展基层卫生服务的基本策略,学习基层卫生管理的理论、方法和内容,了解农村、城市基层卫生服务管理的特点,有利于提高我国卫生事业整体水平。

(4)医疗保障制度:医疗保障制度是指国家和社会团体对居民提供各种医疗卫生服务,并在其发生身体与健康损害时对其提供医疗服务、护理康复,或对其发生的医疗费用损失给予经济补偿而实施的各种制度的总和,包括社会医疗保险、医疗救助、商业保险及免费医疗等方式,是居民面对各种身体损害风险时的健康保障,设计和实施符合公平和效率原则的医疗保障制度,是卫生事业管理的重要内容。

(5)基本药物制度:基本药物制度是为保障公众基本用药权益而确立的各项基本药物政策规定的总和,涉及基本药物的遴选、产生、流通、使用、定价、报销、监测评价等多个环节,目的是保障居民对药物需求的公平、可及,促进合理用药,优化药品生产与流通。了解基本药物政策与基本药物制度的概念、内容及发展趋势,有利于推进卫生管理与改革实践。

3. 社会卫生措施 卫生系统所采用的社会卫生措施是保证卫生系统活动有效运行的基本管理手段。卫生服务体系是一套复杂的社会系统,政府和社会需要抓住卫生服务及相关要素的关键环节实施管理,才能有效提高卫生系统绩效。Marc J Robert, William Hsiao, Peter Berman 和 Michael R Reich 认为,卫生系统的筹资、支付、组织、规制和行为等机制的变化,在很大程度上决定了卫生系统的绩效,卫生事业管理者可将这五方面作为“控制柄”来调控卫生系统,使卫生系统绩效最大化。

(1)卫生筹资:卫生筹资是指增加卫生部门各种活动经费的所有机制,涉及如何为卫生系统的运作筹集资金,以及如何配置和利用这些资金。涉及有多少资金可供使用、谁来出资、谁来运作基金、风险如何分摊以及卫生费用能否被控制等诸多问题,是卫生事业管理的重要手段。

(2)卫生支付:卫生支付是指把资金转移给卫生保健提供者(医生、医院和公共卫生人员)的方法,涉及以何种支付方式、向哪个组织付费、支付哪些内容以及支付多少等问题。支付制度是卫生事业管理中利用的一种有威力的“控制柄”,合理的支付方式对于卫生系统的绩效能够产生重要影响。

(3)卫生组织:应用卫生组织作为卫生事业管理的基本手段,主要是针对卫生组织作为卫生服务提供者方面的作用,通过卫生组织体系的设置、组织的管理体制与组织变革对卫生系统绩效产生的影响,发挥政府对卫生系统的调控功能。

(4)卫生规制:卫生规制是指国家应用卫生法律、法规、政策、制度等强制手段,规范和改变卫生组织和个人的行为的过程,是政府开展卫生管理的主要手段。

(5)卫生行为:卫生行为是指政府和卫生系统通过各种方式影响个体在健康和卫生保健相关问题上的行为,包括对病人、居民的影响,也包括对卫生服务提供者的影响。改变个人行为的方法不尽相同,社会营销是其中最主要的方式。

鉴于卫生筹资、卫生支付和卫生行为是《卫生经济学》和《社会医学》的主要内容,本书将重点讨论卫生政策与卫生组织两个部分。

(五)卫生事业管理的主要内容

卫生事业的运行和发展需要运用大量的卫生资源,这些资源包括人、财、物、技术、信息等,卫生服务的提供需要以各类卫生资源为基础,合理配置卫生资源、提高卫生资源的配置效率与使用效率,是卫生事业管理的主要内容。卫生资源主要指卫生人力资源、卫生财力资源、卫生信息资源、药品、医疗机构与卫生设施、中医药资源,以及与之相关的医学教育与科技。

1. 卫生人力资源管理 卫生人力资源是指在各类卫生机构中从事和提供卫生服务和与之相关服务的一切人员,是卫生服务的基础。卫生人力资源宏观管理是指政府对区域内卫生人力资源进行规划、培训与使用的管理过程,主要通过开展人力规划、建立制度规范、制定人力开展政策等宏观调控政策,使卫生人力的数量、质量、结构和分布能够满足居民卫生服务需求;卫生人力资源微观管理则是指卫生组织内部所有人力资源的获取、使用、培训、考核及维护等管理过程和活动。

2. 卫生信息管理 卫生信息管理是应用信息管理的理论与方法,对卫生领域信息活动的各种相关因素进行科学计划、组织、控制和协调的过程。在信息社会,卫生信息是重要的卫生资源,在卫生服务中发挥着越来越大的作用;卫生信息管理以实现卫生信息资源合理开发与有效利用为目标,构成了卫生事业管理的重要组成部分,涉及卫生信息系统、卫生信息标准和卫生信息安全的理论与方法。《卫生信息管理学》将对此进行详细介绍。

3. 药品管理 药品是卫生服务的基本资源,政府制定相关法律法规和政策,建立药品供应保障体系,实施监督管理,以保证药品的安全有效,保证居民对基本药物的可及性,保证药品资源的优化配置和药品市场的规范有序。药品管理的内容包括国家药物政策和基本药物制度、药品监督管理、药事部门管理和合理用药等。

4. 中医药管理 中国的医药资源是一个伟大的宝库,作为一种独特的卫生资源,构成了我国卫生服务中不可缺少的重要组成部分。中医药管理的主要内容包括我国中医药工作的方针、中医药事业发展现状、中医药事业管理体制与政策等。

5. 医学教育与科技管理 人力资源是第一资源,科技是第一生产力,医学教育与科研承担着人才培养和科技创新的功能,加强医学教育与科技管理,提高卫生人力资源的质量和卫生服务科技水平,是保持卫生事业可持续发展的基础。

二、卫生事业管理的方式

卫生事业管理的方式主要有计划方式、法律方式、经济方式、行政方式和项目方式。

1. 计划方式 计划具有方向性、指令性和指导性。卫生事业管理的计划方式的主要表现是:经济社会发展的中长期规划中对卫生事业的规划、卫生事业发展的中长期规划、区域卫生规划、卫生事业的财政预算、医疗机构设置规划等。各种卫生规划发挥着明确事业发展目标、选择适当政策措施、保持医疗资源供需合理、优化卫生资源配置、提高资源利用效率的作用。

2. 法律方式 是指政府通过法律、法规来调整各社会主体之间的关系。法律手段具有约束性、强制性和稳定性。卫生事业管理法律方式的表现是:全国人民代表大会及其常务委员会制定管理卫生事业的法律,国务院和各省、自治区、直辖市人民代表大会制定管理卫生事业的法规,如全国人大常委会制定的《执业医师法》、国务院制定的《医疗机构管理条例》《护士条例》等。各种法律、法规为卫生事业沿着法制化的轨道稳定运行提供保障。

3. 经济方式 是指政府通过经济手段对卫生机构的运行进行调节和控制的方式。经济方式具有间接性、灵活性、灵敏性和自觉性的特点,经济方式包括财政手段、价格手段、税收和收费手段等。随着我国社会主义市场经济体制的发展和不断完善,政府对卫生机构管理的经济方式趋向于多样化、科学化和合理化,更加注重成本-效果、成本-效益评价。

4. 行政方式 政府运用行政方式管理卫生事业的主要表现是政策和行政命令,政府通过行政方式规范各社会主体的行为,规范卫生机构的行为,使之提供符合人民群众所需要的服务。

5. 项目方式　项目方式是近年来兴起的政府管理卫生事业的方式,即将一项重要的卫生工作,事先明确目标、资源投入、项目主体和负责人、起止时间,按照计划、实施、评估等环节进行管理的方式。项目方式的优点是能够及时地总结经验和教训,避免在工作中走弯路。

此外,虽然教育方式不是政府对卫生事业的主要管理方式,但教育通过不断提高卫生人力和广大人民群众的政治思想素质、科学文化素质、专业素质,增强卫生事业发展后劲,推动卫生事业快速、健康、可持续发展的作用,逐渐成为人们的共识,使教育方式日益成为重要的卫生事业管理方式之一。

三、我国的卫生工作方针

我国的卫生工作方针是卫生事业管理的基本政策,是制定各项具体卫生政策的依据和原则,是指导领域、部门工作的全局性政策。

(一)20 世纪 50 年代卫生工作的四大原则

1950 年 8 月,原卫生部在北京召开了全国卫生工作会议,确定了我国卫生工作"面向工农兵,预防为主,团结中西医"的三大原则。1952 年 12 月在第二次全国卫生工作会议上,总结了当时开展爱国卫生运动的经验,根据周恩来总理的建议,将"卫生工作与群众运动相结合"列入卫生工作原则,从而形成了我国卫生工作的四大原则。1965 年 6 月 26 日,毛泽东同志"把医疗卫生工作的重点放到农村去"的指示,进一步明确了农村卫生工作的重要地位。

(二)20 世纪 80 年代至 90 年代初的卫生工作方针

1983 年 6 月,全国人大六届一次会议《政府工作报告》提出的卫生工作方针是"预防为主、城乡兼顾、中西医结合"。1991 年 4 月,全国人大七届四次会议通过的《国民经济和社会发展十年规划和第八个五年计划纲要》将卫生工作方针修改为:"贯彻预防为主,依靠科技进步,动员全社会参与,中西医并重,为人民健康服务",奠定了我国卫生工作的基本框架。

(三)20 世纪 90 年代后期以来的卫生工作方针

1996 年 12 月,中共中央、国务院召开了新中国成立以来第一次全国卫生工作会议,会议讨论通过了《中共中央、国务院关于卫生改革与发展的决定》。《决定》中明确指出:"新时期卫生工作的方针是:以农村为重点,预防为主,中西医并重,依靠科技与教育,动员全社会参与,为人民健康服务,为社会主义现代化服务。"

1. 以农村为重点　以农村为重点是由当时我国国情所决定的。农村人口占我国人口的多数,农业、农村、农民"三农"问题关系到我国社会主义建设的全局,卫生工作以农村为重点对于全社会的稳定和推动社会主义新农村建设,具有十分重要的现实意义和深远的历史意义。

2. 预防为主　坚持预防为主的方针,一方面有利于减少或避免地方病、传染病和非传染病对人民群众健康的损害和对卫生资源的消耗,另一方面有利于提高卫生工作的成本-效益。应当根据普遍性、严重性、可干预性和经济有效性等原则来确定具体的病种,确定预防工作的重点。重大疾病的群防群治应当纳入当地社会发展规划,政府予以经费保证。

3. 中西医并重　中华民族在长期同疾病的斗争中,创造了独具特色的中医药体系,中医中药的作用在我国广大劳动人民中深入人心。中西医并重,取长补短,共同提高。

4. 依靠科技与教育　卫生事业是科技密集型事业,发展卫生事业必须依靠科技与教育。邓小平同志提出了"科学技术是第一生产力"的重要论断,党中央和国务院确立了"科教兴国"的战略,这对卫生事业的发展具有重要的意义。

5. 动员全社会参与　爱国卫生运动是动员全社会广泛参与卫生工作的最好例证,是具有中国特色的一大创举,在控制和消灭传染病中发挥了重大作用。在农村的"初级卫生保健"工作和城市的"创建卫生城市工作",都是动员全社会参与取得的成果。全社会参与对于普及卫生知识、教育人民群众养成良好的卫生习惯,也是十分重要的。

6. 为人民健康服务,为社会主义现代化建设服务　为人民健康服务,为社会主义现代化建设服务是卫生工作方针的核心和目的,体现了全心全意为人民服务的宗旨,反映了社会主义卫生事业的性质,也指明了我国卫生工作的方向。

（四）新医改以后卫生工作方针的深化

2009 年,《中共中央、国务院关于深化医药卫生体制改革的意见》针对新一轮医改提出"建立健全覆盖城乡居民的基本医疗卫生制度,为群众提供安全、有效、方便、价廉的医疗卫生服务的总体目标""建设覆盖城乡居民的公共卫生服务体系、医疗服务体系、医疗保障体系、药品供应保障体系,形成四位一体的基本医疗卫生制度""完善医药卫生的管理、运行、投入、价格、监管体制机制,加强科技与人才、信息、法制建设,保障医药卫生体系有效规范运转"作为重点。

2016 年,习近平主席在全国卫生与健康大会的讲话中提出,我国卫生与健康工作方针:以基层为重点,以改革创新为动力,预防为主,中西医并重,将健康融入所有政策,人民共建共享。

1. 以基层为重点　以基层为重点,表明了我国卫生事业发展的方向是服务大众、服务基层、服务城乡居民,通过"保基本、强基层、建机制",将基本医疗卫生制度作为公共产品向全民提供,推动医疗卫生工作重心下移、医疗卫生资源下沉,努力提高全人群的健康水平。

2. 以改革创新为动力　坚持政府主导,发挥市场机制作用,加快关键环节改革步伐,冲破思想观念束缚,破除利益固化藩篱,清除体制机制障碍,发挥科技创新和信息化的引领支撑作用,形成具有中国特色、促进全民健康的制度体系。

3. 预防为主　坚持预防为主、防治结合,推行健康生活方式,减少疾病发生,强化早诊断、早治疗、早康复,要覆盖全生命周期,针对生命不同阶段的主要健康问题及主要影响因素,确定若干优先领域,强化干预,实现从胎儿到生命终点的全程健康服务和健康保障,全面维护人民健康。

4. 中西医并重　充分发挥中医药独特优势,提高中医药服务能力,健全覆盖城乡的中医医疗保健服务体系;发展中医养生保健治未病服务,探索融健康文化、健康管理、健康保险为一体的中医健康保障模式;推进中医药继承创新,推动中医药理论与实践发展。促进中医药和西医药相互补充、协调发展,提升健康服务水平。

5. 将健康融入所有政策　把健康摆在优先发展的战略地位,立足国情,将促进健康的理念融入公共政策制定实施的全过程。加强各部门各行业的沟通协作,形成促进健康的合力。全面建立健康影响评价评估制度,系统评估各项经济社会发展规划和政策、重大工程项目对健康的影响,健全监督机制。畅通公众参与渠道,加强社会监督。加快形成有利于健康的生活方式、生态环境和经济社会发展模式,实现健康与经济社会良性协调发展。

6. 人民共建共享   共建共享是建设健康中国的基本路径,核心是以人民健康为中心,坚持政府主导与调动社会、个人的积极性相结合,推动人人参与、人人尽力、人人享有。从供给侧和需求侧两端发力,统筹社会、行业和个人三个层面,形成维护和促进健康的强大合力。要促进全社会广泛参与,强化跨部门协作,深化军民融合发展,调动社会力量的积极性和创造性,加强环境治理,保障食品药品安全,预防和减少伤害,有效控制影响健康的生态和社会环境危险因素,形成多层次、多元化的社会共治格局。

中共中央、国务院印发了《"健康中国2030"规划纲要》,其中指出要坚持以人民为中心的发展思想,牢固树立和贯彻落实创新、协调、绿色、开放、共享的发展理念,坚持正确的卫生工作方针,健康优先、改革创新、科学发展、公平公正的原则,以提高人民健康为中心,以体制机制改革创新为动力,从广泛的健康影响因素入手,以普及健康生活、优化健康服务、完善健康保障、建设健康环境、发展健康产业为重点,把健康融入所有政策,全方位、全周期保障人民健康,大幅提高健康水平,显著改善健康公平。

四、我国卫生事业取得的成就与面临的挑战

(一)我国卫生事业发展取得了巨大成就

党和政府历来高度重视卫生事业的发展,强调把保护人民健康和生命安全放在重要位置。在历届中央领导同志的关怀和支持下,我国卫生事业面貌发生了深刻变化,取得了举世瞩目的成就。

1. 人民健康水平不断提高   按照世界卫生组织确定的标准,衡量一个国家人民健康水平主要有三大指标:人均期望寿命,婴儿死亡率,孕产妇死亡率。新中国成立初期,我国人均期望寿命为35.0岁,提高到2010年的74.8岁,人均期望寿命大幅提升;婴儿死亡率由200‰下降到2015年的8.1‰;孕产妇死亡率由1500/10万下降到2015年的20.1/10万。这三大指标的变化,标志着我国国民的健康水平已经位居发展中国家前列。

2. 重大传染病防治取得了明显进展   历史上,传染病曾经是严重威胁我国人民健康和生命安全的疾病。通过大力开展爱国卫生运动、实施国家免疫规划和重大疾病防控、防治政策,严重威胁群众健康的重大传染病得到有效控制,全国甲、乙类传染病报告发病率从1949年的20 000/10万下降到2015年的223.6/10万。我国成功地消灭了天花和丝虫病,在总体上消除碘缺乏病阶段目标,有效控制了麻风病、血吸虫病、疟疾等曾经严重威胁人民群众健康的疾病。结核病、艾滋病、乙型肝炎等防控工作取得重大成效。建立健全艾滋病、结核病、血吸虫病、乙型肝炎等严重传染病的预防控制和医疗救治体系。地方病严重流行趋势得到有效遏制,防治成果稳固发展。慢性非传染性疾病的防控成效显著。我国是一个自然灾害频繁的国家,但多年来均成功地实现了大灾之后无大疫。

3. 医疗卫生服务体系不断健全   新中国成立初期,我国的医疗机构和医务人员基本上集中在城镇,医疗设备极其简陋,医疗技术水平低下,广大群众特别是农民缺医少药,得不到基本的医疗卫生保障。经过六十年的建设和发展,2015年底,全国医疗、预防、保健、监督等各级各类医疗卫生机

构总数达到 98 万个,各类医疗机构床位数达到 701.5 万张,每千人口医疗卫生机构床位数 5.11 张,卫生技术人员总数 800.8 万人,平均每千人口执业(助理)医师数 2.21 人。此外,还有村卫生室 64 万个,乡村医生和卫生员 103.2 万人。一个覆盖城乡居民的卫生服务体系和医疗卫生服务网络已经基本建立。

4. 基本医疗保险体系建设不断完善 我国在新中国成立初期建立了公费医疗和劳保医疗制度,20 世纪 60 年代在农村建立农村合作医疗制度,90 年代启动医疗保障制度改革,城镇职工和城镇居民基本医疗保险稳步推进。2002 年 10 月,中央出台政策建立由中央财政、地方财政和农民自愿参加筹资、以大病补助为主的新型农村合作医疗制度,目前已覆盖全国所有含农业人口的县(市、区),2015 年底参合人数达 6.7 亿,参合率 98.8%,人均年筹资额从 2003 年的 30 元提高到 2015 年的 490.3 元。同时,国家积极建立和逐步完善城乡医疗救助制度、补充医疗保险制度,并推动商业健康保险发展。经过几十年的不断探索和发展,一个以城镇居民医保、职工医保、新农合以及城乡医疗救助为主体,覆盖城乡全体居民的基本医疗保障体系已初步形成。

5. 妇女儿童卫生保健水平进一步提高 妇女儿童是一个国家卫生保健的重点,其健康水平代表着人口的总体健康状况。我国历来重视和关心妇女儿童健康问题,中国历史上形成的高生育率、高死亡率的传统生育模式已经改变,实现了低生育率和低死亡率的良性循环。2015 年底,全国孕产妇产前检查率达到 96.5%,住院分娩率(包括在乡镇卫生院分娩)达到 99.7%。

6. 卫生法制化建设深入推进 改革开放以来,全国人大及其常委会颁布实施了《传染病防治法》《食品安全法》《母婴保健法》等 11 部有关卫生方面的法律;国务院颁布实施了《医疗机构管理条例》《突发公共卫生事件应急条例》《护士条例》等 46 部行政法规;卫生和计划生育委员会制定印发了《处方管理办法》等 200 余件部门规章;现行有效卫生标准 1400 多项。初步建成了以公共卫生、医疗服务、健康相关产品管理和医疗保障等法律制度组成的卫生法律体系,为保障公民身体健康和生命安全,规范市场经济行为,促进经济社会发展发挥了重要作用。

7. 深化医药卫生体制改革正式启动,努力实现人人享有基本医疗卫生服务 2009 年 4 月,中国政府制定发布了《关于深化医药卫生体制改革的意见》和《关于医药卫生体制改革近期重点实施方案》,明确了新时期中国医药卫生事业改革和发展的方向和重大方针政策,强调把基本医疗卫生制度作为公共产品向全民提供,实现人人享有基本医疗卫生服务的总要求。

卫生事业的发展不仅为提高我国国民健康水平作出了贡献,也为经济的持续增长和社会全面进步提供了充足的人力资源和智力支持,对促进相关产业的发展发挥了积极作用。新中国的卫生事业走过了 60 余年的发展历程,卫生工作积累了重要的历史经验:必须坚持和加强党和政府对卫生工作的有力领导;必须用中国特色社会主义理论和卫生与健康工作方针指导卫生改革发展;必须坚持用改革发展的办法不断解决新矛盾、新问题;卫生工作必须服务于经济社会发展全局;卫生工作必须把维护和保障人民群众健康权益作为最高使命;必须坚持公共医疗卫生的公益性质;卫生事业必须坚持突出重点与统筹兼顾相结合;卫生工作必须坚持政府主导和引入市场机制相结合。

(二)卫生事业仍面临严峻的挑战

我国卫生事业取得的成就是举世公认的。但是,用"以人为本"和科学发展观重新审视我国的卫生事业,就会发现我国卫生事业发展滞后于经济和其他社会事业发展,发展水平与人民群众日益增长的健康需求及经济社会协调发展要求不适应的矛盾还比较突出。概括起来,主要有以下四方面:

1. 人民健康需求发生变化,对健全医疗卫生体系并发挥其功能提出新要求   ①进入新世纪,我国人口的老龄化加速,2012 年,我国 65 岁及以上人口超过 1.2 亿,占总人口的 9.4%,且每年以近400 万的速度增加。②经济社会的发展使人民生活从小康走向富裕,人民群众对健康的需求不断增加,并且呈现多样化和层次化的趋势。③疾病谱发生根本性变化。中国人群的死因构成由传染病向慢性病转移,根据《中国疾病预防控制工作进展(2015 年)》数据,慢性病导致的死亡人数已占到全国总死亡人数的 86.6%,其导致的疾病负担占总疾病负担的 70%。《柳叶刀》发表的中国疾病负担研究结果显示,慢性病造成的寿命损失由 1990 年的 47.4%,增至 2013 年的 75.4%,该趋势短期内还将继续,为卫生系统对疾病的应对提出挑战。

2. 医药卫生体制改革深化要求着力推进基本医疗卫生制度建设   ①公共卫生体系仍不健全。2015 年底,我国在中央、省、市、县四级都设立了疾病预防控制机构,人员 19 万。但仍存在基层机构人员素质不高、设备不齐全、乡村两级疾病防控专业队伍不稳定、经费保障机制不完善等状况。这种状况难以有效控制重大疾病的流行。②需建立和完善分级诊疗制度和现代医院管理制度。在医改攻坚阶段,需要继续推进公立医院改革和分级诊疗制度建设,提升基层医疗服务水平,引导社会力量增加医疗卫生资源供给,加强医疗服务行为监管,破除"以药补医"机制,坚持基本医疗卫生事业公益性。③健全医疗保障体系仍任重道远。我国基本医疗保障制度已基本覆盖城乡居民,但如何提高各种医疗保健制度的保障水平,如何做好职工医保、居民医保及新农合制度之间的衔接;如何逐步实现医保省级统筹;如何改革医保支付方式等问题仍不容忽视,需要妥善解决。④药品供应体系尚需深化。政府办基层医疗卫生机构实施了基本药物制度和药品零差率销售后,普遍呈现门诊次均费用下降、住院日均费用下降、门诊人次上升的"两降一升"的良好势头。然而,基本药物制度覆盖面尚需进一步扩大,尚需进一步完善基本药物采购机制和基层医疗卫生机构补偿机制,配套推进基层机构改革。一个健全的医疗卫生体系,应该包括公共卫生服务体系、医疗服务体系、医疗保障体系和药品供应体系,妥善的制度安排成为医药卫生体制改革的客观要求。

3. 新技术和突发公共卫生事件的发生提出卫生应急管理的更高要求   ①现代科技的飞速发展,新理论、新技术的运用,开拓了许多新的医学领域,对于改善人群健康起到了积极的作用,但同时也带来医疗质量、医疗安全、社会效益以及社会影响等方面的多种问题和挑战,需要以改革创新为动力,控制新技术可能带来的负面影响,保护广大人民群众的健康权益。②卫生应急不仅包括突发公共卫生事件的应急处置,还包括其他突发公共事件,如自然灾害、事故灾难、社会安全事件的医学救援。建立健全突发公共事件卫生应急体制、机制和法制,建立完善的卫生应急预案体系,提高卫生应急能力,对于维护国家安全和社会稳定有着重要的战略意义。近年来我国各类突发公共事件时有发生,不仅凸显出卫生应急体系不完善,也对建立健全突发公共事件卫生应急机制提出了更高要求。

4. 国际环境和全球卫生发展带来的挑战   长期以来,我国在履行国际义务、参与全球健康治理方面取得重要进展,展示了我国国际人道主义和负责任大国形象。面对纷繁复杂的健康相关领域的国际标准、规范的制定,不断发生的国际重特大突发公共卫生事件,以及"一带一路"建设发展战略,我国仍要积极参与健康相关领域国际标准、规范等的研究和谈判,完善我国参与国际重特大突发公共卫生事件应对的紧急援外工作机制,加强同"一带一路"建设沿线国家卫生与健康领域的合作。

另外,错综复杂的卫生现实问题中,有些是长期存在而未能解决的问题,有些是现阶段难以避免的问题,也有些是发展中出现的新问题。这些问题影响了人民群众的利益,影响了社会和谐,解决问题的根本出路在于深化改革,加快发展,用发展的办法解决发展中存在的问题。这就要求不断提升卫生事业管理的理论水平。然而目前的卫生事业管理理论体系仍不够完善,研究方法难以系统化,尚不能指导卫生实践。同时,卫生事业管理在研究与实践方面与国外存在差距,需要学习和消化国外的经验与教训,以促进卫生事业管理的发展进步。

第三节 卫生事业管理学

一、卫生事业管理学的定义

卫生事业管理学是研究卫生事业发展规律的学科,它的任务是研究卫生事业管理的理论和方法;研究与国情相适应的卫生政策;研究与正确的政策相适应的组织管理和工作方法,研究我国及世界各国卫生事业管理的经验。卫生事业管理学是保证和推动卫生事业健康发展的学科。

二、卫生事业管理学的研究对象与内容

卫生事业管理学的研究对象是卫生事业管理的理论、方法、政策、资源、组织、系统、行政和绩效等基本要素。卫生事业管理学是推动卫生事业健康发展的学科,它的研究内容由卫生事业的需要所决定。卫生事业的运行、发展、改革遇到的问题就是卫生事业管理学的研究内容。在现阶段,卫生事业管理学的主要研究内容如下:

（一）卫生事业管理理论

1. 研究和建立我国卫生事业管理的基本理论,研究我国卫生事业的性质,卫生事业在社会发展中的作用和地位,研究我国卫生事业发展和改革的动力结构、决策结构和信息结构。

2. 研究卫生事业的特点及规律性。

3. 研究卫生系统的优势、劣势、机遇和威胁,研究卫生系统的目标,并对卫生系统的目标达成度进行评价。

4. 研究与我国国情相适应的卫生工作方针和卫生发展战略。

5. 研究卫生系统改进的手段和策略。

（二）卫生组织体系

1. 研究我国卫生事业的组织系统设计。

2. 对我国卫生组织系统和各个分系统的功能进行评价。

3. 研究卫生服务体系、医疗保险体系、卫生管理体系、公共卫生体系、卫生监督执法体系等的组

织设计。

（三）卫生政策

1. 研究人、财、物、技术等卫生资源的筹集、准入和配置政策。

2. 研究医疗保障政策和医疗救助政策。

3. 研究针对各类卫生机构的管理政策,包括相应的卫生经济政策,如财政政策、价格政策、税收政策等。

4. 研究卫生机构的合理产权制度以及相应的政策。

5. 研究医疗服务市场的形势和适宜的产业政策和监督管理政策。

6. 研究能够提高卫生服务水平和管理水平的科技教育政策。

（四）卫生行政管理

卫生行政管理包括,如医疗服务管理、中医药管理、公共卫生服务管理、基层卫生服务管理、卫生服务质量管理、卫生信息管理等,卫生事业管理学需要研究在这些部门和领域内存在什么问题,有什么规律可循,如何改善和加强在这些部门和领域内的管理等。

（五）卫生事业管理的方法

卫生事业管理学作为一门学科,需要研究卫生事业管理中的方法学问题。

1. 编制卫生发展规划和区域卫生规划的方法。

2. 卫生政策分析的方法。

3. 卫生事业管理中的调查研究方法。

4. 卫生事业管理中的实验研究方法。

5. 卫生系统绩效评价、卫生机构绩效评价的方法。

6. 卫生项目管理的方法。

7. 卫生服务营销管理的方法。

8. 国外卫生事业管理的理论与实践等,研究其中可供我国参考借鉴的经验与教训,研究其中可供我国学习的理论、方法、知识。

三、卫生事业管理学的相关学科

卫生事业管理学的学科特点是综合性、理论性、实践性均很强,是一门多学科理论、方法和知识相交叉的应用性学科。

1. 管理学   管理学是系统地研究和阐述管理过程的普遍原理和一般方法的学科,卫生事业管理的原理和方法主要来自管理学,管理学的计划、组织、领导、控制等基本职能同样适用于卫生事业管理。

2. 社会学   社会学是研究社会结构、功能、发生和发展规律的社会学科,卫生事业作为整个社会的一个子系统,其发展必然受到各种社会因素的影响,了解社会学的基本理论可以解释社会因素对卫生事业的影响,从而更好地控制和利用社会因素促进卫生事业的发展,同时,社会学的研究方法也是卫生事业管理学常用的研究方法。

3. 卫生经济学 卫生经济学作为经济学的一门分支学科,应用经济学的理论和方法研究卫生领域中的经济活动,揭示其中的经济规律,以解决卫生领域内的经济问题。卫生事业管理学所研究的卫生政策、卫生规划、资源配置等内容都会涉及卫生经济问题。

4. 流行病和卫生统计学 卫生事业管理中的许多问题或现象是通过大量的数据表现的,只有经过统计学的合理处理和分析,才能使这些数据成为有用的信息,因此掌握统计学知识和技术,是进行卫生事业管理学研究的基础。流行病学是一门医学方法学,它不仅适用于疾病的研究,也是卫生事业管理研究的常用方法。尤其在评价卫生规划、分析卫生政策上,常常需要使用流行病学的知识。

5. 卫生法学 卫生法学是法学和医学相结合的一门边缘学科。卫生法对促进人民健康有重要作用,法制管理是卫生事业管理的重要手段,学习卫生事业管理学也需要学习和掌握卫生法学知识,有助于提高管理水平,运用法制手段为卫生事业的健康发展服务。

6. 卫生政策学 卫生政策学是将政策学的理论、知识和方法运用于解决卫生事业的突出矛盾和主要问题、确立卫生事业发展目标、改善卫生事业发展方向的,关于卫生政策制定、执行、评估、终结等卫生政策过程一般性规律的科学。鉴于卫生政策是我国社会主义建设总的方针政策的重要组成部分,集中反映了国家在卫生事业管理中的意志,是指引卫生发展方向,策划卫生发展目标,调节各地区、各利益集团、各阶层间相互关系及卫生保健需要的措施和手段,与卫生事业管理存在诸多交叉,所以卫生政策学与卫生事业管理学也往往相互渗透。

7. 管理运筹学 管理运筹学是架构在运筹学基础上的一门以决策支持为目标的应用性学科,是帮助卫生系统的决策者掌握如何从定性分析向定量分析过渡,分析整理系统的有关信息去建立相应的定量分析模型,同时掌握有关的求解定量模型的数学方法。

8. 医学 医学是以治疗、预防生理疾病和提高人体生理机体健康为目的的,处理人的生理健康相关问题的一门科学,可分为现代医学(即通常说的西医学)和传统医学(包括中医学、藏医学、蒙医学等)多种医学体系。了解医学及其分支,有利于理解卫生和卫生事业,找到卫生事业管理诸现象及问题的症结所在,更好地遵循卫生事业发展规律进行管理,实现"内行管理内行"的目的。

四、卫生事业管理学的发展史

(一)国外卫生事业管理学的发展历史

卫生事业管理学在世界各个国家虽然在名称上有一些差异,但是研究的内容基本相同,研究的内容包括卫生政策、卫生规划、卫生管理体制、卫生组织结构、医疗保健制度、卫生保健需求、卫生服务提供、卫生资源的来源与分配等。

卫生事业管理学在前苏联被称为"保健组织学"(health histology),是从社会卫生学(social hygienics)转变而来的,1934 年版的教学大纲明文规定其包括社会卫生和保健组织两部分内容,而 1939 年的大纲仅存保健组织这一部分内容。1941 年,社会卫生学教研室正式更名为保健组织学教研室。1946 年成立了保健组织学研究所,成为前苏联保健组织学研究工作的指导中心。1966 年,前苏联保健部长指令将保健组织学教研室改名为社会卫生与保健组织学(social hygiene and health histology)教研室,教学大纲的内容也作了相应的修订,在科研上加强了对医学社会问题的研究。1969 年 12

月,前苏联最高苏维埃会议通过的《苏联和各加盟共和国卫生立法原则》,指明了苏联社会卫生与保健组织学的发展方向。从1975年开始,前苏联医学科学院主席团组成了社会卫生与保健组织学科学委员会。1978年颁发了前苏联高等医学院校统一使用的社会卫生与保健组织学教学大纲。前苏联保健部于1988年对其所属的全苏社会卫生与保健组织学研究所改为全苏社会卫生学、卫生经济与管理研究所,规定全所研究工作的内容是:居民的健康状况、卫生保健的社会经济问题、卫生经济运行机制、卫生发展战略、卫生区域问题、大城市的卫生保健事业、卫生领域的预防发展规划问题、妇幼保健的社会医学问题、专科化和初级卫生保健、计算机在卫生事业中的应用问题、医学史和国际卫生问题。1991年,为适应前苏联卫生发展的客观形势需要,社会卫生学界提出将教研室改名为社会医学与卫生管理学教研室。

美国于1934年在芝加哥大学首次设立了卫生事业及医学管理课程。卫生事业管理专业的名称,在美国各大学有所不同,如卫生服务管理(health service administration)、医院管理(hospital administration)、卫生保健服务(health care delivery)、卫生保健组织(health care organization)、卫生规划与管理(health planning and management)、卫生政策分析与评价(analysis and evaluation of health policies)、卫生政策管理(health policy management)等。尽管名称上有诸多不同,但主要涉及卫生事业的宏观控制和卫生机构的微观管理。美国的卫生事业管理教育,使得美国医疗卫生机构中的多数管理者都来源于接受过卫生事业管理专业教育的人员,而医生从事卫生管理及医院管理工作的越来越少。卫生服务管理和医疗工作严格地实行专业分工,被认为不仅改善了医疗卫生机构的管理水平,而且在人力资源的投资和使用上也是较为科学和经济的。1943年组建学科,名称为"卫生事业管理"。卫生事业管理是介于卫生与管理科学之间的一个专业学科,美国大部分学校将卫生事业管理专业及其主要课程设置在公共卫生学院内,少部分学校将卫生事业管理专业和有关课程设置在商学院内(如斯坦福大学),个别学校设置在其他学院(如美国伯明翰阿拉巴马州立大学则把卫生事业管理教育设在机关卫生学院)内。卫生事业管理在美国尽管历史较短,但发展很快。总的说来,美国卫生事业管理已经从教育到人力资源的利用形成了一个较为完整的体系,这是其卫生事业管理教育得以不断发展的根本原因。

(二)我国卫生事业管理学的发展历史

1. 初创时期(1949—1965) 卫生事业管理学的前身称为保健组织学,是在新中国成立之初从前苏联引进的,当时各高等医学院校均设有保健组织学教研室,开展教学与研究工作。《保健组织学》课程的主要内容有:保健史、保健理论与保健原则,居民卫生状况与生命统计等。以后为了提高我国卫生干部的管理水平,在一些省成立了卫生干部进修学院,以《保健组织学》为主要业务课程轮训各级卫生行政干部,1957年举办了第一期《保健组织学》高级师资讲习班,逐步开展科学研究,出版专业杂志,进行学术交流。在20世纪50年代后期,保健组织学的教学与科研队伍已经初具规模,并根据中国的实践组织编写了教材,在卫生部门的领导下,专业人员和卫生行政部门相结合,进行了大量防病治病的现场调查和实验研究,发表了一些关于保健理论、居民卫生状况、卫生统计、工业卫生、卫生防疫等方面的学术论文,对推动我国卫生事业的发展起到了一定的作用。

2. 停顿时期(1966—1977) 从20世纪的60年代中期开始,由于当时政治环境的影响,卫生事业管理学的学科建设受到很大干扰,尤其在"文化大革命"中,《保健组织学》在全国医学院校停止讲授,教研室被撤销,学术刊物被停办,科学研究被迫中断,卫生事业管理学科处于停顿状态。

3. 发展时期(1978—) 党的十一届三中全会以后,卫生事业管理学有了长足的发展。1978年以后,在有条件的高等医学院校恢复和重建了保健组织学教研室,并更名为社会医学与卫生事业管理学教研室。与此同时,原卫生部组织有关人员共同编写《中国医学百科全书(社会医学与卫生事业管理学)》分册,该书的编辑出版,为该学科的第二次建设起到了巨大的促进作用。1980年,原卫生部下发了"关于加强社会医学与卫生管理学教学研究工作的意见",要求各高等院校恢复和重建"社会医学与卫生事业管理"教研室,开设相应的课程,并于1981年至1985年期间按大区在全国建立了七个"卫生管理干部培训中心";在五个省建立了卫生管理干部学院。《中国农村卫生事业管理》与《中国卫生事业管理》杂志分别于1981年和1985年创刊。1985年以后,许多高等院校陆续建立了卫生管理学院或卫生管理学系,大力开展了各级各类卫生管理干部的培训和卫生事业管理专业的学历教育。1988年成立了中华预防医学会卫生事业管理分会,挂靠在安徽医科大学。随着学科的建设,社会医学和卫生事业管理学已经发展成为两门独立的课程。20世纪90年代后期,国家教育部进行专业目录调整,将社会医学与卫生事业管理作为二级学科纳入公共事业管理一级学科之下,已经形成了大专、本科、硕士、博士四个层次的完整的教育体系。进入21世纪,卫生事业迎来了新的发展机遇,同时也面临更多新的挑战,卫生事业管理更应借助多学科的知识,建立并完善符合卫生事业管理需要的观念、理论和方法体系,强调理论与实践的有机结合。作为公共事业管理的二级学科,卫生事业管理与预防医学、社会医学、流行病与卫生统计学、卫生法学、伦理学、社会学、政策学、心理学、经济学等学科交叉融合的趋势日益显著,不仅促进了卫生事业管理学科的长足发展,而且为新时期解决卫生事业发展面临的新课题提供了新思路。同时,卫生事业管理研究日益受到重视,大量的人力、物力和财力等资源投入其中,推动了各地卫生事业管理的研究水平,越来越多的研究成果成为卫生政策的重要支撑。2001年,复旦大学社会医学与卫生事业管理学科成为国家重点学科,2004年又成为教育部"985工程"二期创新研究基地主干学科。目前全国近90所医学院校开设了卫生事业管理学课程,已有20所院校设立了社会医学与卫生事业管理的博士学位培养点,89所院校设立了社会医学与卫生事业管理的硕士学位培养点,每年有近1000名具有卫生事业管理学硕士和博士学历的学员走向工作岗位,对推动我国卫生事业现代化建设发挥了重要作用。

第四节 学习卫生事业管理学的意义

一、为什么学习卫生事业管理学

我国的卫生管理正处于从经验管理向科学管理的转变过程中,卫生管理实践中产生了诸多问题,迫切需要卫生事业管理学予以研究解答。卫生事业管理学是伴随着卫生事业管理实践的发展而逐渐进步的。我国卫生改革与发展的形势和丰富的实践活动不仅对卫生事业管理学不断提出新的要求,而且为广大卫生管理干部和卫生事业管理学研究人员提供了施展才华的大舞台。卫生事业管理学的学科水平的不断提高,将不断增强对我国卫生事业发展的积极影响,并在总结卫生事业的发展规律,制定适宜的卫生政策,推动卫生机构的改革,建立新的管理体制、运行机制等方面将发挥越来越重要的作用。

卫生事业管理学是推动我国卫生事业发展的重要学科,它涉及我国卫生事业发展的战略问题和一切具体工作,在医疗、预防、康复、护理等各专业均有广泛的应用,是卫生管理专业的核心课程,也是医学院校各专业的必修课程。

二、怎样学习卫生事业管理学

1. 精读教材筑基础   卫生事业管理学教材强调卫生事业管理学的基本理论和基本知识,这些理论知识既是分析卫生管理现实问题的基础,也是与专业人员交流的基础。精读教材有利于掌握这些理论知识。

2. 联系实际勤思考   卫生事业管理学是一门实践性很强的学科,旨在分析和解决卫生管理现实问题,只有联系实际勤思考,才能使知识融会贯通,更好地理解卫生事业管理学的理论、知识、方法。

3. 讨论交流明思路   通过讨论与交流,才能容易发现思考中的缺陷,进而厘清思路,加强思维的逻辑性。讨论乃至辩论式的交流既是锻炼思维能力的最好办法,也是锻炼表达能力的最好办法。

4. 学科交叉重应用   要尽量把多学科的知识应用到分析卫生管理问题中去。卫生事业管理学是一门多学科交叉的应用性学科,许多学科尤其是流行病学、卫生统计学、卫生经济学和管理学的理论、知识和分析方法都可以取得很好的应用效果。应用是学习,而且是更好的学习,是学习的一种高级形式。

（梁万年   王亚东   吴妮娜）

Summary

Health care management is a subject that explores the development rule of health service enterprise, the task of which is to study the theory and method of health management, health policy fit for the situation of China, organization management or work method in step with the correct policy, and the experience of health management from the countries all over the world.

Health service is one of the social commonweal enterprises in China, to some extent, which is supported by the welfare policy of the government. Nowadays, the health work guideline is namely that attaching most importance to the countryside, giving priority to prevention, paying equal attention to traditional medicine and western medicine, depending on technology and education, mobilizing the whole society to participate in, serving for the people's health and the socialism modernization.

Since the liberation of PRC, lots of achievements have been gained in the health service field, which mainly include that the people's health status has been continuously enhanced, basic health service system has been established all over the town and countryside, medical insurance system has been set up for town employee, new rural cooperative medical system has been developed for villagers, severe infectious diseases have been effectively prevented, and the health care level for maternity and children has been enormously improved.

Health care management is undergoing the transition from experiential management to scientific management in China. To promote the development of health service, health administrators should keep learning the new theory and knowledge of health service management, and try their best to ameliorate themselves during the study and practice.

思考题

1. 试述卫生事业的特点。
2. 试述我国新医改以后的卫生与健康工作方针。
3. 为什么要学习卫生事业管理学？

第二章

卫生事业管理理论与方法

导读：本章主要介绍管理的基本理论知识和卫生事业管理学常用的研究方法。通过本章的学习，学生应了解现代科学管理的发展思想以及发展趋势，掌握现代管理科学的基本原理和基本职能，熟悉卫生事业管理研究的设计、资料收集方法以及资料分析方法，并与其他学科的知识相结合，提高其卫生事业管理能力。学习本章的同时也为后续章节的学习在管理学知识方面打下基础。

第一节 管理理论基础

一、管理的概念

管理作为一个科学概念，国内外专家学者由于研究管理的出发点不同，对管理所下的定义也就不同。强调工作任务的人认为，管理就是由一个或多个人来协调其他人的活动，以便收到个人单独活动所不能收到的效果。强调管理者个人领导艺术的人认为，管理就是领导。强调决策作用的人认为，管理就是决策。还有许多专家学者对管理下了不同的定义，如哈罗德·孔茨(Harold Koontz)在其《管理学》一书中指出，管理就是设计和保持一种良好环境，使人在群体里高效率地完成既定目标；斯蒂芬·罗宾斯(Stephen Robbins)认为，管理是指同别人一起，或通过别人使活动完成得更有效的过程；丹尼尔·A·雷恩(Daniel A. Wren)认为，管理是指管理者为有效地达到组织目标，对组织资源和组织活动有意识、有组织、不断地进行协调的活动。

上述管理的定义都是从某个侧面反映了管理的不同性质，为较全面反映出管理的内涵而不只局限于某个侧面，管理(management)通常被定义为在特定环境下通过计划、组织、控制、领导和激励等活动，协调人力、物力、财力和信息等资源，以期更好地实现组织目标的过程。这个定义包含以下四层含义：管理采取的措施是计划、组织、控制、激励和领导这五项基本活动，又称之为管理的五大基本职能；通过五项基本活动，对人、财、物、信息、时间等组织资源进行有效的协调与整合；管理作为一种有目的的活动，必须为有效实现组织目标服务，使整个组织活动更加富有成效，这也是管理活动的根本目的；管理活动是在一定的环境中进行的，环境既给管理创造了一定的条件和机会，同时也对管理形成一定的约束和威胁，有效的管理必须充分考虑组织内外的特定条件。

二、管理原理

管理原理(principle of management)是对管理工作的实质内容进行科学分析总结而升华形成的基本原理，它是对现实管理现象的抽象，也是对各种管理制度和管理方法的高度综合与概括，具有客观性、概括性、稳定性和系统性等特征。深入研究管理原理,将了解和掌握管理活动的基本规律,用于指导管理实践。下面主要介绍管理中的系统原理、人本原理、动态原理和效益原理等内容。

（一）系统原理

系统原理(system principle)是现代管理科学中最基本的原理,指人们在从事管理工作时,运用系统的观点、理论和方法对管理活动进行充分的系统分析,以达到管理的优化目标,即从系统论的角度来认识和处理管理中出现的问题。

系统是客观普遍存在的,它既可以应用于自然和社会事件,还可应用于组织的人际关系之中。因此,可以把任何一个管理对象都看成是特定的系统。系统是指在一定环境下,由若干相互联系、相互作用、相互依赖的要素结合而成的并具有一定结构和功能的有机整体。

管理的系统原理源于系统理论(system theory),它的基本涵义包括:①认为应将组织作为人造开放性系统来进行管理;②要求管理应从组织整体的系统性出发,按照系统特征的要求从整体上把握系统运行的规律,把握管理每一个要素及要素间的联系,进行系统的分析和优化,并根据组织活动的效果和社会环境的变化,及时调整和控制组织系统的运行,最终实现组织目标。与系统原理适应的管理原则主要有整分合原则和封闭原则。所有管理的封闭,只能是相对的,绝不可让它僵化、凝固。根据实践的发展,一劳永逸的封闭是没有的,有效的管理要求动态地,不断地进行封闭。

（二）人本原理

人本原理(anthropic principle),顾名思义就是以人为本的原理。它要求人们在管理活动中坚持一切以人为核心,以人的权利为根本,强调人的主观能动性,其实质就是充分肯定人在管理活动中的主体地位和作用。

1. 人本原理的内涵　　人本原理不是把人看成脱离其他管理对象的要素而孤立存在的,而是强调人在管理中的主体地位。它指出,在作为管理对象的整体系统中,人是其他构成要素的主宰,财、物、时间、信息等只有在为人所掌握,为人所利用时,才有管理的价值。管理的核心和动力都来自人的作用。管理活动的目标、组织任务的制定和完成主要取决于人的作用,人的积极性、主动性和创造性的调动和发挥。没有人在组织中起作用,各种资本物质也会因没有人去组织和使用而成为一堆无用之物。因此,管理主要是人的管理,管理活动必须以人为核心来展开,管理工作的中心任务就在于调动人的积极性,发挥人的主动性,激发人的创造性。

2. 与人本原理适应的管理原则　　能级原则、动力原则和行为原则是与人本原理适应的管理原则。①能级原则是指不同层次具有不同的能量,根据不同的能级建立层次分明的组织机构,安排与能级相适应的人去担负管理任务,给予相应的权利与报偿。它根据人的能力大小,赋予相应的权力和责任,使组织的每一个人都各司其职,以此来保持和发挥组织的整体效用。能级原则也是实现资源优化配置的重要原则。②动力原则是指在组织中只有强大的动力,才能使管理系统得以持续、有效地运行。动力来源主要有物质动力、精神动力、信息动力三方面。③行为原则也称行为激励原则。人类的行为规律是需要决定动机,动机产生行为,行为指向目标,目标完成,需要得到满足,于是又产生新的需要、动机、行为,以实现新的目标。因此根据这一行为规律,需要对管理对象中各级各类人员的基本行为进行科学的分析和有效的管理,最大限度地调动其工作积极性和发挥他们的潜能。

（三）动态原理

动态原理（dynamic principle）是指管理者需要明确管理的对象、目标都是在发展变化的，不能一成不变地看待它们，要根据组织内部、外部情况的变化，注意及时调节，保持充分的弹性，有效地实现动态管理。

1. 动态原理内涵　动态原理认为管理是一个动态过程，是管理人员与被管理人员共同达到既定目标的活动过程。管理的要素人、财、物、时间和信息等，都处在一定的时间和空间之中，并随着时空的运动而发展、变化。管理的动态原理体现在管理的主体、管理的对象、管理手段和方法上的动态变化，还有组织的目标及管理的目标也是处于动态变化之中的，因此有效的管理需要随机制宜，因情况而调整。动态管理原理要求管理者不能凭主观臆断行事，需要不断更新观念，避免僵化的和一成不变的思想。

2. 与动态原理适应的管理原则　动态原理要求以不断变化的管理行为与手段去能动地适应不断变化着的环境与情景，实现主客观之间的动态适应与协调，主要有弹性原则和反馈原则。

3. 动态原理的实现方式——权变管理　权变管理（contingency management）是指管理者为实现有效管理，在确定管理思想和管理方法时需要考虑组织的内部条件和外部环境等多种因素。权变管理的内容主要体现在两方面：一是在组织管理方面，主要研究组织与其环境之间的、各分系统内和各分系统之间的相互关系，确定关系模式和各变量的形态，提出最适宜于具体情况的组织设计和管理行为；二是在领导方式方面，权变管理认为不存在一种普遍适用的"最好的"或"不好的"领导方式，由于组织任务的调整，个人与团体行为的特点以及领导者与职工的关系的差别，需要不同的领导方式才能实现有效管理。灵活适应性是权变管理最主要的特征。

（四）效益原理

效益原理（benefit principle）是指实施组织的各项管理活动都要以实现有效管理、追求高效益作为目标。效益是组织活动的综合体现，存在于现代社会有目的的管理活动中。影响组织效益的因素有很多，如科学技术水平、管理水平、资源消耗和占用的合理性等。从管理因素的角度来看，管理的目标就是追求高效益。落后的管理就会造成资源的损失和浪费，降低组织活动的效率，影响组织的效益；有效的管理能够使组织的资源得到充分利用，实现组织的高效益。

1. 效果、效率和效益的区别与联系　效果（effect）指由投入经过转换而产生的结果。这种结果其中有的是有效益的，有的是无效益的。效率（efficiency）是指在单位时间内的投入与所取得的效果之间的比率，反映了劳动时间的利用状况，与效益有一定的联系，但并非总是一致性的关联。效益（benefit）是指有效产出与其投入之间的一种比例关系，可分为经济效益和社会效益。经济效益是人们在社会经济活动中所取得的收益性成果；社会效益则是在经济效益之外的对社会生活有益的效果。

2. 与效益原理相适应的原则　效益原理具体化为价值原则。效益是由价值来体现的。管理者所追求的是管理效果，也就是管理目标实现的程度，在具体的管理工作中就是经济价值和社会价值的统一。价值原则就是管理过程的各个环节、各项工作都要紧紧围绕提高社会经济效益这个中心，科学地、节省地、有效地使用自己的财力资源、物力资源、人力资源、智力资源和时间资源，以创造最大的经济价值和社会价值。

"价值工程"中的公式:V(价值)= F(功能)/C(成本)

其含义是:价值的大小,决定于功能和成本之比,功能越高,成本越低,价值就越大;功能越低,成本越高,价值就越小。

价值工程中所说的功能,与管理的价值原则所提的功能不是同等概念。价值原则中,其效用或功能是指管理工作完成目标和任务的效率,是管理活动的整体效能。价值工程所说的成本概念,也与管理的价值原则中的耗费(成本)有一定差异,价值原则中的成本不能完全用货币来体现,其耗费(成本)不仅包括物力、财力的消费,也包括智力、时间的耗费,是一种综合成本的概念。现代管理工作如果把成本理解为财力和人力的耗费,不重视和考虑智力和时间的耗费,就不可能正确运用价值原则。

三、管理基本职能

管理者的管理行为,主要表现为管理职能(management functions)。管理职能是管理者实施管理的功能或程序,即管理者在实施管理中所体现出的具体作用及实施程序或过程。因此,管理职能体现了管理系统的功能,是管理系统运行过程的表现形式。

第一个提出管理职能的是法国古典管理学者亨利·法约尔,他认为管理的职能主要有:计划、组织、指挥、调节、控制。随着管理实践和管理科学的发展,不同学者从不同角度和认识对于管理的职能进行了不断的研究和分析,从而形成了多种不同理解管理职能的派别,如"三功能派""四功能派"或"七功能派"等。不同学者如有的重视管理中人的主动性或创造性,则在管理职能中加入了"激励和人事职能";有的强调决策对于管理的意义,在管理中单列了"决策"职能;也有的看重管理的"创新"或"资源筹集",都分别把他们作为管理的基本职能之一。

目前,管理学界普遍接受的观点是,管理具有以下五大基本职能:计划职能、组织职能、控制职能、激励职能和领导职能。多数认为领导职能中包含着激励的功能,因此本书将从计划职能、组织职能、控制职能和领导职能四方面讨论管理的基本职能。

计划职能是管理活动的首要职能,是指明确管理的总体目标及各分支目标,并围绕这些目标对未来活动的具体行动任务、路线、行为方式、行为规则等方案进行规划、选择、筹谋等活动。

组织职能是管理活动得以顺利进行的极为重要的工作。在组织职能中,组织结构、组织特点、组织原则和组织设计是至关重要的。

控制职能与计划职能紧密相关,控制的实质是使实践活动更符合于计划,计划是控制的标准。控制就是检查工作是否按计划进行,发生偏差时要及时分析产生的原因,纠正偏差或制定新的计划,保证组织目标的实现。

领导职能则是管理者按照管理目标和任务,运用管理权力,主导和影响被管理者,使之为了实现组织目标积极行动并富有成效地贡献力量的活动。激励(motivation)是领导职能中很重要的内容,它指领导为提高下属完成组织目标的自觉程度和热情,主动为下属创造能力发展空间和职业发展生涯,影响下属的内在需求和动机,充分发挥下属的主观能动性,促进目标的实现。

四、管理思想与理论发展

管理作为人类的一种社会实践活动,是同人类社会俱生的。管理理论的发展历程主要经历了早期管理思想、古典管理理论、中期管理理论和现代管理理论等几个阶段。

(一)早期的管理思想

自从有了人类活动就有了管理,管理思想是随着生产力的发展而发展起来的。早期管理思想的形成情况见表2-1。

表2-1　早期管理思想形成情况

时间	早期的管理思想
公元前5000年左右	古埃及人建造了世界七大奇迹之一的大金字塔,没有大量的组织管理工作,完成这样巨大的工程是难以想象的
公元前2000年左右	古巴比伦国王颁布法典对人的活动作了许多规定,涉及许多管理思想
春秋晚期	孙武所著的《孙子兵法》至今在管理上仍有重要的参考价值
战国时期	《周礼》有许多重要的管理思想
公元前370年	希腊学者对劳动分工的描述与科学管理的创始人泰勒的某些思想接近
公元284年	罗马建立层次分明的中央集权帝国,权力等级、职能分工和纪律表现相当高的管理水平
15世纪	意大利思想家和历史学家马基埃维利提出的四项领导原理与现代领导理论中的一些原则很类似
18世纪60年代以后	亚当·斯密发表的《国富论》对管理思想的发展作出了重要贡献
产业革命后期	英国人查尔斯·巴贝奇对管理进行了很多研究

(二)古典管理理论

古典管理理论的产生与发展时期为19世纪末至20世纪初,是随着生产力的发展而发展起来的。伴随着自由资本主义过渡到垄断资本主义,企业规模不断扩大,管理日趋复杂,表现为所有者与经营者分离,企业由特殊的雇佣人员(经理、厂长、领班等)进行管理;职业管理者将过去积累的经验系统化、标准化和科学化。主要代表人物与理论:一是以泰勒为代表的科学管理理论;二是以亨利·法约尔(Henry Fayol)为代表的一般管理理论;三是以马克斯·韦伯(Max Weber)为代表的理想行政组织体系理论(表2-2)。

表2-2　古典管理理论的分类和主要内容

管理理论	代表人物	代表著作	主要内容
科学管理理论	泰勒	《科学管理原理》	管理的中心问题是提高劳动生产率,实行差别计件工资制,管理职能与作业职能分离,强调科学管理的核心是"一场彻底的心理革命"
一般管理理论	法约尔	《工业管理与一般管理》	最早提出管理的职能,系统地总结管理的一般原则,对等级制度与沟通的研究,重视管理者的素质与训练
古典行政组织理论	韦伯		提出了理想的行政组织体系模式,权力与权威是一切社会组织形成的基础,组织按照明文规定的法规、规章组成,形成自上而下的等级系统

丹尼尔·A·雷恩. 管理思想的演变. 北京:中国社会科学出版社,2000.

（三）中期管理理论

虽然泰勒的科学管理理论和方法在 20 世纪初对提高企业的劳动生产率起了很大作用，但是企图通过此种理论和方法解决提高生产率的问题有一定的局限性。因此，专门研究人的因素以达到调动人的积极性的学派——人际关系学派应运而生，为以后的行为科学学派奠定了基础，也成为科学管理过渡到现代管理的跳板。人群关系理论的产生是从梅奥的霍桑试验开始的。

霍桑试验为乔治·埃尔顿·梅奥（George Elton Myao）的人群关系理论的形成及后来行为科学的发展打下了基础。试验结果表明，生产率提高的原因不在于工作条件的变化，而在于人的因素；生产不仅受物理、生理因素的影响，更受社会环境、社会心理因素的影响。梅奥认为企业中的人首先是"社会人"，即人是社会动物，而不是早期科学管理理论所描述的"经济人"；生产效率主要取决于职工的工作态度和人们的相互关系；重视"非正式组织"的存在和作用。

切斯特·巴纳德（Chester Barnard）提出的系统组织理论认为，社会的各个组织都是一个合作的系统，都是社会这个大协作系统的某个部分或方面；组织不论大小，其存在和发展都必须具备三个条件：明确的目标、协作的意愿和良好的沟通；同时必须符合组织效力和组织效率这两个基本原则，所谓组织效力是指组织实现其目标的能力或实现目标的程度，所谓组织效率是指组织在实现其目标的过程中满足其成员个人目标的能力或程度。

（四）现代管理理论丛林

现代管理理论产生与发展的时期为 20 世纪 40 年代末到 70 年代，管理思想得到了丰富和发展，出现了许多新的管理理论和管理学说，并形成众多的学派，被称为"管理理论丛林"。管理理论丛林形成的学派主要有管理过程学派、经验学派、行为科学学派、社会系统学派、决策理论学派、管理科学学派、权变理论学派、人际关系学派等，各学派的主要思想见表 2-3。

表 2-3　管理理论丛林时期各学派的比较

学派	代表人物	主要思想
管理过程学派	孔茨 西里尔·奥唐奈	主要研究管理者的管理过程及其功能，并以管理职能作为其理论的概念结构
经验学派	戴尔 德鲁克	主要从管理者的实际管理经验方面来研究认为成功的组织管理者的经验是最值得借鉴的
行为科学学派	马斯洛 梅奥 赫兹伯格 麦戈雷戈	从心理学、社会学角度侧重研究个体需求、行为，团体行为、组织行为和激励、领导方式，认为人不仅仅是"经济人"，同时还是"社会人"，将人的管理提升到所有管理对象中最重要的地位
社会系统学派	巴纳德	认为组织是一个复杂的社会系统，应从社会学的观点来分析和研究管理的问题
决策理论学派	赫伯特·西蒙	认为管理的关键在于决策，管理必须采用一套制定决策的科学方法及合理的决策程序
管理科学学派	布莱克特 伯法	将数学引入管理领域，强调运用科学的计量方法来研究和解决管理决策问题，以寻求决策的科学化与精确化
权变理论学派	劳伦斯 洛尔希	把管理看成一个根据组织内外部环境选择和实施不同管理策略的过程，强调权宜应变
人际关系学派	斯金纳	注重管理中"人"的因素，认为管理学的研究必须围绕人际关系这个核心来进行

（五）新公共管理理论

新公共管理理论（the new public management theory）是20世纪80年代以来兴盛于英、美等西方国家的一种新的公共行政理论和管理模式，也是近年来西方规模空前的行政改革的主体指导思想之一。它是对当代西方行政改革的理论概括，是行政管理理论的新发展。新公共管理理论是对传统公共行政理论的突破与发展，然而新公共管理理论从产生到现在还未能形成统一、成熟的理论框架，有待进一步的研究和发展。

1. 新公共管理理论的基本内涵　新公共管理理论是以传统的管理主义和新泰勒主义为基点，自利人为假设，基于委托代理、公共选择和交易成本等理论，采用经济学中的方法论发展而来的。其核心思想是，强调经济价值的优先性及工具的合理性、强调市场机能，强调顾客导向和引进企业管理的哲学与技术的行政风格是其核心思想。它希望通过管理替代行政，通过市场和承包合同等替代原来的官僚体制。依据经济合作与发展组织（OECD）的界定，新公共管理理论内涵主要包括：①企业管理技术的采用；②服务及顾客导向的强化；③将市场及竞争机制引入政府管理；④根据目的建立绩效评估体系，强化责任机制。

同传统的行政管理理论比较，新公共管理理论主要体现了公共性、公平性、合法性和效能性。

2. 新公共管理理论的内容　在西方各国政府改革实践基础上形成的新公共管理理论，为行政改革和研究作出了重要贡献，主要包括以下几方面的内容：第一，以顾客为导向奉行顾客至上的价值理念。新公共管理理论强调政府是以人为本的服务提供者，通过"服务行政"代替"管治行政"。第二，政府职能由"划桨"转为"掌舵"。新公共管理理论强调政府在公共行政中是政策制定者而不是执行者，应将管理和具体操作分开。第三，将竞争机制引入公共管理。新公共管理理论强调引入市场竞争机制，使更多的私营部门通过市场调节参与公共服务，不仅可以节省成本，还能提高服务的质量和效率。第四，重视效率追求。新公共管理理论在追求效率方面主要通过控制绩效目标、重视结果和采用私营部门成功的管理经验等三种方法。第五，改造公务员制度。新公共管理理论不支持价值中立原则，强调推行临时雇佣制和合同用人制等新制度，以及正视公务员和行政机构的政治属性。第六，建立有事业心和预见性的政府。新公共管理理论强调作重要决定时，尽可能考虑到未来的发展和变化；主张花少量钱预防代替花大量钱治疗。

3. 新公共管理的主要理论　根据近年国内外对新公共管理实践和理论的研究成果，主要有公共选择理论、委托代理理论以及治理理论等，为新公共管理的发展和完善起了重要的作用。公共选择理论提出了一种"政府失败理论"，对新公共管理产生了重要影响。委托代理理论是指在利益分割以及所有权和控制权分离的情况下，代理人能否按照委托人的意愿和契约规定的权限来代替委托人实施行动。治理理论对新公共管理的影响主要体现在对政府的重新认识，强调扩大公共管理的主体范围，弱化政府对公共服务的垄断，让非政府组织或私营部门可以参与提供公共服务。

除上述理论外，由于研究的方向和侧重点不一样，新公共管理的理论得到了进一步和多样化的发展。这些理论主要有新公共服务理论、小政府理论、流程再造理论、重塑政府理论以及政府绩效理论和基于回应性的全面质量管理理论。总之，这些理论的相同点在于主张将私营部门或企业成功运用的管理方法，如绩效管理、目标管理、组织发展、人力资源开发等引入政府或公共部门的管理中。

随着社会经济文化的快速发展,尤其是信息技术与知识经济的发展,世界形势发生了极为深刻的变化。面对信息化、全球化、经济一体化等新的形势,管理也出现了一些新的思想,如企业文化、战略管理思想、学习型组织和新公共管理理论等,它们代表着管理理论发展的新趋势。

第二节　卫生事业管理的相关理论

与卫生事业管理相关的管理理论在实践中的应用对于推动卫生事业的发展和促进健康水平的提高具有重要的意义。本节主要介绍卫生事业管理中系统理论、绩效理论、激励理论、公平理论和效率理论的内容。

一、系统理论与卫生事业管理

用系统理论的观点与方法分析和解决卫生事业管理中的问题,促进卫生事业管理科学的发展,首先需要了解卫生事业管理系统的特点。卫生事业管理作为一个社会系统,它具备了社会系统所有的一切特性。这里主要介绍目的性、层次性和整体性。

目的性是一切目的系统所具有的特性。卫生事业管理作为一个目的系统,具有自己明确的目的性,通过现代科学管理发展卫生事业,更好地保护和增进人民的健康。组成卫生事业管理系统的各个子系统,还会有各自的分目的,但是,各子系统的分目的必须在方向上与大系统的总目的相一致。

层次性是指卫生事业管理系统是一个复杂的社会系统,它与其他社会系统一样,具有一定的层次性,而且每个层次都有各自的任务、职责和功能。卫生事业管理系统可以分为宏观管理、中观管理和微观管理三个系列层次。宏观管理主要是指国家或各地方卫生和计划生育委员会,对整个社会或某地区的卫生事业管理。中观管理主要是指卫生系统中的部门管理,这个层次的管理具有中介性、两重性和相对独立性。例如,医学教育管理、医学科研管理、公共卫生管理、中医药管理等。微观管理主要是指对医疗卫生单位的管理,这一层次管理的主要职责是贯彻执行国家的卫生工作方针、政策和上级指示,从实际出发,创造性地搞好本单位的经营管理,促进本单位卫生事业的发展。

整体性是指卫生系统是由各种医疗卫生机构、医学教育机构、医学研究机构和卫生管理机构组成的有机整体,它们相互联系、相互依存、相互制约而构成卫生系统的组织结构。

因此,在卫生事业管理中,就必须从整个卫生系统,以及各卫生单位之间相互联系、相互制约的关系中,去认识卫生系统各种问题的本质,并认识和掌握它们的特征和运动规律,以求得正确解决,从而提高管理水平。

二、绩效理论与卫生事业管理

目前,绩效理论在卫生事业管理中的应用日益广泛。绩效(performance)是一个组织或个人在一定时期内的投入-产出情况,投入指的是人力、物力、时间等物质资源,产出指的是工作任务在数量、质量及效率方面的完成情况。绩效管理,是指各级管理者和员工为了达到组织目标共同参与的绩效计划制定、绩效辅导沟通、绩效考核评价、绩效结果应用、绩效目标提升的持续循环过程,绩效管理的目的是持续提升个人、部门和组织的绩效。绩效评价又称绩效考核、绩效评估或绩效考评,绩效评价就是运用一定的评价方法、量化指标及评价标准,对政府部门为实现其职能所确定的绩效目标的实现程度以及为实现这一目标所安排预算的执行结果进行的综合性评价。它是绩效管理的关键环节。

卫生系统绩效(health system performance)指的是一个国家的卫生系统绩效如何依赖于该国的卫生系统对于自己有责任承担的卫生系统总体目标的实现程度。卫生系统绩效评价指运用数理统计和运筹学方法,采用特定的指标体系,对照统一的标准,按照一定的程序,通过定量定性对比,对一定时期内卫生系统的业绩作出客观、公正和准确的综合评判。卫生系统绩效评价的目的是通过提供有关政策及卫生系统发展的可靠信息来增强决策者们的能力,通过提供健康改善情况信息来提高公众的能力。

三、激励理论与卫生事业管理

激励理论的核心观点是从人的需要出发,通过运用一系列激励手段达到满足不同人群不同的需要之目的。由于这个特点与企业追求利润最大化的目标不谋而合,激励理论先被广泛运用于现代企业的生产经营管理,随着社会的发展,其在卫生事业管理领域的实际运用也日益增多。许多卫生机构运用激励理论,从目标设置、工资改革、领导水平等多方面建立起符合自身发展的激励机制。

著名管理学者罗宾斯提出激励是人们在满足部分个体需求的条件下,为达成组织共同目标而愿意持续付出的高水准努力的意愿。而激励理论的基本观点就是人的需要产生动机,动机是产生行为的直接原因,可通过对不同需要的满足,达到调动员工积极性的目的。根据马斯洛的需求层次理论,人的需要分为生理的需要、安全的需要、社交的需要、尊重的需要和自我实现的需要等五个层次的需要。一个激励的过程,实际上是人的需要得到满足的过程,这种需要从未能得到满足开始,以得到满足结束。激励理论在实践中的运用,主要表现为物质激励与精神激励两方面。

物质激励是指通过物质刺激的手段,鼓励职工工作,分为正激励和负激励。发放工资、奖金、津贴、福利等属于正激励;罚款等属于负激励。精神激励则是指通过培训、晋升、表彰等模式增强人们的荣誉感与归属感,满足其自我价值的实现。企业追求利润的最大化,而卫生行业不同于企业,其以健康为中心提供服务。激励理论源于人们的需要,而需要则正是一个人从本能上做事情的动力之源。因此,在卫生事业单位中运用激励理论非常重要。目前,在卫生事业管理领域应用较多的激励理论有双因素理论、需要层次理论、学习理论和公平理论等。

四、公平理论与卫生事业管理

公平理论(equity theory)又称社会比较理论,由美国心理学家约翰·斯塔希·亚当斯(John Stacy Adams)于1965年提出。该理论是研究人的动机和知觉关系的一种激励理论,侧重于研究工资报酬分配的合理性、公平性及其对员工产生积极性的影响。

公平理论认为,一个人对他所得的报酬是否满意不是只看其绝对值,而是要进行社会横向的比较或历史纵向的比较,看其相对情况。每个人都把个人的报酬与贡献的比率与另外情况的比率进行比较,如果比率相等,则认为公平合理而感到满意;如果比率较低,则可能产生不公平感。公平理论引入了经济学上的概念,用投入来表示贡献,用产出来代表奖酬。把贡献与奖酬的比率看成是投入与产出的一种交换关系。在卫生事业管理中应力求公平,倡导树立正确的公平观。同时作为卫生事业管理者,应区别对待公平为主兼顾效率还是效率为主兼顾公平。例如,当在卫生改革与发展过程中,出现城乡差别较大和东西部差距较大时,应优先考虑公平问题。

五、效率理论与卫生事业管理

效率指单位时间完成的工作量。效率理论是基于机构变革主要是企业购并活动提出的,认为企业购并活动能够给社会收益带来一个潜在的增量,而且对交易的参与者来说无疑能提高各自的效率。该理论包含企业购并活动的发生有利于改进管理层的经营业绩和企业购并将导致某种形式的协调效益两个基本要点。

效率理论鼓励企业购并活动,具体包括效率差异化理论、非效率管理理论、经营协同效应理论、多角化理论、策略性结盟理论及价值低估理论等。目前,国家鼓励民间等社会资本进入卫生领域,效率理论在卫生资源的重新配置方面有重要的借鉴意义。在卫生事业管理中,需要用发展的眼光正确处理公平与效率的关系,有学者将公平和效率的关系比作"切蛋糕"和"做蛋糕"的关系,公平的目的在于"切好蛋糕",效率的目的在于"做大蛋糕"。

第三节　卫生事业管理常用的研究方法

卫生事业管理研究方法是实施科学化管理和卫生管理研究的重要内容,是适应现代化管理和卫生事业发展的要求,综合运用自然科学和社会科学的研究成果,对卫生事业进行有效管理的一系列科学方法和技术的总称。卫生事业管理常用的研究方法,除了借助管理学、社会学研究方法以及流行病学、卫生统计学、卫生经济学等学科及其方法的基础上,不断发展,形成了具有自身特色的方法学。

一、卫生事业管理研究的基本过程

卫生事业管理研究的基本过程包括科学地进行研究设计,适当地选择资料收集方法和有针对性地采用资料分析方法。

(一)卫生事业管理研究的设计

卫生事业管理研究的设计包括研究课题的选择、研究课题的确定、研究课题的设计三方面。卫生事业管理的研究课题主要来自实际工作、日常生活和文献资料等内容,在选择研究课题的过程中必须坚持重要性、科学性、可行性和创新性。研究课题的确定主要由研究目的、研究假设的提出和研究课题的具体化等部分组成。研究课题的设计需要考虑分析单位和时间维度来制定研究方案。分析单位即研究对象,主要包括个人、群体、组织和社区等;时间维度是从研究的时间尺度上将研究分为横向研究和纵向研究。研究方案的内容包括研究目的、研究方法、确定分析单位、确定研究内容、制定抽样方案、制定问卷或访谈提纲、确定调查场所及时间表、研究经费安排等。

（二）卫生事业管理研究的资料收集

卫生事业管理研究的资料主要来源于自己在科研实践中积累起来的直接资料和别人在科研实践中记录下来的间接资料。资料收集就是根据研究设计的要求，通过各种有效途径取得这些直接资料和间接资料，以供进一步分析。常用的资料收集方法有文献法、观察法、访问法和试验法等。可以根据研究目的和研究对象的特点加以选择，但实际工作中各种方法往往交叉或结合使用。

1. 文献法   文献法是最基础和用途最广泛的资料收集方法，广泛应用于各种学科的研究中。研究者在研究前期确定课题以及设计研究方案时，必须先行文献调研，以了解这一研究领域的历史和现状，吸取他人的经验和成果，避免重复别人走过的路，造成无谓的浪费。在研究实施过程中或在研究后期对所收集的资料进行整理、分析、撰写研究报告时，也常常需要利用文献提供必要的佐证和补充。

通常可以将文献分为未公开发表和公开发表两大类进行检索。未公开发表的文献主要有个人写的文稿、日记、笔记等，以及各单位内部文件、规章制度、统计报表、总结报告等。公开发表的文献包括各种类型的正式出版物和在互联网上发表的文献，是文献的主体，数量十分巨大。为准确、全面地收集资料，可以采用按时间顺序顺查或倒查的普查方法；也可以针对学科发展的特点，抓住该学科发展较快、文献发表较多的年代，采取抽查的方法；还可以利用文献作者在文献末尾所附的参考文献目录进行追溯查找。

2. 观察法   观察法（observation method）是指研究者根据一定的研究目的、研究提纲或观察表，用自己的感官和科学观测仪器观察被研究对象，从而获得资料的一种方法。

在卫生事业管理研究中，观察法可以为研究者提供详细的、第一手的资料，可以对卫生管理领域的问题及现象有直接的感性认识。利用观察法还可以收集到用其他方法很难获取的信息，特别是当研究者与被研究者无法进行语言交流或处于不同文化背景的情况下，常采用观察法。科学的观察必须符合下列要求：①有明确的研究目的或假设；②预先有一定理论准备和比较系统的观察计划；③由经过一定专业训练的观察者用自己的感官及辅助工具进行观察，有针对性地了解正在发生、发展和变化的现象；④有系统的观察记录；⑤观察者对所观察到的事实要有实质性、规律性的解释。

观察法根据观察目的、内容、方式和手段等的不同而分为不同的类型。根据观察者是否参与观察对象的活动可分为参与观察和非参与观察；根据观察内容是否有统一设计、有一定结构的观察项目和要求可分为结构式观察和无结构式观察。

3. 访问法   访问法（interview method），也称访谈法，是通过询问的方式向访问对象了解情况。这是广泛应用的一种卫生管理研究资料收集的方法。例如，我国1‰人口生育率调查及全国卫生服务调查等，都以访问法作为资料收集的主要方法。

根据不同的划分标准，访问法可划分为不同的类型。根据访问过程的控制程度可分为结构式访问、非结构式访问和半结构式访问。根据访问对象的构成可分为个体访问和集体访问。常见的个体访问包括个人深度访谈、关键知情人访谈、重点访谈等。常见的集体访问包括专家会议法、德尔菲法、头脑风暴法等。

（1）专家会议法：专家会议法是专家运用自己的知识和经验，直观地对过去和现在发生的过程进行分析与综合,从中找出规律并作出判断。然后对专家意见进行整理、归纳,得出结论。

(2)德尔菲法:德尔菲法(Delphi method)是专家会议法的一种发展,是由美国兰德公司于1964年首先用于技术预测的一种方法。它是采用匿名方式通过几轮函询,征求专家们的意见,然后将他们的意见综合、整理、归纳,再反馈给各个专家供他们分析判断,提出新的论证。如此反复,意见逐趋于一致。

采用德尔菲法的前提是需要成立一个领导小组,小组负责拟定讨论主题,编制讨论主题一览表,选择专家,以及对讨论结果进行分析和处理。专家的人数一般以10~50人为宜。人数太少,学科代表性有所限制,缺乏权威,影响预测精度;人数太多则难以组织,对结果处理也比较复杂,然而对于一些重大问题,专家人数也可扩大到100人以上。

(3)头脑风暴法:头脑风暴法(brain-storming)是由美国创造学家 A·F·奥斯本于1939年首次提出、1953年正式发表的一种激发性思维的方法。头脑风暴法可分为直接头脑风暴法和质疑头脑风暴法。前者是在专家群体决策中尽可能激发创造性,产生尽可能多的设想的方法,后者则是对前者提出的设想、方案逐一质疑,分析其现实可行性的方法。头脑风暴法的参加人数一般为5~10人,设主持人一名,主持人只主持会议,对设想不作评论。会议要主题明确,会议主题提前通报给与会人员,让与会者有一定准备。设记录员1~2人,要求认真地将与会者每一设想不论好坏都完整地记录下来。

头脑风暴法避免了由于群体成员心理相互作用影响,易屈于权威或大多数人意见,其遵循的原则是:①禁止批评和评论,也不要自谦。②目标集中,设想数量越多越好。③鼓励巧妙地利用和改善他人的设想。④与会人员一律平等,各种设想全部记录下来。⑤主张独立思考,不允许私下交谈,以免干扰别人思维。⑥提倡自由发言,畅所欲言,任意思考。⑦不强调个人的成绩,应以小组的整体利益为重,注意和理解别人的贡献,人人创造民主环境,不以多数人的意见阻碍个人新观点的产生,激发个人追求更多、更好的主意。

4. 试验法　试验法(experimental method)是指试验者有目的、有意识地施加、改变或控制某些因素,然后观察研究对象产生的效应,以建立变量间的因果关系的一种研究方法。试验是科学研究中取得第一手资料的重要方法之一,也是医学社会科学研究中常用的一种实证性研究方法。通常将在具有专门设备的实验室中进行的试验称为实验室实验(laboratory experiment),而在特定现场或情景中进行的试验称为现场实验(field experiment)。卫生管理领域的试验一般在特定的研究现场进行,如医院、疾病流行场所等。在试验法中存在处理因素、试验对象和试验效应三个基本要素。

(三)卫生事业管理研究的资料分析方法

卫生事业管理研究的资料分析方法通常分为定性资料分析和定量资料分析。定性资料的分析其实并没有单一特定的方法,不过许多定性研究者认为,定性资料分析的基本过程是,从原始资料中发展出译码与主题,继而找寻意义。大致来说,这个资料分析的基本过程包括描述性解释,建构类属,逻辑分析,提出假设和实证资料。定量资料分析可以使人们对社会现象的认识趋向精确化,并从量上对各种社会现象进行分析,是进一步准确把握事物发展内在规律的必要途径。定量资料分析的基本过程包括选题,方案设计,数据收集,数据分析和结果解释等。

二、卫生事业管理常用定性研究方法

定性研究是探索性研究的一种主要方法。它依赖于研究者个人的直觉和哲学的思辨思想,然后根据主观经验判断,提出相应的看法,并用演绎的方法对自己的设想进行验证的社会学研究方法。定性资料通常是在自然环境下,使用实地体验、开放型访谈、参与型和非参与型观察、文献分析、个案调查等方法对社会现象进行深入细致和长期研究获得。定性资料的分析其实并没有单一特定的方法,卫生管理学中常用的定性资料研究方法有 SWOT 分析法、利益相关者分析法、PEST 分析法等。

1. SWOT 分析法   SWOT 分析法(SWOT analysis)即强弱机威综合分析法,也称为态势分析法,又称道斯矩阵。SWOT 的 4 个英文字母分别代表优势(strength)、劣势(weakness)、机会(opportunity)和威胁(threats)。随着卫生事业管理的发展和管理观念的不断更新,SWOT 分析法已经被卫生领域内的专家和行政部门的管理者广泛认可和接受。通过对卫生事业自身的既定内在条件进行分析,找出当前的主要问题,遭遇了哪些挑战,面临着怎样的有利机遇,为未来的卫生规划及改革提供一定的基础。在卫生战略分析中,它是最常用的方法之一。

SWOT 分析法将与研究对象密切相关的各种优势、劣势、机会、威胁等因素进行提炼,对研究对象所处的情景进行全面、系统、准确的研究,从而根据研究结果制定相应的发展战略、计划以及对策等。其中 S、W 是内部因素,O、T 是外部因素。

SWOT 分析方法的主要步骤包括环境分析、确认影响研究对象的所有外部因素、预测和评估未来外部因素的变化、检视内部的强势和弱势、根据资源组合情况确认关键能力和关键限制、利用 SWOT 分析构造研拟可行策略并绘制 SWOT 分析位图、进行策略选择,制定行动计划。

2. 利益相关者分析法   利益相关者分析(stakeholder analysis)是指通过分析利益相关者对组织的潜在影响进而决定适应对策。在卫生事业管理政策制定过程中,往往会牵涉到多方的利益相关者,并且这些主体间的冲突也愈来愈显示出复杂化趋势。如何化解各个利益相关者之间的利益矛盾,实现作为社会利益核心的公共利益,与具有组织分享性的共同利益和私人独享性的个人利益之间和谐发展,越来越显示出其重要性和迫切性。

在卫生事业管理领域进行利益相关者分析的主要目的是确定基本利益相关者影响力的水平;找出主要利益相关者的特征;找出利益相关者可能影响干预或受干预影响的方式;了解不同利益相关者之间的关系,包括对他们之间现存和潜在的利益冲突进行评估,并了解他们之间的预期;评估不同利益相关者影响政策过程的能力。

3. PEST 分析法   PEST 分析(PEST analysis)主要指宏观环境分析,指应对组织所处的政治(politics)、经济(economic)、社会(society)和技术(technology)角度或因素分析,从总体上把握宏观环境,并确定这些因素的变化对组织战略管理过程的影响。卫生事业管理学中通常需要考虑研究对象的政治、经济和社会等影响因素,在制定政策的过程中需要经常使用 PEST 分析法。

进行 PEST 分析时,首先考虑哪些环境因素的影响在过去对组织是很重要的,并且考虑这些影响在未来对组织重要性的变化趋势。其次,通过将有关在环境中发挥作用的关键影响因素的问题进行总结和列示,来对这些因素进行评价,从而确定组织面临的机会和威胁。PEST 分析是管理者和政策制定者的理想工具,不过它仅提供了一个分析的框架,大量的指标必须具体到环境中才有意义,具体的分析指标因情况不同,需要组织结合实际自行选择。PEST分析本身不提供分析指标的选择和评估标准,具体的分析结果依赖于管理者和决策者的能力与水平,有较大的不确定性。

三、卫生事业管理常用定量研究方法

定量研究就是运用概率论以及统计学原理对社会中的一些现象的数量特征,数量关系和事物发展过程中的数量变化等方面进行的研究。定量研究有助于人们对社会现象的认识趋向精确化,对各种社会现象从量上进行分析,是进一步准确把握事物发展内在规律的必要途径。在卫生事业管理领域中,无论是定量资料的描述性分析,还是深入的解释性分析,通常离不开统计学方法的应用。

(一)定量分析中的基本统计方法

卫生事业管理定量分析中的基本统计方法主要有统计描述和统计推断。统计描述(statistical description)是用适当的统计图(表)和统计指标来描述资料的分布规律及其数量特征,其目的是用直观、简单的形式揭示大量数据所蕴藏的内在信息,常包括计量资料的统计描述和分类资料的统计描述。计量资料的统计描述主要包括数据的频数分布、集中趋势的描述、离散趋势的描述等,而分类资料一般采用率、构成比和相对比等指标进行统计描述,这些指标统称为相对数。

统计推断(statistical inference)是采用样本统计量$\bar{X}$、S、P、S_P对相应总体参数μ、σ、π、σ_p所做的非确定性的推估。其主要包括参数估计和假设检验。

参数估计(parameter estimation)是运用统计学原理,用从样本计算出来的统计指标量,对总体统计指标量进行估计。其又包括对总体均数的点估计(point estimation)与区间估计(interval estimation)。区间估计常用来描述包括总体参数的一个范围。

假设检验(hypothesis test)又称显著性检验,是应用反证法的思想,从所要解决问题的对立面对总体的特征建立检验假设,根据样本资料在无效假设条件下的抽样分布规律,利用小概率事件原理,确定样本资料是否支持所建立的假设,以决定该假设应当拒绝或不拒绝的方法。常见的假设检验包括[WTBX]t[WTBZ]检验、方差分析、卡方检验及非参数检验。

(二)卫生管理中常见定量资料分析方法

1. 投入-产出分析法(input-output analysis)　投入-产出分析法又称为部门联系平衡法,起源于20世纪30年代的美国,后来迅速推广到世界各国。其特点是:在考察部门间错综复杂的投入-产出关系时,能够发现任何局部的最初变化对经济体系各部分的影响。根据预测对象及需要的不同,投入-产出模型按照计量单位可分为静态投入-产出模型、动态投入-产出模型两种类型。

投入-产出分析模型在卫生事业管理中的作用主要表现在可作为制定卫生事业结构调整计划和预测的依据;正确地反映出卫生相关各部门间的关系;可据此进行数量分析和核算;有助于推动卫生事业管理现代化等四方面。

2. 综合指数法(synthetic index analysis)　将研究事物的多个性质不同、计量单位各异的指标实测值综合成一个无计量单位,反映其相对平均变化水平的综合指标,称为综合指数。利用综合指数的计算方式,对研究事物进行综合评价的方法称为综合指数法。综合指数法的步骤主要包括

个体指标指数化、指标分类、综合指数和评价分析等四个部分。

综合指数法是一种无量纲的评分分析方法,资料是定量的。该法综合考虑指标的变异程度,模型直观、简单,可用于评价医院的医疗质量、环境卫生以及工作绩效的综合评价,是近年来在卫生管理、医疗质量控制等综合评价中较为常用的分析方法。

3. 层次分析法(analytic hierarchy process,AHP)　层次分析法是将研究事物有关的元素分解成目标、准则、方案等层次,在此基础之上进行定性和定量分析的决策方法。由美国著名运筹学家 TL. Saaty 于 20 世纪 70 年代中期提出。其思想是把一个复杂决策问题表示为一个有序递阶层次结构,通过比较判断,计算各种决策行为、方案和决策对象在不同准则及总准则之下的相对重要性量度,从而对其进行优劣排序,为决策者提供决策依据。AHP 应用范围广泛,包括项目规划、经济分析、行为科学和科研管理等许多领域的政策分析及研究。其基本步骤包括建立决策问题的递阶层次结构模型;构造判断矩阵;层次排序及权重计算;一致性检验和综合评价五个部分。目前该方法已用于卫生事业管理方面的研究。

4. 系统分析法(system analysis method)　系统分析最早是由美国兰德公司在二战结束前后提出并加以使用的,其基本概念是指把要解决的问题作为一个系统,对系统要素进行综合分析,找出解决问题的可行方案的咨询方法,具有最优化、定量化、模型化和程序化等特点。系统分析方法的步骤包括确定目标;探求可行方案;建立模型;综合评价;检验和核实等五个部分。

在卫生事业管理研究中可以把一个复杂的卫生管理项目看作系统工程,通过系统目标分析、系统要素分析、系统环境分析、系统资源分析和系统管理分析,可以准确地诊断问题,深刻地揭示问题起因,有效地提出解决方案。

四、卫生事业管理研究方法新进展

随着卫生事业管理的不断发展,其研究方法表现出许多新进展和新特点,本部分主要介绍其中的关键路径法、循证政策分析、Topsis 法和 POWER SWOT 分析法等内容。

1. 关键路径法(critical path method,CPM)　关键路径法是在 1956 年由美国杜邦公司提出的,广泛应用到社会各个领域,在卫生领域特别是医院日常运作中,关键路径法的运用逐渐形成一种新的方法,其随着质量效益型医疗管理模式的推出,又称临床路径法。关键路径法/临床路径法是医院为保证病人及其家属的最终利益,即用最合理的价钱获得最有效的治疗和护理的一种科学的服务与管理方法。

2. 循证政策分析(evidence-based policy analysis)　1992 年,《美国医学会杂志》首次提出循证医学的概念,最初它是指将病人自身的临床证象和通过系统研究所得到的外部临床证据有机结合起来,将当前能够获得的最好证据明智地、精确地用于个体病人照顾的临床决策。循证医学短短二十几年时间发展至今,不仅成为一门关于如何遵循证据进行医学实践的科学,更发展为如何遵循证据进行医疗卫生决策的学问,为各国摆脱医疗卫生服务的困境提供了新的出路。循证政策研究的内容主要包括:医药卫生领域的相关法规和政策的制定、公共卫生策略的制定、卫生服务的组合和管理、医疗卫生技术的准入、医疗保险计划的制定、病人对服务项目的选择等一切与卫生事业有关的活动和行为。

3. Topsis 法(technique for order preference by similarity to solution)　Topsis 法又称理想解法,根据有限个评价对象与理想化目标的接近程度进行排序的方法,是在现有的对象中进行相对优劣的评价。Topsis 法的基本原理是从评价对象归一化的原始数据矩阵,找出有限方案中的最优方案和最劣方案(用向量表示),然后通过评价对象与最优方案和最劣方案之间的距离,求出评价对象与最优方案和最劣方案的相对接近程度,作为综合评价的依据。

Topsis 法是有限方案多目标决策分析中的一种常用方法,在医院绩效评价、卫生决策、卫生事业管理等多个领域有广泛应用。

4. POWER SWOT 分析法（POWER SWOT analysis）　SWOT 分析法是通过分析优势、劣势、机会与威胁来分析影响医疗行为的环境的方法。POWER 是个人经验(personal experience)、规则(order)、加权(weighting)、重视细节(emphasize detail)、等级与优先(rank and prioritize)的首字母缩写。

在卫生领域有很多研究和项目需要运用 SWOT 分析法,但是它也有一定的适应性,基于 SWOT 分析的更高级的 POWER SWOT 分析法将该方法进一步扩展与引申。它在原有 SWOT 分析法的基础上,加入了主观思路的影响,并将各因素按规则划分,按重点排列,按程度赋值,在细节比较中,找出弱势因素的转化点,通过深入地探究得到相应的结论,目前已经应用于卫生事业管理的某些领域。

（刘　毅）

Summary

This chapter mainly introduces the basic theoretical knowledge of management and the common research methods of health management. Management is usually refers to the specific environment through planning, organization, control, leadership and incentives and other activities, to coordinate the human, material, financial and information resources, in order to better achieve the process of organizational goals. Management, as a kind of social practical activity of human beings, is born of the human society. The development of management theory has experienced several stages, such as the early management thought, the classical management theory, the medium-term management theory and the modern management theory. Management principle the as the system principle, the people foremost principle, the dynamic principle and the benefit principle is the essential content of the management work to carry on the scientific analysis summary and the basic principle of the formation of the sublimation. Management function is the function or procedure of the manager to implement the management. At present, the management of the general acceptance of the view is that the basic functions of management is planning, organizational, control, incentive and leadership.

This chapter introduces the application of system theory, performance theory, incentive theory, equity theory and efficiency theory in health management, explore the ideas and methods of management theory to analyze and solve the problems in health management, to promote health management scientific development. Their application in practice is of great significance for promoting the development of health service and promote the improvement of health.

Study on the method of health management is the integrated use of natural science and social science research, general health in a series of effective management methods and technology. Health management research methods, in addition to managing sociology by the research methods and basic epidemiology, health statistics and health economics and other disciplines and methods, continuous development, formed with its own characteristics. The basic process of health management research includes the scientific research design, the appropriate choice of data collection methods and targeted use of data analysis methods. In data analysis, the rational use of qualitative analysis and quantitative analysis, and other methods are very important.

思考题

1. 如果给管理下一个较为全面的定义，应从哪几方面考虑？
2. 请简述管理基本职能的内容及其表现形式有哪些。
3. 请简述新公共管理的基本内涵。
4. 请简述至少两种与卫生事业相关的管理理论及内容。
5. 请简述卫生事业管理研究中资料收集的方法。

第三章

卫生规划

导读：掌握规划工作与规划的概念，卫生规划的相关概念和原则，卫生规划过程中各个步骤及其基本内容，区域卫生规划的内涵；熟悉规划常用方法，例如，SWOT分析、甘特图等，区域卫生规划编制的工作程序和区域卫生规划的表达形式。

第一节　卫生规划的基本概念

一、规划工作与规划

规划工作(planning)是为了达到特定目的或目标而建立一整套有效分配资源的综合协调机制的过程。规划(plan)是规划工作的一种实体化产品，是一种规范化或法律化的文件，是达到某个特定目的目标的蓝图。规划通过展示系统、机构或组织的工作目的目标，以及明晰系统、机构或组织在未来特定时间的发展节点，为决策提供依据或标准。

规划工作重在过程。大多数的实践工作证明，规划工作是一个非常繁复的过程，在既定的规划制定截止日期之前，往往因为外界或内部因素的变化，或者是引入一个新的考虑因素，需要相应地修订各类目标和实现目标的策略，外在表现为规划内容的变更。这种变更可以是线性的，向着某个方向不断完善修订，内容不断充实、细节愈加突出。这种变更也可以是回旋式的，表现为肯定-否定-再肯定-再否定-再再肯定……规划人员经常会发现，辛辛苦苦反复修改论证了数月之后，最终的规划文本与最初的规划文本基本相似，似乎兜了一圈之后又回到了原点。这里需要理解的是，兜圈子的过程，是一个不断增加新的考虑因素的过程，是一个不断和有关各方沟通协调的过程，是一个不断寻找有关各方利益结合点、寻求相互理解支持的过程，是一个规划价值不断提高的过程。

规划内容的变更，不仅发生于规划制定过程，也可以发生在规划执行过程。尽管在实施规划之前，规划制定者会反复修订和完善规划，但最终付诸实施之后仍被证明存在着各种各样的问题，或者是目标实现困难，或者是策略不可行，或者是实际效果远远偏离了当初的设想。为了提高规划的执行效果，大多数的规划都需要在执行过程中不断调整和完善。越是经济和社会变化快速的地区，越是规模和功能迅速扩张的机构和组织，规划的调整就越频繁，这是一种客观现象。但是，规划的频繁变动、朝令夕改，给具体执行人员带来的困扰甚多，直接的负面效应是现实中很多管理人员对规划工作不以为然，从而对规划工作、对具体规划的执行有敷衍应付的心理，表现为口头重视、内心轻视。对此，有必要说明的是，仅从政府管理的角度来说，随着我国各行各业规划工作的稳步推进，规划已经成为政府指导地方和行业工作的重要手段，成为政府决定财政资金分配的关键因素，也成为有关各方争取政府支持、他方合作、落实具体工作的重要依据。各有关部门都在规划制定过程中争取将己方期望的工作纳入到规划当中,哪怕是一句话、一行字。这提示了规划的重要性已经在逐步彰显。回过头来,即使规划工作和规划的执行最终没有任何结果,规划工作本身也在促使有关人员认真思考要干什么和怎么干、促使有关人员坐到一起相互沟通协调、促使有关人员更加深刻地认识所要规划的事项、促使有关人员更加理性和明智地选择一个共同的工作方向。这也是为什么英国首相Benjamin Disreli 说"规划本身轻如鸿毛,规划工作重如泰山"(The plan is nothing; planning is everything)。

二、卫生规划

卫生规划(health planning)是一个过程。在这一过程中,规划者评价特定地理区域内或特定人群的卫生服务需要,确定如何通过分配现存或预期可控资源,以一种最有效的方式去满足这些健康需要。通过卫生规划,可以定义特定区域、系统、机构、组织进行某项卫生活动的目标,制定全局战略以实现这些目标,结合全局战略开发一个全面的分层计划体系以综合和协调各种活动。卫生规划的实体产出之一,是卫生规划文稿。这一规划文稿既涉及具体的卫生目标(做什么),也涉及达到卫生目标的方法(怎么做),是关于时限较长的发展战略方向、长远目标、主要步骤和重大措施(策略)的设想和蓝图。在具体的卫生管理实践中,卫生规划属于中长期计划,一般考虑 3 年或更长时间期限的资源配置问题。卫生规划可以基于区域层面、系统层面、机构层面或组织层面,具体名称有区域卫生规划、卫生事业发展规划、疾病预防控制体系建设规划、妇幼保健事业发展规划、公共卫生三年行动计划、医疗机构规划、社区卫生服务发展规划、某某医院发展规划、某某学科发展规划等。

三、卫生规划的意义

1. 明确发展方向 通过卫生规划,可以给出特定区域、系统、机构、组织的发展方向,更好地促使有关人员展望未来,预见变化,考虑变化的影响,制定适当的对策,减小外界环境变化带来的冲击。

2. 为控制活动提供标杆 卫生规划设立了各类卫生活动所需达到的目标和标准,由此可以通过一系列的控制活动,将各类卫生活动实际取得的卫生成效与既定的目标或标准进行比较,发现存在的偏差,采取必要的校正行动。

3. 统筹卫生资源配置,协调各类卫生活动 每个卫生机构都有发展的要求,并会采取相应的卫生活动,包括基础建设、人才培养、服务提供等。良好的规划可以统筹协调这些机构的活动,通过比较甄别和指定活动承担机构等方法去除某些重复性和浪费性的卫生活动。

4. 统一思想,促进工作协调 卫生规划能够使得所有有关人员了解某项卫生活动的目标、资源和障碍,以及为达到目标所要采取的行动。在此基础上,有关人员就能开始协调它们的工作,互相合作,结成团队。而缺乏有效的卫生规划则会走许多弯路,从而使实现目标的过程失去效率。

四、卫生规划的特点

卫生规划具有专业性和复杂性的特点。这些特点源于卫生服务在许多方面有着独特的性质,对规划工作有着特别的要求。例如,疾病的多样性、医疗方法的不确定性和多重选择特点、人们的自我保健意识、人口老龄化与慢性病问题、医疗保险带来的医疗需求释放等。这些因素都需要通过卫生规划来统筹权衡、综合协调。同时,卫生服务既是技术密集型服务,也是劳动力密集型服务,因此又需要在服务提供过程中增加情感、心理、伦理的服务内容。

在一个社会当中,很多社会性的服务在提供方式上是比较单一的。例如,教育服务,层次性非常清楚,从幼儿园到小学,到中学,到大学,每类机构提供的服务界限非常清晰,很难想象大学会提供小学教育服务,也很难想象小学提供大学水平的教育服务。再比如说公共交通,公交车和地铁的服务类型截然不同,两者各有运行轨迹,各有管理规则,各有补偿渠道,界限非常清晰。回头再看看卫生服务,以及提供这些卫生服务的机构,让人吃惊的是,会看到一个"你中有我、我中有你、纵横交错、相互纠缠"的服务提供格局。医疗机构不仅提供医疗服务,同时还有预防保健职能;疾病预防控制机构不仅提供疾病预防控制服务,还要承担预防性诊疗服务,甚至是医疗服务,例如结核病、职业病的治疗等;高等级医疗机构理论上应提供高精尖的医疗服务,但在转诊制度不健全的地方,老百姓有一些伤风感冒也一样会去大医院就诊;小医院按理说只能提供常见病、多发病的诊治服务,但也有可能会因为一个技术人才的存在提供一项特别的专科服务。似乎,在我国卫生服务网络中,每一个机构的服务都是多目标的,每一个机构之间的联系又是异常复杂的。这些都使得卫生规划面临着一个困难的环境背景,也彰显出卫生规划的重要作用。

五、卫生规划的原则

(一)目标原则

卫生规划的一项重点工作是构建卫生活动或卫生事业发展的目标。目标是指期望的成果,这些成果可能是个人的、组织的、机构的、系统的或整个区域范围努力的结果。目标为规划所涉及的所有卫生活动指明了方向,并且作为标准可用来衡量实际的绩效。一般而言,卫生规划工作都以提高居民健康状况为中心目标。为了实现这一中心目标,又有许多中间目标,包括解决卫生问题所需的服务范围和配置方法的目标;为提供和保证解决卫生问题所必需资源的质量和性质的目标等。

(二)过程原则

卫生规划也是一个过程。规划制定好了以后,也不意味着一劳永逸。随着规划环境的变化,需要对规划不断进行调整修正,使之更接近于实际情况、更可行、更有效。一个全局性规划至多二年就得调整修正,一个项目规划至多半年就应该进行评估调整。

(三)协调原则

制定规划的过程,更多的是一个协调有关各方利益和诉求的过程。制定卫生规划涉及社会各方面的利益,实施卫生规划,需要全社会的参与,所以在整个卫生规划工作过程中必须贯彻协调原则,必须适应经济和社会发展需要,因地制宜,量力而行。经济、社会发展程度不同的地区,由于财力和面临的主要问题不同,卫生发展目标、规模和速度也应有所区别,各有侧重。要根据当地宏观经济环境和社会发展的水平与速度,以及国民经济与社会发展规划中对人群健康的要求,确定与社会经济发展水平相适应的居民健康和卫生发展的目标、发展规模与速度。在分析人民健康、主要卫生问题和卫生资源配置状况的过程中,应充分考虑和分析社会经济环境与发展对卫生发展和人民健康的影响,区分正面影响与负面影响;确定区域社会经济发展对卫生发展和居民健康水平提高的有利因素与不利因素,并区分出可控因素与不可控因素,充分利用国民经济和社会发展的条件及优势,把握卫生发展的机遇和潜力。

越是层面高的规划,越需要综合协调。以卫生事业规划为例,我国宏观经济改革已进入攻坚阶段,改革的市场经济特征使社会对卫生事业提出下列明确要求:建立和完善医疗保障制度、提供规范的医疗卫生服务、为社会稳定作贡献以及与社会经济协调发展等,可用"保障、规范、稳定、协调"八字概括。社会要求演化出卫生事业面临的众多任务:医疗保障制度改革、管理体制改革、运行机制改革、服务体系改革、政府职能转变;以及加强法制建设、强化监督体系、加强行业管理、加强社区服务、减员增效、加强农村卫生和预防保健工作、发展中医药、办好医学教育,职业道德建设、加强药品管理、完善补偿机制等。完成这些任务,有赖于有关各方的协助和支持,也就是说需要政府、社会各方和卫生部门的共同努力。这也意味着,一个好的卫生事业规划背后,是卫生部门、社会保障部门、财政部门、物价部门、教育部门、药品管理部门、编制部门、各类卫生机构、各类药品生产营销机构、各类医疗设备器械生产营销机构、各类医学教育科研机构、各类人群等之间的互动和沟通协调。

(四)系统性原则

系统在一般情况下被描述成一个"复杂的整体""一组互相联系着的事件或事物""一种非物质事件的物质组织型态"以及"一组不可分隔的互相联系、互相作用的目标"。近年来,系统思想已经得到长足的发展,形成了众所周知的总体系统理论。被研究的系统由活动组成,活动之间由各种机制予以连接。这些活动和机制,绝大部分依赖于物质性的存在。系统不是一成不变的,因为各种活动的存在,系统总是处于动态变化之中。此外,系统并不是真实世界,而只是观察真实世界的一种方式。对卫生规划工作者来说,需要将卫生事业或其各个组成部分视作相互联系的系统,相互之间,其与外部环境(社会其他系统)之间存在着千丝万缕的关系,并相互碰撞和相互影响。卫生系统的功能发挥既取决于自身的努力,也受到外部环境(社会其他系统)的影响和制约。卫生系统中各子系统功能的发挥也服从于类似的法则。因此,如果规划工作的目的是提高相应卫生系统或子系统的绩效,那么规划就不仅仅是分配卫生资源,更为重要的是如何在明确卫生系统或各子系统与周边系统关系的基础上,建立起良好的机制使得卫生资源的利用更为有效率,建立起普遍的联系使得卫生系统内部各子系统,各子系统内部各组成部分,甚至卫生系统和其外部世界能够有机整合。

(五)可持续原则

1987年,联合国环境与发展委员会在《我们共同的未来》一书中正式提出可持续发展(sustainable development)——"既满足当代人的需求,又不对后代人满足其自身需求的能力构成危害的发展"——的命题后,迅速成为地理、环境、经济、规划等学科研究的焦点和前沿课题。可持续发展,是人类对社会、经济发展的现代要求。它要求现今的发展不仅得以维持而且能为将来发展提供前景,其中的关键是保持人口、资源、环境与发展的相互协调(PRED协调)。可持续发展取决于两方面的因素,分别是系统内部的持续能力和环境的持续能力。作为指导卫生系统运作的卫生规划,在其制定过程中,尤其要强调可持续发展理念。任何一项针对卫生活动的卫生规划,必须既满足当前卫生需要(需求),同时要兼顾将来的卫生需要(需求);不仅能够解决现有的卫生问题,还必须尽可能地防止卫生问题的再次出现,解决可预见的将来的卫生问题,或者是避免新的卫生问题的出现。在现实卫生工作中,经常看到运动式的卫生规划行为。某个时期,特定卫生问题引起了政府高层的注意,于是针对该问题的规划被制定并付诸实施。规划取得了很好的成效,卫生问题得到了很大程度上的缓解,甚至消除。但遗憾的是,规划并未有保证成效得以长期保持的措施,往往是问题解决了,规划结束了,工作也撤销了,过不了多久,同样的卫生问题又卷土重来。

第二节　卫生规划过程

从规划开始到最后文本规划的产出,期间要经过一系列的步骤。不同类型的规划工作,其过程也不尽相同。现实中,不存在着一种可以适用于任何要求的规划工作过程。但是如果对每一类规划工作过程做归纳总结,还是能够得出一些相似的轨迹和特定的步骤。这些通用的轨迹和步骤,构成了本节主要讲述的内容。

一、规划模型

图 3-1 展示了一个通用的规划工作过程的框架。这一框架非常简单,但基本上适用于各种类型的卫生规划。该框架提示,总有两种力量在影响特定区域的卫生系统、部门或组织的状态:一个是内部因素,另一个是外部因素。两类因素决定了卫生系统或卫生组织当前状态。一旦目标状态被确定下来,当前状态和目标状态之间的差异(规划工作需要解决的差距,planning gap)也能够被确定下来,缩减或消除这些差异即成为随后一系列规划活动的目标。虽然关于规划活动的讨论是一个相当复杂的过程,卫生规划的成败总是取决于如何正确地界定规划工作需要解决的差距,以及采取怎样的策略去缩小这一差距。

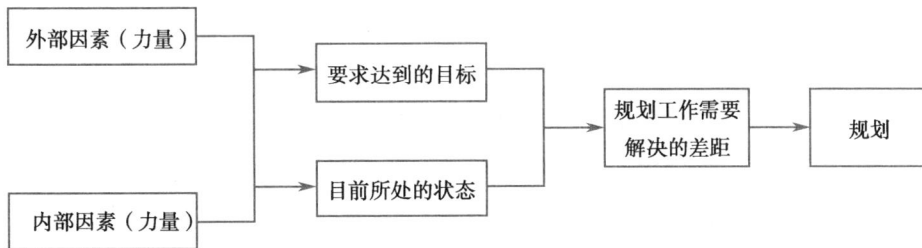

图 3-1
规划工作模型

二、规划步骤

卫生规划过程总是从拟订规划制定计划开始。在这一阶段,需要明确规划主体部门、参与部门,设置规划研制领导小组和工作小组,配备必要的经费和设备,明确规划研制的时间进度和考核指标。当规划研制人员、必要的经费和设备基本到位之后,即可按照以下的步骤着手研制卫生规划。

（一）背景分析

背景分析的目的是综合性概括过去各项有关工作的开展情况,取得的成绩和存在的不足,为确定今后工作的重点(规划的重点)提供背景资料。对大多数基于区域、系统、机构、组织的卫生规划工作而言,现状分析主要从四方面展开,分别是卫生服务需要、卫生服务需求、卫生服务提供和卫生服务利用。

1. 卫生服务需要　卫生服务需要是依据人们的实际健康状况与"理想健康水平"之间存在差距而提出的对医疗、预防、保健、康复等服务的客观需要,包括个人认识到的需要,由专业人员判定的需要,以及个人未认识到的需要。

卫生服务需要量是人群健康状况的客观反映,凡是影响人群健康状况的各种因素,都直接或间接地影响人群卫生服务需要量,主要有下列一些因素:①人口数量。②人口组成,尤其是老年人口比例。③医疗质量。④预防保健。⑤文化教育。⑥气候地理条件。⑦居住地点和条件。⑧婚姻。⑨行为心理因素。人群的行为心理特征是决定卫生服务需要量的因素之一。

2. 卫生服务需求　卫生服务需求可以从个人需求和市场需求两方面来讨论。卫生服务的个人需求是指一个人在一定时间内、在各种可能的价格下将购买的某种卫生服务数量,其实现类型及数量取决于消费者相对于价格、保障状况的收入水平(预算约束)、卫生服务的效果和个人或家庭的消费目标和偏好。卫生服务的市场需求是指在某一特定市场、在一定时间内、在各种可能的价格水平下所有消费者将购买的某种卫生服务的数量,它是个人需求的总和。凡影响个人需求的因素都会影响到市场需求。

影响卫生服务需求的因素包括:①一般的经济学因素,例如卫生服务的价格、收入、货币储蓄、相关物品(服务)价格、消费偏好及对物品(服务)未来供应情况的预期等。②健康状况。③供给状况。卫生服务供给的类型、数量、结构、质量和费用、卫生机构的地理位置等是否与消费者的需求相匹配,将直接影响到卫生服务的需求水平,供不应求和供非所需就会抑制人们对卫生服务的利用。④医疗保健制度。有医疗保障的人群比完全自费医疗病人通常更多地利用卫生服务。⑤时间。指用于卫生服务的时间,包括到卫生机构在路途上的时间、在卫生机构内的等候时间。这类时间越长,越容易抑制需求。⑥供给者的双重身份。例如,医生既是病人选择卫生服务的代理人,同时又是卫生服务的提供者。假如医生是多提供卫生服务或提供某种类型卫生服务的受益者,他们就会出于自身的利益提供服务或倾向于提供某种服务,甚至提供不必要的服务。

3. 卫生服务供给　卫生服务供给是指卫生服务的提供者在一定时间内,一定价格水平下,愿意且能够提供的商品或服务的数量。卫生服务供给应具备上述两个条件:一是有提供卫生服务的愿望,二是有提供卫生服务的能力。

影响卫生服务供给的因素包括:①社会经济发展水平。②卫生服务价格。通常在所提供服务的价格下降到低于成本的情况下,医疗卫生机构可能会减少服务的提供数量,甚至停止提供服务。③卫生服务成本。在卫生服务提供价格不变的条件下,降低卫生服务的成本将使利润增加,从而促使卫生服务提供者提供更多的服务;反之,如果成本提高而价格不变,将会使利润减少,甚至为负值,则卫生服务提供者不愿意提供这类服务,导致供给量降低。④卫生服务需求水平。⑤卫生资源。凡影响到卫生资源数量、质量及配置的因素,也会影响到卫生服务的提供。⑥卫生服务技术水平。在某种程度上,可以说技术水平的提高,不仅使卫生服务的质量有所提高,也使医疗服务的提供数量得到增加。

4. 卫生服务利用　卫生服务利用是卫生服务需要和供给相互作用的结果,是综合描述卫生服务系统工作的客观指标。卫生服务利用反映卫生系统或卫生机构的工作结果,并通过直接描述卫生系统或机构向人群提供卫生服务的数量,从而间接反映卫生系统通过卫生服务对居民健康状况的影响。分析卫生服务利用是评价卫生服务社会效益和经济效益的常用手段。

卫生服务利用可以分医疗服务利用(包括门诊服务利用和住院服务利用)、预防保健服务利用和康复服务利用等几方面。常用门诊服务利用指标包括,两周就诊率、两周就诊人次数或人均年就诊次数(可根据两周就诊人次数推算得到,这是估计门诊需求量的重要指标)、病人就诊率及病人未就诊率(是反映就诊状况的负指标)等;常用住院服务利用指标主要有住院率、平均住院天数及未住院率。与医疗服务相比,测量预防保健服务利用比较复杂、困难。宜采取卫生机构登记报告和家庭询问调查相结合的方法收集资料,可将居民实际接受的服务量与按计划目标应提供的服务量相比较。例如1名产妇应接受8次产前检查,结合某地区孕产妇实际接受的产前检查次数,可以评价这一地区围产期保健工作的质量。

（二）拟定目标

目标(objectives)是指期望的成果。在卫生规划工作中,目标可能是某种疾病发病率的下降,也可能是某类资源配置的优化等。每一个规划都应有明确的中心目标和分解的目标体系。医院医疗服务规划的目标可以是更好地恢复病人健康。在这个中心目标的指引下,必须设定分目标来规划医院的各类活动,规划医院应该提供哪些医疗卫生服务,诸如检查、诊断、护理等,医院在提供这些医疗卫生服务的过程中如何获得足够的经济补偿、如何配备适宜的卫生人力、如何提供必要的医疗仪器设备。疾病预防控制服务规划的中心目标是预防和控制疾病,在这个中心目标指引下,必须设定计划免疫、突发事件处置、健康教育、实验室检测、人才培养、后勤支持、资金保障等各类疾病预防控制活动的分目标。妇幼保健服务、康复服务、社区卫生服务的规划,情况类似,都需要遵循着上述目标分解的原则设定中心目标和分目标。

长期以来,目标设定遵循着自上而下的过程。组织的最高管理者设定总目标,然后将总目标分解成子目标落实到组织的各个层次上,简单来说,就是由上级给下级规定目标。这种方式容易出现一些误区(图3-2)。如果最高管理者采用泛泛的语言定义总目标,如"加强疾病防治工作"等,这些模糊性目标在转化为具体目标的过程中,不得不经过各层组织的过滤。在每一层组织上,管理者都会加上一些提高目标操作性的东西。每一层组织的管理者都会用他自己的理解甚至是偏见对目标进行解释。结果是目标在自上而下的分解过程中丧失了它的清晰性和一致性。

鉴于模糊的目标会导致目标在自上而下的分解过程中出现扭曲,对于目标的清楚界定就成了规划中重要的一环。一个好的目标应至少包含以下几方面:要做什么(what)? 谁来做(who)? 在什么地方做(where)? 什么时候完成(when)? 做到什么程度(how many,how much)? 如果规划能够对上述内容做清晰的界定,如果规划制定者在规划执行之前对规划目标有充分的宣传、解释工作,就可最大限度保证所制定目标的可操作性,避免目标分解上的失真。

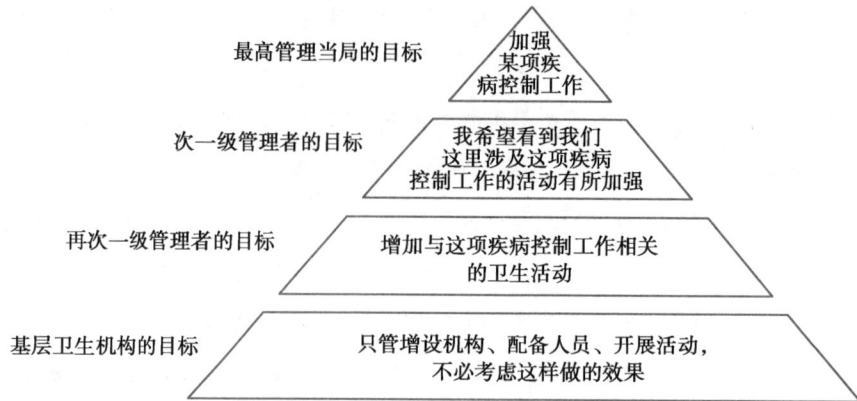

图 3-2
目标设定过程需要避免的常见误区

（三）修正目标

1. 分析环境　环境是制约卫生活动的主要因素,包括社会、文化、经济、政治、地理、人们生活方式、疾病分布等方面。环境在很大程度上决定了管理当局可能的选择,环境分析因而也成为卫生规划工作过程中的关键环节。成功的规划大多是那些与环境相适应的规划。在卫生规划工作中,环境分析的主要目的是发现本地区在疾病、卫生服务利用和经费等方面的主要问题,明确实现规划目标所面临的机会和挑战,从而确定规划的重点。分析由回顾性分析和前瞻性分析组成。

以解决特定卫生问题的卫生规划工作为例,回顾性分析应回答下列问题:①过去若干年中,特定卫生问题的主要疾病和卫生条件有哪些变化? 该特定卫生问题是否好转、稳定或更严重? ②过去若干年中,特定卫生问题的产生、发展、转归及其与卫生体制、社会体制、经济体制的关系。③过去若干年中,特定卫生问题最多的人群是哪些? 特定卫生问题对这类人群带来了哪些方面的影响? "受严重影响"人群的社会和经济状况如何? ④描述受特定卫生问题影响的人群所处的地理环境、生活环境状况以及行为方式等,这些因素与卫生问题之间的关系。⑤过去若干年中,人口如何变动? 社会、经济如何发展? 包括趋势和程度。

在此基础上,可进行前瞻性分析,回答下列主要问题:①未来五年、十年或更长时期内,特定卫生问题是否继续存在,抑或越来越严重? ②未来五年、十年或更长时期内,特定卫生问题是否继续影响着特定人群? ③上述人群未来社会和经济条件会呈现何种变化,这些条件变化对于特定卫生问题的解决有何作用? ④整个社会、经济、地理、自然条件会呈现何种变化? 这种变化对解决特定卫生问题有何影响? ⑤用上述答案与回顾性分析作对比,它们之间有无区别? 区别的症结在哪里? 一一作出明确回答。

上述分析可用一个管理学概念来概括,这就是环境扫描(environmental scanning),浏览大量的信息以解释和预测环境的变化,察觉正在出现的趋势和形成一套设想。每项规划都需要分析它所处的环境,需要了解卫生服务需求变化的方向,拟议中的改革对相应卫生组织有什么影响,规划涉及地区卫生人力供给有什么变化等。其中重要的一环,就是准确把握环境的变化和发展趋势及其对规划的影响。所处的环境时刻在变化中,某些变化可以归纳出稳定的方向,例如老年人口比例越来越高,慢性病越来越多等。这些可以归纳出稳定方向的变化,对规划有着重要的影响。考虑到人口老龄化这个环境因素,在医院床位配置规划上,就要考虑增设老年病床的可能;考虑到慢性病在疾病谱中地位的上升,在疾病预防控制规划上,对慢性病防治就要投入更多的资源。同时,还必须记住,即使处于同样的环境,同一事件对某个组织来说可能是机会,但对另一些组织却是威胁。以人口老龄化为例,对医院而言,如果应对措施得当的话是扩大了医疗服务市场,但是对于医疗保险机构而言,则意味着费用支出的增加,可筹资额度的减少,医保收支失衡风险的提高。

2. 分析资源　将规划目标成为现实,需要动用资源,包括人力资源、财力资源、物力资源、技术信息、社会评价等方面。当前卫生组织的成员拥有什么样的素质和能力? 组织的资金状况怎么样? 设备使用效率如何? 以往的服务绩效如何? 社会公众对组织所提供的服务及其质量的评价如何? 是否满意? 无论多么强大的机构和组织,可动用的资源和技能都是有限。现实中,人们总是发现处于一种两难境地。有这样或那样的卫生问题存在,这些卫生问题往往非常严重,迫切需要解决,但资源严重不足,要么是没有足够的资金,要么是人力数量和素质不能匹配,再么是没有适宜技术和方法,或是社会吝于给予必要的支持。如果规划确定了所需资源的总量,却找不到合适的渠道方获得这些资源,规划所确定的目标就会成为空中楼阁,流于形式。

可以动用的资源不仅仅局限于卫生系统内部的资源,卫生活动需要社会各方的支持。卫生系统以外社会团体提供的资源越多,卫生系统内部消耗的资源也就可以减少一些,或者在卫生系统提供相同资源的基础上,所取得的成效会要高得多。如何取得社会各方的支持,这涉及卫生系统的社会评价问题。如果社会各方对卫生系统评价良好,卫生系统就容易得到社会各方的资源支持。如果卫生系统一味追求自身利益,置社会利益于不顾,或者是忽视与社会的协调,则容易陷入孤立被动局面。中国当前的卫生系统,多多少少存在着这类的问题。

3. SWOT 分析　分析环境和分析资源的结合,实质是再评价规划目标的实现可能(图 3-3),通常称为 SWOT 分析(SWOT analysis),它把现有具体承担规划任务的组织的优势(strengths)、劣势(weakness)、机会(opportunities)和威胁(threats)的分析结合在一起,以便发现卫生组织可以开展活动的空间。根据 SWOT 分析结果,规划制定者可以重新评价规划的宗旨和目标。它们是实事求是的吗? 它们需要修正吗? 如果需要改变组织的整体方向,则整个规划的过程可能要从头开始。如果不需要改变规划的大方向,规划制定者应着手制定相应的战略。

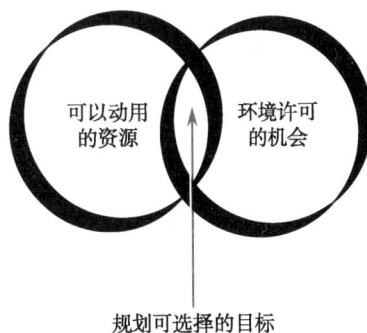

图 3-3
修正规划的目标

（四）制定战略

目标能够持续地得以实现,需借助于对战略的把握。医院如何分类管理、社区卫生服务如何落实、慢性病如何有效控制等,均是围绕特定目标需要明确的战略。实现规划目标往往有多种战略可以选择。在通盘考虑环境和组织资源的基础上,人们总能从多种战略中寻找出一个最优战略。因此,制定战略的过程包括多种战略的研制和在多种战略中择优两方面。择优并不意味着所选择出来的方案是完美无缺的。研究表明,一个完美无缺的战略,如果执行不力,最后也会变得一文不名;而一个先天偏差的战略,无论领导多么卓尔不凡,执行过程无可挑剔,最后也难逃失败厄运。确定了恰如其分的战略,再付诸完满的贯彻实施,工作就会有成效。必须指出的是,工作的最终有效并不一定要有一个出类拔萃的战略,而只要其恰当周详,无明显缺陷。关键是要设计标准明确、选择可行的策略。

从战略的最终目的角度来看,战略可分为稳定性战略、增长性战略和收缩性战略三类。稳定性战略的特征是很少发生重大的变化,这种战略包括持续地向人群提供同样的产品和服务,维持原有的服务规模,并保持相同的、一贯的服务品质。增长性战略以目标水平增加、资源配置增加、活动增加为特点。我国正处于经济高速增长、人口老龄化、疾病谱改变时期,同时又面临着社会多方指责卫生系统等问题,增长性战略成为当前各项卫生规划的主流,例如妇幼保健服务中的降消规划(降低孕产妇死亡率,消除新生儿破伤风),基层卫生工作中的社区卫生规划等。收缩性战略以减小规模,削减活动为特征,例如卫校配置的削减,医疗费用的控制,以及公立医院的产权制度改革等。必须指出的是,在实际的规划工作中,稳定性战略、增长性战略和收缩性战略可能同时被使用,规划者应视具体情况酌情考虑,而不要专注于特定的战略。例如我国经济发达城市的疾病预防控制规划,传染病防治可以考虑采用稳定性战略,慢性病、性病防治则应属于增长性战略范畴,而寄生虫类疾病则可考虑适用收缩性战略。

（五）实施战略

通过形势分析,找出问题,确定重点,制定目标与指标,选定战略。之后,便要根据战略制定实施计划。实施战略的过程,实质上是编制实施计划,并将实施计划付诸实践的过程。通过制定实施计划,可以明确某一活动在哪一级、由什么机构、用什么资源、在何时、何地、用何方法来完成。只有这样,战略才能通过具体的计划落到实处,并便于监督检查和评价。在制定实施计划时,特别需要注意以下几点:

1. 各部门协作关系　制定综合性疾病控制计划,往往需要卫生部门内外的协作,即纵横协调机制的保证。如改善环境卫生、改进水质、粪便及垃圾的管理,需要环卫、环保部门参与;精神病病人、伤残人员的保健服务需要民政部门的协作;健康教育需要宣传、教育部门的配合等。在卫生部门内部,同一级的卫生机构如县医院、县妇幼保健站、县疾病预防控制中心、县卫生监督所之间的横向联系在实施计划中应有明确规定。在不同级别的机构,如省、县、乡、村之间的纵向联系同样必须明确。规划人员可根据各卫生机构的优势,然后指定某单位对某项活动起牵头协调作用。如宫颈癌控制规划,可由县妇幼保健站牵头协调,并负责组织定期的阴道涂片检查,提供技术指导和进行监督工作,而实际的筛查工作则由乡、村卫生人员去做。收集的数据可汇总到县疾病预防控制中心进行分析,分析的结果应反馈给县妇幼保健站和有关医疗单位,以便对必要的病例进行随访或诊疗。

2. 完成规划活动的人员　确定为完成某一项任务中各机构的作用及协作关系后,落实完成该活动所需的人员便是关键。为此,应制定相应的所需人员培训计划,包括职前培训和继续教育,以及调整医学院校的计划。

3. 经费支持　任何战略都需要资源和经费作为贯彻落实的基础。经费支持涉及预算问题。预算是一种将资源分配给特定活动的数字性计划。预算的重要性无人不晓,这里要讨论的是"放松对预算的严格控制"这个现代管理中的热门话题。现今管理阶层对预算的抱怨主要是:①预算的着眼点过于狭窄,阻碍部门间的合作,以及鼓励那些仅仅为了使数字"看起来不错"的短期行为。②预算妨碍管理者灵活地调度资源。预算不是作为指导方针而是变成硬性约束,从而限制了灵活性。某个管理者可能产生了一个极好的主意并且要求立即行动,但是也许什么事情都没发生,原因是"它没有列入预算"。一旦预算编制大功告成,它也就失去了自己的活力。③经常会听到预算引起的一些古怪行为。例如,管理者总是热衷于在预算截止期之前花掉所有剩余的额度,而不管这种行为是否造成严重的浪费,因为下一年度预算资金的分配是根据上一年度的支出规模确定的。④为了不使得预算超支,又常常会听说某个组织冻结了第四季度(年末)的资金开支。结果因此付出的其他代价,可能远远超过冻结开支所节省的资金。承认预算的缺点并不意味着规划要抛弃预算。在大多数情况下,预算还是利大于弊。在这里重点讨论预算的缺点,仅仅是因为希望规划者注意这样一种管理新思想:一味强调符合预算要求会压抑新思想,阻碍创新和灵活性。因此,管理学界和管理者正在重新评估预算的重要性,适当放宽对它的约束。

4. 时间进度　规划战略实施的一个重要方面是制定一个适宜的时间表,明确在什么时间开始做哪些事情,在什么时间内必须将哪些事情做完。描述这样一个时间进度有专门的方法可以遵循,在此推荐的是一种常用方法——甘特图。图 3-4 演示了甘特图的一个简易版本,它展示了卫生规划工作所确定各项活动在时间进度上的安排。通过甘特图,管理者能清楚地明确卫生规划工作所定各项活动何时开始,何时结束,并据此进行过程评估和监测。

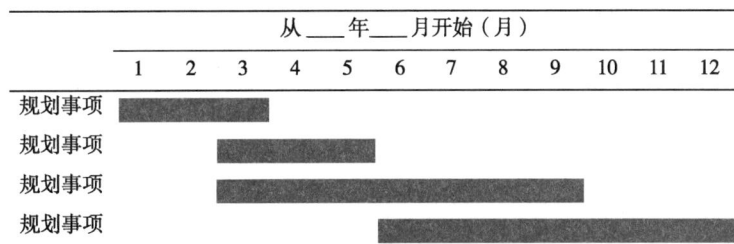

图 3-4
甘特图

（六）监测评估
详见本章第三节。

第三节　卫生规划评价

按战略制定实施计划,按实施计划编制费用预算、配备人员、确定时间进度后,规划即进入实施阶段。一个规划得以实施,并不意味着规划过程的结束,甚至在规划实施之后,某些疑问可能依然存在。例如:问题的确定是否合适、是否忽视了问题的一个重要部分,是否有更好的规划选择,原先预测的效果是否会出现,是否有新的问题产生。这些问题要求对规划进行监测和评估。要看到实施的是一项正确的规划,要确定它们没有执行偏差的危险,还要确定它们是否达到了预期效果,是否需要重新设计或修改,或者是否需要马上结束。在这个过程中,还应该产生可以用于改进今后规划的信息。监测或评价的主要内容包括7方面:适合程度、足够程度、进度、效率、效果、效益和影响。有些文献中也将上述7方面的内容进一步归并成三类评价,即适宜度评价、进度评价和结果评价。其中适宜度评价涵盖适合程度和足够程度两方面,而结果评价则包括效率、效果、效益和影响四方面。

1. 适合程度评价　适合程度评价主要回答如下问题:①规划所提出的卫生问题和要达到的目标是否与公众的客观需要相符合? 符合程度如何? ②规划所要达到的目标和采取的策略是否与当前社会、经济、政治、文化发展水平相适应? 适应程度如何? ③规划是否与当前卫生政策或其他卫生规划相匹配? 匹配程度如何? ④规划目标与规划的各项活动是否具有明显的关系? 相关程度如何?规划的各项活动是否能够支撑规划目标的实现? ⑤规划的各项策略在社会范围内是否可行? 可行程度如何? ⑥规划所需要的资源能否得到充分的供给? 供给程度如何? 该类型的评价一般放在规划实施之前,目的是论证规划的适宜性和可行性。

2. 足够程度评价　足够程度是指,在环境和资源分析中明确的重大问题和障碍,在规划制定过程中是否给予了足够重视;相应方案能在多大程度上解决或缓解这些重大问题和障碍;以及各项具体实施计划是否订得妥当,有无疏漏。

3. 进度评价　进度评价的目的在于督促各项活动按计划完成。督促的方法主要是比较各项活动的现状同原订时间计划之间的差异,分析提前或延期的原因,提出推广或整改意见及措施。

4. 效率评价　效率是指产出与投入的比。产出主要是指成果、效益和效用。投入主要是指消耗的人力、财力、物力及时间。如果产出用货币计量,则相应的效率评价方法是成本-效益分析;如果产出是事件或者是用死亡率、发病率、期望寿命、病死率等来度量,则相应的效率评价方法是成本-效果分析;如果产出是需求、欲望等得到满足的一个度量,则相应的效率评价方法是成本-效用分析。显而易见,如果产出和投入都能用货币计量,规划与规划之间的可比性将会大为提高。

5. 效果评价　效果是指规划执行后解决某一卫生问题或改善不良卫生状况取得的实际成果。效果评价主要分析各项目标的达到程度,进而分析目标或指标没有达到的原因,检查采取的纠正行动是否适合。必须特别重视尚未得到解决的各种问题,应尽可能分析各具体规划项目对实现总体规划目标所产生的作用。例如,如果乡村供水指标已达到,那么这项指标是否有助于降低腹泻病的发病率?

6. 效益评价　效益是指规划执行后可以用货币来衡量的产出。例如,实施脑卒中预防控制规划之后,目标人群的医疗费用负担减轻了多少?

7. 影响评价　影响是指因为规划执行带来的,包括在既定规划目标之外的,对卫生和有关社会经济发展的作用。影响评价主要回答以下问题:事先预测到的影响是否出现? 有无未预测到的影响出现? 这类出现的影响是正面效应还是负面效应? 出现的影响是否会长期持续? 有无专门的方法、方案消除此类影响?

第四节　区域卫生规划

一、区域卫生规划的意义

区域卫生规划,是在一个特定的区域范围内,根据其经济发展、人口结构、地理环境、卫生与疾病状况、不同人群需求等多方面因素,来确定区域卫生发展方向、发展模式与发展目标,合理配置卫生资源,合理布局不同层次、不同功能、不同规模的卫生机构,使卫生总供给与总需求基本平衡,形成区域卫生的整体发展。区域卫生规划的最终目标就是要使区域内所有人群都能得到他们应该得到的健康需求,同时又要符合成本-效益原则。区域卫生规划的周期一般为 5 年。

二、区域卫生规划的特点

区域卫生规划除具备卫生规划的基本特征外,还有以下特点:

1. 针对特定区域　区域是一个地理学概念,是具有一定地域界限的一块地方,有自己的地理环境、气候等特征。区域又是一个社会学概念,每一个区域都有自己的行政管理体制、经济发展结构、人口结构、文化传统及生活方式和生活习惯等。所有这些都是影响区域卫生工作和居民健康状况的重要因素。区域卫生规划是在对区域内社会、经济、文化、自然条件、卫生等因素进行综合分析的基础上,针对区域内的主要卫生形势编制的,是一个大卫生的发展蓝图,是区域内国民经济与经济发展规划的重要组成部分。从我国现实情况出发,卫生规划区域应以一定的行政区域为依托。在这样的区域中,既能反映出较为广泛的卫生问题,同时又具有动员相当的卫生资源和运用行政权力解决卫生问题的能力。符合这样的条件,以省为区域单元显得过大,须以市(地)行政区域或者县级行政区域为基本规划单元。直辖市、计划单列市、省会城市也是合适的规划单元。

2. 核心是优化配置卫生资源　在过去二十年中,我国卫生资源的配置逐渐暴露出种种弊端。沿海和内地、城市和农村、医疗和预防、各类卫生专业之间,资源配置呈现出畸轻畸重态势,而在使用上又表现为资源不足和资源浪费并存的境况。为此,卫生资源的再调整和布局已势在必行。实施区域卫生规划,是社会主义市场经济体制下政府宏观调控卫生资源配置,解决医疗保健服务供需平衡的重大举措和主要手段,是促进卫生事业改革与协调发展的客观要求。在具体卫生资源优化配置过程中,应以人群卫生服务需要为导向,以区域人口、年龄结构、社会卫生状况和健康状况等为基础,坚持公平、效率和效果兼顾原则。

3. 涉及社会各个部门　区域卫生规划是在综合分析区域社会、经济、文化、卫生等因素,进行区域诊断的基础上编制的,是一个大卫生的蓝图,是区域社会经济发展规划的重要组成部分。编制区域卫生规划作为一种政府行为,不仅需要卫生行政管理部门的积极努力,还需要政府有关部门和社会各方面的大力支持与配合。区域卫生规划编制的全过程都要体现政府负责、部门配合、社会参与和法律保障的精神。规划的实施着眼于区域全行业的管理,对区域内不同层次、不同渠道的卫生机构给予合理的布局定位,力求在政府的组织下使区域社会有限的卫生资源得到综合利用。

4. 属于战略规划 区域卫生规划不是实施计划,尽管它的实现有赖于一系列完善的实施计划。区域卫生规划更多地是对区域卫生事业发展的全局作出筹划和抉择,站在战略层面上考虑卫生事业的发展方向和发展重点,以及配套的资源支持。

在我国,区域卫生规划既是一个需要深入研究的理论问题,也是一个必须努力推进的实践问题。实施区域卫生规划,要求打破长期形成的固有格局,进行资源重组和服务体系的调整,涉及的方面广,政策性强,是一个全新的挑战,在人们的思想认识上、观念上以及管理体制上会存在很多难点和矛盾。

三、区域卫生规划研制步骤

制定区域卫生规划,需要通过形势分析明确卫生事业发展的方向、定位,确定发展目标,围绕目标建立指标体系,分析指标目标值与现值之间的差距和重要性等因素,确定需要解决的战略重点问题,进一步分析重要问题的影响因素、根源和作用机制,明确政策思路、工作重点和行动计划。

(一)区域卫生事业发展的形势分析和战略定位

区域卫生规划研究的首要任务,是在分析社会环境变化和要求的基础上,寻求适应社会发展需要并与社会协调的卫生事业发展途径。所以,在规划的研制过程中,首先应作形势分析:分析当地宏观经济改革的进程;分析当地社会和经济发展规划战略目标和具体指标,如区域功能定位、经济发展水平、人口数量和构成、环境、城建、交通、社会文化等因素的演变;分析当地社会和经济发展战略规划的实施进程和社会环境变化;分析当地卫生事业与上述宏观环境不相适应之处。通过上述分析,明确社会对卫生系统提出的规范和要求,以确定:①当地卫生系统在社会系统中的结构和功能定位;②当地卫生系统的功能和结构的调整任务,如卫生服务体系、医疗保障体系、监督执法体系、科研教育体系和卫生产业体系;③体系之间的协调;④各体系的管理职能、机构分布、质量效益、人力物力结构调整等。上述内容也即区域卫生事业发展应达到的目标。

(二)建立能反映战略定位的卫生事业发展目标及相应的指标体系

根据宏观战略分析结果,依据卫生与社会协调可持续发展的原则,并结合卫生事业发展的自身特点,确定卫生系统发展目标及相应的指标体系。指标体系的建立,应围绕卫生服务体系、医疗保障体系、监督执法体系、科研教育体系和卫生产业体系等五大体系展开,可以卫生服务体系为重点。

可运用专家咨询法或意向调查法等,对建立的指标体系进行四阶段论证:①论证指标体系的有效性和合理性。②论证指标体系的客观性、灵敏性和特异性,指标的量化单位;通过第一、二阶段的论证,可以达到精选指标的目的。③对指标体系进行综合评价,确定指标的重要程度和优先顺序;其步骤包括:确定指标体系的权重、指标的评分标准、进行评分、计算综合评分和对结果的评价等。④论证指标体系的可操作性。

(三)目标差距分析

可从以下六个维度综合考虑,得出区域卫生规划目标的各项指标值:①专家咨询结果;②世界相同经济水平地区的指标值;③国内同类地区指标值和规划目标;④当地人民政府社会与经济发展规划;⑤根据以往情况得出的指标值自然发展趋势;⑥文献报道的关于指标值的论述及观点。对各项指标值的适宜性论证,可采用专家咨询法,以确定适合当地实际情况的指标值。各指标的现值则可通过二次资料分析或现况调查得到。进而运用差距分析法,分析目标指标值和现状之间的差距,建立当地卫生事业发展规划目标差距模型。

(四) 确定区域卫生发展的战略重点

1. 确定卫生事业发展目标的逻辑关系　在澄清、界定目标的性质和内涵后,遵循结构-过程-结果的管理学思想,将拟定的各个发展目标归类到结构、过程、结果模块。然后运用类别分析法、层次分析法、鱼骨刺法划定各个发展目标之间的逻辑联系,以及特定目标达成对其他目标的影响。

2. 确定目标的优先顺序和战略重点　在明确卫生事业发展目标的逻辑关系基础上,依据目标的重要程度和现实中问题的严重程度(权重),目标差距分析中的差距大小,以及该目标对其他目标实现的影响程度,可综合评判目标的优先顺序。目标的优先顺序一旦确定,也就意味着区域卫生规划的战略重点被明确下来。

(五) 区域卫生规划战略重点的政策策略研究

从横向(规划中包含的若干目标)来看,遵循紧迫、可行原则,政策策略研究可依据远景规划目标的逻辑顺序,针对性确定短期、中期和远期的研究重点和工作目标。如果条件具备,可针对各个目标分别展开政策策略研究。

从纵向(时序)来看,实施远景规划目标的政策策略研究,一般应进行两种模式的研究。一是实现规划目标的宏观战略思路研究,二是落实宏观战略思路的逻辑步骤和阶段目标研究。具体包括如下步骤:①分析战略重点的影响因素、根源和作用机制,确定实施目标的主要障碍和约束条件;②针对问题根源及主要影响因素,拟定解决(弥补)差距的宏观战略思路,分析宏观战略思路对其他目标的潜在影响;③研制宏观战略思路实施的逻辑步骤和阶段目标;④分析各逻辑步骤与阶段目标的主要障碍和约束条件,确定工作重点,拟定政策方案;⑤论证政策方案和阶段目标实现的可行性;⑥严密政策逻辑执行程序,研制监控、评价和反馈机制;⑦在此基础上,分析阶段目标实现对下一阶段目标、对总体目标及其他目标的影响程度;⑧步骤1~7循环执行至规划目标实现。

四、一个供参考的区域卫生规划文稿框架

区域卫生规划文稿的表现形式多种多样,归纳下来一般可分为五个部分,分别是规划背景介绍,历史和现状分析,规划目标、指导思想和原则,配置标准和主要任务,配套政策措施。

第一部分　规划背景介绍

该部分内容重点阐述区域卫生事业发展面临哪些挑战、威胁和机会。

(一) 人口总量和结构的变化趋势及其要求

阐述常住人口和户籍人口预期增长速度,预测到规划期末的总量,为卫生资源总量规划提供方向性依据;阐述人口金字塔的变化,为老年护理服务、产科服务、儿科服务、妇幼保健服务等规划提供方向性依据。

（二）疾病谱的变化趋势及其要求

阐述传染病发病、慢性病患病的历史变迁，预测规划期末的可能情况，为疾病专科预防和治疗服务规划提供方向性依据。

（三）所在地区总体规划的趋势及其要求

阐述所在地区人口居住、交通发展、特定功能分区（例如开发区、商业区）的规划，为卫生资源布局调整规划提供方向性依据。

（四）经济社会的发展趋势及其要求

阐述所在地区经济增长规划、产业发展重点规划、税收和财政收入规划、医疗保障制度规划，为卫生资源增量调整规划提供方向性依据。

（五）特殊事件的预期及其要求

阐述重大政治和经济事件及其对卫生资源配置的要求，例如北京市举办奥林匹克运动会、上海市举办世博会对卫生服务的要求。

条理清楚地阐述第一部分的内容，可以在宏观层面明确"资源配置的重点"。

第二部分　历史和现状分析

该部分内容重点阐述目前资源配置具备的优势和劣势，明确资源配置的差距。

（一）医疗资源配置情况

按照总体情况、医院级别、区域、专科类别、大型医疗设备配置等分析医疗资源配置情况，重点根据前述"资源配置重点"分析资源配置的现状和不足情形，在宏观层面明确配置差距。

（二）预防保健资源配置情况

按照总体情况、传染病防控、慢性病防控、妇幼保健、儿童保健、精神卫生、职业病、健康教育资源配置等分析预防保健资源配置情况，重点根据前述"资源配置重点"分析资源配置的现状和不足情形，在宏观层面明确配置差距。

条理清楚地阐述第二部分的内容，可以在宏观层面明确"资源配置的差距"和本次规划应着重解决的领域。这里必须明确的是，"资源配置的重点"并不一定是本次规划应着重解决的，因为"资源配置的重点"本身可能已经配置了足够的资源。本次规划着重解决的应当是在资源配置上有差距的领域。

第三部分　规划目标、指导思想和基本原则

该部分内容重点阐述规划的价值观、发展方向和总体期望。

（一）规划目标

根据前述"资源配置的差距"，权衡可得的资源，提出期望达到的资源配置值，以量化表达为佳。

（二）指导思想

根据当前的政治制度、主流的社会价值观和政治方向提出的对达成目标各种策略的筛选原则。

（三）基本原则

是指导思想的细化，是对达成目标各项策略筛选原则的细化。

在特定历史阶段，目标是根据资源需要和现状之间的差距判定的，指导思想是由当前政治形势所决定的，基本原则往往是就事论事的。例如，在讲民生、缓和社会矛盾为主的政治形势下，指导思想就应当是卫生与社会和谐发展，基本原则就可细化为政府主导、公平优先；在讲生产力、促进经济发展为主的政治形势下，指导思想就可以是卫生产业化，基本原则就可细化为发挥市场机制、效率优先。

第四部分　配置标准和主要任务

该部分内容重点阐述规划的具体内容，明确资源配置的期望，从现有资源配置到期望配置所需的资源增量，以及通过何种方式实现或获得所需的资源增量。

（一）医疗资源配置标准

按照机构、床位、医生、护士、设备等阐述医疗资源配置期望。如果规划制定者可以主导调整的资源配置期望，则阐述具体的增量；如果规划制定者无法主导调整该类资源，但可以通过准入的方式予以控制，则阐述具体的配置标准。

1. 机构与床位　主要阐述各级各类医疗机构的增减，以及相应的床位变化，或者是机构增减床位变化后应达到的标准，可以分区域阐述。

2. 医生与护士　主要阐述各类医生和护士的增减，或者是医护人员增减变化后应达到的标准，可以分区域、分机构类型阐述。

3. 医疗设备　主要阐述甲、乙类大型医疗设备的增减，或者是增减变化后应达到的标准。

4. 设施建设标准　主要阐述新增医疗机构的建筑面积、占地面积、绿化面积等要求。

（二）医疗机构设置和布局

主要阐述医疗机构的建设重点和布局调整期望，可分三级医院、二级医院、社区卫生服务中心三个层面阐述，兼顾医疗急救网络、社会办医。为使决策者直观看到机构规划布局的效果，可运用地理信息系统软件对机构布局进行可视化表达。

（三）预防保健资源配置标准

主要阐述疾病预防控制体系的期望构成，人力配置标准，设施设备建设要求等。

第五部分　政策措施

贯彻落实区域卫生规划需要社会各方的参与，尤其是政府有关部门的配合支持。必须在区域卫生规划中明确政府财政、医保、物价（发展和改革委员会）、编制办公室、人事部门，以及不同层级政府的任务。这些任务应当与第四部分中具体的"资源配置和主要任务"联系起来。

（罗　力）

Summary

Health planning, which deals with the health service goals (what to do) as well as the ways to achieve health service goals（how to do）, and it is the prospect concerning the strategic development, long-term objectives, major processes and key policies of health service.

The principles of harmonization, sustainable development, systematic analysis, objectiveness and process should be implemented in the process of health planning. Health planning contains 6 steps: background analysis, making objectives, revising objectives, making strategies, implementing strategies, process supervision and evaluation. The major contents of health planning supervision or evaluation include 7 parts: fitness, adequacy, process, efficiency, effect, benefit and impact.

As to the regional health planning, besides those basic characters of health planning, it also has other characters as following: aiming at specific region, optimizing health resources allocation, associating with all kinds of authorities, researching health problems in view of strategy. To make a regional health planning should experience 5 steps. Firstly, we should analysis macro strategies and orientation of regional health service development; Secondly, we should establish health service development objectives and corresponding indicator system which can reflect macro strategy; Thirdly, we should analysis the gap between development objectives and current status; Fourthly, we should determine the keystones of health planning strategy; Finally, we should develop policies to realize the keystones of health planning strategy.

思考题

1. 为什么有人说"规划规划，墙上挂挂"，应如何看待这种现象？
2. 卫生规划的原则是什么？
3. 卫生规划主要包含哪些步骤？
4. 评价一个卫生规划应主要从哪些维度切入？
5. 如何为特定地区制定一个区域卫生规划？

第四章

卫生组织

导读：掌握组织及卫生组织的概念和类型；掌握卫生组织体系的概念和构成；掌握我国卫生服务组织体系的职能分类和城乡设置差异；掌握卫生组织结构设计原则；熟悉组织的特点与类型，熟悉卫生组织绩效管理，熟悉卫生组织治理结构，熟悉组织变革动因。

第一节 概述

一、组织的基本概念

组织是管理目标实现的载体。现代管理理论之父切斯·巴纳德（Chester Barnard）认为，一个组织必须具备共同的目标、协作的意愿和良好的沟通三个要素。斯蒂芬·罗宾斯（Stephen P Robbins）认为，一个组织除了共同目标和分工协作之外，还要有不同层次的权力与责任制度。概括地说，组织（organization）是指为实现既定的目标，按一定结构形式、规则和程序所形成的权责角色结构。

（一）组织的特点

在管理学上，组织具备以下四个特点：

1. **组织具备一定的结构** 在纵向上，组织有高低不同的层级；在横向上，组织有不同职能分工的部门。组织通过一定的权责角色安排，将分散的人、财、物、技术、信息、时间等资源进行有效的组合，从而提高资源协作的效率。

2. **组织有明确的目标** 目标决定了组织的性质和服务范围，也决定了组织内部资源的分配形式。组织内部个人的职位、职权、职责都必须围绕组织的共同目标协调分配，组织的目标是组织运作的核心导向。如营利性和非营利性医院的目标不一样，其性质和服务功能也有差别。

3. **组织是人的集合** 由于生理能力和社会功能的限制，人们为了实现共同的目标相互协作，从而形成具有一定分工与协作职能的群体。组织一定是由多个个体组成并具有一定形式的协作关系。

4. **组织具有开放性和动态性** 在社会网络中，组织总是处在更高一级的系统和社会大环境中，需要与外部进行物质和能量交换，所以，组织不是一成不变的，具有开放性和动态性的特征。如医院在从社会吸纳人力、材料等生产要素的同时要向社会提供医疗服务；当社会需求和生产结构发生变化时，医院也要相应地发展变革，才能保证其目标的实现。

（二）组织的类型

根据不同的依据，组织可以分为不同的类型。

1. **按产生依据划分**　按照产生依据,组织可分为正式组织和非正式组织。前者是指为实现共同目标,按一定的权责结构和法定规则形成的组织,反映出管理者的理念,奉行权力等级原则;后者是为了人们的兴趣、友谊、信念等心理需求而自发形成的交往团体,依靠感情而不是权力的规则运行。非正式组织一般在正式组织里形成,对正式组织起的作用可以是正面的也可以是反面的。

2. **按目标划分**　按目标可将组织分为:经济组织,如工厂、商店、银行;服务组织,如医院、学校、图书馆;行政和公益组织,如政府、警察局、第三方组织;其他利益团体,如俱乐部等。

3. **按影响范围划分**　依据影响范围,组织可分为国内组织和国际组织。国际组织如世界卫生组织、联合国儿童基金会等。

4. **按人数多寡划分**　依据组织规模,可将组织分为:小型组织,人数在几人到几十人之间;中型组织,几十人到几百人;大型组织,一般在千人以上。

(三)组织结构与组织体系

1. **组织结构**　组织结构(organization structure)是组织的框架,包括纵向结构和横向结构。组织的协作分工越细致,纵向层级就越多;使用的规章条例越多,组织结构就越正规;决策越集中,集权化程度越高。

2. **组织体系**　组织体系(organization system)是指为了实现共同的目的,以一定的形式或紧密或松散地结合在一起的多个相关组织的集合。各个组织在体系中按照一定的逻辑方式联结起来,构成"体系",这种逻辑可以是自然规则,也可以是社会规则。例如按照研发、生产、销售等环节的时间顺序,可以将药品研究机构、生产企业、销售公司和零售药店、医院药房等联合起来看做药品的"研发-生产-流通"体系;按照专业及学科关联,公共卫生服务体系包含疾病预防控制、健康教育、妇幼保健、精神卫生、应急救治、采供血和计划生育等专业功能的组织。组织体系一般有准确的功能定位、明确的组织分工、一定形式的资源共享和确定的沟通协调机制。

二、卫生组织

卫生组织(health organization)是指以促进、恢复和维护人群健康为基本目的的机构或团体。卫生组织主要包括卫生行政组织,如国家、省卫生和计划生育委员会等;卫生服务组织,如医院、诊所、疾病预防与控制机构、卫生科研机构等;与卫生直接相关的第三方组织,如中华医学会、中国医院协会等;国际卫生组织,如世界卫生组织、联合国儿童基金会等。

(一)卫生行政组织

卫生行政组织(health administrative organization)是指那些通过制定和执行卫生政策、法规等来引导和调控卫生事业的发展,将组织和管理卫生相关事务作为主要职能的政府组织。

卫生行政组织是国家公共行政组织的一种,是卫生公共政策的具体执行机构,通过法律手段贯彻和执行国家的卫生与健康工作方针、政策和法规,是具有合法性、强制性、权威性的政府机构。卫生行政组织在内部结构上具有集中统一、系统化和层级分明的结构特征。我国的卫生行政组织主要包括:国家及地方各级卫生和计划生育委员会(局)、医疗保障组织以及卫生监督组织。

1. 国家及地方各级卫生和计划生育委员会（局）　国家及地方各级卫生和计划生育委员会（局）是以行使卫生服务供给管理为目的的政府行政组织，是卫生行政组织的主体。

中央人民政府卫生部（Ministry of Health）成立于 1949 年 11 月 1 日，1954 年 10 月 10 日改为中华人民共和国卫生部，简称卫生部。卫生部是国务院主管全国卫生工作的行政部门。2013 年 3 月 17日，根据《国务院机构改革和职能转变方案》和《国务院关于机构设置的通知》（国发〔2013〕14 号），将原国家卫生部与国家人口和计划生育委员会合并，设立国家卫生和计划生育委员会（National Health and Family Planning Commission），简称国家卫生计生委，为国务院组成部门。现有的职能主要可以概括为四方面：制定卫生和计生、中医药事业发展目标、规划以及方针政策，起草卫生、计生、食品安全、药品、医疗器械相关法律法规草案，制定有关标准和技术规范；组织开展城乡基层卫生、妇幼保健工作，负责疾病预防控制工作与卫生应急工作；指导和规范卫生行政执法工作，负责医疗机构医疗服务的全行业监督管理；负责医药卫生和计划生育科技发展规划、卫生和计生人才队伍建设、国际交流合作等工作。

地方卫生和计划生育委员会（局）根据上级政府的卫生和计生行政要求，结合地区内卫生和计生工作的实际情况，设置相应的处（科、股等），分管各项卫生和计划生育事务工作。各级卫生和计划生育委员会（局）分别在同级政府领导下，管理本辖区的卫生和计生行政工作。各级卫生和计划生育委员会（局）的任务是根据卫生和计生工作总方针、政策和法规，研究提出本辖区卫生和计生事业发展规划和工作计划；贯彻预防为主方针，组织开展预防、妇幼保健等工作；管理卫生和计生机构和人员；组织中医、中西医结合、医学科学技术研究、医学教育工作；对各行业实行卫生监督；组织协调爱国卫生等群众性的卫生活动等。

2. 医疗保障组织　医疗保障组织（medical security organization）是指从事组织、管理医疗保障事务的相关组织。医疗保障组织的作用在于组织和管理医疗保障制度，分担疾病经济风险，从而提高居民医疗服务的可及性，以达到恢复、促进居民健康的目的，是卫生行政组织的重要组成部分。我国医疗保障组织的保障职能分属于各级卫生计生委（局）、人力资源和社会保障部以及地方各级人力资源和社会保障厅（局）、民政部及地方各级民政厅（局）。医疗保障组织是基于医疗保障制度、按照《社会保障法》的要求设立的。依据医疗保障组织保障职能的形式，医疗保障组织可以分为医疗保险组织和医疗救助组织。我国目前基本医疗保险制度主要包括城镇职工医疗保险（简称职工医保）、城镇居民医疗保险（简称居民医保）、新型农村合作医疗（简称新农合）三项基本医疗保险制度，医疗救助制度则是指城乡居民医疗救助制度。医疗保险管理机构即称为医疗保险组织，职工医保、居民医保在全国大部分地区均由人力资源与社会保障部门负责管理，与职工医保统一管理，其具体管理组织为职工医保基金管理中心，少数地区居民医保由卫生行政部门管理，与新农合统一管理；新农合在全国大部分地区由卫生行政部门管理，具体管理组织是新型农村合作医疗管理办公室（简称新农合办），部分地区在推进城乡统筹发展时，也将新农合与居民医保合并，由职工医保管理中心或新农合办统一管理；城乡医疗救助制则是由民政部及地方各级民政厅（局）主管，具体的管理组织即是医疗救助组织。

3. 卫生监督组织　卫生监督组织（health inspecting organization）是依据公共卫生法规的授权，对公民、法人和其他组织贯彻执行卫生法规的情况进行督促检查、行使卫生行政执法权力的组织。其监督的客体为违反卫生法规、危害人体健康的行为,是国家行政监督的一部分。目前世界范围内的卫生监督组织有三种类型:一是卫生监督组织独立于卫生系统之外自成体系,如英国;二是国家各部门分头执法,卫生监督方面没有设置统一的卫生监督机关,由各部门自成体系进行专业范围内的监督工作,如美国、法国;三是政府设立统一的卫生监督执法组织,由国家设立各级卫生行政部门,统一进行卫生监督工作。此种类型相比第一种更集中和集权,以白俄罗斯和中国为代表。根据我国卫生法律、法规的规定,卫生监督组织由两大类组成:一是政府卫生监督组织,如国家和地方各级卫生计生委、国境卫生检疫组织、食品药品监督管理组织等;二是法律法规授权的其他组织,如技术监督部门、安全监管部门等。

政府授予地方各级卫生监督局(所)行使国家卫生监督的权力,从事卫生监督管理活动。其主要职能包括:负责卫生许可和执业许可的申请受理、评审、上报,批准后证书发放的具体工作;负责公共卫生、健康相关产品、医疗卫生机构、个体诊所和采供血机构的卫生监督工作;组织卫生监督执法检查;协调卫生和计生行政部门定期向社会通报监督结果;对卫生污染、中毒事故等重大、突发事件进行调查取证,采取必要的控制措施,提出处理意见;承担现场监督监测、采样工作;对新建、扩建、改建工程的选址、设计进行卫生审查和竣工验收;负责对卫生监督执法的投诉、举报的受理和查处工作;开展卫生法律、法规知识的宣传教育和咨询服务;参与对卫生监督技术支撑机构的资格认证等。

我国除了上述直接负责卫生和计生行政管理、医疗保障管理与卫生监督的组织外,还有其他与卫生相关的部(委、局)以及其地方各级职能厅(局)。从国家层面上讲包括二类:一类是国务院组成部门,包括国家发展和改革委员会、国家财政部等;第二类是国务院直属机构,包括国家统计局、国家质量监督检验检疫总局、国家中医药管理局、国家食品药品监督管理总局等。各卫生相关行政组织及其主要卫生行政职能如表4-1所示。

表4-1 中国卫生相关的行政组织及其主要卫生行政职能

组织名称	主要卫生行政工作	官网地址
国务院组成部门		
国家发展和改革委员会	卫生项目审批	http://www.sdpc.gov.cn/
财政部	卫生资金管理	http://www.mof.gov.cn/
国务院直属机构		
国家质量监督检验检疫总局	产品质量监管、出入境检验检疫	http://www.aqsiq.gov.cn/
国家中医药管理局	中医、中西医结合以及民族医疗的组织与管理	http://www.satcm.gov.cn/
国家安全生产监督管理总局	安全生产、职业健康	http://www.chinasafety.gov.cn/
国家食品药品监督管理总局	食品安全、药品、医疗器械、化妆品监管	http://www.sda.gov.cn/
地方各级管理机构		
各部委对应的地方行政组织	地区卫生相关工作	——

（二）卫生服务组织

卫生服务组织（healthcare service organization）是以保障居民健康为主要目标，直接或者间接向居民提供预防服务、医疗服务、康复服务、健康教育和健康促进等服务的组织。狭义的卫生服务组织包括医疗服务组织、专业公共卫生组织，广义的卫生服务组织还包括血液及血液制品生产组织、医学科研组织、医学教育组织等。

1. 医疗服务组织　医疗服务组织是指经卫生行政部门批准，获得《医疗机构执业许可证》，以承担治疗疾病为主，预防、康复、健康咨询相结合，为保障居民健康进行医学服务的专业组织。我国医疗服务组织包括医院、疗养院、社区卫生服务中心（站）、卫生院、门诊部、诊所（医务室）以及村卫生室等。

2. 疾病预防与控制组织　疾病预防与控制组织是指运用预防医学理论、技术，进行疾病预防、监测、控制、科研与培训相结合的专业机构。包括中国疾病预防控制中心（简称"中国疾控中心"）、地方各级疾病预防控制中心、食品卫生检验所和专科防治机构等。疾病预防与控制中心（Center for Disease Control and Prevention, CDC）的主要任务是：疾病预防与控制、突发公共卫生事件应急处置、疫情报告及健康相关因素信息管理、健康危害因素监测与干预、实验室监测分析与评价、健康教育与健康促进、技术管理与应用研究指导。不同级别的疾病预防与控制组织的职责根据其管理范围的不同而有一定区别。

3. 妇幼保健组织　妇幼保健组织是指从事妇幼卫生业务工作的专业组织，妇幼保健组织以妇幼人群的预防保健为首任，指导基层妇幼工作为重点，保健与临床医疗相结合，负责妇幼卫生监测，实施《中华人民共和国母婴保健法》规定的任务。包括地方各级的妇幼保健院以及下设的妇幼保健所（站）、儿童保健所等。

4. 医学科研及医学教育组织　医学科研组织是指有明确的研究方向和任务，有一定水平的学术带头人和一定数量、质量的研究人员，长期有组织地从事医学科学技术研究与开发活动的机构。医学科研机构的根本任务是贯彻党和国家有关发展科学技术的方针政策和卫生工作方针，出成果、出人才，以促进医学科学现代化的实现，提高医学服务的技术水平。

医学教育组织是培养、输送各级各类卫生人员，对在职人员进行培训的专业机构。为医学教育事业的发展和满足卫生事业各方面工作的需要，我国医学教育机构逐步形成了与卫生事业的发展相适应的规模和组织体系。中国医学教育组织包括高等医学院校、中等医学学校和卫生干部进修学院、学校等机构。

（三）卫生第三方组织

第三方组织也即非政府组织（non-governmental organization, NGO），指以促进经济发展与社会进步为目的，独立于政府的社会组织。卫生第三方组织是相对于以上所述卫生行政组织和卫生服务组织外的，由各种非政府部门以及广大群众自发组建的、以健康促进为目的的社会团体。第三方组织具有协助政府组织的职能，其功能与政府组织相辅相成。政府组织若能得到第三方组织的支持，可提高工作效率而促进目标的达成，也可促使政府组织对某些问题做合理的处置，起到制衡的作用。卫生第三方组织的功能是多样性的，可以弥补政府组织管理的不足，促进卫生行业管理，可以通过医疗救助促进居民卫生服务的利用,还可以通过举办慈善卫生机构为居民提供卫生服务。我国卫生第三方组织主要包括与卫生相关的学会、协会、基金会等。

1. 学会　学会是由科技工作者自愿组成的科技学术性团体,是科技发展的必然产物。学会的根本任务是科研、学术交流、促进学科发展,发现、培养、推荐人才,促进科技成果转化。代表科技工作者与政府沟通,反映科技工作者心声,维护科技工作者权益。学会会员主要是专业机构、高等院校、科研院所和各界中的广大科技工作者。目前国内卫生领域规模体系较大的学会主要有中华医学会(Chinese Medical Association,CMA)、中华预防医学会(Chinese Preventive Medicine Association,CMPA)、中华中医药学会(China Association of Chinese Medicine,CACM)、中华护理学会(Chinese Nursing Association,CNA)等。

2. 协会　协会是由某行业工作者、行业内组织为达到特定目标,通过签署协议自愿组成的团体或组织。协会的职能包括制定行业从业规则;统计行业信息;代表职业群体与政府沟通,反映群体要求,其目的是通过行业自律建立稳定、通畅的行业环境,维护行业群体权益。卫生协会是由符合一定条件的卫生行业工作者组成的卫生行业组织,卫生协会弥补了政府行政组织的不足,促进了卫生行业的组织管理,目前国内卫生领域的协会主要有中国红十字会(Red Cross Society of China,RCSC)、中国医师协会(Chinese Medical Doctor Association,CMDA)和中国医院协会(Chinese Hospital Association,CHA)等。

3. 基金会　基金会是指为兴办、维持或发展某项事业对国内外社会团体和其他组织以及个人为兴办、维持或发展某项事业而自愿捐赠的资金进行管理的机构。其宗旨是通过无偿资助,促进社会的科学、文化教育事业和社会福利救助等公益性事业的发展。基金会的资金具有明确的目的和用途。中国已建立的基金会有中国老年基金会、中国残疾人福利基金会、中国福利基金会等。与卫生相关的基金会有:中国初级卫生保健基金会(Primary Health Care Foundation of China,PHCFC)、中国医学基金会(China Medical Foundation,CMF)、中国医药卫生事业发展基金会(China Health & Medical Development Foundation)、中国肝炎防治基金会(Chinese foundation for hepatitis prevention and control,CFHPAC)、中国健康促进基金会、中国预防性病艾滋病基金会等。

（四）国际卫生组织

1. 世界卫生组织　世界卫生组织(World Health Organization,WHO)简称"世卫组织",是联合国系统内指导和协调卫生工作的权威机构,总部设在瑞士日内瓦,隶属于联合国,其宗旨是使全世界人民获得尽可能高水平的健康。世卫组织的主要职能包括:促进流行病和地方病的防治;提供和改进公共卫生、疾病医疗和有关事项的教学与训练;推动制定生物制品的国际标准;向各国提供技术支持,并监测和评估全球卫生发展趋势。

2. 国际红十字会与红新月会联合会　国际红十字会与红新月会联合会(International Federation of Red Cross and Red Crescent Societies,IFRCRCS)是独立的非政府的人道主义团体,是一个遍布全球的志愿救援组织。它是各国红十字会和红新月会的国际性联合组织,总部设在瑞士日内瓦。《国际红十字与红新月运动章程》中所拟定国际红十字运动的基本原则有:人道、公正、中立、独立、志愿服务、统一、普遍。它独立于任何政府以外,是落实国际人道法规的监督者,是全世界组织最庞大,也是最具影响力的救援组织。

3. 联合国儿童基金会   联合国于 1946 年 12 月创建了联合国儿童基金会（United Nations International Children's Emergency Fund, UNICEF）。在全球 158 个国家通过开展计划免疫、教育、卫生保健、营养、供水和环境卫生等项目,致力于挽救儿童的生命、保护儿童的权利以及改善儿童的生活。

联合国儿童基金会是全球首个关注不幸儿童、致力维护儿童权益的联合国机构。联合国儿童基金会是一个不代表任何党派的组织,它所开展的合作不具有任何歧视性。它所从事的工作重点关注处境最为艰难的儿童以及最需要帮助的国家。它有权在世界范围内对决策者和基层的各种不同的合作伙伴施加压力,以具体落实一些最具创新性的想法,这使得它们在国际组织当中占有特殊的地位,而且在主管青少年事务的国际组织中拥有无法取代的位置。

此外,与卫生相关的国际组织还包括联合国人口基金会、联合国抗艾滋病病毒/艾滋病计划署等。

第二节　卫生组织体系

一、卫生组织体系概述

卫生组织体系（health organization system）是指由在一定区域内,根据人群的健康需求,通过卫生规划、卫生立法等形式,以恢复和增进人群健康为目标的各种不同组织群构成的系统。我国卫生组织体系的目标不仅仅是健康恢复,同时还包括健康促进、健康维护以及健康筹资。从疾病治疗、疾病预防、健康促进以及疾病风险分担等多举措来保障我国居民健康目标的实现。

（一）卫生组织体系的组成

我国的卫生组织体系是基于我国行政区划搭建起来的多层级矩阵型组织体系。我国的卫生组织体系由 3 部分构成:卫生行政组织体系,由管理卫生事务的卫生行政组织构成;卫生服务组织体系,是指由卫生服务机构组成的体系;卫生第三方组织。

卫生行政组织体系以提供卫生服务为目标,对卫生服务组织发挥计划、组织、控制、领导和激励等管理职能。中央政府及地方政府设立卫生行政组织,卫生行政组织服从政府的领导,接受上级卫生行政组织的业务指导。国家卫生计生委及地方卫生计生委（局）通过行政手段管理卫生服务组织,医疗保障组织通过保障协议,与医疗服务组织发生业务联系,是卫生行政组织体系与卫生服务组织体系联系的主要形式。卫生服务组织体系在卫生服务的提供上,通过服务分工协作,由医疗机构提供医疗康复服务,妇幼保健机构提供妇幼保健服务,疾控中心提供疾病预防与控制服务,来促进、恢复和维护区域内居民的健康。卫生服务组织在接受卫生行政组织领导的同时,接受上级卫生服务组织的业务指导,并指导下级卫生服务组织,实现了卫生服务纵向的连续供给。卫生第三方组织是对我国卫生行政组织体系以及卫生服务组织体系的有益补充,与卫生相关的协会与学会弥补了政府行政组织的不足,促进了卫生行业的组织管理;与卫生相关的基金会通过医疗救助、设立惠民医疗服务机构,促进了居民卫生服务的利用,提高了我国卫生组织体系的整体性与协作性。

　　我国的卫生组织体系是基于政府建立起来的,政府举办卫生服务组织,为居民提供卫生服务;政府建立卫生行政组织,管理卫生服务组织,规划卫生服务的供给;政府通过医疗保障组织,优化健康筹资,分担疾病负担,促进居民医疗服务的利用。同时,非政府办卫生组织也发挥了积极的作用,非政府办卫生服务组织、商业医疗保险组织、卫生第三方组织都有效地推动了居民健康目标的实现,起到了积极的补充作用。

(二)医疗保障组织体系

　　随着卫生费用的持续增长,卫生体系筹资成为了卫生体系的重要内容之一。2000年,世界卫生组织提出了卫生系统的评价理论,将卫生筹资公平性作为评价卫生系统的5方面之一,卫生系统筹资也已成为卫生组织体系的重要职能之一。随着医疗保障制度的发展,我国已形成了以提供医疗保障服务为核心的医疗保障组织体系。医疗保障组织体系(medical security organization system)是指从事医疗保障服务,以实现居民疾病风险分担,提高居民医疗服务可及性为目标的组织集合。

　　依据医疗保障制度的管理与设计,我国医疗保障体系由3部分构成:行政型的医疗保障组织,指国家卫生和计划生育委员会、人力资源和社会保障部、民政部以及其地方各级医疗保障行政组织;社会型的医疗保障组织,主要指商业医疗保险组织等其他提供医疗保险服务的社会组织;医疗保障第三方组织,指提供医疗保险研究和医疗救助的第三方组织,如中国医疗保险研究会(China Health Insurance Research Association,CHIRA)、红十字会等组织。

　　我国医疗保障组织体系是以医疗保障为核心的卫生组织体系子体系。医疗保障组织体系通过医疗保障组织与医疗服务组织之间的保障协议,实现了与卫生服务组织的对接,进而实现居民疾病的风险分担。由于不同保障制度设计差异,不同医疗保障组织的保障群体各有不同,国家卫生计生委及地方卫生计生委(局)主管新型农村合作医疗,通过县区卫生局与医疗服务组织签署保障协议,保障农村居民医疗服务的获取。人力资源和社会保障部门主管城镇基本医疗保险,为城镇居民提供医疗保障服务。县区民政局对于贫困人口以及发生大病风险的居民提供医疗救助服务,以提高城乡居民的医疗风险分担能力、提高医疗服务的可及程度。保障群体不同的医疗保障组织相互补充,以实现全人口的医疗保障。各医疗保障组织发挥职能的形式也不完全相同,卫生、人力资源和社会保障以及商业医疗保险组织通过医疗保险发挥保障职能,民政以及慈善组织通过医疗救助实现其医疗保障功能。

二、卫生行政组织体系

(一)我国卫生行政组织体系设置

　　我国行政区划一般分为五级,具体如下:中央人民政府(国务院);省、自治区、直辖市;省辖市(市设区)、地区专署(省的派出机构);县、自治州、县级市;乡(镇)。各级政府职能基本一致,责任大小不一。根据政府组织法规定,国家卫生行政组织按行政区划设立,各级人民政府均设卫生行政组织。这些组织受各级政府领导,同时接受上级卫生行政组织的指导。我国卫生行政组织体系除了包括国家卫生计生委及地方各级卫生计生委(局)外,还包括与卫生相关的其他行政部门。

(二)我国卫生行政组织体系的管理

从卫生行政组织体系的设置来看,我国卫生行政组织体系是一个纵横结合的矩阵结构。地方各级卫生行政组织在管理上表现为"横向管理、纵向指导",在横向上,地方卫生行政组织作为地方政府的组成部分,接受地方政府的领导管理;在纵向上,地方卫生行政组织作为上级卫生行政部门的下级业务机构,接受上级部门的指导和监督。以省卫生计生委为例,其在纵向上接受国家卫生计生委的指导与监督,在横向上要服从省政府的领导与管理。

三、卫生服务组织体系

(一)卫生服务组织体系的职能分类

卫生服务组织体系按职能划分,可以分为医疗服务组织体系和公共卫生服务组织体系两类。

1. 医疗服务组织体系 医疗服务组织体系是指由提供医疗服务的医疗机构组成的组织体系,是卫生服务组织体系的主体,承担所有医疗服务的供给任务。

(1)医疗机构分类:根据医疗机构所得收益的分配情况,可将医疗机构分为非营利性医疗机构和营利性医疗机构。非营利性医疗机构指为社会公众利益服务而设立运营的医疗机构,不以营利为目的,其收入用于弥补医疗服务成本,收支结余可用于机构建设。营利性医疗机构指医疗服务所得收益可用于作为投资者经济回报的医疗机构,政府不举办营利性医疗机构。按照举办主体划分,医疗机构可分为政府办医疗机构、社会办医疗机构和个人办医疗机构。按医疗机构的规模与形式,医疗机构可以分为医院与基层医疗卫生机构。基层医疗卫生机构又分为社区卫生服务中心(站)、街道(乡镇)卫生院、门诊部(所)、村卫生室以及诊所(医务室)。

(2)医疗机构分级:医院是医疗机构的第一组成部分,原国家卫生部于1989年颁布的《医院分级管理办法》,按照医院的规模及区域功能定位,将医院划分成三级十等:一级医院是承担一定区域的预防、医疗、保健、康复服务的基层医院、卫生院;二级医院是向多个社区(乡、镇)提供综合医疗卫生服务和承担一定教学、科研任务的地区性医院;三级医院是提供高水平专科性医疗卫生服务和执行高等教育教学、科研任务的医院。各级医院经过评审,按照医院分级管理标准确定为甲、乙、丙三等,三级医院增设特等。诊所与卫生室不参与评审。随着专科医院的发展,也制定出了专科医院与中医院的等级评审办法。

2. 公共卫生服务组织体系 公共卫生服务组织体系由专业公共卫生机构、医院和基层卫生机构组成。专业公共卫生机构通常包括疾病预防控制、健康教育、妇幼保健、精神卫生、院前急救、采供血、卫生监督和计划生育技术服务等专门从事公共卫生服务的专业机构。除专业公共卫生机构,根据我国卫生机构的职能界定,综合医院也要提供一定的公共卫生服务,如疾病预防、传染病报告、应急救治等。城市社区卫生服务中心(站)和农村乡镇卫生院、村卫生室等,承担着城乡居民的医疗、预防、保健、康复等综合性服务,也是我国公共卫生体系的重要组成部分,更是我国城乡居民基本公共卫生服务的主要提供者。

公共卫生体系根据服务内容又可划分成诸多子体系,如疾病预防与控制组织体系、妇幼保健组织体系等。国家、省、市、县各级都设有疾病预防控制机构,共同构成疾病预防与控制组织体系,组织体系中有综合性的疾病预防控制机构,如 CDC,也有专门性的专科疾病防治机构,如结核病防治院(所)、职业病防治院(所)等。国家、省、市、县各级也都设有妇幼保健院、所、站等,共同构成了妇幼保健组织体系。

（二）卫生服务组织体系的城乡分类

依据我国城乡二元化的结构,卫生服务组织体系又可划分为城市卫生服务组织体系和农村卫生服务组织体系。

1. 城市卫生服务组织体系　我国城市卫生服务体系是由社区卫生服务机构与区域医院组成的两级卫生服务网络,城市卫生服务体系以社区卫生服务为基础、社区卫生服务机构与医院和预防保健机构分工协作,保障城镇居民的健康需求。如图 4-1 所示。社区卫生服务组织包括社区卫生服务中心和社区卫生服务站,提供基本公共卫生服务和基本医疗服务,以社区居民为服务对象,以妇女、儿童、老年人、慢性病人、残疾人、贫困居民等为服务重点,是集基本医疗、预防、保健、健康教育、康复及计划生育指导服务为一体的综合性卫生服务组织。区域综合医院和专科医院承担区域内的急危重症和疑难病症的诊疗服务,与社区卫生服务机构开展业务协作、双向转诊。妇幼保健院、疾控中心对社区卫生服务中心提供业务指导,并与社区卫生服务机构相互协作,为城市居民提供全方位的公共卫生服务。

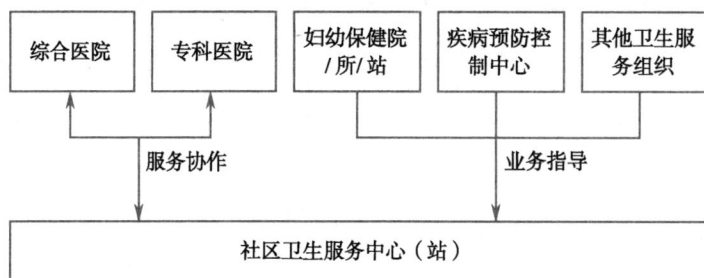

图 4-1
城市卫生服务组织体系

2. 农村卫生服务组织体系　我国的农村卫生服务组织体系主要是指县及县以下的卫生服务组织,包括县(县级市)、乡镇、村三级卫生机构,组成"农村三级医疗卫生服务网",即以县级卫生服务组织为龙头,乡镇卫生院为主体,村卫生室为基础的卫生服务组织体系(图 4-2)。农村三级卫生服务网络主要承担预防保健、基本医疗、健康教育、计划生育技术指导等任务,为农村居民获得基本卫生服务提供保障。

县级医院作为县域内的医疗卫生中心,是连接城市大医院与基层医疗卫生机构的桥梁和纽带,主要负责基本医疗服务及危重急症病人的抢救,并承担对乡镇卫生院、村卫生室的业务指导和卫生人员的进修培训;乡镇卫生院负责提供公共卫生服务和常见病、多发病的诊疗等综合服务,并承担对村卫生室的业务管理和技术指导;村卫生室承担行政村的公共卫生服务及一般疾病的诊治等工作。

第四章 卫 生 组 织   65

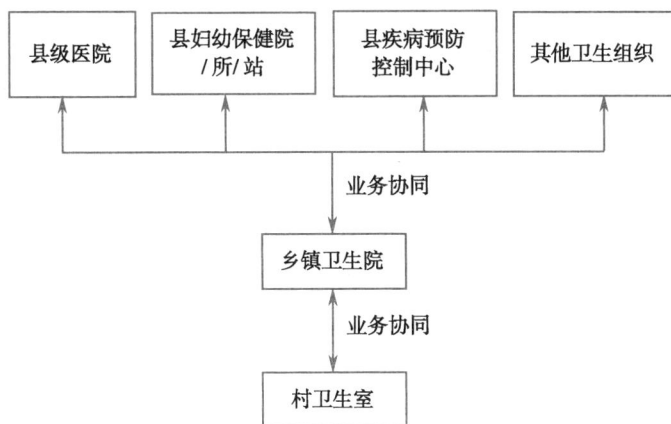

图 4-2
农村卫生服务组织体系

第三节 卫生组织体系管理

一、卫生组织体系结构设计基本原则

卫生组织体系是一个复杂的系统,它包含了不同类型、不同功能、不同规模、不同层次的医疗卫生机构,以服务于全体居民的健康为目标,所形成的一个功能体系。卫生服务的特殊性,决定了在卫生组织体系结构设计时,要充分尊重卫生事业的基本特征和规律,要有利于政府健康责任的履行,还应有利于实现服务于人群健康的卫生组织设置目的。因此,在设计卫生组织体系结构时,应该遵循以下原则。

（一）以健康为中心原则

以健康为中心是国际社会卫生事业发展的基本准则,我国政府同样也提出了要将健康融入到各项政策,明确要把人民健康放在优先发展的战略地位。因此,在构建卫生组织体系时,同样要以维护和增进全体居民健康的需要为依据。基于维护健康需要的卫生组织体系是一个广义的卫生组织体系,不仅包括医疗、预防、保健等专业医疗卫生机构,还应该包括与人群健康相关的其他组织机构,如卫生行政组织,医保、环境、养老、社区康复、体育等;不仅要设立相应的组织和服务提供方式,还应该建立不同部门、不同服务间以健康为中心的协调联动机制,共同发挥保护和增进健康的作用。

（二）落实政府责任原则

保障全体居民健康是政府的责任。政府出于履行其健康责任的目的,必须构建适宜的卫生组织体系,并维护其正常运行。鉴于此,在构建卫生组织体系时,要充分分析居民的健康需要,明确政府的责任范围,保障全体居民获得维护健康所必需的基本卫生服务。如公共卫生服务体系的构建和服务提供是政府的基本责任,必须由政府承担;具有公共产品和服务属性的基本医疗服务,也应主要由政府承担,因此,与基本医疗服务提供相关的组织体系、政策保障等也应该以政府为主导;而属于私人服务的高端医疗、养老、健康休闲等服务,则应该交给市场,以满足居民高层次的健康需求。从而形成多元投入、责任明确、功能互补、分工协作的卫生组织体系。

（三）规模适度原则

卫生组织体系的设置,以满足居民卫生服务需要为目的。因此,组织体系的规模、类别结构、服务能力等,均应与人口数量、居民健康问题相适应,以最大限度地满足预防和诊治疾病、维护健康为目标。同时,还应与经济社会发展水平和全社会对卫生服务的支付能力相协调。卫生服务是一种具有天然技术垄断的特殊服务,过度配置卫生资源,卫生体系规模过大,必然导致卫生服务供过于求的状况。而卫生组织出于自身的生存需求,在垄断环境和信息不对称情况下,必然会出现过度提供卫生服务的问题,从而加重个人和社会的健康经济负担。因此,在设计卫生组织体系时,要充分分析居民的健康状况和主要健康问题,准确估计人群的卫生服务需要量,同时,结合经济社会发展水平,估计政府、社会和个人的卫生服务支付能力,测算卫生服务资源需求总量及其类别结构。

（四）协同与整合原则

由于不同层次、不同类别的卫生组织具有不同的服务职能,而人群需要的服务则是综合性的,因此,在卫生组织体系中,还应该建立协同机制,实现不同功能、不同类型、不同层级卫生组织间的协作与服务整合,为居民提供连续性、全方位、全生命周期的服务。通常来说,协作和整合包括横向与纵向两种。所谓横向协作与整合,主要是指同一层次不同功能、不同类型的组织机构间的协作与整合。如专科医院与综合医院间的协作,公共卫生机构与医疗机构间的协作,最常见的形式是资源共享、功能整合和协同服务。纵向协作和整合是指不同层级卫生组织间的协作与整合,如"小病在社区、大病到医院"就需要医院与社区间的协同与整合,为保障农村基本卫生服务质量,需要开展镇村一体化管理等。

二、卫生组织绩效管理

（一）卫生组织绩效管理

绩效(performance),简单地说即是工作的业绩、成效。目前人们对绩效概念比较一致的理解是指:组织(机构)和员工通过其行为,以及知识、技术、能力的应用,对社会和机构预期目标的贡献程度。绩效是行为和由此产生的结果与价值的总称,通常包括系统绩效、组织绩效和个人绩效三个层面。系统绩效是指在国家或区域层面的总体绩效,组织绩效则是在一个具体组织层面的绩效水平,组织绩效的实现是建立在个人绩效基础上。而个人绩效则是指具体员工(或岗位)的绩效水平。

绩效管理(performance management)是指各级管理者和员工为了达到绩效目标所开展的以提高绩效为目标的管理过程。绩效管理是一个系统化、全过程的管理活动,即围绕影响绩效的关键环节和重点因素,引入 PDCA 循环管理的思想,通过绩效计划制定、绩效辅导沟通、绩效考核评价、绩效状态改进等管理活动,所开展的以绩效计划周期为基础的循环管理活动,其目的是持续改善组织和个人的能力,提高其绩效水平。

（二）卫生组织绩效管理的主要内容

绩效管理是一项复杂的系统性活动,要贯穿卫生组织管理活动和服务活动的全过程,通常包括以下几个基本过程。

1. 绩效计划　制定绩效计划,确立绩效目标是绩效管理过程的起点。制定绩效计划的依据是卫生行政部门的要求和组织本身的战略目标,并结合管理对象工作任务的完成情况和存在问题,以及影响绩效的主要因素来确定绩效改进计划。绩效计划过程是管理者和管理对象双向沟通的过程。管理者和管理对象之间要在对绩效期望值方面达成共识,在共识的基础上,管理对象对自己的工作目标作出承诺。这是在绩效管理中管理对象积极参与的基础,也是绩效目标能否实现的关键。

2. 绩效沟通　绩效沟通是管理者和管理对象共同完成绩效目标的过程。在这一过程中,要不断对管理对象进行指导和监督,及时发现和解决出现的问题并作出反馈,指导和帮助管理对象努力达到绩效目标。同时,根据实际需要,调整完善组织和员工的绩效目标值。要实现有效的沟通,必须持续收集能够反映管理对象绩效表现的数据和事实。绩效沟通并不是一个独立的环节,而是贯穿绩效管理全过程的活动,即在计划、考核反馈、绩效改进等环节都需要进行沟通。

3. 绩效考核　即对绩效计划确定的绩效目标完成情况进行考核。考核的依据是绩效计划阶段管理者和管理对象对绩效目标达成的共识,日常收集的反映被管理对象绩效优劣的信息,并据此对机构和个人实施奖惩。

4. 绩效改进　绩效改进是绩效管理中的核心环节。它是通过绩效分析,管理者和员工的共同参与,确定新的绩效目标计划,采取一系列具体行动来改进绩效,从而使绩效管理进入新一轮更高水平的绩效管理循环。

(三)卫生组织激励措施

激励(incentivization)是组织管理的重要手段,适用于对组织的管理和对组织内部岗位或员工的管理。在绩效管理循环的绩效改进环节,激励是促进组织绩效持续改进的主要动力。没有激励,绩效管理将很难发挥效果。一般来说,激励主要包括二种,即经济激励和非经济激励。

1. 经济激励　所谓经济激励(monetary incentives),即是利用经济的手段,将绩效结果与相关经济利益相联系。如将绩效考核的结果作为政府兑现对卫生组织经费投入、绩效奖金分配总量等确定的主要依据,这是绩效考核结果运用最为常见的方式。经济激励主要有三种形式:一是奖优,即对取得较好绩效的机构和员工进行奖励;二是罚劣,惩罚那些绩效不佳的机构和员工;三是奖优罚劣并用,奖励绩效较好的机构和员工,同时惩罚绩效不佳的机构和员工。

2. 非经济激励　尽管经济激励措施作用更直接,但相关研究表明,非经济激励(non-monetary incentives)的作用会更有效、更持久。对卫生组织的非经济激励措施通常有以下几种形式:①将绩效作为评选优先卫生单位的依据;②作为卫生机构负责人任免、评选优秀负责人的依据;③给绩效较优的单位分配更多的职称晋升指标;④优先批准绩效优秀组织的发展计划。

对于个人的非经济激励,通常可以将岗位绩效考核结果与以下措施的落实相联系,以调动员工提高绩效的积极性:①个人发展机会,如职称与职务晋升、进修培训机会;②颁发荣誉称号;③岗位调整,如提高或降低岗位;④通报表扬或批评;⑤优秀人才选拔等。

三、卫生组织治理结构

（一）卫生组织治理的含义

公司治理问题是现代企业制度的产物。在现代企业制度下，公司的所有权和经营权逐步分离，委托代理成为企业内部最基本的关系形式。公司的高级管理层、股东、董事会以及其他利益相关者之间相互影响，如何理顺这些关系，即需要设计适宜的治理机制。广义的公司治理即是指公司的利益相关者对经营者的监督和制衡机制，即治理结构。随着治理结构的研究和在现代企业发展的有效作用，在非营利组织治理中的应用也逐步得到了重视和发展。由于非营利组织的市场机制与竞争机制的缺失，使非营利组织的规制问题遭到更为严重的挑战，需要依赖于建立一个完善的治理结构来保证其平稳、健康地运转。

卫生组织属于非营利组织，关于卫生组织的法人治理和治理结构的研究也越来越受到关注，尤其是在以公立机构为主体的卫生组织体系中，如何实施法人治理、建立符合卫生事业规律与特点的卫生组织治理结构，也是我国深化医改所提出的公立医院改革内容之一。卫生组织治理（health organization governance）以监督与激励为核心内容，它不仅研究如何通过治理结构（governance structure）的设计，实现对卫生组织管理者的监督与制衡机制，也强调如何通过治理结构与治理机制来保证卫生组织决策的科学性与有效性，从而实现保护和增进人群健康这一卫生事业发展的根本目标。

（二）卫生组织治理结构改革目标

我国以政府为主导的卫生事业发展模式，在充分发挥政府集中领导与管理、服务于全体居民健康方面发挥了非常重要的作用。但长期在卫生管理中的管办不分、责任不明晰，也严重影响了卫生资源效率的发挥。因此，在深化医改中，明确要实现卫生事业管办分开，在公立医院改革中要建立现代医院的法人治理结构，期望通过现代医院管理制度的建立，构建新型的医疗卫生组织法人治理结构，从而调动管理者和医务人员的积极性，实现以下三方面的具体目标。

1. 调动管理者积极性　所有权与经营权分离，提高卫生组织的自主化，是世界上许多国家医疗卫生组织变革的重要形式。这对明确所有者与经营者的责任、促进卫生组织的良性运行具有重要意义。通过医疗卫生组织治理结构改革，从机制和制度安排上确立了卫生组织所有者与管理者的角色定位和责任分工，实现卫生组织管理者责、权、利的统一，从而有利于调动管理者的积极性，更好地履行卫生组织的责任。

2. 强化卫生组织监管　在所有权与经营权不分的情况下，政府既是公立卫生组织的资产所有者，又承担着管理的职能，即公立医院的院长是政府的代表。这种情况下，政府对卫生机构的监管即是对政府代理人的监管，而管理者（即政府的代理人）责任不明晰，无相应的权力和利益；而法人治理结构的建立，所有权与经营权分离，既明晰了卫生组织管理者的责任，更会有利于提高政府监管力度与效果。

3. 实现保护健康权益的目标　卫生组织体系的根本目标是保护全体居民的健康权益。通过卫生组织治理结构的改革，建立管办分开、责任明晰、监管有力的卫生组织管理体制与监督机制，对调动卫生组织管理者和卫生服务提供者的积极性,最大限度地发挥卫生资源的作用,更有效地服务于全体居民健康,实现卫生事业发展的根本目标,具有重要意义。

第四节　卫生组织的变革与发展

组织变革是组织自我完善以满足发展需要的必然过程。组织变革(organizational change)是指组织根据外部环境和内部情况的变化,及时调整组织的内在结构,对组织结构中不适应的地方进行调整和修正,甚至对整个组织进行重新构架,以提高组织效能,适应客观发展需要的管理活动。组织变革是不断打破原有的平衡,构建新平衡的过程。组织发展(organizational development)是指运用行为科学的理论和方法,有计划、有系统地采取干预措施,对构成组织的各要素(人、技术、结构)进行系统的变革,以期开发组织的自我更新能力和提高组织的效率。组织发展与组织变革的目的一致,即实现组织的自我完善,组织变革是组织发展的手段。

随着社会经济的持续发展,卫生组织的外部环境发生了重大变化,固有的卫生组织体系难以适应社会的发展和居民卫生服务需求的变化,卫生组织在谋求生存和发展的过程中,应保持持续不断的变革。

一、卫生组织变革的动因

组织变革一般可以分为主动变革和被动变革。当组织管理水平进步或组织内部有进取需求时,主动变革容易发生。当组织与外部环境发生矛盾或外部环境对组织运行产生新的要求,或组织内部矛盾和冲突激化时,就容易发生被动变革。卫生组织谋求更好的生存与发展,是卫生组织变革的基本动因。任何一个卫生组织能否更好地生存和发展,取决于其对环境的适应程度,卫生组织变革受到政治环境、经济环境、人群疾病谱等因素的影响。

（一）政治环境变化

政治环境对卫生组织变革起着导向作用。社会制度的变迁、政府执政理念的变化、法律制度的颁布等都会推动卫生组织的变革。随着市场经济体制的发展与完善,经济多元化格局的形成,社会资本进入医疗卫生行业,大量社会办医疗机构随即建立。在我国,政府主导卫生组织体系运行,卫生组织体系是我国医疗卫生制度改革的执行载体。深化医改、"健康优先"战略的确立,会直接影响到卫生组织目标和经营理念、内部结构、运作方式等的变化与调整,进而引发卫生组织体系结构和功能调整。

（二）经济社会环境发展

经济社会环境的变化,卫生服务需求、政府管理职能和方式等也将发生相应的变化,从而会引发卫生组织的变革。我国经济体制实行市场经济以后,由于经济环境和政府管理重点的调整,人群健康相关服务提供管理也进行了相应的调整,单独成立了食品药品监督管理总局、人口与计划生育委员会等以加强相应领域的管理。随着我国人口发展形势的变化,作为国策的计划生育工作形势也发生了相应的变化,人口与计划生育管理又与卫生工作进行了合并。

（三）医学技术进步

医学技术水平是卫生服务组织的核心竞争力。卫生服务组织是知识密集型组织,医学技术在不断地革新与进步,当医学技术发生大的变化时,服务组织内的职位设置、职能划分、员工培训机制都发生变化。从医疗服务体系来看,医学技术进步促使服务分工更加细化,体系内组织结构会产生相应变革;从组织内部来看,引进某项新技术,往往需要增设科室或者调整科室内部结构,引进掌握新技术的员工或对老员工进行培训等。

（四）疾病谱改变

卫生组织的目标是提供健康服务、满足居民健康需求。疾病谱的改变引起了卫生组织服务内容的改变,进而促使卫生组织调整其服务模式或内部结构,发动变革。随着经济社会发展和人口老龄化加剧,慢性非传染病已经取代急性传染性疾病居于疾病谱首位。慢性非传染性疾病的应对注重预防、干预和长期监测,需要公共卫生服务组织和医疗服务组织协同提供服务,进而推动了基层医疗卫生机构服务模式和服务理念的变革,变疾病诊疗为健康管理。同时,疾病谱的变化也加速了专科医院的建设和发展,如心脑血管专科医院等。

（五）卫生服务需求提高

任何卫生组织的设立、发展、没落,都与居民卫生服务需求的变化有直接关系。医学技术进步带来期望寿命的延长,经济水平的提高和医疗保障制度的逐步健全,提高了居民的卫生服务需求。"需求决定供给",卫生服务需求的提高或转变,促使卫生组织转变服务理念、提高技术水平、优化服务流程以及改进服务质量等。如人口老龄化使得居民对康复性医疗服务的需求增加,进而推动了养老院和开展康复性服务的医疗机构的发展。

（六）组织内部动力推动

组织内部矛盾的激化,以及组织谋求发展,都能推动组织的变革。如有些医院为了增强其在医疗系统内的竞争力,通过探索法人治理结构来改善医院绩效,必然涉及医院人事制度、行政管理的变革。

二、我国卫生组织的发展趋势

自改革开放以来,我国的经济、社会、人口、环境等均发生了巨大的变化,建立于计划经济时期的卫生组织体系,也随着市场经济体制的建立与发展和宏观经济环境的变化,在组织体系结构、规模、功能、市场定位等方面,均发生了一系列的变化。一方面,卫生资源总量扩大、服务能力增强,对满足居民健康需要具有积极的影响;另一方面,在适应市场经济环境的过程中,出现了过度市场化、商业化的问题,违背了卫生事业的发展规律,影响了卫生事业的公益属性。

我国卫生组织体系在结构、功能、管理体制等方面,一直在进行着不同的变革,以适应不同时期的形势发展需要,如人口与计划生育工作和卫生工作分与合的变革过程,即是我国人口发展状况的变化所致。自2009年深化医药卫生体制改革以来,我国的卫生政策体系进行了较大的变革,卫生事业的发展定位、原则、发展战略等均进行了较大的调整,强调卫生事业的公益属性,明确了政府责任。另外,随着宏观经济、社会、人口环境的变化,卫生组织在结构和功能方面也需要进行相应的调整。

尽管具体的变革方式和内容千差万别,但总体上卫生组织变革的存在一些基本趋势。

(一)政府主导进一步强化

随着我国政府对卫生与健康工作重要性的认识及其战略地位的明确,政府在卫生组织乃至整个卫生与健康事业发展中的责任也更加明确,政府主导成为卫生与健康事业发展的基本定位。政府主导主要通过财政投入、政府对基本医疗卫生服务提供的组织与管理、政府在健康保障制度建设与发展中的责任加强等方式实现。

(二)多元化投入格局形成

随着经济社会的发展,人们对健康服务的需求呈现了多元化倾向,不仅需要维护生存与健康的基本服务,还希望满足一些特殊需要,如美容等;国际经验证明,政府健康责任的履行不一定只通过政府举办的卫生组织来实现,也可以通过政府购买私人部门的服务来实现,这不仅可以提高效率,还可以有效节省政府的卫生组织建设成本。因此,多元化的卫生投入成为国际上很多国家卫生组织发展的主要形式,也是中国新形势下卫生发展的模型选择。

(三)协同与整合服务成为主流

整合型卫生服务(integrated care)是近年来国际社会推荐并得到学术界和卫生服务体系广泛接受的卫生服务协同机制。世界卫生组织关于整合型卫生服务的解释是:对卫生服务进行组织和管理,确保居民在需要的时候获得所需的卫生服务,服务提供方式为病人/居民喜闻乐见并易于接受,提供的服务达到预期效果并物有所值。简单地说,卫生服务整合是为了实现向人群提供良好的卫生服务而开展的相关机构间的协同服务。通过资源和(或)服务的整合与调整,重新整合原有的单一机构和分散的卫生服务提供模式,构建一体化的卫生服务体系,即整合的卫生服务组织体系(integrated delivery system,IDS),提供一体化的医疗卫生服务。整合卫生服务体系包括不同层次医疗卫生机构的整合,即纵向整合;也包括同级医疗卫生机构的整合,即横向整合。我国很多地方建立的医联体,县乡村卫生服务一体化等都属于整合服务的方式。

(四)集团化运营逐步增多

医院集团化是医疗资源重组的主要形式之一,是借鉴"企业化管理,集团化运作"的市场经济运作机制,对医疗资源进行整合。所谓医院集团化,是指3所或者3所以上具有法人资格的医院,经协商谈判联合成具有隶属关系和连锁经营的医院组织模式,也称为医疗集团。医院集团化要求有一个统一的领导协调机构,具有共同遵守的章程。医院集团化自20世纪90年代中期即在我国出现,多以提升服务能力、增强市场竞争为目的。深化医改以来,医院集团化作为实现管办分开、服务协同等的方式之一,在全国各地进行探索,并由医院之间的资源整合扩展到医院与社区的资源整合,如区域性医疗联合体、县域医疗服务共同体等。随着协同和整合服务的普及,将逐步形成更多的集团化服务组织。

(陈家应)

Summary

Health organizations are the important part of health system and the important carrier of health services. Health organizational system in China includes health administrative organizations, health service institutions and the third party organizations. Health administrative organizations are the operative department to fulfill governmental health accountabilities for people. They perform effective management on health service institutions through the measurements of planning, organizing and control, etc. Health service institutions are the principal part of delivering health care services and protecting people's health. They provide medical and public health services to all residents. The third party organizations are called non-government organization, including association, society in health-related fields. They are often the main advocators to implement self-regulation of health providers and motivate social resources to participate health care services. With socioeconomic development, management and operation of health organizations need also changes to meet the new environment.

思考题

1. 根据各类卫生服务组织的属性和特点，谈谈我国卫生服务组织治理结构改革的思路。
2. 依据卫生组织体系设计的原则，请对我国医疗服务体系的现状进行分析，并提出改革建议。

第五章

卫生政策

导读：卫生政策是卫生领域的公共政策，贯穿于卫生事业管理的全过程，是实现卫生事业管理目标的重要手段。本章介绍了公共政策和卫生政策的基本概念与相关理论；卫生政策的特点；卫生政策的形成过程和卫生政策管理的基本规律。通过本章学习，学生应掌握公共政策的概念和基本理论，卫生政策的特点和层次；熟悉卫生政策的过程；了解卫生政策结构和卫生政策周期。

第一节　概述

一、公共政策

（一）公共政策的概念

古汉语中，"政"和"策"是分开的。"政"指正直（无倾斜）地做事，"策"指计谋。将两字合为一个词的含义是通过计谋达到正确做事的目的。英文中"policy"来源于拉丁语"politia"（城市管理）和希腊语"polis"（城市），意指从事公共事务或政府管理。在现实生活中，政策是各种组织通过谋划来解决实际问题的手段和工具。政策可以是规范或指导人们行动的一系列法律、法规、规章、规划、决定、意见等，也可以是规划、方案、计划等。

公共政策（public policy）是政府及其公共部门运用公共权力，在一定的政治背景下，通过科学民主决策的过程选择和制定的，为解决公共问题，维护和实现公共利益的政策。人们在社会生活中面临的需要解决的问题是多种多样的，当一些问题影响人们的正常生活，成为人们普遍关心的问题，就有了社会特征。对于社会问题或具有社会特征的问题的处理和解决就成为了公共政策形成的根源。社会问题的解决需要政府运用公共权力，对现有资源配置中出现的问题产生影响，协调公共利益，实现公共价值。因此，公共政策的主要特征是：发生在社会公共领域、通过公共权力实现、协调公共利益、强调公共价值。在政策分析领域，"政策"一词，通常指"公共政策"。公共政策形成的过程也是解决社会公共问题，实现社会进步的活动过程。

（二）公共政策的层次

根据同一政策体系内政策之间的涵盖与衍生的关系，可以将公共政策分为元政策、基本政策和具体政策三个层次。

1. 元政策　元政策也叫总政策，是政策体系中具有统摄性的政策，对其他政策起指导和规范的作用，是其他政策的出发点和基本依据。元政策是政策主体用于指导一定时期全局性行动的高度原则性的指针，侧重于价值陈述，为所有的政策提供价值评判的标准，是政策的政策。元政策分为价值性元政策,如社会主义核心价值观;方向性元政策,如以经济建设为中心;程序性元政策,如民主集中制。

2. 基本政策　基本政策是针对某一社会领域或社会生活的某个基本方面制定的,是起到全局性与战略性作用的政策,也被称为方针性政策或纲领性政策。基本政策是元政策在某一领域或方面的延伸和具体化;同时也是该领域或方面的元政策,对该领域或方面的具体政策起到统摄的作用。

3. 具体政策　具体政策是针对特定而具体的公共政策问题作出的政策规定,表现为一系列的行动方案和行动步骤,要求有对应的部门或机构具体实施,实施效果通常是可以直接观察到并可以进行评价的。具体政策的表现形式多样,有计划、条例、法规、章程、说明、措施、办法、细则、项目等。具体政策是在基本政策的指导下制定出来的,是基本政策的具体化,将基本政策所规定的目标与任务付诸实施的工具与手段。具体政策同一定时间和空间中的政策问题联系在一起,是解决实际问题的依据。

元政策、基本政策、具体政策的划分具有相对性,某一领域的具体政策也可分为若干个层次,高一层次的政策对相对低一层次的政策具有指导和统摄作用。

(三)公共政策活动的要素

公共政策活动是政策主体在一定价值取向下,选择适当的政策工具解决社会问题的过程。政策主体、政策客体、政策价值取向、政策工具的选择是政策活动的核心要素,这四个要素回答了谁来做、对谁作、为什么做、怎么做的问题。

1. 政策主体(policy subject)　政策主体是指直接或间接地参与政策制定过程中,对政策的规划、决策、执行和评估起到实际作用的具体的个人或组织。与公共政策问题有关的利益相关者都可能是潜在的政策主体,但是,成为政策主体则必须是在具体政策活动中开展有效行动的个体或组织。政策主体能够在具体的政策情境中发挥能动性,依据一定的理论和价值观来诊断政策问题,通过论辩和协商确定解决问题的具体价值取向,并基于政治、经济和技术的可行性选择最终的行动方案。

从个体与群体关系的角度可将政策主体分为个体主体与团体主体。个体主体可分为自然个体和作为政党、政府的代言人或负责人的组织个体。以个体出面的政策主体包括:政党组织代表、政府部门官员、利益团体代表、研究机构代表、大众媒体代表、公众代表。团体主体是按照一定的信仰、目的和利益组织起来的进入政策运行过程的行为群体。以组织机构出面的政策主体包括:政府组织机构、社会组织机构、国际组织机构,在具体政策过程中也推举代言人或负责人出面参与具体政策活动中。政策主体中起到具体作用的具体个体都是受托于一定的组织结构的代理人,与所在的公共组织及利益相关方之间存在委托-代理关系。

从政策制度内外关系的角度可将政策主体看成是主导者或决策者、介入者、参与者构成的系统。主导者或决策者通常是国家立法部门的代表、行政机构的负责人,代表国家利益。介入者包括政策咨询机构人员和政策过程中提供技术支持的技术部门人员。参与者指利益团体及其代表,大众媒体及其代表,以及与政策有关的公众代表。

根据政策运行的阶段可以将政策主体分为政策规划和制定主体、政策实施和执行主体、政策评估主体三类。在政策规划和制定阶段需要多个政府部门参与,政策分析和咨询部门也发挥作用;在政策执行和实施阶段,需要更多的管理人员和评估人员参与;在政策评估阶段,需要专业的评估机构与政策目标群体的人员参加。

政策主体的多样化已经成为现代公共政策的重要特点。我国医药卫生体制改革方案的形成就是多政策主体参与的典型案例。2006 年 9 月,国务院批准成立了由国家发展和改革委员会主任、原卫生部部长任双组长,劳动和社会保障部、物价局、财政部、民政部、教育部、工商总局等 11 个有关部委为成员的全国医疗体制改革协调小组(简称医改协调小组)。2007 年 1 月,医改协调小组委托北京大学、国务院发展研究中心、世界银行、麦肯锡咨询公司、世界卫生组织、复旦大学和北京师范大学七家研究机构进行独立、平行研究,为决策提供参考。中国人民大学公共管理学院也自行研究了一套方案。2008 年 4 月,国务院温家宝总理两次主持召开深化医药卫生体制改革工作座谈会,向社会征求意见。2008 年 10 月,医改协调小组就《关于深化医药卫生体制改革的意见(征求意见稿)》面向全社会征求意见 1 个月,共收到反馈意见 3.5 万余条。2009 年 1 月,国务院常务会议通过《关于深化医药卫生体制改革的意见》和《2009—2011 年深化医药卫生体制改革实施方案》,新一轮医改方案正式出台。在新医改政策形成的过程中,多个政府部门、研究咨询机构、媒体和公众都不同程度地参与到政策形成的过程中。

2. 政策客体(policy object)　政策客体是公共政策发挥作用时所指向的对象。政策客体包括公共政策制定与实施所要改变的状态、公共政策直接作用的人与事、公共政策所要调节的公众利益三个层面。

公共政策所要改变的状态是社会公共问题。并非所有社会公众问题都是政策客体,只有那些列入政府议事日程、涉及公众利益的社会问题才是公共政策的客体。在制定和实施政策时,政策主体要将已经确定的有关领域的应有状态和现有状态进行对照,找出缺口,以确定政策直接作用的对象。

公共政策直接作用的对象,主要是处在社会不同层次、不同范围内的应由具体政策来规范、制约的社会成员(公共政策目标的群体或目标团体)与社会事件(政策的标的物)。

公共政策所要解决的核心问题是利益矛盾,可能发生在个人与个人之间、个人与群体之间、群体与群体之间或政府与公众之间。制定和实施政策的目的是协调和处理客观存在的公众中的利益矛盾,使在社会发展中作出较大贡献的成员与群体获得较大的利益,在社会发展中作出平均贡献的成员与群体获得平均水平的利益,在社会变革中失去利益的成员与群体获得一定的利益补偿。

3. 政策价值(policy value)　公共政策活动的整个过程都是围绕着政策价值取向展开的。公共政策问题的形成需要政策主体通过其主观价值判断来诊断和确定。政府制定和实施政策的目的也是为了实现整个社会和制度的价值。政策决策过程中,决策者以主流意识形态价值来评判政策方案。在政策评估时,政策的最终效果也要以社会价值作为评估标准。

公共政策根据其发挥效能的范围可分为政策的项目价值、政策的社会价值、政策的制度价值。当政策效能仅局限在解决特定的问题,其覆盖范围是一个或几个项目,政策的目的表示的就是政策的项目价值,项目价值是由政策客体的利益需求确定的。当政策效能扩展到整个社会,衡量的是政策与社会运行和发展的关系,政策的价值由社会整体系统来衡量,即为政策的社会价值,由政策的目标表示。政策的效能深入到社会根本制度和主流意识形态,衡量政策与社会制度的关系,为政策的制度价值,体现一个社会最根本的社会制度所规定的根本价值。三个层次的价值是由浅表层向深层伸展的。

政策的价值需要经过价值辩论才能显露出来,并为政策主体所接受。卫生领域中关于效率与公平,市场与政府的讨论一直存在,通过讨论,卫生政策的价值观也逐渐明晰。国家建立覆盖城乡的基本医疗卫生制度,实施基本公共卫生服务均等化,完善全民覆盖的基本医疗保障体系等,都体现了首先要使所有居民获得同等的健康机会,以及确保经济风险的保护的价值观;通过改革建立完善各项体制和机制,体现了在资源有限的基础上提高卫生系统投入-产出效率的价值观。

4. 政策工具(policy tools) 政策工具是政府部门选择并确定的,用来实施政策方案,解决社会公共问题,达到政策目标的途径和手段。选择适当的政策工具,才能改变政策客体的行为,使政策目标得以实现。政策工具的选择是政策成败的关键。政策工具分类的方法有很多,被我国学者广为接受的是加拿大学者 M. Howlett 和 M. Ramesh 的三分法,即根据政府干预程度的高低分为自愿性工具、强制性工具和混合性工具三类(图 5-1)。

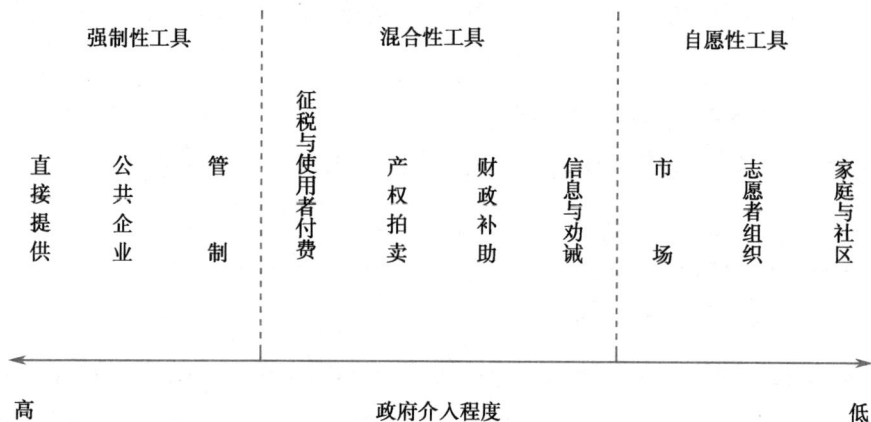

图 5-1
政策工具光谱

(1)自愿性政策工具:是指通过个人、家庭、社会组织或市场发挥作用,在自愿的基础上解决公共问题的手段、途径与方法。自愿性政策政府干预程度最低,主要包括家庭与社区、志愿者组织与私人市场等具体的工具形式。

(2)强制性政策工具:是借助国家或政府的权威及强制力,迫使目标群体及个人采取或不采取某种行为来实施公共政策,解决社会公共问题。强制性政策工具主要包括管制、政府通过公共企业提供产品或服务,以及政府机构及其公务员直接向社会提供公共产品或服务的形式。

(3)混合性工具:在允许政府将最终决定权留给私人部门的同时,还可以不同程度地介入非政府部门的决定过程。政府干预的程度介于自愿性工具和强制性工具之间,主要包括信息发布与劝诫、补贴、产权拍卖与征税和用户收费等多种形式。

不同的政策工具有其不同的效应和适用的政策环境,必须有机结合起来使用。在卫生领域也使用不同的政策工具,以实现预期的政策目标。深圳市为了提高基层医疗机构诊疗水平,面向全国招聘优秀的全科医生。2015 年,深圳市有全科医生 3300 余名,每万人约有全科医生 1.9 人。为了提高深圳全科医师数量,从 2016 年至 2025 年,深圳市计划每年招聘全科医生不少于 1000 人,年薪不低于 30 万元。深圳市也正在试点提高全科医师待遇,通过提高全科医师的薪酬,吸引更多优秀的医生到社区工作,推动医疗卫生资源下沉,让全科医生真正担当起居民"健康守门人"的重任。深圳市在我国属于经济发达地区,基层医疗机构诊疗水平有限,难以解决居民基本健康需求的问题依然存在。政府采用公开招聘、政府补贴等混合型政策工具,探索解决基层全科医生不足问题的途径。

二、卫生政策

(一)卫生政策的概念

卫生政策(health policy)是卫生领域的公共政策,是政府为解决特定的卫生问题、实现一定的卫生工作目标而制定的各种工具的总和。卫生政策是各级卫生事业管理者引导卫生事业发展方向,调节卫生资源配置,协调相关群体利益和矛盾,实现卫生事业发展目标,推动社会发展的手段和途径。

卫生政策贯穿于卫生事业管理的全过程,其形成过程需要考虑现有资源的约束和选择合适的政策工具,尽可能地满足人们对医疗卫生服务的需要。

(二)卫生政策的特殊性

卫生政策具有公共政策的一般特性,也具有卫生领域的特殊性。

1. 人本性 所有的卫生政策都围绕着一个最基本的目标,即保障和促进人民健康。根据健康问题的严重程度和影响范围确定政策问题的优先重点,在保障和促进健康这一宗旨的指导下,结合现有卫生体系资源的约束性和管理水平,形成卫生政策,并付诸实施。对于卫生政策评估的最终的结果指标也是要考虑对健康状况的影响。保障和促进人民健康是卫生政策的出发点和落脚点。

2. 专业性 卫生服务的提供具有专业性的特点,卫生人力资源培养周期长,医患双方信息具有不对称性,病人很难对其所接受的卫生服务质量进行判断,这些特点在现实中产生了很多卫生服务供给中的冲突和矛盾。因此,卫生政策一方面要起到规范卫生服务的作用,保证卫生服务的质量,保障病人健康权益;另一方面要促进卫生事业的可持续发展,鼓励技术创新,不断解决健康难题。

3. 社会性 健康问题关系到每个人,卫生政策由于其对健康问题的影响、利益相关者众多而广受关注。现代医学模式是生物-心理-社会医学模式,多数健康问题的解决,不但要依靠卫生部门,而且要依靠政府的力量,需要多部门协作,动员全社会参与。因此,卫生政策体系也是一个系统的工程,需统筹考虑内外部环境、资源和未来发展趋势,注重政策间的衔接,以及部门间、政府与机构间和政府与社会公众间协调配合。

4. 复杂性 不确定性是卫生服务领域的本质特性,不确定性决定了卫生政策问题的复杂性,也就决定了政策工具选择的复杂性。在选择政策工具时,首先要考虑保障健康机会的均等,其次还要促进卫生资源效率的提升。以公立医院改革为例,公立医院是政府建立的为解决人群健康问题的专业机构,需委托专业管理人员代其进行管理,这种委托代理关系使得公立医院一定程度上成为政府失灵和市场失灵的结合体,单纯以政府计划手段或以市场手段都难以解决目前公立医院改革发展所面临的问题,需要结合实际探索不同的改革策略,体现出卫生政策的复杂性,一直是卫生政策领域争论的焦点。

（三）卫生政策的层次和表现形式

1. 卫生政策的指导思想 指导思想是卫生政策的元政策,是卫生政策的灵魂,是执政党和政府实现其政治目标的重要方面。执政党和政府对健康问题重要性的认识及其价值取向,决定了一个国家卫生政策的基本走向。如美国的自由经济思想决定了美国以私人医疗服务机构为主体的服务体系和以商业医疗保险机构为主的医疗保险体系,英国的福利经济思想决定了英国国家卫生服务体系的建立,泰国泰爱泰党的政治宣言"三十铢解决一切健康问题"促进了泰国的全民健康覆盖。

习近平总书记在 2016 年"全国卫生和健康工作大会"上强调"健康中国"的建设理念,指出健康是促进人的全面发展的必然要求,是经济社会发展的基础条件,是民族昌盛和国家富强的重要标志,也是广大人民群众的共同追求。要把人民健康放在优先发展的战略地位,以普及健康生活、优化健康服务、完善健康保障、建设健康环境、发展健康产业为重点,加快推进健康中国建设,努力全方位、全周期保障人民健康,为实现中华民族伟大复兴的中国梦打下坚实的健康基础。体现了中国共产党和中国政府的健康价值观,将成为今后一定时期我国卫生政策的指导思想。

2. 卫生工作方针和卫生发展战略 卫生工作方针和卫生发展战略是卫生政策的基本政策,是卫生事业管理全局性和战略性的政策。

（1）卫生工作方针:卫生工作方针是国家指导卫生事业发展的重要指导原则和基本思想,是指导国家各项卫生工作和制定各项具体卫生政策的依据。卫生工作方针需适应国家卫生工作的特定历史背景,具有一定的时代性。

我国在新中国成立初期提出了"面向工农兵、预防为主、团结中西医、卫生工作与群众运动相结合"的四大方针,充分反映了中国社会主义卫生事业的本质,符合中国基本国情和卫生事业发展的规律,指导新中国成立初期我国的卫生事业管理实践,促使 20 世纪 50 年代以后中国卫生工作取得了巨大成就。改革开放以来,特别是确立了社会主义市场经济体制以后,随着社会、经济、文化、科学技术的发展,卫生工作发生了巨大的变化,卫生工作的"四大方针"不能完全适应新时期卫生工作发展的趋势。1991 年 4 月,全国人大七届四次会议通过的《国民经济和社会发展十年规划和第八个五年计划纲要》,将卫生工作基本方针修改为"贯彻预防为主,依靠科技进步,动员全社会参与,中西医并重,为人民健康服务"。此后,卫生管理学界和卫生行政主管部门对卫生工作方针进行了广泛的讨论。1997 年 1 月,《中共中央国务院关于卫生改革与发展的决定》将新时期卫生工作的方针确定为"以农村为重点,预防为主,中西医并重,依靠科技与教育,动员全社会参与,为人民健康服务,为社会主义现代化建设服务"。新时期卫生工作方针根据发展中的中国面临的主要健康问题,确定了卫生工作与社会经济其他领域互动发展的基本思路,适应了转型期中国社会发展的需要,促进了我国卫生工作水平的提升。2016 年全国卫生与健康工作大会上明确了新时期我国卫生和健康工作方针是"以基层为重点,以改革创新为动力,预防为主,中西医并重,将健康融入所有政策,人民共建共享"。卫生和健康工作方针将卫生工作扩展到健康领域,融入了中国共产党和中国政府的健康价值观。

（2）卫生发展战略：卫生发展战略是根据卫生事业发展和改善人民健康的需要，以卫生事业的整体发展规律为依据，以指导卫生事业的总体可持续发展为目的，对关于卫生事业全局的、长远的、重大的问题进行全局性、规律性、层次性和决策性的谋划。卫生发展战略所确定的战略目标、战略重点、战略对策等属于方向性的、原则性的，是卫生事业发展的纲领，对卫生事业的各项活动具有指导作用，需要通过具体的政策转化为具体的行动计划。

近五十年来，世界卫生组织倡导的全球卫生发展目标和策略是全球卫生发展战略的经典案例。20 世纪 70 年代，WHO 提出"2000 年人人享有卫生保健"（health for all by the year 2000）的全球战略目标，其目的是为了提高人类的健康素质，保护和增进人的健康与促进社会进步和经济的持续发展。这项发展战略，成为各国政府、组织和机构在实现其预定目标过程中所遵循的行动方针。

1977 年，世界卫生大会通过决议指出，各国政府和 WHO 在未来数十年的主要卫生目标是"到2000 年世界上全体居民都能达到在社会和经济生活富有成效的健康水平"；1978 年，又提出"初级卫生保健"（primary health care，PHC）是实现上述目标的基本策略和途径。

2000 年，第五十五届联合国大会公布了引领世界卫生发展进程的联合国千年发展目标，提出了全球至 2015 年所要达到的具体目标，包括降低儿童死亡率、改善孕产妇健康、抗击艾滋病、确保环境可持续发展、消除极端贫穷和饥饿、促进两性平等并赋予妇女权利、普及小学教育和建立全球合作伙伴关系等 8 个领域。

2005 年，第五十八届世界卫生大会提出了全民健康覆盖的目标，即各会员国确保其卫生筹资系统能够使人们共担风险，避免个人因寻求医疗服务而支付灾难性卫生支出和陷入贫困；确保质量良好的卫生保健基础设施和卫生人力资源的适当与公平分布，使受保人能够获得质量良好和公平的卫生服务；确保用于特定卫生规划或活动的外部资金以有助于发展卫生系统可持续筹资机制的管理和组织。各国能否成功地推进全民健康覆盖是能否实现卫生领域的千年发展目标和人人享有卫生保健目标实现的重要保障。

2007 年，国际卫生大会通过了旨在实施以初级卫生保健为基础的公平卫生战略的共同宣言，强调人人享有卫生保健的权利，从而全面确立了国际社会促进健康，发展卫生事业的全球性卫生发展战略的基本原则和内容。

响应 WHO 的卫生发展战略，中国政府在 20 世纪 80 年代就明确表示对"2000 年人人享有卫生保健"全球战略目标的承诺；1988 年进一步阐明实现该战略目标是 2000 年中国社会经济总目标的组成部分。在 1997 年 1 月颁发的《中共中央、国务院关于卫生改革与发展的决定》中，确定了中国卫生事业发展的战略重点是农村卫生、预防保健、中西医并重。2007 年，中国政府对全面建设小康社会提出了新要求，把"人人享有基本医疗卫生服务、提高全民健康水平"作为加快发展卫生事业和全面改善人民生活的重要目标。2008 年，原卫生部召开的全国卫生工作会议正式提出了"健康中国2020"战略。"健康中国 2020"战略以提高人民群众健康为目标，以解决危害城乡居民健康的主要问题为重点，坚持预防为主、防治结合，采用适宜技术，坚持中西医并重，坚持政府主导，动员全社会参与，加强对影响国民健康的重大和长远卫生问题的有效干预，确保到 2020 年实现人人享有基本医疗卫生服务的重大战略目标。

2016年10月,中共中央国务院正式印发《"健康中国2030"规划纲要》(以下简称《纲要》)提出了健康中国"三步走"的战略目标,即"2020年,主要健康指标居于中高收入国家前列""2030年,主要健康指标进入高收入国家行列",并展望2050年,提出"建成与社会主义现代化国家相适应的健康国家"的长远目标。《纲要》明确了今后15年健康中国建设的总体战略,要坚持以人民为中心的发展思想,牢固树立和贯彻落实创新、协调、绿色、开放、共享的发展理念,坚持新时期卫生与健康工作方针,以提高人民健康水平为核心,突出强调了三项重点内容:一是预防为主、关口前移,推行健康生活方式,减少疾病发生,促进资源下沉,实现可负担、可持续的发展;二是调整优化健康服务体系,强化早诊断、早治疗、早康复,在强基层基础上,促进健康产业发展,更好地满足群众健康需求;三是将"共建共享　全民健康"作为战略主题,坚持政府主导,动员全社会参与,推动社会共建共享,人人自主自律,实现全民健康。《纲要》坚持以人民健康为中心,站在大健康、大卫生的高度,紧紧围绕健康影响因素(包括遗传和心理等生物学因素、自然与社会环境因素、医疗卫生服务因素、生活与行为方式因素)确定《纲要》的主要任务,包括健康生活与行为、健康服务与保障、健康生产与生活环境等方面;并提出普及健康生活、优化健康服务、完善健康保障、建设健康环境、发展健康产业等五方面的战略任务。《"健康中国2030"规划纲要》是今后15年推进健康中国建设的行动纲领,是具体卫生政策的主要依据。

3. 具体卫生政策　具体卫生政策涉及卫生事业管理的各方面,具体包括卫生服务体系建设和改革政策、医疗保障制度建设和改革、药品领域管理政策、卫生管理体制改革政策、卫生经济政策等。可以根据卫生系统的特点划分出子领域,也可以根据要解决的政策问题和政策目标形成特定的政策群。具体卫生政策是在国家卫生工作方针和发展战略的指导下,以解决危害城乡居民健康的主要问题为切入点,结合现有卫生资源情况制定的。具体卫生政策相互衔接,共同作用,才能实现卫生事业管理的最终目标。

(四)卫生政策的功能

卫生政策对于卫生事业的发展和卫生工作目标的实现具有导向、调控、分配的功能,在变革的环境下,还具有促进改革创新的功能。

1. 导向功能　卫生政策是以公众健康利益为出发点和归宿点。现实生活中,不同的个人、群体或组织都有其各自的利益诉求,在不同的价值观和利益要求的推动下,就可能产生不同的行为。居民的就医行为、卫生机构服务提供行为等均呈现出多样化的行为特征。不同行为主体的行为、社会就医秩序、服务提供规范和社会卫生资源的分布是相互联系又相互影响的。因此,对于不同行为主体行为的引导是确保良好社会就医秩序、合理配置医疗资源的基础。

卫生政策可以起到规范和引导卫生服务行为主体行为的功能。首先,卫生政策依据公众的健康利益,卫生资源和政府的能力,设定明确的目标体系。通过政策的实施,引导卫生服务过程中相互冲突的目标向着促进公众健康利益目标实现的方向发展。其次,卫生政策包含一定的价值系统、规范系统和行为系统。价值系统体现政府所倡导的价值取向;规范系统指出允许做什么,不允许做什么;行为系统告诉人们应当怎么做,及采取何种途径做。通过价值、规范和行为系统的引导转变人们的观念,统一认识。

2. 调控功能　由于卫生服务过程中存在不同利益群体之间的冲突或矛盾,因此需要通过卫生政策对各方利益关系进行调控。而卫生系统的运转和卫生事业的发展是具有一定客观规律的过程,个人、群体和组织所具有的利益虽有差异、有冲突,但是一定程度上是具有弹性和可替代的。因此,可以通过政策的调节,影响个体、卫生服务体系和卫生事业发展之间的关系,保证公众健康利益的均衡合理。

政策的调控功能可以是直接的,也可以是间接的。医疗保障制度通过支付政策调控需方就医的流向和服务提供方的服务提供行为属于直接调控。两孩政策的实施,对于人口结构具有直接的调控作用,随之带来的生育和就医问题,对于卫生人力资源结构和卫生服务提供的内容产生间接的调控作用。政策调控的结果可能是积极的,也可能消极的,取决于政策的目标、目标与实施之间的关系,以及政策实施的条件与途径。

3. 分配功能　政府具有参与社会再分配的功能,卫生政策是实现政府在卫生领域社会再分配功能的途径。卫生政策强调公平与效率统一的原则。强调筹资的公平、服务提供的公平和健康的公平。在卫生政策分配功能实现的过程中,必然会存在利益的得者和利益的失者。政府在制定卫生政策时,从大多数公众的健康利益出发,尽量使社会的大多数获益。

4. 促进创新功能　随着社会经济发展,人们的卫生服务需求更加多样化,医药卫生领域矛盾日益凸显;消费结构升级和科技创新为医疗卫生服务体系变革提供了动力和支撑,改革和发展成为各国医疗卫生领域不变的话题。可以通过政策的创新,完善体制和机制,鼓励和推动卫生领域的创新实践,从供给侧和需求侧两端发力,调动社会、行业和个人三个层面的积极性和创造性,形成维护和促进健康的强大合力,满足人民群众不断增长的健康需求。

第二节　卫生政策过程

卫生政策形成过程是卫生政策研究者、政策制定和执行者共同关注的问题,其共同的目标是通过形成高价值的政策,解决卫生领域的政策问题。政策的过程同一切事物的生命过程一样,从政策问题的认定到政策的终结形成了具有循环性和周期性的政策过程。理想状态下,一个政策过程分为政策议程、政策规划、政策决策、政策执行和政策评估五个阶段(图 5-2)。当有新的需要政策制定者处理的问题出现时,新的政策过程又会开始。当然,现实卫生事业管理中的政策过程并非如此简单和完整,政策过程的起点和终点都可能是多种多样的。但不管怎样,这一政策过程为卫生政策决策者和研究者提供了一条有用的政策形成和政策分析的途径。

一、政策议程

政策议程指社会公共问题进入政策决策主体的问题清单,成为政策主体特别关注并下决心要加以解决的公共政策问题的过程。社会公共问题经过政策主体的过滤、选择和确定,最终成为公共政策问题。在这个过程中"问题是什么,问题产生的原因是什么,能否被解决,价值取向是什么,使用何种政策工具来解决,后果怎么样"是始终要思考的问题。

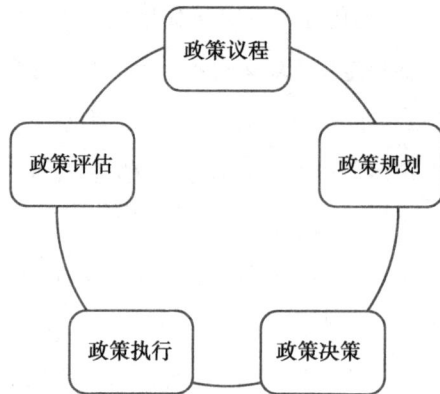

图 5-2
公共政策过程

（一）定义卫生政策问题

需要解决的卫生问题众多,哪些问题应该纳入卫生政策制定者考虑的范围,需要首先明确卫生系统的价值取向,即卫生系统的核心目标是什么。卫生系统的绩效体现在三方面,一是人群健康状况,二是居民对卫生保健服务的满意程度,三是医疗卫生问题财务风险的防范,即卫生系统保护个人抵御疾病经济负担的能力。定义问题和确定优先政策改革问题要以这些问题对卫生系统绩效结果的影响为核心,多方收集定性和定量的资料,也可以参考国内外以往工作经验,分析论证卫生问题的普遍性、严重性程度,以及是否有可以预防的措施,考虑卫生问题在政治、社会、伦理等多方面的影响因素,结合各地工作经验、管理的技术能力,以及政策成本和能筹集到的资金加以确定。卫生问题众多且复杂,涉及卫生系统内部各子系统,与社会、经济、文化、环境等各系统也存在密切的联系。从众多问题中确定影响卫生事业发展目标的主要问题和优先需要解决且能解决的问题,需要政策研究者和政策决策者分别发挥各自的优势,并能够协调配合。

（二）分析问题产生的原因

明确政策问题后,要分析政策问题产生的原因和作用的机制,否则就无法形成治本的策略。卫生政策的研究者和制定者需要对定义的问题,根据卫生系统的特点,借助政策研究的工具,明确问题的根源和影响因素,明确政策问题形成的机制。如何能够找到卫生政策问题的根源?世界银行专家Marc J. Roberts,William Hsiao,Peter Berman,Michael R. Reich 提出了诊断卫生问题的机制,即卫生系统的五大控制柄,筹资、支付、组织、规制、行为。这五个重要的变量决定了一个卫生系统的产出,政策的作用机制主要通过这五个控制柄发挥作用。筹资是指增加卫生部门各种活动经费的机制,决定了可以获得的资源。支付是指资金转移给卫生保健提供者的方法,决定在什么条件下服务提供者可以获得哪些资源。组织是管理者用于组织卫生保健市场中服务提供者的各种机制,决定现存的服务提供者的组织类型及其结构。规制是运用国家强制性手段改变人们的行为,给行为者以约束。行为是指影响个体在健康和卫生保健相关问题上的表现的行动,通过个体行为的改变影响了个体对卫生服务机构的反应,同时也为卫生机构的变革创造了机会。政策问题原因的诊断可以通过这一作用路径追溯到这五个重要的方面。通过政策问题根源分析抓住主要矛盾,确定主要成因,是形成政策作用机制的基础。

二、政策规划

当社会公共问题进入政府议事日程,公共政策过程就进入拟定备选方案的规划阶段。公共政策规划是政策主体在对政策问题进行分析、研究的基础上,经过民主的程序和方式,运用专业知识和技术,提出相应的解决政策问题的办法或方案,为政策决策提供必要前提的过程。政策规划要针对特定的政策问题,要将规划的理想性和现实可行性统一起来,以系统思想为指导,符合一定的规范,所形成的政策方案必须是具体明确的。政策规划包括目标确立、方案设计、后果预测、可行性论证和方案优化几个阶段。实际政策规划并不是单向直行的过程,任何一个步骤出现问题都可能会反复,通过不断的反馈、调整和总结,最终形成可供选择的政策方案。

(一)政策目标确立

政策目标是政策制定者希望通过政策实施所达到的最后结果。政策目标指向要解决的政策问题,制约着政策方案的方向,并为政策方案优劣的评价提供标准。政策目标是特定价值观的反映,卫生政策的价值取向是政策目标确定的前提条件。选择和确定政策目标时,政策制定主体还需要统筹考虑政策系统中处于上位的政策目标以及政策环境变化产生的影响,通过细致分析,明确现实情况与要达到的理想状态之间的关系。

(二)政策方案设计

确定政策目标后,进入政策方案设计阶段,即构思各种实现政策目标的备选方案。政策方案的设计是对各政策要素进行选择和组合的过程,解决"谁来做""对谁做""如何做"等问题。政策方案应尽可能多样化,以供决策者选择;要满足整体上的完备性和个体间的互斥性,并能够体现一定的创新性。国际卫生政策的经验、卫生部门外政策的创新,以及相关领域理论的分析对于形成新的政策思路都有借鉴意义。政策设计需事先考虑政治的可接受性和政策的执行问题。政策设计的过程是多方参与互动的过程,通过这一过程可以使潜在的政策支持力量参与到政策的设计中,支持该政策付诸行动。

(三)方案后果预测

政策方案是面向未来的,面临诸多的不确定性因素,需运用科学的预测方法对方案的后果进行预测。首先,要对客观条件的变化进行预测,以判断可能存在困难。其次,要对方案的预期效果进行预测,以判断可能产生的影响。科学的预测可以为最终方案的确定提供依据。

(四)方案可行性论证

备选方案形成后需要对其可行性进行论证,判断政策方案在政治、经济、技术、法律、社会文化等方面的约束条件。这几方面的可行性是相互联系、相互制约的,通过可行性论证找出一个最佳的结合点。

(五)政策方案优化

对政策方案还要进行效率评估,即在保证质量和数量的情况下,更节约地提供公共物品或公共服务,可通过对政策的成本-效果或成本-效益的分析,对比备选方案的效率。经过效率评估后,对备选方案进行进一步的优化,最终形成能够让政策决策者满意、认可的方案。

三、政策决策

政策决策是政策决策主体围绕一定的价值取向和目标,通过一定的程序进行竞争、协商、合作,确定政策行动最终方案的过程。政策决策过程是调节平衡各种利益关系,确立主导性意志和利益,提供集体行动规则的过程。新的政策涉及不同利益集团利益的调整,必然存在政策的支持者和反对者。因此,需要考虑政治的承诺和承担的风险,以及政治策略的有效性。政策决策过程要理清关键利益集团的力量和地位,并设计出获得相关利益集团支持的策略。

政策决策可采用一致同意规则、多数同意规则和过半数同意规则,各种决策规则都有其优劣。选定的政策方案要经过法制工作机构审查、领导决策会议决定、行政负责人签署发布的过程转化为正式政策而具有合法性。

四、政策执行

政策形成后如果不能很好地执行,也难以实现其目标。政策执行是政策操作者通过建立组织机构,运用人力、物力、财力等各种政策资源,选择相应的政策工具,采取宣传、试验、实施、协调与监控等各种行动,充分发挥各方的积极性、灵活性和创造性,将已合法化的公共政策付诸实践,从而实现政策既定目标的动态过程。政策执行依赖于一定的政策工具。在动态实施过程中,政策执行受到政策方案、执行机构、执行人员、政策执行对象、执行资源、政策执行环境等一系列因素的影响。

政策执行过程中,必须遵循一定的原则,即执行目标与政策目标统一;原则性和灵活性结合;刚性制约与柔性协调互补;时效性与稳妥性兼顾;对上负责与对下负责统一;信息传递与信息反馈并举;民主与集中相结合。

政策的执行力取决于政治强度、部门同一性、社会认同度和管理能力等方面因素。政策执行过程需要明确政策内涵,分析政策的动力和阻力,制定执行计划,配置执行资源,并协调和控制政策的实施。新的政策的推行肯定涉及组织和个人行为的改变,必然会遇到阻力。阻力之一是人们对新的程序和结构的抵触,这一阻力来源于既得利益集团利益的损失。阻力之二是已经形成的熟悉的思维方式。克服这些阻力需要卓越的领导能力,引导基层组织制定执行计划,组织执行团队,细化分工,设计和调整工作进度,以及对工作给予激励与反馈。同时要进行持续和严密的监控,以便发现执行中存在的问题并提出调整的措施。

五、政策评估

政策评估是人们依据一定的标准和方法,对公共政策方案规划、执行情况和政策效果及价值进行估计和评价的活动。当一项政策实施后,需要对这项政策的执行情况和效果进行评估,以判断政策执行之后的基本走向。政策评估实质上是政策主体对过去的政策经验和教训以及外部环境变化的一种主动学习,通过学习提升政府以及整个社会的公共政策能力。

政策评估是检验政策实践效果的过程。政策评估需要回答政策是否按既定计划实施,政策是否达到预期的目标,政策多大程度上解决了问题,政策带来的社会影响、政策效果等。

通过政策评估,如果政策效果明显,说明原有政策问题得到了相当程度的解决或缓解,这时该领域的问题优先顺序会出现新的变化,新的问题可能替代老的问题成为关键或焦点问题,政策制定者和研究者的侧重点也会随之转移;如果政策有效但不明显,则面临政策的调整;如果政策实施后没有出现预期的结果,甚至带来一定的负效应,则面临该政策方案是终结还是需要寻找新的方案替代的选择。

第三节　卫生政策管理

公共政策管理是随着政策变迁速度增加和政策周期更为明显的趋势而形成的新的公共政策领域。公共政策管理主要关注公共政策的结构与周期管理。政策研究者、决策者和操作者都兼有政策管理的责任。随着医药卫生体制改革的深化,卫生政策的数量不断增加,政策变化的速度也不断加快,如何保证卫生政策的整体性、系统性、协调性,对于卫生政策研究者、政策决策者和政策的执行者都是迫切需要解决的问题。这就要求政策主体了解公共政策的结构和周期,对卫生政策的结构和周期性特点进行研究,以适应卫生事业发展规律,理顺政策之间的关系,提高政策效能,提升政府治理能力。

一、卫生政策结构

政策结构是指政策管理者依据一定的原则,将一定时空范围内的众多政策组合起来,形成有利于政策规划、决策、实施和评估的政策群落。政策的形成多以单个的政策为对象,但在实际的政策活动中,政府部门需要管理的是政策群落。政策的结构化有助于使相关政策有机结合起来,使政策的执行更为合理,政策更为有效,也有助于促进政策评估的结论更为可靠。政策的结构化需遵循一定的原则,即服从总体目标、减少内在冲突、促进有序实施。公共政策结构主要有两大类型,政策领域结构和政策形式结构。

(一)政策领域结构

政策领域结构是指在政策结构化时,政策管理者依据不同的领域将政策组合成分领域政策群落。从社会领域的划分看,可以将公共政策划分为政治领域政策群落、经济领域政策群落、文化领域政策群落、社会领域政策群落、生态领域政策群落。在大的领域结构下还可以进一步细分,如社会领域政策还可以分为教育政策、卫生政策、社会保障政策等。

卫生政策是社会政策的一个子领域,卫生政策本身也可以进一步分出多个子领域。随着医药卫生体制改革的深化,不同层面的卫生政策大量出现,如何促进这些政策形成有机的整体,促进改革的推进,成为卫生政策研究者和决策者面临的问题。现以我国医改政策为例,来说明卫生政策的领域结构。

有学者对深化医药卫生体制改革的内容提出了"四梁八柱"的概括,从体系建设和体制机制健全两个角度对医药卫生体制改革政策进行了划分。

体系建设方面,改革中提出要建设覆盖城乡居民的公共卫生服务体系、医疗服务体系、医疗保障体系、药品供应保障体系,形成四位一体的基本医疗卫生制度。四大体系相辅相成,配套建设,协调发展。通过公共卫生服务体系的加强,提高公共卫生服务和突发公共卫生事件应急处置能力,促进城乡居民逐步享有均等化的基本公共卫生服务。医疗服务体系的进一步完善要建设结构合理、覆盖城乡的医疗服务体系。医疗保障体系的建设要建立以基本医疗保障为主体,其他多种形式补充医疗保险和商业健康保险为补充,覆盖城乡居民的多层次医疗保障体系。药品供应保障体系的建立健全促进加快建立以国家基本药物制度为基础的药品供应保障体系,保障人民群众安全用药。2012 年,中国共产党第十八次全国代表大会上的报告中指出要"重点推进医疗保障、医疗服务、公共卫生、药品供应、监管体制综合改革"。监管体制改革也成为完善国民健康政策的重要内容。因此,对于卫生政策也可以将其细分为医疗保障政策、医疗服务体系政策、公共卫生政策、药品供应政策以及监管体系政策 5 个分领域。

体制机制健全方面,建立协调统一的医药卫生管理体制,建立高效规范的医药卫生机构运行机制,建立政府主导的多元卫生投入机制,建立科学合理的医药价格形成机制,建立严格有效的医药卫生监管体制,建立可持续发展的医药卫生科技创新机制和人才保障机制,建立实用共享的医药卫生信息系统,建立健全医药卫生法律制度,成为另一个角度的政策划分领域。

(二)政策形式结构

政策形式结构指政策管理者根据一定时期、一定范围政策活动的总体目标,将不同领域、不同内容的政策按一定的模式组合而成的政策群落。政策形式结构考虑多个政策同时运行时,政策间的上下关系、左右关系和前后关系。根据政策间的关系可分为政策的塔式结构模式、树状结构模式、链状结构模式和网状结构模式等。这些结构类型有助于政策结构化过程中对政策的有机组合。

1. 塔式结构模式   当政策单元中的具体政策及政策单元之间呈现等级关系时,政策结构就呈现塔式结构模式。如针对某一政策问题的卫生政策有国家级政策、省级政策、市级政策、区县级政策,国家级政策处于塔尖,具有最高效能,统领各级政策,地方级政策要从属于国家级政策,级别越低,数量越多,形成塔式结构。

2. 树状结构模式   如果公共政策之间具有原生和派生关系,由这些关系组织起来的政策系统就是树状结构。以我国新一轮的医药卫生体制改革为例,以医药卫生体制改革的总体目标为核心,派生出一系列医药卫生体制改革政策,形成了卫生改革政策群落。2009 年 3 月 17 日,《中共中央国务院关于深化医药卫生体制改革的意见》提出了改革的总体目标是建立健全覆盖城乡居民的基本医疗卫生制度,为群众提供安全、有效、方便、价廉的医疗卫生服务。改革的基本理念,是把基本医疗卫生制度作为公共产品向全民提供,实现人人享有基本医疗卫生服务,从制度上保证每个居民不分地域、民族、年龄、性别、职业和收入水平,都能公平获得基本医疗卫生服务。改革的基本原则是保基本、强基层、建机制。这一政策成为新一轮医药卫生体制改革的原生政策。医药卫生体制改革细分的医疗保障政策、医疗服务体系政策、公共卫生政策、药品供应政策以及监管体系政策 5 个分领域就是新医改政策树的主干。以改革的目标、理念和原则为统领,形成了一系列的配套改革政策,构成新医改政策集群。

3. 链状结构模式   政策之间依次相依,环环相扣,就构成了政策的链状结构。链状结构上先行政策和后续政策之间具有承接性的联系。以公立医院改革为例,公立医院的组织结构变革带动治理结构、补偿机制和支付方式改革,进一步带动公立医院绩效的改善。这些政策一环联结一环,一项政策没有改善,将影响到下一个政策的效果。

4. 网状结构模式 网状结构模式是以上多种模式的综合。现实政策问题较为复杂,不同政策问题之间相互交织,构成政策问题的网状结构,相对应的,解决问题的政策也通过一个一个的节点相互联系在一起。以 2009 年新医改方案为起点的一系列政策已经构成了一个庞大的政策群落,随着医改的深入,针对出现的问题又形成新的政策关注点,如 2012 年国务院办公厅印发《关于县级公立医院综合改革试点意见的通知》(国办发〔2012〕33 号),将县级公立医院综合改革作为"保基本、强基层、建机制"的主要突破口;在 2010 年鼓励和引导社会资本办医政策的基础上,2013 年《国务院关于促进健康服务业发展的若干意见》(国发〔2013〕40 号),以及 2015 年《国务院办公厅印发关于促进社会办医加快发展若干政策措施的通知》(国办发〔2015〕45 号),又使医药卫生体制改革政策产生新的节点。

卫生政策管理的核心是了解卫生政策之间相互关系和作用的机制,找到政策资源投放的中心,让不同的政策形成合力。以不同的政策问题为中心可以形成不同的政策集群,如以国家药物政策为核心的药物政策集群,以公立医院改革为核心的公立医院改革政策群等。

二、卫生政策的周期

生物发展、环境演变、社会经济生活都呈现出一定的周期性,公共政策和卫生政策的运行也有周期性。

(一)公共政策周期

1. 单项政策的周期 政策的目的是解决社会问题,从问题进入政策议程到问题得到解决所确定的政策周期被称为政策的问题周期。政策的问题周期中包含政策的要素周期,即政策规划周期、政策执行周期和政策评估周期。单项政策从第一轮规划活动到下一轮规划活动,形成一个政策规划周期;从第一轮政策执行到下一轮政策执行,形成一个政策执行周期;从第一轮政策评估到下一轮政策评估,形成一个政策评估周期。对政策问题周期的研究,可以将某一空间或时期的政策问题周期的经验为另一空间或时期相似问题的解决提供借鉴。对政策要素周期的研究有助于管理政策的过程。

2. 政策集群的周期 政策集群是一定时期为解决多方面社会问题的单项政策的有机集合。社会问题的产生与社会经济发展的战略密切相关,政策集群的运行周期也需要结合社会经济发展的战略更替进行研究。

计划经济时期,社会公共政策呈现出计划经济模式下的政策周期。十一届三中全会以来,中国社会进入转型期,社会公共政策发生较大的调整,呈现出改革开放模式下以建立社会主义市场经济体制为核心的政策周期。改革开放以来,社会经济发展理念也在不断完善和发展,十六大形成了以人为本、全面协调可持续发展的科学发展观,社会公共政策呈现出促进协调、持续、和谐的政策周期。

政策集群周期的转换以多种方式实现,主要的方式是主导性政策的转移、部分政策的终止和创立新政策。

（二）卫生政策周期

在我国经济社会发展从计划经济向社会主义市场经济转变的过程中,卫生政策集群显示出与社会经济发展时期相适应的周期性特点。我国卫生政策大概可以划分为新中国成立到改革开放初期;改革开放以来两大阶段。改革开放以来,以全国性医药卫生体制改革与发展文件为标志,又可分为改革开放初期,20 世纪 90 年代后期和 2009 年以来 3 个时期。卫生政策周期体现了与社会经济政策相适应,以医改文件为主导政策,对卫生事业发展规律的认识逐渐深化的特点。

1. 新中国成立到改革开放初期   新中国成立初期,仿照苏联的模式建立了我国的卫生服务体系。在医疗保障制度方面建立了劳保医疗和公费医疗。农村三级医疗预防保健网、乡村医生队伍和农村合作医疗制度成为中国农村卫生的三大支柱。明确了"面向工农兵,预防为主、团结中西医,卫生工作与群众运动相结合"的卫生工作方针。这一阶段,卫生服务网络迅速覆盖城乡各地区,人群健康水平显著提高,卫生工作基本经验得到国际社会高度赞誉。卫生政策呈现出计划经济体制下的政策特点,一方面体现了政府较强的掌控能力,为居民提供了较大范围的健康保障;另一方面也存在体制机制不灵活,供给能力不足等问题。

2. 改革开放以来

(1)改革开放初期:改革开放以后,随着社会经济发展,人们对医疗卫生服务的需求迅速增加,医疗服务供给不足,"看病难、住院难和手术难"问题凸显。政府出台相关政策,鼓励多渠道发展卫生事业。1980 年国务院转发了原卫生部《关于允许个体行医问题的请示报告》,1985 年国务院转发了原卫生部《关于卫生工作改革若干问题的报告》,旨在调动医院的积极性,改善服务态度,提高服务质量和管理水平。1989 年国务院下发《关于扩大医疗服务有关问题的意见》,提出允许医院承包、允许医院和医生开展有偿服务等措施。1992 年全国卫生工作会议审议了《中国卫生发展与改革纲要》,提出卫生事业性质既是福利型的,同时又是公益性的,鼓励多种形式集资,提倡国家、集体、个人共同投入。医疗卫生机构的经营活动要以社会效益为最高准则,不以营利为目的,但必须保本,要合理补偿,保持和提高服务性经营活动的积极性。这一阶段的政策受企业改革思路影响较大,卫生政策的重点是扩大卫生服务的供给,打破"平均主义"的分配方式,调动医务人员积极性、提高效率,促进卫生服务能力的提升。同时,政府责任的缺位和不到位致使公立医院公益性淡化,以计划经济时期集体经济支撑的农村合作医疗、劳保医疗、公费医疗制度也受到很大的冲击。

(2)20 世纪 90 年代后期:随着市场机制的引入,打破了计划经济体制的卫生服务模式,动员了更多的卫生资源,提升了卫生服务能力,但随之而来的卫生医疗机构过度市场化、趋利行为、忽视社会效益等带来了新的问题。地区间发展不平衡,农村卫生、预防保健工作薄弱,医疗保障不健全,卫生投入不足,资源配置不够合理,医疗费用过快上涨的现象得到关注。为了纠正和解决卫生改革中出现的问题,1997 年下发的《中共中央、国务院关于卫生改革与发展的决定》明确了新时期的卫生工作方针,提出卫生事业是政府实行一定福利政策的社会公益事业,改革的目的在于增强卫生事业的活力,充分调动卫生机构和卫生人员的积极性,不断提高卫生服务的质量和效率,更好地为人民健康服务,为社会主义现代化建设服务。随后出台了《关于建立城镇职工基本医疗保险制度的决定》《关于农村卫生改革与发展的指导意见》《关于城镇医药卫生体制改革的指导意见》《关于建立新型农村合作医疗制度的意见》等卫生政策,启动了医疗保障制度、卫生体制改革、药物管理体制三改联动。这一阶段的卫生政策开始重视政府的宏观调控和对卫生事业体制结构的改革,但上述问题并没有得到根本解决,2003 年"非典"使这些问题进一步凸显。

(3)2009 年以来:2003 年"非典"以后,引发了学术界对卫生政策价值观和政策工具选择的讨论,在卫生领域如何发挥政府和市场的作用成为争论的焦点。在政府部门、卫生机构、研究机构、社会媒体、公众的参与下,2009 年出台了《中共中央国务院关于深化医药卫生体制改革的意见》,形成了改革的框架体系,随后的《医药卫生体制改革近期重点实施方案》明确了基本医疗保障制度建设、国家基本药物制度、基层医疗卫生服务体系、基本公共卫生服务均等化、公立医院改革试点五项改革的重点任务。

十八大以后,政府对卫生事业对于社会经济可持续发展的重要作用的认识更为明确。十八大报告指出:"健康是促进人的全面发展的必然要求"。形成了"健康中国"发展战略。2016 年 8 月召开的全国卫生与健康大会,阐明了我国推进健康中国建设的理念,将健康融入所有政策成为下一阶段卫生政策形成和分析的重要价值导向。

在卫生领域,20 世纪 90 年代后的卫生政策周期性更加明显,表现为以主导性的政策启动新一轮的医药卫生体制改革,随之一些老的政策终止,如原来的公费医疗、劳保医疗终止,新的政策随之呈现,如新型农村合作医疗、城镇职工基本医疗保险、城镇居民医疗保险等,推动了卫生事业的发展和创新。政策的形成更加注重顶层设计,注重政策的整体性、系统性和协调性。

随着卫生管理者对卫生事业发展规律理解的加深,对卫生政策价值观的明晰,对卫生政策的制定也更加注重其系统性和相互之间的关系。新时期卫生政策体系将为维护和增进国民健康,促进卫生事业的发展发挥更大的推动作用。

(韩优莉)

Summary

Health policy is the public policy in the field of health, which runs through the whole process of health service administration. Health policies are important means to achieve the goals of health service administration. This chapter introduced the basic concepts and related theories of public policy and health policy, the characteristics of health policy, the forming process of health policy, and the basic law of health policy management. Through this chapter, students should grasp the basic concepts and theories of public policy, comprehend the characteristics and system of health policy, familiar with the process of health policy, and understand the structure of health policy and health policy cycle.

思考题
| 1. 卫生政策的特点有哪些?
| 2. 卫生政策的功能有哪些?
| 3. 卫生政策问题确定的依据是什么?
| 4. 新医改政策的政策主体有哪些? 各自发挥了什么作用?

第六章

卫生系统绩效评价

导读：本章将重点介绍如何开展卫生系统的绩效评价。通过学习要求学生掌握绩效和绩效评价的基本概念，熟悉绩效评价的相关理论、原则；掌握卫生系统绩效评价的基本概念，包括公共卫生的绩效评价以及对大卫生系统的绩效评价；熟悉常用的健康状况评价指标、卫生系统反应性评价指标以及卫生筹资公平性评价指标，了解卫生系统绩效评价的一般方法。

第一节　绩效评价的基本概念

一、绩效

从语义学角度来看，绩效（performance）的含义是指"成绩、成效"。"成绩"指的是"工作或学习的收获"，强调对工作或学习结果的主观评价；而"成效"则是指"功效或者效果"，强调工作或学习所造成的客观后果及其影响。综合来讲，绩效就是对一个组织、机构或内部成员的成就与效果的全面、系统的表征，它通常与生产力、质量、效果等概念密切相关。

"绩效"最早源于企业管理，包括企业的工作成果和员工的工作效率两个层面，后来运用范围不断扩大。为了对绩效进行准确的测量和评价，单把它理解为成绩与效果显然是远远不够的，因此，学术界日益开始重视对绩效内涵的研究与明确。在研究绩效的内涵之前，还要注意绩效概念具有多层次性。根据 Spangenberg 的观点，绩效有 3 个层次，即组织层次、过程/职能层次以及团队、个人层次。

学术界对于绩效内涵的理解存在两种不同观点：一种认为绩效是结果；而另一种则认为绩效是行为。以 Bernardin 等为代表的"绩效是结果"的观点认为，绩效是在特定的时间内由特定的工作职能、活动或行为产生的结果；以 Campbell 等为代表的"绩效是行为"的观点则认为绩效是人们实际行为的表现并且是能够被观察得到的，这种观点强调绩效不是行为的结果，而是行为本身。

近年来，大多数学者认为应该从更宽泛的角度来理解"绩效"的概念。1988 年，Brumbrach 给绩效下了比较全面的定义，即"绩效包括行为和结果。行为由从事工作的人表现出来。行为不仅仅是结果的工具，行为本身也是结果，是为完成工作任务所付出的脑力和体力的结果，并且能与结果分开进行判断"。这一定义说明，绩效的涵义应该包括结果和行为两方面，当对绩效进行管理时，既要考虑投入（行为），也要考虑产出（结果）。

二、绩效评价

评价也称为评估、测评、考评。一般来讲，绩效评价（performance assessment）就是指运用数理统计和运筹学方法,采用特定的指标体系,对照统一的标准,按照一定的程序,通过定量定性对比,对企业或组织一定经营时期内的经营效益和经营者的业绩作出客观、公正和准确的综合评判。

绩效评价是个综合性的概念,根据评价的对象特性,绩效评价可以分为系统绩效评价和机构绩效评价;根据评价的层次,也可以分为对组织、过程/职能及团队、个人绩效的评价;根据评价的范围,绩效评价可以是全方位的,也可以是局部性的;此外,根据评价的阶段,绩效评价可在事前进行,也可在事中、事后进行。总的来说,绩效评价是一个复杂的概念。还有一点需要注意的就是,所有的绩效评价都与价值取向相关。

国外对于绩效评价的研究和实践经历了一个多世纪的历程。期间经历了从最初的定性研究发展到系统化的定量研究,不仅奠定了极为坚实的理论基础,同时也积累了较为丰富的实践经验。虽然我国系统化的绩效评价研究和实践起步较晚,在相当长的一段时间里主要以引进和学习国外的先进方法为主;但是当前我国国内研究已经基本上与国际同步,在将国外成熟理论本土化的同时也创造性地进行了符合我国国情的绩效评价实践。

纵观绩效评价的发展历程,可以总结出一些比较清晰的发展趋势:从理论研究来看,"利益相关者(stakeholder)理论"被越来越多地结合进来,利益相关者的价值需求和利益需求也越来越多地被考虑到;从运用领域来看,越来越多的部门都在运用绩效评价的理念,卫生系统和医院等卫生机构的绩效评价也处在探索和发展阶段;从方法上来看,绩效评价方法已经由单一的定性方法逐渐演变成系统化的数理方法,而且随着理论的深入和应用领域的特点,更多的方法还在不断地被创造出来。

三、绩效评价相关理论与方法

(一)绩效评价的基本原理

绩效评价是组织决策的依据、人力资源开发和控制的手段、绩效改进的动力和创造公平的杠杆,它具有很强大的反馈、控制、激励和开发功能。可以说,绩效评价是绩效管理的核心,而构建绩效评价模式是评价工作的核心问题。评价模式主要包括评价主题、评价维度和评价指标三方面。

评价主题也就是评价的主体范畴,一般认为评价主题包括"3E",即经济(economy)、效率(efficiency)和效果(effectiveness)。随着社会的发展,各国政府不断强调在社会中追求平等、公益、民主等价值理念,因此"3E"评价法单纯强调经济性就暴露出一系列的不足,所以后来又加入了公平(equity)指标,发展为"4E"。此外,质量也日渐成为评价的主题之一,这也是新时期绩效的重要标志。

评价维度是指对评价对象和评价行为的类型区分。而在一个评价模式中究竟要分成几个维度,则并没有一定之规。美国政府责任委员会架构的评价模式包括投入、能量、产出、结果、效率和成本-效益以及生产力六个维度。近年来,我国香港特别行政区政府则提出了包括目标维度、顾客维度、过程维度以及组织和员工维度在内的四个维度评价模式。

评价指标是评价的具体手段,也是评价维度的直接载体和外在表现。评价指标的选择和确立是整个评价过程最为重要也是最为困难的工作。良好的绩效评价指标体系应具有完整性、协调性和适宜的比例性。绩效评价指标的确立应遵循 SMART 原则:S 代表的是 specific,是指绩效指标要切中特定的工作目标；M 代表 measurable，是指绩效指标是可以测量的、相关数据或信息是可以获得的；A 代表 attainable，是指绩效指标是可以实现的，应避免设立过高或过低的目标；R 代表 realistic，是指绩效指标应该与工作相关，是实际存在并可以证明和观察得到的；T 代表 time bound，是指在绩效指标中要设定完成这些指标的期限，一般以 1 年为单位，也可设立季度目标或 3~5 年的中长期目标。

（二）绩效评价的常用方法

绩效评价的常用方法可以分为定性方法和定量方法。定性方法可以参照常见的社会学定性研究方法，这些方法主要以访谈形式进行，至今仍在绩效评价中占有非常重要的地位。而定量方法则包括许多数理统计方法，1977 年美国的 TL. Saaty 提出层次分析法，被认为是完成了从定性分析到定量分析的过渡。此后，如 TOPSIS（technique for order preference by similarity to solution）法、网络分析法、模糊评价法等逐渐成为研究和运用的热点。使用和创造这些数理评价方法，对于拓展绩效评价的适用范围、评价结果的科学性和准确性具有重要意义。

在具体选择和应用绩效评价方法时，还需要注意评价的精确性（precision）问题。绩效评价的精确性代表了绩效评价结果的可信性和评价内容的有效性，往往通过信度（reliability）和效度（validity）来衡量。绩效评价的信度是指使用相同技术重复测量同一个对象时得到相同结果的可能性，衡量信度有两种指标，即考评者内部信度和再测信度。绩效评价的效度是指测试绩效与实际工作绩效之间的相关程度，衡量效度的最重要指标是绩效内容效度，即用来说明在绩效评价中所设置的测试项目和设计的测试问题在多大程度上能代表被测试者的实际工作情境，或者真实地反映出被测试者实际工作中所存在的典型问题。

（三）绩效评价的影响因素

绩效评价受到诸多因素的影响，几十年来，研究者从评价目的、评价工具、被评价者因素、评价者的信息加工过程及其主观情感等方面进行了深入探讨。以评价目的为例，基于不同的评价目的会得到不同的评价结果。例如，以政治性为基础的绩效评价只求能达到其政治性的目的，并不过分强调评价的准确性。因此，绩效评价应该首先考虑评价目的。随着对绩效评价影响因素认识的不断深入，研究者相继提出了 Hunter 模型、Hunter 模型拓展、Borman 模型和 Borman 模型拓展等有较大影响的绩效评价因果模型。

虽然不去深入分析这些复杂的因果模型，但是应当认识到：任何一个进行绩效评价的主体都有自身特定的评价角度，虽然有其不可替代的比较优势，但是也有自身难以克服的评价局限，因此，评价主体多元化是保证绩效评价有效性的一个基本原则。

此外，还应该认识到，成功的绩效评价需要具备以下条件：①确定利益相关者并争取他们的合作；②获得决策者的支持；③合理制定评价目标和评价任务；④构建合理的评价主题、评价维度和评价指标体系；⑤评价方法科学简便、容易控制；⑥有强大的技术支持。

第二节　卫生系统绩效评价理论

本章第一节主要讲述了绩效及绩效评价的一般概念、原理与方法，在此基础上，本节将重点探讨卫生系统绩效评价问题。卫生系统绩效评价的思想和方法主要是由世界卫生组织（WHO）倡导和发展，WHO 在 2000 年《世界卫生报告》中对各国卫生系统的绩效评价引起了各国政府的高度重视，也使得国内各界普遍开始重视卫生系统的绩效评价。

一、基本概念

（一）卫生系统及卫生系统的绩效

系统绩效实质上就是对系统目标的实现程度。因此，要想评价卫生系统绩效（health system performance），首先要对卫生系统进行界定，然后再密切结合卫生系统的绩效目标及其功能来进行。

卫生系统（health system）是指所有致力于产生卫生行动的组织、机构和资源。该定义的关键词是卫生行动（health action），卫生行动是指任何行为，无论是私人健康护理还是公共卫生服务，或者是部门交叉性的促进因素，其最初的目的都是要增进健康的行动。卫生行动的衡量标准是该行动必须以增进健康为首要出发点。例如增进居民营养状况、提高人口教育水平等均有利于健康水平的提高，但如果营养状况的改善和教育水平提高的原始出发点不是从健康的角度考虑，而是从其他角度考虑的话，则不能称其为卫生行动。2007 年，WHO 在 2000 年《世界卫生报告》的基础上，提出卫生系统由服务提供、人力资源、信息系统、基本药物、卫生筹资与卫生管理六个模块构成。

卫生系统是一个复杂的系统，以改善健康状况为主要目的的任何个人、团体、组织及相关资源都属于卫生系统的范畴，例如预防保健与医疗服务提供者，筹资中介组织，药品、试剂、医疗设备以及医生与护士等投入生产者，卫生服务计划与管理者等。可见，卫生系统具有多方参与的特点。这一系统中的各方面相互联系、相互影响而又相互制约，需要共同努力才能实现系统的最终目标。

确定绩效目标是卫生系统绩效评价的前提。2000 年《世界卫生报告》（World Health Report）提出卫生系统的绩效目标主要有 3 个：促进健康、增强反应性以及确保卫生筹资的公平性。

1. 促进健康 增进健康当然是卫生系统的首要目标，但并不是唯一的目标。良好健康的目标其实质包含两层含义：优质以及个体之间的差异最小。良好的健康水平是通过衡量健康期望寿命的增加以及疾病负担的减轻来衡量；同时健康状况的改善也着眼于减少健康状况分布的不公平状况，尤其是要改善贫困人口的健康状况。

2. 增强反应性 反应性（responsiveness）是指卫生系统能够满足人民群众合理期望的程度，这个期望并非是对医疗结果的期望，而是指病人在享受医疗服务的过程中对非医疗结果的各种期望。反应性的衡量包括两部分：一是"尊重个人的尊严"，即服务对象在就医时受到尊重、病人具有自主权并具有对医疗方案的一定选择权、病人拥有隐私权和良好的交流等；二是指"以服务对象为中心"，即医疗机构能够及时关注服务对象的需要、提供必要设施，服务对象具有自由选择权、能够自由地选择各种医疗机构和医疗卫生人员，卫生机构具有良好的社会支持功能，允许服务对象的亲友探视等。

3. 卫生筹资公平性 第一方面是指筹资的公平性：如果每个家庭对卫生系统的筹资贡献率相同，那么这个卫生系统的筹资可被视为是公平的；第二方面是指大病风险保护：如果家庭或成员因为大病造成的卫生保健费用支出而带来经济上的风险，那么这种筹资系统就是不公平的。公正合理的筹资应当是根据支付能力来合理分摊每个家庭因支付卫生费用而面临的风险,一个公平的卫生系统应该能够保护社会上所有的人,特别是贫困人群,而不至于使一些家庭因支付医疗费用深陷贫困之中。

为完成卫生系统的概念框架,卫生系统绩效目标还可分解为质量、公平和效率三方面。这些评价卫生系统绩效的主要指标现在是可以测量的,人口的健康状况和卫生系统的反应性就是质量,三个指标的分布就是公平,五个指标的产出反映了卫生资源的功能,即效率(图 6-1)。这个概念框架为测量卫生系统绩效提供了基础。

目标	水平	分布
健康	*	*
反应性	*	*
筹资公平性	-	*
	质量	公平

效率

图 6-1
卫生系统目标

明确了卫生系统的绩效目标为下一步的绩效评价奠定了基础。那么什么是卫生系统绩效呢?图 6-2 显示了国家 A 和国家 B 的卫生系统绩效。图中的纵轴表示卫生系统目标的实现程度,横轴表示卫生系统资源。图中下方的线条称为“最小可能线”,表示最差卫生系统所取得的绩效,而上方的线条称为“最大维持线”,表示最佳卫生系统取得的绩效。在这两条线之间,人群 A 尽管比人群 B 的健康水平低,但从卫生系统绩效中的受益程度是相同的。因此,卫生系统绩效就是指在给定的卫生资源下,卫生系统 3 个总目标的完成情况。其中卫生资源可以通过国家卫生账户来测量,国家卫生账户就是来确定用于卫生的所有资源,而不管这些资源来自个人付费、私人自愿保险、社会保险、政府税收还是捐资机构。

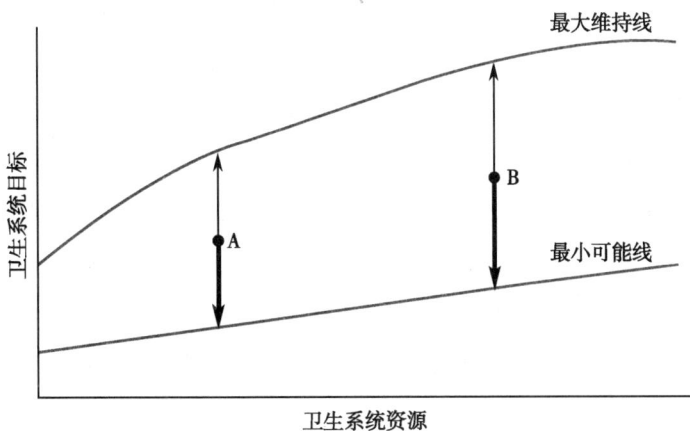

图 6-2
卫生系统绩效与卫生系统资源的关系

卫生系统绩效的实质就是指一个国家的卫生系统绩效如何依赖于该国的卫生系统对于自己有责任承担的卫生系统总体目标的实现程度。然而仅凭这三个总目标还不足以解释卫生系统绩效好坏的原因,也不能够给出提高绩效的行动建议,还必须考虑一个卫生系统是如何发挥其职能的。

（二）卫生系统职能

一个卫生系统绩效的高低取决于其职能的发挥情况。因此,要想对卫生系统进行正确的分析、评价,不仅需要了解该卫生系统的绩效,还需要知道它是如何发挥其职能的。这样才能知道如何发挥卫生系统的最大潜力,使之达到 3 个总目标。根据 2000 年的《世界卫生报告》,卫生系统的职能可以分为4 种:即监督管理(stewardship)、筹资(financing)、服务提供(provision)和资源筹措(resource generation)。

1. 监督管理　在 2000 年《世界卫生报告》中,"管理"一词使用了新的英文单词(stewardship),它的含义远远超过了立法(regulation),具有广义管理(governance)的概念。监督管理包括制定公正的游戏规则以及确定整个卫生系统的战略方向,其核心问题就是如何定位政府的作用。当前很多卫生改革都在寻求改变政府的职能,从提供卫生服务转向引导卫生系统改善工作绩效。在四个关键功能中,监督管理是最重要的,它可以影响其他三个功能。在监督管理方面最主要的挑战就是要强化卫生行政部门对卫生系统提供政策指导方向的能力。

2. 卫生筹资　所谓筹资就是筹集经费、建立统筹以及分配资金。适宜的筹资方式可以促进卫生系统的持续发展。资金筹集意味着通过一定的渠道从家庭、公司、政府和捐资机构筹集资金,这些渠道包括个人付费、商业保险、强制性社会保险、普通税收、非政府机构的捐款以及国际机构的转移支付。资金一旦筹集起来,第二步就是建立抗风险的统筹基金。有些形式的筹资,如个人付费,则不具备统筹基金的作用。一旦筹集了统筹基金,下面的任务就是如何向提供卫生服务的机构或个人分配资金。有证据表明,为公众购买成本-效益好、可接受性强的卫生服务则卫生系统绩效比较好。卫生筹资的主要挑战就是如何扩大预付制,提高公共筹资的力度,增加对资金的公共管理强度。

3. 服务提供　卫生系统的一个重要功能就是提供高质量的个人卫生服务及公共卫生服务。这其中包含许多投入要素的组合,如人力资源、药品和设备,它们的产出就是卫生服务。在大多数的卫生系统,卫生服务分为个人卫生服务,包括针对个人的预防、诊断、治疗和康复等;另一方面则是公共卫生服务,包括针对群体的健康教育、环境卫生等。这种区分是很重要的,因为它们的卫生政策是不相同的。个人卫生服务一般涉及公立/私立卫生服务,而公共卫生服务则更多地涉及政府责任。许多国家的经验表明,个人卫生服务的提供日趋多元化,通过有效的服务网络加以协调,通过竞争来提高效率。随着私立卫生服务机构的增加,要进一步促使公共卫生部门管理职能的发挥,改善卫生系统绩效。

4. 资源筹措　卫生系统不仅仅是指卫生管理部门、筹资部门和卫生服务提供部门,同时还涉及卫生服务投入部门,特别是人力资源、仪器和设备以及知识。这些机构包括大学和其他教育机构、研究中心、药品生产部门等。在这些方面,卫生决策的核心问题就是如何保证供给与卫生系统需求之间的平衡,特别是卫生人力的需求,不合理的增加和分布卫生人力并不能改善卫生的不公平性。同样,对机构及技术的投资也应该根据国家重点来进行优先配置,从而提高卫生系统的总体绩效。

卫生系统职能及卫生系统总目标之间的关系如图 6-3 所示。

二、卫生系统绩效评价目标与评价框架

上一部分介绍了卫生系统绩效评价的相关概念。卫生系统绩效评价是通过建立一套指标体系,采用统计学方法对一个国家或地区基于其卫生系统目标的实现程度所进行监督、评估、反馈和预测

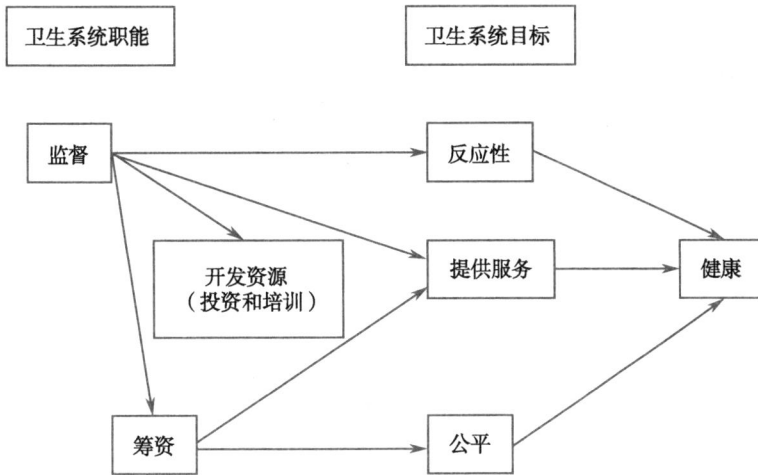

图 6-3

卫生系统职能及目标关系图

（资料来源：WHO 2000 年《世界卫生报告》）

的过程,从而保证系统的有效性、公平性、效率和质量。评价的范围主要是整个卫生系统,而并非针对某个医疗服务机构或服务提供者的绩效管理,卫生系统绩效评价的目的就是通过提供有关政策及卫生系统发展的可靠信息来增强决策者们的能力;通过提供健康改善情况信息来提高公众的能力。大多数国家的政策决策者们和公众都非常关注本国与别国的卫生系统绩效:自己国家的卫生系统是否能够尽其所能地良好运行? 为什么一些国家的卫生系统绩效良好,而有些则不行? 为什么即使在那些卫生资源相近的国家,其卫生系统绩效也有较大的差别? 为了切实解决这些问题和挑战,世界各国和国际组织都在积极探索,其中 WHO 贡献非常突出。

WHO 一直致力于发展系统化的、具有横向和纵向可比性的方法来监控各国绩效。2000 年,WHO 决定将"加强和改进卫生系统绩效"作为《世界卫生报告》的主题,并将其作为四个战略方向之一,从而引起世界各成员国的注意,并将改进绩效纳入各国卫生改革的核心任务。

根据 2000 年《世界卫生报告》,分析国家卫生系统绩效评价的框架如图 6-4 所示。这个框架中包含了绩效评价的目的,就是以一种能够按照不同时间和不同系统对于卫生系统的关键产出结果和效率进行监测与评价的过程(Murray CJL, Frenk JA. WHO framework for health system performance assessment,2000) ,并据此选用衡量指标和方法,分析影响绩效的因素,提出改进绩效的政策建议。

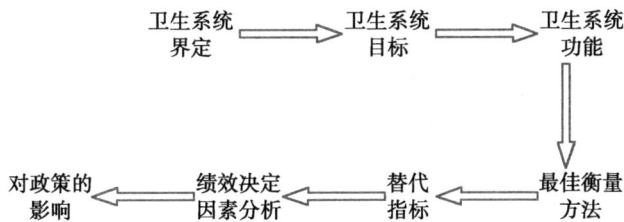

图 6-4

卫生系统绩效评价框架

完整的卫生系统绩效评价包括参与者选择、框架构建和完善、指标选择和优化、评价主体机构建

立、数据收集系统完善、评价实施、结果应用以及绩效评价激励措施等。具体来讲,卫生系统绩效评价应包括一系列的活动:

1. 测量卫生系统对社会期望目标的贡献情况。

2. 测量用于实现这些目标的卫生系统与非卫生系统资源情况。

3. 估计运用这些资源实现总体目标时的效率。

4. 评估卫生系统功能影响那些可以观察到的目标与效率的途径。

5. 制定、贯彻改善绩效的政策并监控其实施效果。

　　根据卫生系统的 3 个总体目标,WHO 用 5 项指标来衡量卫生系统绩效:人群总体健康水平;不同人群的健康水平差异;卫生系统总体反应性;不同人群中卫生系统的反应性差异;不同人群医疗卫生费用的分担情况。将这 5 项指标按一定比例合并后,即可得出一个国家卫生系统的绩效。其中对健康状况的衡量采用的是 DALE(失能率校正的预期寿命)指标。DALE 依据三方面数据计算:①各年龄组人口的存活比率;②各年龄组各种失能流行状况;③每种失能的比例。与 WHO 和世界银行曾提倡的 DALY(失能调整生命年)相比,DALY 主要测定良好健康的丧失与长期无残疾状况的生存期比较,可以区别每种疾病对总体结果的影响,而 DALE 则可以与未经校正的预期寿命进行比较,以反映健康分布的差异(详见本章第三节论述)。

　　除了上述重点介绍的 WHO 框架之外,经济合作与发展组织(OECD)通过借鉴 WHO 卫生系统绩效评价的框架,提出了一套概念框架,包括三个主要目标:健康促进或健康结果、反应性与可及性、财务分担与卫生费用,这些目标被划为平均水平和分布两个层次,平均水平的三个目标反映了效率,分布的三个目标反映了公平。因此,该框架包含 4 部分的测量指标:健康促进与结果、反应性、公平和效率。采用此评价体系对加拿大、荷兰、瑞典、英国和美国的卫生系统绩效分别作出了评价。此外,世界银行(World Bank)分别从筹资、支付、组织、规制和行为五个关键方面确立了卫生系统绩效评价的过程指标体系;并从健康状况、财务风险保护和满意度三方面确定了绩效评价指标的结果指标体系。其他还有卫生系统和卫生保健质量评价框架、欧洲共同体健康指标方案和美国联邦基金国家卫生系统绩效比较框架等。2008 年,53 个国家签署了《塔林宪章》,承诺提高卫生系统的透明度和强化问责机制,以实现可测量的卫生系统绩效结果。

第三节　卫生系统绩效评价主要指标和方法

　　本节主要介绍卫生系统绩效评价的相关指标,特别是近年来发展比较迅速的测量健康状况以及卫生系统反应性的新指标和方法。

一、健康状况

　　反映健康状况(health status)的指标很多,传统的衡量健康的主要指标包括以死亡率、婴儿死亡率、孕产妇死亡率以及预期寿命等为代表的生命统计指标以及以发病率、患病率、感染率及残疾率等为主的反映人群发病、患病、感染、残疾情况的疾病统计指标。传统指标只是从死亡、疾病、发育某一个侧面评价人群健康状况,由于社会、经济发展、医疗保健措施日趋完善,人群健康状况有了根本的改善和提高,死亡与寿命已达到比较稳定的水平;传统的生命统计指标对反映目前人群健康状况变化的敏感性有所降低,并有一定的局限性。为补充传统评价指标的不足,反映不断变化的人群健康状况,一些新评价指标应运而生,下面主要介绍一些评价人群健康状况的新指标。

1. 减寿人年数　减寿人年数(potential years of life lost,PYLL)亦称死亡损失健康生命年,是指某一人群在一定时间内(通常为 1 年),在目标生存年龄(通常定为 70 岁或出生期望寿命年)内因死亡而使寿命损失的总人年数。该指标主要用于比较特定人群中不同死因,反映某死因对一定年龄的某人群寿命损失和危害程度;它对死者的年龄给予相应的权重,作出定量计算,死亡时间越早,PYLL 值就越大,突出了过早死亡的危害。

2. 无残疾期望寿命　期望寿命是以死亡作为观察终点,而无残疾期望寿命(life expectancy free of disability,LEFD)则以残疾作为观察终点。这是寿命表方法用于功能状态的研究。运用寿命表的计算原理,扣除处于残疾状态下所耗的平均期望寿命,从而可得出无残疾状态的期望寿命。LEFD 是质量较高的生命过程,能更好地反映一个国家、一个地区的社会、经济发展和人民生活质量的综合水平。

3. 健康期望寿命　健康期望寿命(active life expectancy,ALE)亦称活动期望寿命,是以生活自理能力丧失率为基础计算而得出的。生活自立能力系指正常人生存所必须具备的、日常生活所必须完成的活动,如吃饭、穿衣、上下床、上厕所、洗澡等活动。该指标目前已得到广泛的应用;它不仅能客观反映人群生存质量,亦有助于卫生政策与卫生规划制定。

4. 伤残调整寿命年　伤残调整寿命年(disability adjusted life year,DALY),系指疾病死亡损失健康生命年与疾病伤残(残疾)损失健康生命年相结合的综合性指标。某一人群的 DALY 就是将该人群的死亡损失健康生命年(years of life lost,YLLs)和伤残损失健康生命年(years lived with disability,YLDs)进行综合计算,再以生命年的年龄相对值(年龄权数)和时间相对值(贴现率)作加权调整。

DALY 是生命数量和质量以时间为单位的综合指标,该指标可较好地评价疾病负担;也可评价卫生规划及其实施效果等,而且 DALY 对不同社区、不同国家和不同种族均有可比性。一些学者认为,DALY 是一种合理的人群健康状况评价指标,适应于评价疾病负担。

5. 伤残调整期望寿命　伤残调整期望寿命(disability-adjusted life expectancy,DALE)是在寿命表的基础上,将人群的生存质量和死亡状况结合起来进行健康测量,并成功地用于各成员国卫生系统的绩效评价。DALE 对不同个体的健康状况进行详尽描述后,将其在非完全健康状况下生活的年数,经过伤残严重性权重转换,转化成相当于在完全健康状况下生活的年数,从而进行人群健康状况的量化评价。DALE 是一种对人群存活率、死亡率、不同健康状况的流行率和严重程度都很敏感的健康综合衡量指标,相当于充分健康状态下的期望寿命。

与 DALY 相比,DALE 是一种健康期望衡量,它衡量了除去死亡和伤残的影响后,人们在完全健康状态下生活的年数。DALY 可以区别不同疾病导致的期望寿命的损失,不同的疾病负担可以用于疾病控制和政策对疾病的不同倾向。但在用于所有原因所致健康状况的跨国家人群间的比较时,DALE 仍有其独特的优势,因此 WHO 在评价卫生系统绩效时,将 DALE 选定为最合适的居民健康总体衡量指标;利用 DALE 可以进行不同人群健康状况的比较,评价不同国家卫生系统的绩效;可以确定重点人群和重点防治疾病,为卫生决策提供政策性支持;能够衡量人群健康水平的公平性;提供测量非死亡性健康状况的有效方法,引起人们对非死亡性健康状况的关注。

二、卫生系统反应性

1. 卫生系统反应性的概念　从概念上讲,反应性(responsiveness)主要包含两方面的内容。一方面是基本人权,如对人的尊重、治疗时的自主性和保密性。另一方面包括病人对卫生服务的满意度,如治疗的及时关注、社会支持网络、医疗卫生机构的基本设施,以及对卫生服务提供者的选择性。

卫生系统反应性是卫生系统的产出之一,是医疗卫生机构对个体普遍合理期望的认知和适当的反应。反应性不是指对个人期望的反应,而是对公众普遍合理期望的反应,这对评价卫生系统是非常重要的。个人期望的形成主要根据个人或社会的经历,在评价卫生系统时,由于个人对卫生系统的期望不同,穷人和社会地位低下的人群往往期望较低,满意度较高;而富人和社会地位较高人群的期望较高,满意度较低。要克服期望的差异,对"合理"期望进行界定是非常必要的。

目前 WHO 对卫生系统反应性的测量有两种方式,一是知情人物访谈(key informant interview),二是家庭调查。测量卫生系统反应性的重要意义主要表现在:①了解公众的合理期望是卫生系统管理的核心。卫生系统管理的重要职责之一就是维护各方积极参与的水平,而实际上消费者处在被动的位置上,卫生系统的管理者有责任为消费者提供足够的信息,保护消费者的参与水平,信息的交流就是反应性的关键因素。②反应性涉及基本人权,反应性目标的核心就是保护和提高基本人权。卫生系统、教育、经济、政治和文化系统都把反应性作为其目标之一,无论哪一种系统要想取得成功,都必须了解公众的合理需求。③卫生系统不需要大量的投入即可改善反应性的部分指标。虽然并不是所有反应性指标的改善都是低成本的,但总的来讲,不需要大量投入,例如不需要大量资金,即可提高卫生服务提供者对消费者的尊敬程度和改善服务态度。④在卫生系统的 3 个目标中,反应性的改善可能是最快捷的,因为它不需要大量投入,而且干预措施的结果可立即显现,因此反应性的改善比健康的改善要快得多。

2. 卫生系统反应性的构成　卫生系统的反应性主要由两部分七方面组成。第一部分是对个人的尊重,包括尊严、自主性和保密性三方面;第二部分是以病人为中心,包括及时关注、社会支持、基本设施质量和选择性四方面。

(1)尊严(dignity):尊严是指病人在治疗和咨询过程中应受到尊重;在体检或治疗时,病人的身体隐私应受到保护,病人有权要求避开他人甚至医生;保护麻风、肺结核和艾滋病等传染病病人的人权,如允许他们在一定条件下进行自由活动和交往。伴随着物质生活水平的提高,人们的精神需求逐步上升,反映在卫生服务上,人们对卫生服务的需求也由以医疗需求为重点转向了开始追求非医疗需求方面的内容。医患双方是平等的,都有独立的人格,病人在接受卫生服务时理应受到尊重,这体现了病人的基本人权。

(2)自主性(autonomy):虽然关于病人自主权的合理范围和程度目前尚有许多争议,但是病人有自主参与治疗决定的权利。卫生服务的提供者在对病人实施检查治疗前,应尽可能地向病人提供几种可供选择的方案,告知每种方案的利弊并提出建议,以便病人就疾病和健康问题作出合乎情理和自身价值的选择;在执行任何治疗或化验前,卫生服务提供者应征得病人的同意,而病人有权拒绝他认为不合适的方案。

(3)保密性(confidentiality):病人信息有获得保密的权利。一个医生必须绝对保守病人的隐私,无论这些隐私是病人自己告知的,还是医生所见到、听到或意识到的。这符合"病人利益是医疗卫生服务最高宗旨"的观点,病人接受医疗服务的情况,包括病史、转归、结局以及治疗决定等应受到保密。当病人与医务人员进行交谈时,他们的交谈应受到保密,不应让其他人听到或知道。医患交流有时不单独作为卫生系统反应性的一个因素,而是涵盖在病人尊严的内容之中,但目前多倾向于将其单独列为卫生系统反应性的一个因素。

(4)及时关注(prompt attention):病人应得到及时诊治。健康是一种基本人权,卫生体系应当为病人提供及时诊治的条件,以使病人尽快恢复健康,同时病人因为知道自己会得到及时诊治而获得一种良好的心境。为此,WHO认为卫生体系应该做到:从病人住宅到卫生保健机构的地理距离应该短,到达不需花费太长时间;急诊服务应该及时;病人有权在合理的时间内获得诊治,包括非急诊治疗和手术,所以候诊时间要短;病人在医疗机构等候咨询和化验检查的时间不宜太长。

(5)社会支持(social support networks):治疗过程中,病人应该得到社会支持。病人作为一个完整的人,不仅是生物人,更是社会人,当其处于疾病状态时,对家庭、亲戚、朋友的心理依赖性增大,渴望在感情上得到更多的理解和关怀,在生活上得到更多的照顾和帮助。良好的社会支持网络有助于缓解病人的紧张情绪和精神压力。

(6)基本设施质量(quality of basic amenities):基本环境设施应该舒适整洁。良好的医疗环境有利于促进病人的身心健康,因此医疗卫生机构应该具备:清洁的环境;足够的家具;卫生营养的食品;良好的通风条件;清洁的饮用水;清洁的厕所;干净的被褥以及医疗卫生机构建筑和设施的维护。

(7)选择性(choice of providers):病人可以自主选择卫生机构和卫生服务提供者。病人有权根据自己的需要和特定情况选择合适的卫生服务提供者。给病人自由选择的权利,既尊重了病人的意愿,体现了"以病人为中心"的原则,又有助于改变医务人员的垄断地位,在卫生机构和卫生服务提供者之间形成竞争。因此卫生服务的消费者有权:自主选择医疗卫生机构;有权选择卫生服务提供者;如果发生严重的或慢性的疾病,或者急症,可以对卫生服务提供者进行二次选择;病人有选择专家的权利。

三、公平性

1. 筹资公平性的概念和测量　　卫生系统绩效评价的第三个指标是筹资的公平性(fairness of financing)和抗风险能力,即每个国家都有相应的卫生投入,个人或家庭对卫生的投入应当按照其收入水平和支付能力而定,而不是根据其所获得的服务成本来确定。

衡量卫生筹资是否公平,一要看政府补贴如何分配和使用,二要看卫生服务项目或保险覆盖了哪些人,三要看疾病风险是如何分担的。公平性要根据人群的公共期望和卫生系统的筹资机制来确定,筹资的公平就是当家庭成员患病时避免出现贫穷。为了使患病人群避免疾病和经济的双重打击,应当建立抵御疾病的风险基金,从而使人在患病时可从疾病风险基金中受益。所谓风险分担就是指每个人的贡献不一定相同,贡献的多少要依据其经济或收入来确定,经济状况越好其贡献越大。

2. 健康状况的公平性　尽管健康是一个重要的指标,但仅仅靠健康指标来反映卫生系统绩效是不够的。另一个关键的因素就是健康在各个国家的分布,即健康不公平的程度。

有两种测量健康不公平的方法:一方面,各个国家的人群可以根据收入、受教育程度、民族等进行分组,计算各组的婴儿死亡率、期望寿命和一些重要原因的患病率,并在各组之间进行比较;另一方面,健康状况的差异可直接用一些健康指标进行连续测量,如儿童死亡率变化幅度为 40 倍,从最贫穷国家的 200‰ 到发达国家的 5‰。两种方法都基于这样的观点,即健康的差异必须和收入、受教育程度等社会指标结合起来才有意义。WHO 认为健康的差异本身具有重要的意义,并不一定与社会经济因素相关,这是因为健康本身也是反映社会状况的因素之一。从健康本身的角度,WHO 发展了一种在人群中测量健康不公平的方法。上述两种方法都可以反映健康的不公平,而通过小范围的对比分析则可进行深入探讨。

四、卫生服务可及性、质量和效率

1. 可及性　可及性用来测量某人群获得其所需要的卫生服务的程度。它与经济上的、物理上的、文化上的或其他方面人们在利用卫生服务时可能遇到的障碍的存在(或缺乏)有关。

在卫生领域通常考虑的主要是物理可及性、经济可及性和服务可及性。物理可及性测量卫生服务可利用或可获得的程度。例如,如果在一个村庄合理的距离内连一所卫生机构都没有,那么对于那些居住在村庄里的居民来说,在卫生服务的可及性方面就存在着物理上的障碍。经济可及性测量居民能够支付卫生服务的程度,造成经济可及性的障碍主要是与寻求和利用服务的成本有关。提供医疗保障或提高保险的报销水平可改善居民对卫生服务经济上的可及性。服务可及性则测量居民得到特定卫生服务覆盖的状况。例如,如果某些针对重点人群的卫生服务,包括儿童的预防接种、儿童和孕产妇的系统管理、老年人口的健康检查和妇女的两癌(宫颈癌、乳腺癌)筛查等不能得到有效提供,那么相应人群在获得这些服务方面就存在着障碍。

2. 质量　质量是某种产品或服务的特征,该特征承载其满足规定的或隐含需要的能力。卫生服务质量是医疗卫生机构利用一定的卫生资源向居民提供卫生服务以满足居民明确或隐含需要的特征的总和。

卫生服务质量可从以下几方面进行评价:

(1)病人安全:避免诊疗护理过程对病人造成伤害。

(2)适宜性:所使用的诊疗手段与病人所需要的医疗服务相适应,不存在过度提供服务或服务提供不足的现象。

(3)连续性:短期内不能完全康复的病人应该能够得到持续的关注,以获得最佳的治疗效果。

(4)有效性:基于医学科学知识提供医疗服务,使得病人病情得到有效的控制。

(5)可接受性:在提供医疗服务时以病人为中心,尊重病人的偏好、需求与价值观,使得病人乐于接受。

3. 效率　效率指的是使所使用的资源发挥尽可能好的价值(或者使用最少的资源获得某种特定的结果)。两个通常使用的关于效率的概念是配置效率和技术效率。

配置效率意味着以一种获得最大可能的整体利益的方式分配资源。通常评价分配效率所使用的指标有病床利用率、医师日均担负诊疗人次等。

技术效率（生产效率）意味着以给定的投入生产出最大可能的持续的产出。通常用平均医疗费用、平均住院日等指标进行评价。

第四节　卫生系统绩效评价案例

一、2000 年全球卫生系统绩效评价案例

2000 年，WHO 根据前面章节介绍的卫生系统绩效评价的框架和方法，利用公共卫生和计量经济学等学科的方法并以各会员国的现有数据为基础，制定了各项指标值，在不能获得数据的地方，利用标准数学技术估算指标值，对不确定的结果用可信区间来表达。在 2000 年《世界卫生报告》中，WHO 首次应用 DALE 的水平和分布、反应性的水平和分布、卫生筹资的公平性及人均卫生费用，对191 个成员国的卫生系统绩效进行了评价和排序。

从总体评价结果来看，当时水平健康状况最好的国家为日本，其次为澳大利亚，排在第 3 位的是法国。它们的 DALE 分别为 74.5 岁、73.2 岁和 73.1 岁。健康分布状况排在前 3 位的国家分别是智利、英国与日本。水平反应性最好的国家是美国，其次为瑞士、卢森堡。反应性的分布排在前 2 位的依次为阿拉伯联合酋长国、保加利亚，并列第三的有 36 个国家。哥伦比亚与卢森堡两国分别列筹资公平性的第一、二位。综合以上结果，卫生系统总体绩效列前 3 位的国家分别为：日本、瑞士和挪威。排在末尾的大多数为撒哈拉以南的非洲国家，排在最后 1 位的是塞拉利昂。

根据 2000 年 WHO 评估结果，我国的水平健康排在第 81 位，健康分布状况列第 101 位；水平反应与土库曼斯坦并列第 88 位，反应性的分布与圭亚那并列第 105 位；筹资公平性列第 188 位，为倒数第四。总体绩效在 191 个成员国中排在第 144 位。可见，当时我国卫生系统绩效并不令人满意（表 6-1）。

虽然有学者认为 WHO 在 2000 年《世界卫生报告》中提出的框架还有许多局限性，所选择的方法和指标以及收集的信息也并非完美无缺，但是毕竟是从全新的角度提出了评价卫生系统的理念和方法，也提出了实现卫生系统目标和加强卫生系统绩效的努力方向。这种指导思想对于世界各国都具有重要的借鉴意义，特别是对于确定我国的卫生改革方向和策略选择是十分有益的，这也成为推动我国进行深化医改的重要原因之一。

表 6-1　2000 年《世界卫生报告》中国卫生系统绩效评价结果

绩效评价指标	结果	排位
健康期望寿命（DALE）		
水平	62.3	81
分布	0.78	101

续表

绩效评价指标	结果	排位
反应性指数		
水平	5.20	88~89
分布	0.91	105
卫生筹资公平性	0.64	188
卫生系统目标实现程度	67.50	132
绩效		
健康水平的绩效	0.80	61
总体卫生系统绩效	0.48	144

资料来源：2000 年 WHO《世界卫生报告》

二、基于 2015 年全球疾病负担的各国健康相关可持续发展目标评估案例

1. 背景　2015 年 9 月，联合国大会提出"可持续发展目标"（SDG），将在千年发展目标（MDG）到期之后继续指导 2015—2030 年的全球发展工作。SDGs 明确指出到 2030 年各国要达到的目标，其中共有 17 项大目标、169 个子目标、230 个指标，与健康相关的指标共有 47 个。本案例是基于 2015 年全球疾病负担（GBD）研究，对 33 个与健康有关的 SDG 指标进行分析评估。

2. 方法　基于 188 个国家 1990—2015 年的全球疾病负担研究结果，对 33 个健康相关 SDG 指标的定义和评估方式进行详细描述。所选定的 33 个健康相关 SDG 指标分别为：灾难、发育不良、消瘦、超重、孕产妇死亡率、熟练的产科接生、5 岁以下儿童死亡率、新生儿死亡率、艾滋病、结核病、疟疾、乙型肝炎、被忽视的热带疾病、慢性病、自杀、酗酒、道路伤害、计划生育需求符合现代避孕方式、青少年生育率、全民健康覆盖、空气污染、水污染、意外中毒、吸烟、亲密伴侣暴力、饮用水、卫生设施、卫生习惯、室内空气污染、职业风险、PM2.5、暴力、战争。对每个指标都有明确的分析定义，比如将灾难指标的分析定义为因暴露于自然灾害下每十万人口的年龄标化死亡率；发育不良指标的分析定义为 5 岁以下儿童发育不良的患病率等。每个指标评估分级为 0~100，0 为最差值，100 为最优值。结果展示为 3 类综合指数，分别为健康相关 SDG 指数（health-related SDG index）（包括所有 33 个健康相关 SDG 指标）、包含在 MDG 中的健康相关指标指数（MDG index）（共 14 个指标，如发育不良、孕产妇死亡率、新生儿死亡率和艾滋病等），以及没有包含在 MDG 中的健康相关指标指数（non-MDG index）（共 19 个指标，如儿童超重、乙肝、慢性病和酗酒等）。计算几何均数来描述各指标和指数的平均水平。使用样条回归法来检验社会人口学指数（SDI，综合人均收入、教育程度、总生育率三方面）与各健康相关 SDG 指标和指数的关系。

3. 结果与结论　2015 年，在对所有国家健康相关 SDG 指标的评估中，达到目标 60% 以上的指标有孕产妇死亡率和 5 岁以下儿童死亡率。目标实现为 0% 的共有 9 项指标，包括疾病（结核病、艾滋病、被忽视的热带疾病）的消除、降低健康结果与风险（儿童超重、亲密伴侣暴力、不健康卫生习惯）、干预全覆盖和全面提供卫生服务（熟练的接生、符合现代避孕方式、全民健康干预覆盖）。

2015年,188个国家健康相关SDG指数的平均评分为59.3分。中国排名在全球为第92位(60分),位居亚洲排名前7位,与案例一中提到的2000年WHO卫生系统绩效评估结果相比有了很大提升。

评分排名前5位的国家是冰岛(85.5分)、新加坡(85.3分)、瑞典(85.3分)、安道尔共和国(83分)和英国(82分)。排名垫底的后3位分别是中非共和国(20.4分)、索马里(21.6)和南苏丹(22.5分)。

此外,美国的排名没有预期那么高,仅列第20位(75分),其负面影响来源于自然灾害、艾滋病、酒精、儿童肥胖和暴力等。还有印度(41.7分),尽管经济发展迅速,但在全球健康排名中却位列第143位。

健康相关SDG指数水平在所有国家间有着高度的聚集性,排名在前1/5(≥71.5分)的国家和地区主要集中在西欧、北美高收入地区、部分亚洲地区(日本、韩国、新加坡、文莱)和澳大利亚;排名位于后1/5(<37.8分)的国家和地区集中在非洲的西部、东部和中部以南地区,以及阿富汗、巴布亚新几内亚、也门、尼泊尔。此外,所有的健康相关SDG指标与健康期望寿命之间有着较强的关联($r^2 = 0.86$)。

三、澳大利亚国家卫生系统绩效评价

澳大利亚卫生系统以建立和发展了一个全民可及的国家卫生体系为特征。自20世纪90年代以来,澳大利亚联邦和州政府为使卫生系统达到所设定的目标与质量标准,成立了"国家卫生系统绩效委员会"(The National Health Performance Committee,NHPC),负责发展和完善国家卫生系统绩效评价框架以及制定相应的绩效指标。

澳大利亚卫生系统绩效框架的主旨是"只有当一个卫生系统在成本-效益的原则下提供了高质量的服务,才能被看作是运作良好,才体现出其良好的绩效"。该框架包含的内容从原来仅仅是医院服务扩展到了整个卫生系统,涵盖了社区卫生服务、全科服务和公共卫生的内容,并制定了一系列相应的绩效指标。该框架包括3个层面:健康状况和健康结果、影响健康的决定因素和卫生系统绩效,同时,这3个层面都考虑到了公平性问题。

在健康状况和健康结果层面主要包含四方面的内容。①健康情况:即发病率、失能、损伤或创伤或其他与健康相关的情况;②人体功能:机体发生的变化、结构或功能的损害或损伤、活动受限的程度等;③期望寿命和健康:个体生理和心理健康以及其他相关的指标,如伤残调整期望寿命(DALE);④死亡情况:指年龄和特定条件情况下的特定死亡率。

影响健康的决定因素包含5方面的内容。①环境因素:物理、化学和生物因素,例如由于化学污染和水处理所导致的空气、水、食物和土壤质量的变质;②社会经济因素:如教育、就业、人均卫生费用、每周平均收入情况;③社区和家庭特征:如人口密度、年龄分布、健康文化知识、住房、社区支持服务和交通;④健康行为:包括认知、信仰、知识和行为,饮食习惯、生理活动、酗酒和吸烟等;⑤与人相关的因素:包括遗传相关的疾病和其他因素导致的易感性,如血压、胆固醇水平和体重等。

卫生系统绩效测量包含9方面的内容。①有效性:达到所期望的结果的保健、干预或行动的效果;②适宜性:根据居民需要以及设定的标准所提供的保健或干预行动的适宜程度;③效率:最有效地使用资源达到所期望的结果;④反应性:根据WHO的理念,包括提供尊重个人和以服务对象为中心的服务共七方面;⑤可及性:在不考虑其收入、居住地和文化背景的情况下,人们在适当的地点和时间获取医疗卫生服务的能力;⑥安全性:避免或减少由所提供的医疗卫生服务所造成的直接或潜在的伤害;⑦连续性:不同时间各种服务项目、医疗卫生人员、医疗卫生机构之间提供不中断的、协作的保健或服务;⑧能力:个人或服务项目所提供的以技能和知识为基础的医疗卫生服务的能力;⑨可持续性:系统或组织机构的人力、物力和对突发需要作出及时反应的能力。

澳大利亚卫生系统绩效评价指标:澳大利亚卫生系统绩效框架体现和强调的是整个卫生系统的绩效,涵盖了澳大利亚医疗卫生领域中最重要的 4 方面内容,即人口健康项目、初级卫生保健、医疗服务和保健的连续性服务。该框架针对这 4 方面结合国家的重点项目和领域制定了一系列评价卫生服务的投入、产出和结果的指标。该框架在选择指标时考虑和使用的标准包括:有测评价值;针对不同人群,特别是重点人群的可测量性(信度和效度);使用这些指标的人员;在国家、州或地区能够对个体或者群体产生激励作用;与政策和实际工作相关(例如,使用的指标所采取的行动能够改善绩效);反映不同时期国民健康的各方面;数据的可收集性和可报告性。

卫生系统绩效框架已经成为澳大利亚预测卫生系统的发展趋势、利用系统各层数据和信息制定最佳标准、帮助决策、有效解决卫生系统面临的问题、促进卫生系统发展的有效工具。

四、公共卫生系统绩效评价框架

从广义上讲,公共卫生致力于保护、促进最终改善人群的健康。公共卫生服务范围非常广,比如妇幼保健、精神卫生、计划免疫、传染病(包括性传播疾病)筛检与防治、环境卫生等。1988 年,美国医学科学院(Institute of Medicine)提出公共卫生服务具有评价、政策发展和保障三大核心功能:评价主要是收集、分析并公布人群健康状况,卫生问题、高危人群、服务的质量及可及性的信息;政策发展是针对多种卫生问题选出优先重点,并制定相关政策及计划;保障是确保政策或项目的实施。根据以上这些功能就可以对公共卫生系统进行绩效评价。

20 世纪 90 年代,美国学者提出了公共卫生系统绩效评价概念性框架,如图 6-5 所示。一个系统绩效好坏的根本在于它是否完成了系统的根本目标。要达到这一目标,必须要有合理的投入(资源的投入包括信息、机构、物质、人力、财力等),而投入的合适与否决定了公共卫生系统的运作,运作的好坏也进一步影响了产出,即公共卫生服务、相应的公共卫生政策和相关干预。系统从投入、过程到产出影响了公共卫生系统的实践活动,而公共卫生实践的最终结果就是人群健康状况。由于公共卫生系统是一个开放的系统,不仅在系统内各组成部分相互作用、相互影响,和其他系统之间也存在相互作用。在评价公共卫生系统绩效的框架中,除系统的目标、投入、过程和结果外,系统也要受到第 5 部分宏观环境和其他系统宏观环境(包括直接或者间接影响公共卫生系统存在和功能的大环境与微环境)的影响。通过这一框架就可以评价公共卫生系统的绩效以及公共卫生机构和项目的绩效,并可对各子系统及其相互关系进行测量。

公共卫生机构的组织构架可分为全国、地区和社区(或者乡镇)内部(包括机构和个人)3 层,其中全国一级和地区一级的机构运行是从宏观角度考虑的,而社区则处在微观水平。中央一级决策者的根本目的是确定全国范围内的公共卫生政策优先重点;地区一级公共卫生决策者的根本任务是对地区内机构进行宏观管理;而社区内决策者的根本目标是管理机构和激励、培训卫生人员并进行基础设施建设等。在每一层的管理上(个人除外)都可分为四个步骤：计划与实施、调动资源、技术支持以及评价与质量改进。目前对卫生系统的绩效评价主要从宏观开始，对于系统评价也主要集中在全国和地区两级上。

公共卫生系统的根本目标是改善人群的健康，而这一根本目标的实现可以通过其核心功能体现出来。围绕着公共卫生系统的核心功能，可以将公共卫生系统实践概括成发现问题、确定优先解决重点、投入一定的资源、制定相关公共卫生政策以及进行公共卫生项目干预。

通过上述概念框架和功能分析，可以使整个公共卫生系统绩效评价活动系统、有序、高效地进行，避免目前一些只强调对系统的产出或者单个干预结果进行评价的现象。随着公共卫生几大基本服务概念的日臻完善，测量公共卫生的通用方法也将更加成熟。

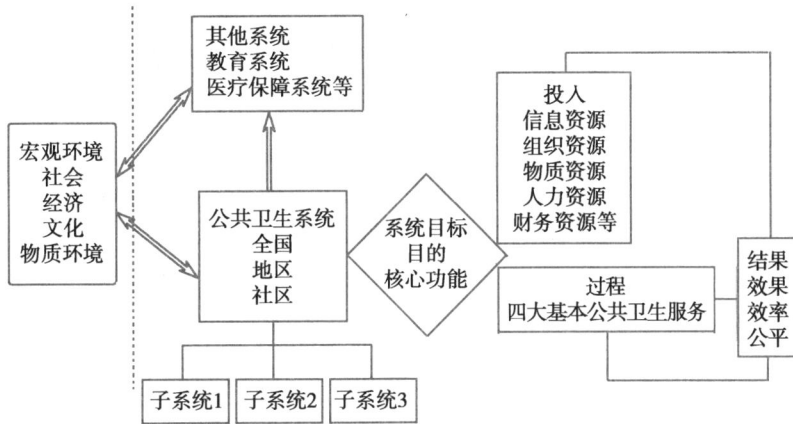

图 6-5
公共卫生系统绩效评价概念性框架

（吴　静）

Summary

The health system can be defined as comprising all the organizations, institutions and resources that are devoted to health actions. A health action is defined as any efforts whose primary intent is to improve population health.

The health of people is always a national priority. How well a health system performs depends on how well it achieves the goals for which it should be held accountable. The *World Health Report 2000* defined three goals for health systems: good health, responsiveness to the expectations of the population, and fair financial contribution. Therefore health system performance should also focus on these goals.

Achieving health status goals means improving average population health and reducing health inequalities. The goal of responsiveness includes raising average level of responsiveness of the health system, and reducing inequalities in responsiveness. Finally, the goal of fairness in financing and financial risk protection, the key concern is distribution across households.

Population health status can be measured by morbidity indicators, mortality data, but these data are still insufficient as the measure of health. Recently, more and more complex index has been introduced. For example, in *World Health Report 2000*, the first indicator is health expectancy, measured through disability-adjusted life expectancy. The second indicator is health gaps, which compare the level of health achieved in a population with some normative goal for that population.

Responsiveness here is not a measure of how the system responds to health needs, but of how the health system performs meeting or not meeting population's expectation of how they should be treated. The responsiveness comprises firstly respect for individual dignity, for personal autonomy regarding treatment and for confidentiality, describing expressions of basic human rights. Responsiveness also comprises a cluster of components related to satisfaction with services, including such items as promptness of attention, access to social support networks, basic amenities in health care facilities, and availability of choice of health care provider.

Fairness in financing means that the risks each household faces due to the cost of the health system are distributed according to ability to pay rather than to the risk of illness. What constitutes a fair share depends on a particular population's normative expectation as to how health systems are financed. Fairness in financing embraces two critical aspects: (a) risk pooling among health and sick, and (b) risk sharing across wealth and income levels. In practical terms, fairness of financing is a step towards preventing the financial impoverishment of households when one of their members becomes sick.

In conclusion, the purpose of health system performance assessment is to empower decision makers by providing them with reliable information for policy and system development, and to empower the public with information relevant to their well-being.

思考题

1. 如何理解绩效评价?
2. 卫生系统的主要绩效目标是什么?
3. 什么是卫生系统的反应性? 测量卫生系统反应性有何意义?
4. 如何理解卫生筹资的公平性?
5. 卫生系统绩效评价中衡量健康状况的相关指标有哪些?

卫生资源管理

导读：通过学习本章内容,学生应该掌握卫生资源的概念、基本特征,卫生资源管理的概念与主要内容;熟悉卫生资金管理的概念、目标、主要内容,卫生筹资水平的评价;熟悉卫生物力资源管理的概念、主要内容与作用;熟悉卫生信息管理的概念与主要内容;了解卫生技术的安全性与有效性评价。

第一节　概述

卫生资源是开展卫生工作的基础,是提供预防、医疗、保健、康复等各类卫生服务的基本要素,在医疗卫生事业的改革和发展中起到支持与保障作用。卫生资源管理是卫生事业管理的重要内容。在计划经济时期,我国的卫生资源采用的是国家统一调配模式,对卫生资源的管理并没有引起足够的重视。随着我国社会主义市场经济体制的逐步建立和医药卫生体制改革的不断深化,卫生资源管理日益受到各级政府及卫生行政管理部门的重视,卫生资源管理已经成为卫生事业管理的核心内容之一。

一、卫生资源的概念及其基本特征

（一）资源与卫生资源的概念

资源(resources)定义为在一定的社会历史条件下存在的,能够满足人类需要、并可以为人类开发利用,在社会政治、经济、文化活动中由人类劳动而创造出财富的各种要素的总和。资源具有稀缺性、多用性、地域性和整体性等特点。特别是资源的这种稀缺性特点促使人们不断探索怎样使有限的资源发挥出最大的效益,即在经济活动中如何合理地进行资源的配置。

卫生资源(health resource)是指从事医疗卫生服务的各类资源的总和。从广义上讲,卫生资源是人类开展卫生保健活动所使用的社会资源,包括全社会的健康教育、卫生宣传、保健、康复及有利于人们身心健康的各种机构、设施和服务能力等。从狭义上讲,卫生资源则是指提供医疗卫生服务所使用的投入要素的总和,包括用于医疗卫生服务的卫生人力、物力及财力等有形资源和信息、技术、服务能力、政策法规等无形资源。

（二）卫生资源的类型

卫生资源的主要类型如下:①卫生人力资源:是卫生资源中最重要的资源,对于卫生事业的发展起决定性作用;②卫生物力资源:是卫生机构从事卫生活动的物质保证;③卫生财力资源:是卫生事业发展的经济保证,以货币形式表示;④卫生技术资源:是推动卫生事业发展的技术保证,必须高度重视科学技术资源在卫生事业发展中的作用;⑤卫生信息资源:充分、准确的信息资源是有效提供卫生服务的重要前提,是卫生事业制定计划和决策的重要依据,也是协调卫生事业单位经营活动的有效手段。

本章重点介绍卫生物力资源管理、卫生财力资源管理、卫生信息资源管理以及卫生技术资源管理,卫生人力资源管理详见第八章。

（三）卫生资源的基本特征

卫生资源基本特征有:①有限性:卫生资源是一种稀缺资源,社会可提供的卫生资源与人们卫生保健实际需要之间存在着一定的差距;②选择性:卫生资源有各种不同的用途,人们在使用卫生资源时都应该考虑机会-成本问题;③多样性:卫生资源可以用于医疗、预防、保健、康复、医学教育与科研等多方面。

二、卫生资源管理的概念及其内容

（一）卫生资源管理的概念

卫生资源管理(health resource management)是指根据国家政策法规和社会对不同层次医疗卫生服务的需要和需求,对卫生资源进行规划、合理配置与调控,并对卫生资源的使用情况进行监督、指导的管理活动。

卫生资源管理的范围十分广泛,涉及卫生资源的方方面面,比如卫生机构的设置;卫生经费的筹集、分配、使用与监督;卫生设施、设备的行政管理;卫生技术人员聘任、调配、技术职称晋升的考评等;卫生信息的搜集、分析、利用等;国外各类卫生贷款的分配、使用、监管和对外卫生合作、卫生援助管理等。

卫生资源优化配置(health resource optimizing allocation)是指在供需平衡的基础上,充分有效地提供卫生服务,发挥卫生资源的最佳效率,获得最大的社会效益和经济效益。优化配置卫生资源是卫生资源管理中最重要、最根本的任务。

（二）卫生资源管理的内容

卫生资源管理的基本内容包括卫生资源的合理配置,以及最大限度地提高卫生资源的使用效率,使其达到最大社会、经济效益。卫生资源管理的具体内容主要涉及以下方面。

1. 规模管理　规模管理是研究和管理卫生资源各生产要素的聚集程度,研究和管理卫生系统有效运转的合理规模及其制约因素。

2. 布局管理　布局管理主要涉及可及性和层级布局合理。可及性是指服务对象能够很快得到所需要的服务,增加可及性可提高服务满意度;层级布局合理是指按照不同层次设置医疗卫生机构,提供不同的卫生服务。对卫生资源进行合理布局和调整,明确各级各类医疗卫生机构的功能定位,可以更好地发挥医疗卫生服务体系的整体效率,满足人们不同层次的医疗卫生需求。

3. 结构管理　结构管理主要涉及以下几方面:

（1）城市和农村卫生资源结构:城乡二元化结构是中国主要的社会特点,在这样的大背景下,尤其在我国市场经济取向改革前后,城乡之间卫生资源的配置状况呈现了不同的特点,城市和农村的卫生资源配置存在显著差异,这体现出较大的不公平性问题。

(2)医疗和预防资源结构:"预防为主,防治结合"是卫生事业的重要方针,"重治疗、轻预防",将致使医疗卫生资源配置向临床治疗,高、精、尖治疗手段等倾斜,医疗服务与公共卫生服务之间的比例关系是卫生部门在考虑卫生资源配置时应当重点加以研究的问题。

(3)医药资源结构:医药资源结构管理主要包括医药产品结构、技术结构、组织结构、区域结构以及出口结构的资源配置与调整。我国医药行业发展中结构不合理的问题长期存在,自主创新能力弱、技术水平不高、产品同质化严重、生产集中度低等问题十分突出。加快结构调整既是医药行业转变发展方式、培育战略性新兴产业的紧迫任务,也是适应人民群众日益增长的医药需求,提高全民健康水平的迫切需要。

三、卫生资源管理的原则

当前我国正处在推进深化医疗卫生体制改革的关键时期,卫生资源配置与管理是卫生改革与发展的重要命题。不可否认的是,我国医疗卫生体系布局不合理问题还相当突出。与经济的快速增长和人民群众日益增长的医疗卫生服务需求相比,我国的卫生资源总量还不足;在层级布局方面,基层体系总体还比较薄弱,一些大医院则扩张过快;在区域布局方面,医疗卫生服务资源过分向大城市、东部发达地区集中,中西部地区、农村乃至部分中小城市则明显不足;卫生资源还过度集中于医疗领域,公共卫生以及康复、护理等服务能力还有比较大的欠缺。卫生资源管理应遵循以下原则:①遵从党和国家各项卫生工作方针政策;②充分调动各种积极因素,尽可能满足人民群众的医疗卫生需求;③充分利用资源,有计划地按比例协调发展;④合理配置,功能互补,为各类卫生资源创造公平的竞争环境;⑤优化配置卫生资源,提高经济效益;⑥从实际出发,尽可能资源共享;⑦不增加社会和病人的不合理负担;⑧分级管理,各尽其责;⑨宏观调控,强化监督,建立健全各类有效的执法监督和行政监督体制。

四、卫生资源管理中应注意处理的问题

卫生资源管理是一项极其复杂的系统工程。管理的根本目的是做好卫生服务。因此,卫生资源管理直接关系到卫生服务的能力和质量,间接影响到国民经济的发展和病人的诊治及人口的健康素质。卫生资源管理中应注意处理好以下三方面的关系。

(一)宏观管理与微观管理的关系

宏观管理是指国家在全社会范围内对卫生资源进行规划、配置与调控。微观管理是指机构内卫生资源的计划、配置、监督与评价。我国卫生资源总量不足,要求在卫生资源管理时加强宏观调控,尽可能地合理配置和利用卫生资源,建立起符合市场经济规律的、以满足市场医疗卫生服务需求为导向的,既有权威又有灵活性的新型调控模式。微观管理中,要注意充分调动各方面的积极因素,做到人尽其才、财尽其力、物尽其用。

无论是宏观管理还是微观管理,都要将国家利益和人民群众的根本利益放在首位。在此前提下,根据管理的需要有步骤地、适时地调整各方面的利益。宏观管理上做到管而不死,微观管理上做

到活而不乱。

（二）存量与增量的关系

卫生资源的量始终是变动的。按卫生资源的拥有时序，可将卫生资源分为存量和增量。存量（又称累积量）系指一个地区以前已有的卫生资源的总量；增量系指即将拥有的卫生资源补充值。显然，随着时间的推移，增量会不断变为存量，并产生新的增量。卫生资源管理中的一个重要内容，是对卫生资源的存量通过再分配或转移（或称再配置），改变不合理的现状，进行优化配置。过去，卫生资源管理中偏重于卫生资源增量的管理，忽略或不重视卫生资源的存量管理。从客观上说，对卫生资源存量进行优化配置，是一个相当复杂、难度极大、各种矛盾交汇的系统工程，导致卫生资源存量优化配置在卫生改革中相对滞后。卫生资源存量优化配置，已得到国家各级卫生行政部门的高度重视，已经出台一系列卫生资源优化配置政策，如区域卫生规划、卫生资源配置标准等。卫生资源增量的管理要遵循国家的有关政策法规，要注意切合实际，不能盲目扩大外延增量。我国卫生资源增量的管理面临新的形势，很多问题需要研究，需要改变过去的管理模式。

（三）公平与效率的关系

卫生资源配置与管理中，坚持公平优先的原则，做到公平与效率相统一，才能不断满足日益增长的卫生服务需求，保证人人享有基本卫生保健服务。以往我国资源配置方式由"行政协调"转向"市场协调"，即效率优先，兼顾公平原则在实践中已出现了明显的负面效应。卫生资源的分配在地区间、城乡间乃至人群间均存在很大的差异，只有公平与效率兼顾，公平优先原则配置卫生资源，才能使广大居民获得公平的卫生服务，改善基本医疗服务的公平性与可及性。

第二节　卫生资金管理

一、卫生资金管理概述

（一）卫生资金管理的概念

卫生资金（health fund）是卫生资源的货币表现。卫生资源以货币形式流入卫生领域，通常表现为卫生机构的财务收入，即上级拨款和业务收入。卫生资源在卫生领域中通过各种形式的卫生服务，实现其消耗和补偿，从而又使卫生资金流出卫生领域，表现为卫生机构费用支出，即各项业务活动经费和基本建设支出。

卫生资金与卫生费用虽然都是社会劳动的货币表现，但是卫生资金是一定时期内卫生领域占用的社会劳动，表现为货币的存量，而卫生费用是一定时期内消耗的社会劳动，表现为货币的流量。存量和流量是从两种不同角度看待与认识货币的流转过程。

货币在卫生领域的流入与流出形成了卫生资金运动，表现为卫生资金的循环与周转。卫生资金循环是由货币从时间序列上依次经历资金的筹集、分配、使用与补偿这样一个连续不断的运动过程。在资金运动的各个阶段都会发生资金的流入与流出，表现为资金的流量。卫生资金在循环过程中又表现为各种不同的形态，包括货币、药品和卫生材料等各种生产要素以及卫生服务产品。从一定空间和时间上看,又表现为资金的存量,反映在不同地区、不同机构卫生资金的分布情况。卫生资金循环周而复始地进行,形成卫生资金周转。

卫生资金管理(health fund management)是指一个国家或地区围绕既定的政策目标,遵循卫生资金运动规律,采取一系列管理手段与方法,针对卫生资金的筹集、分配和监管等各个环节所开展的具体管理活动。

（二）卫生资金管理的目标

卫生资金管理目标是在卫生领域筹集足够的卫生资金,不断提升卫生服务的公平性,确保服务质量,满足人们的服务需求并提供经济风险保护,同时实现卫生资金的最佳使用效率。

1. 卫生筹资的可持续性　为了建立覆盖城乡居民的基本医疗卫生制度,为居民提供安全、有效、方便、价廉的医疗卫生服务,卫生系统必须筹集足够的资金,并确保筹资额度在未来保持可持续增长。卫生筹资的可持续性包括以下三方面。

（1）筹资的可持续性:筹资的可持续性与不断上升的卫生服务成本以及低收入人群的可负担水平密切相关。在经济不稳定的状态下,如何维持稳定的卫生筹资已成为至关重要的问题。通常情况下,通过采取适宜的筹资方式和机制,可大大提高卫生资金的筹集能力和可持续性。

（2）政策的可持续性:筹资稳定性依赖于政策的可持续性,因为政治因素决定了政府财政支出中卫生经费所占的比例,以及这些经费如何投入到卫生领域。

（3）组织管理的可持续性:科学的组织管理体系对卫生筹资的可持续发展也具有重要影响。

2. 风险分担　疾病风险带来的不仅仅是经济上的损失,更重要的是生命和健康的损失,而且这种损失仅靠金钱无法完全补偿。对于个人和家庭而言,疾病的发生具有极强的不确定性,由此产生的经济和健康双重风险可能是致命的。因此,需要在高健康风险人群和低健康风险人群、高支付能力人群和低支付能力人群之间建立有效的风险分担机制。

3. 公平　卫生领域的公平主要包括健康公平、卫生服务利用公平、卫生筹资公平和政府卫生补助分配公平。从公平性角度来看,需要通过卫生系统的再分配功能来改善卫生筹资、财政补助、卫生服务利用和健康水平等方面的公平性。四个公平性之间是密切相关的,通过提高卫生筹资公平性和财政补助的公平性,可以改善居民卫生服务利用的公平性,进而影响到人们的健康公平性。

4. 效率　由于可用于卫生领域的资金是有限的,所以必须尽可能做到高效地分配和利用卫生资金,使得投入最小化,产出最大化。因此,效率是卫生资金管理的另一个重要目标。效率是指利用有限的卫生资金获得最大的卫生产出（即符合人们需要的、有利于改善人们健康水平的卫生服务）。

5. 费用控制　伴随人口老龄化的发展、疾病谱的改变、先进技术在卫生领域中的普遍应用,人们对健康需求的不断增加,卫生费用不断上涨的问题日益突出。由于卫生领域能筹集到的资金是有限的,健康需求的增加与快速上涨的卫生费用形成了一对鲜明的矛盾。所以,如何控制卫生费用的过快上涨是需要考虑的一个重要目标。

（三）卫生资金管理的主要内容

为了最大限度地实现卫生资金管理目标,需要开展科学的卫生资金管理活动。卫生资金管理活动的科学性主要取决于其实现卫生资金管理目标的能力。本节主要从宏观管理的角度介绍政府对卫生资金的管理。卫生资金管理活动要围绕卫生资金运动过程展开,主要包括卫生资金筹集、卫生资金分配和卫生资金监管。

1. 卫生资金筹集 从卫生资金运动过程来看,卫生资金筹集是卫生资金流入卫生领域的环节。卫生资金筹集阶段的主要管理内容包括卫生资金的来源、筹集方式、规模和结构。为了实现卫生资金管理目标,确定最佳的卫生资金筹集规模和适宜的筹资方式是决策者面临的一项重要任务。

2. 卫生资金分配 卫生资金分配是卫生资金在各卫生机构、人群之间进行分配的环节。卫生资金分配阶段的主要管理内容包括优化分配结构,选择适宜的投入方式。

3. 卫生资金监管 卫生资金按照来源可以分为政府财政支出、保险和个人三部分。财政支出直接影响着卫生事业的持续健康发展以及政府对实际卫生资源的控制能力和控制程度。如何通过加强财政支出管理提高资金的使用效率是决策者的重要任务。

二、卫生资金筹集

(一)卫生筹资的概念

卫生筹资(health financing)是卫生资金筹集的简称。广义的卫生筹资不仅包括卫生资金的筹集,而且还包括卫生资金的分配和使用,不仅要研究卫生资金从何而来,而且还要研究卫生资金的去向,即卫生资金的分配流向以及资金的使用效率、公平性等问题。狭义的卫生筹资是指卫生资金的筹集,包括卫生资金筹集的渠道、数量和结构等。

(二)卫生资金筹集方式

从全世界范围看,卫生筹资的主要方式有以下几种:政府筹资、社会医疗保险、商业医疗保险、自费支付和社区筹资。由于各种卫生筹资方式均有其优点和不足,没有哪种筹资方式能够非常完美地解决一个国家或地区日益突出的卫生筹资问题。因此,世界上几乎没有一个国家孤零零地使用一种卫生筹资方式,尤其在发展中国家,其卫生费用都来源于多种渠道。

(三)卫生筹资水平的评价

通常使用卫生总费用、人均卫生费用以及卫生总费用占国内生产总值(GDP)的比重这三个指标评价一个国家或一个地区的卫生筹资水平。卫生总费用是一个国家或地区,在一定时期内(通常为一年)为了接受卫生服务而支付的卫生资金。卫生总费用的筹资渠道主要分为三类,即政府卫生支出、社会卫生支出和个人现金卫生支出。政府卫生支出是指各级政府用于医疗卫生服务、医疗保障补助、卫生和医疗保险行政管理事务等各项事业的经费;社会卫生支出是指政府支出外的社会各界对卫生事业的资金投入,包括社会医疗保障支出、商业健康保险费、社会办医支出、社会捐赠捐助、行政事业性收费收入等;个人现金卫生支出是指城乡居民在接受各类医疗卫生服务时的现金支付,包括享受多种医疗保险制度的居民就医时自付的费用。世界卫生组织要求卫生总费用占国内生产总值的比重不低于 5%,以监测和评价全民覆盖政策目标的实现程度;政府卫生支出比重一般为 40%~60%,个人现金卫生支出占卫生总费用的比重不应超过 30%~40%。

我国在医药卫生体制改革的进程中,卫生筹资体系经历了不同的发展阶段,政府、社会和个人在卫生筹资渠道中所扮演的角色、发挥的作用和承担的责任也在不断变化。如表 7-1 所示,从 1978 年以来,我国卫生总费用逐年增加,卫生总费用占 GDP 的比重逐年稳步上升,至 2010 年后卫生总费用占 GDP 的比重开始超过 5%;政府卫生支出占卫生总费用的比重由 1978 年的 32.20% 上升到 1986 年的 38.70%,然后下降到 2000 年的 15.50%,自此开始缓慢上升,至 2014 年达 29.96%;个人现金卫生支出占卫生总费用的比重由 1978 年的 20.40% 上升至 2001 年的 60.00%,随后,随着医疗保障制度的改革而逐步下降,至 2014 年为 31.99%。虽然政府卫生支出和社会卫生支出两类筹资渠道构成了中国卫生筹资体系的主体,且近十年来居民个人现金卫生支出占卫生总费用的比重逐年降低,卫生筹资公平性逐渐趋好,卫生筹资体系整体逐渐趋向合理化,但与政府卫生支出比重一般为 40%~60%、个人现金卫生支出占卫生总费用的比重不应超过 30%~40% 的国际水平相比较,我国仍然需要进一步完善卫生筹资结构,提高政府卫生支出占卫生总费用的比重,降低个人现金卫生支出占卫生总费用的比重,加强卫生筹资的公平性和风险保护。

表 7-1　1978—2014 年中国卫生总费用筹资构成

年份	卫生总费用（亿元）	政府卫生支出比重(%)	社会卫生支出比重(%)	个人现金卫生支出比重(%)	卫生总费用占 GDP 比重(%)
1978	110.21	32.20	47.40	20.40	3.02
1979	126.19	32.20	47.50	20.30	3.11
1980	143.23	36.20	42.60	21.20	3.15
1981	160.12	37.30	39.00	23.70	3.27
1982	177.53	38.90	39.50	21.60	3.33
1983	207.42	37.40	31.10	31.50	3.48
1984	242.07	37.00	30.40	32.60	3.36
1985	279.00	38.60	33.00	28.40	3.09
1986	315.90	38.70	34.90	26.40	3.07
1987	379.58	33.50	36.20	30.30	3.15
1988	488.04	29.80	38.90	31.30	3.24
1989	615.50	27.30	38.60	34.10	3.62
1990	747.39	25.10	39.20	35.70	4.00
1991	893.49	22.80	39.70	37.50	4.10
1992	1096.86	20.80	39.40	39.80	4.07
1993	1377.78	19.70	38.10	42.20	3.90
1994	1761.24	19.50	36.60	43.90	3.65
1995	2155.13	18.00	35.60	46.40	3.54
1996	2709.42	17.00	32.30	50.70	3.81
1997	3196.71	16.40	30.80	52.80	4.05
1998	3678.72	16.00	29.10	54.90	4.36
1999	4047.50	15.80	28.30	55.90	4.51
2000	4586.63	15.40	25.60	59.00	4.62
2001	5025.93	15.90	24.10	60.00	4.58

续表

年份	卫生总费用（亿元）	政府卫生支出比重（%）	社会卫生支出比重（%）	个人现金卫生支出比重（%）	卫生总费用占GDP比重（%）
2002	5790.03	15.70	26.60	57.70	4.81
2003	6584.41	17.00	27.10	55.90	4.85
2004	7590.29	17.04	29.32	53.64	4.75
2005	8659.91	17.93	29.87	52.20	4.68
2006	9843.34	18.07	32.62	49.31	4.55
2007	11 573.34	22.31	33.64	44.05	4.35
2008	14 535.97	24.73	34.85	40.42	4.63
2009	17 541.92	27.46	35.08	37.46	5.15
2010	19 980.39	28.69	36.02	35.29	4.98
2011	24 345.91	30.66	34.57	34.77	5.15
2012	28 119.00	29.99	35.67	34.34	5.36
2013	31 668.95	30.14	35.98	33.88	5.57
2014	35 312.40	29.96	38.05	31.99	5.55

资料来源：中国统计年鉴

三、卫生资金分配

（一）卫生资金分配的概念

卫生资金分配（health fund allocation）是指一个国家或地区为了提高卫生资金使用效率,通过优化卫生资金分配结构,选择最适宜的卫生资金投入方式和支付方式,将从全社会筹集到的卫生资金在各区域、各级各类医疗卫生机构、各类医疗卫生服务、各类病人之间进行分配的过程。从卫生资金分配的概念可以看出,卫生资金分配阶段的核心任务是优化卫生资金分配结构、选择最适宜的卫生资金投入方式和支付方式。

（二）卫生资金分配原则

卫生经费的分配在卫生资源优化配置中有举足轻重的作用,卫生管理部门通过卫生经费的合理分配来实现卫生服务的效率与公平。卫生资金分配应遵循下列原则。

1. 成本-效益原则　防止高投入低产出、重复和低效投入以及盲目投入。投入前应有科学决策程序,进行充分论证;投入后应有阶段性效益评估,及时发现问题,并进行阶段性调整;在投入完成后,应进行终末评估。

2. 主要卫生问题优先原则　各地区根据区域卫生规划中提出的主要卫生问题,优先解决主要卫生问题的投入,如农村卫生问题、重大疾病控制、社区综合性卫生服务的开展,以及当地急需的重点卫生服务设施的建设等。

3. 向预防保健和农村基层倾斜原则　卫生经费向预防、保健倾斜将是低投入高产出的有效投资途径,也是保证分配公平的有效形式。我国卫生资源分配城乡差别很大,国家统计局数据显示,2013年,城市居民人均卫生费用为3234.12元,而农村居民为1274.44元,农村和基层仍旧是我国卫生条件较落后的地区。因此,增加对农村以及基层卫生服务投入的比例,有利于建立和完善农村及基层卫生服务体系,以保证农村居民能够获得价格合理、比较优质的基本医疗卫生服务。

4. 与当地社会经济发展水平相适应的原则 卫生经费的增量分配,必须与当地财政以及居民经济状况相适应。经费分配的原则在于优化,否则必然造成新的卫生资源分配失调。

5. 供需方兼顾的分配原则 改单纯对供方投入的模式为对供方和需方投入相结合的模式,如目前可直接向需方提供药品或预防、保健、基本医疗的补偿资金。一方面,这种投入对居民健康产生直接效果;另一方面,将有利于促进医疗卫生机构从片面追求数量与规模的发展转移到追求质量的发展上,有利于提高卫生服务的质量和效益。

(三)卫生资金的分配范围与标准

卫生经费分配没有绝对的统一标准,因为决定卫生经费的多少和分配是否合理的因素很多。我国发达和落后地区的卫生经费相差悬殊,城乡、部门以及层级间医疗卫生存在较大的不公平现象,为了改善这种不公平,卫生资金尤其是中央及地方政府的财政资金应重点向落后地区、农村基层倾斜,卫生资金的分配应该因地而异、因地制宜,以期缩小城乡、部门以及层级之间的差距。

我国财政补助的范围主要包括卫生行政部门及执法监督机构经费、疾病控制和妇幼保健等公共卫生事业机构经费以及政府举办的医疗卫生机构补助经费等。

2016 年 2 月,财政部、国家卫生和计划生育委员会、国家中医药管理局联合颁布《关于公立医院补助资金管理暂行办法》,明确了政府对公立医院提供资金补助的范围及内容,重点支持公立医院综合改革、住院医师规范化培训、国家临床重点专科建设等工作。并提出补助资金管理遵循合理规划,科学论证;统筹分配,保障重点;强化管理,注重实效;绩效评价,量效挂钩的原则。2016 年 2 月,国家卫生和计划生育委员会颁布《关于公共卫生服务补助资金管理暂行办法》,明确规定基本公共卫生服务项目补助资金根据各地实施基本公共卫生服务常住人口数量、国家规定的人均经费标准等,统筹考虑区域财力状况和绩效评价情况确定,对西部、中部地区分别按照 80%、60% 的比例,对东部地区按照 50% ~ 10% 的不同比例予以补助。

四、卫生资金监管

(一)卫生资金监管的概念

卫生资金监管(health fund supervising)是指政府及相关部门对卫生系统资金的运行进行事前、事中、事后全过程的监督、管理活动。本节仅介绍对财政预算资金的监管,即财政支出监管。财政支出是政府预算的重要内容,预算管理也是财政支出监管的主要方法和手段。

卫生财政支出预算的概念有广义和狭义之分。广义的概念是指政府在一个财政年度内卫生领域的财政支出预算编制、执行、决算、绩效评价、监督等全部环节,也就是全部预算管理活动。狭义的概念是指经法定程序审批的,政府在一个财政年度内的卫生领域的财政支出计划。

(二)预算管理方式

根据国家对卫生机构预算收支管理方式,卫生机构预算管理分为全额预算管理、差额预算管理和自收自支预算管理三种类型。由于我国卫生机构数量大,种类多,需要根据不同情况采用不同的预算管理方式。

1. 全额预算管理　是指卫生机构的全部支出由政府预算拨款列支,其收入全部上缴政府财政,实行收支两条线管理。

2. 差额预算管理　是指卫生机构的收入抵补其全部支出后的差额部分由政府财政预算拨款解决,主要适用于虽有经常性业务收入来源,但其收入不足抵补其全部支出的医疗卫生机构。政府为了发挥这些单位管理财务的积极性,加强收支之间的联系,同时又能更好地完成卫生计划,由预算拨款解决这些单位收支之间的差额。

3. 自收自支预算管理　自收自支预算管理的特点是卫生机构能够以收抵支,实行经费自给,它一般适用于有稳定的经常性业务收入,可以解决本单位的经常性支出,但尚不具备企业管理条件的卫生机构。自收自支预算管理单位大致有两种情况:一是在单位成立时就明确为自收自支,经费自给的事业单位;二是随着财政体制改革和事业的发展,由原来的差额预算单位改为自收自支管理的事业单位。

（三）预算管理程序

在实践中,一般从时间上把每一个预算周期划分为四个阶段:第一个阶段是预算编制。对未来财政年度内的支出进行概算,通常从下达预算编制通知书开始,由各预算单位按照通知书中规定的基本方针,考虑计划采取的支出、行动、购买对象以及价格编制预算。第二阶段是预算审批。从政府向立法机构递交预算草案之时开始,至该预算草案被通过为止,是规范使用财政资金的保障。第三阶段是预算执行。即预算方案付诸实施的过程,包括政府购买、投资、支付等内容。第四阶段是决算。确认卫生行政主管部门及其预算单位的预算执行情况。

第三节　卫生物力资源管理

一、卫生物力资源管理概述

（一）卫生物力资源管理概念

卫生物力资源管理(health material resource management)是指政府及卫生行政部门对卫生系统物力资源的管理和控制过程,具体包括对自然资源的开发、利用和物质资料的分配、流通、供应等。卫生物力资源管理的目的是按照自然规律和经济规律的要求,以卫生服务发展目标为出发点,研究卫生物力资源的运动规律,合理开发和利用物力资源,盘活资源存量,减少积压,加快物资使用周转率,降低卫生服务成本,提高服务质量,满足人们的医疗卫生服务需求。

（二）卫生物力资源管理内容

卫生服务机构物资种类繁杂,专业性强,管理范围大,其中包括固定资产、低值易耗品、药品、卫生材料等。卫生物力资源管理主要内容如下:

1. 设备管理　设备是指用于医学领域并具有显著专业特征的物质和装置的统称。主要包括医疗器械、仪器、设备、实验装置、器具、材料等物质及其所需用的软件。设备管理是在从医学科学发展和卫生事业改革与发展的高度出发,综合运用自然科学和社会科学的理论及方法,研究探讨在新的历史条件下医疗设备管理活动全过程及其发展变化的规律,管理技术和管理方法。

2. 物资管理 物资主要涉及低值易耗品、药品和相关卫生材料等。物资管理是指对卫生机构所需要的物资采购、供应、保管、分配、维修而进行的各项组织工作,包括组织领导、人员培训、采购运输、验收入库、保管发放、统计核算、合理运用、综合利用等。物资管理是卫生物力资源管理的一个重要环节。物资管理是否科学、合理,直接影响到卫生机构的成本控制,关系着卫生机构的生存与发展。

3. 卫生建筑规划管理 卫生建筑是适合卫生活动的房屋设备。它与一般民间建筑不同,有它独特的功能要求和卫生学要求,特别是卫生机构的布局、交通路线、出入口、污染和清洁分区等,在建筑上都有严格的卫生学要求。如果卫生建筑不合理,就能直接影响医疗卫生机构管理、卫生服务质量和工作效率,甚至给病人和社会人群带来危害。卫生建筑规划管理是卫生行政主管部门依法制定的卫生机构规划及有关卫生法律规范和技术规范,对各类卫生建筑建设进行组织、控制、引导和协调,一般包括卫生建筑规划编制、审批、实施及有关工作的管理。

（三）卫生物力资源管理的作用

1. 提高卫生服务质量，更好地满足人们的需求 人们对卫生服务的需求,不仅表现在对卫生设备的数量方面,而且也表现在卫生服务的质量方面。在影响卫生服务质量的诸因素中,物力资源是决定性因素之一。

2. 有效利用现有物力资源，提高设备利用率 通过加强物力资源管理,可在资源消耗量一定的条件下获得满意的卫生服务,使资源的消耗量最低。因此,提高卫生设备产出率的经济效果是非常明显的,不仅能降低卫生机构的生产成本,而且是提高卫生机构经济效益的根本途径之一。

3. 推动科技进步，促进新技术的应用 加强物力资源管理,医疗卫生机构能够适时有效地采用新设备、新材料,促进卫生技术进步,在激烈的竞争中立于不败之地。同时,在推广、采用新技术成果的过程中,医疗卫生机构之间还能进行有效互动,有力地促进新技术能力的提高。

二、卫生建筑规划管理

（一）卫生建筑规划管理的概念

卫生建筑规划管理(health architectural planning)包括卫生建筑规划编制管理、卫生建筑规划审批管理和卫生建筑规划实施管理。卫生建筑规划编制管理主要是组织卫生建筑规划的编制,以满足区域内居民不同的医疗服务需求为出发点,征求并综合协调各方面的意见,规划成果的质量把关、申报和管理;卫生建筑规划审批管理主要是在对卫生机构功能定位分析的基础上,实行分级审批制度;卫生建筑规划实施管理主要包括卫生建筑建设用地规划管理、卫生建筑建设工程规划管理和规划实施的监督检查管理等。

（二）卫生建筑规划的基本内容

1. 基本要求

（1）对称性:适度的对称符合自然界的美学原理,能够更好地适应人的感官和生理需求。

（2）均好性：对于医疗卫生建筑来说，均好性原则尤为重要，除了位置和交通均好之外，还要以对大多数顾客负责为原则。

（3）交流性：在卫生建筑规划中要充分考虑人与人交流的空间和环境设计，能让顾客在精神上得到放松和满足。

（4）流畅性：主要体现在道路的经济与便捷方面，道路系统、绿化系统、环境系统相互渗透、相互依存，使卫生建筑平面与立面融为一体。

（5）环保性：面对当前能源紧张和环境的恶化，政府的环保规划条件也越来越高，绿色建筑已成为未来建筑规划的发展趋势。

2. 规划的人性化　卫生建筑作为一个城市内最主要的功能性建筑，直接影响着人们对整个城市的整体印象和综合评价。卫生建筑的设计应注重人性，强调以人为本，以顾客为中心，努力创造优美的内外环境，是现代卫生建筑所强调的理念。

（1）室外空间尺度：从建筑理论上讲，亲切宜人的尺度和空间会给人愉悦和美感。道路的大小、楼间距、层高、单元入口的外廊和大小、窗的高低和大小、立面的层次和变化都需要在整体规划时加以重视。

（2）以人为本：在规划时忽略了建筑所承载的主题——人，那样规划就会失去方向。对一个优秀的规划方案而言，适度偏重于对儿童、女性和老人的考虑与关怀，会使整体规划更具人性化，也更容易被人们所接受。

（3）由内而外的设计观念：优秀的规划应该从人们的舒适性和便利性出发，让整体规划来适应人们各种需求的设计思路。

（4）营造家的氛围：在现代钢筋混凝土的丛林里，一个温暖的家对于人的心情、健康的影响力是巨大的。从建筑的平面布局、建筑风格、外观、环境与配套、日常生活细微之处去营造家的氛围，用建筑语言去诉求一种对人性的呵护和理解。

（三）卫生建筑规划管理

明确卫生服务机构的功能定位，对区域内不同类型、不同级别的医疗卫生机构建筑布局进行合理的安排和部署，制定与其功能相适应的设置或配置标准，满足居民医疗卫生服务需求。

1. 医疗机构　医疗机构指的是经卫生行政部门批准，获得《医疗机构执业许可证》，从事疾病诊断、治疗的卫生专业组织，包括各类医院和基层医疗卫生机构。

（1）医院：医院是医务人员向病人提供医疗、预防等卫生服务的场所，以满足人们对健康的需求。医院建筑作为集病原与易感人群为一体的特殊场所，担负着救死扶伤的重任，与人的生命息息相关，因此其建筑设计更注重人性化、情感化、庭院化、家庭化和艺术化。选址符合城镇规划和医疗卫生网点的布局要求，建筑基地大小符合不同规模医院的用地标准，适当留有发展扩建的余地。选址具体原则如下：①交通方便，宜面临两条城市道路；②便于利用城市基础设施；③环境安静，远离污染源；④地形力求规整；⑤远离易燃易爆物品的生产和贮存区；⑥不应靠近少年儿童活动密集场所。

（2）基层卫生机构：基层卫生组织的作用在于融医疗、预防、保健工作为一体，为居民提供初级卫生保健服务。基层医疗卫生机构包括社区卫生服务中心（站）、乡镇及街道卫生院、村卫生室、门诊部及诊所。社区卫生服务机构的建设,应符合所在地区社会、经济发展状况,建筑规模适宜、功能适用、装备适度、方便病人、流程科学、运行经济、节能环保。

2. 专业公共卫生机构　专业公共卫生机构主要包括疾病预防控制中心、专科疾病防治院(所、站)、健康教育所、妇幼保健院(所、站)、急救中心(站)、采供血机构等。

(1)疾病预防控制中心:疾病预防控制中心围绕国家疾病预防控制重点任务,研究疾病预防控制的策略与措施,开展食品安全、职业安全、放射卫生、环境卫生、妇女儿童保健等各项公共卫生业务管理工作。疾病预防控制中心建设应充分考虑便于服务社会,在满足工艺性和功能性特点的要求下,按照科学合理、安全卫生、经济适用的原则,尽量与周边环境相协调。选址的具体原则如下:①具备较好的工程地质条件和水文地质条件;②周边宜有便利的水、电、路灯公用基础设施;③地形规整,交通方便;④避让饮用水源保护区;⑤避开化学、生物、噪声、振动、强电磁场污染源及易燃易爆场所。

(2)妇幼卫生服务机构:妇幼卫生服务提供组织指妇幼保健院(所)、妇产医院、儿童医院等。妇幼保健机构的专业工作内容兼有临床医疗与卫生保健双重特性,在我国的卫生专业组织中具有特殊地位。"安全、卫生、适用"是确定妇幼保健院(所)、各类保健用房建筑结构形式的基本要求。选址的具体原则如下:①地理位置适中,交通方便;②便于利用城市基础设施;③环境安静,不宜与市场、学校、幼儿园、公共娱乐场所、交通干线毗邻,且不宜远离居民区;④地形力求规整,场地干燥,并有必要的防洪排涝设施;⑤远离易燃易爆物品的生产和贮存区,并远离污染源和高压线路。

三、卫生设备管理

(一)卫生设备管理的概念

卫生设备是卫生资源的重要组成部分,是医疗卫生机构中的有形资产,是开展医疗卫生服务所必备的硬件,是实现医疗卫生机构社会、经济效益的重要条件。卫生设备管理(sanitation management)是指卫生组织管理者根据一定的程序、方法、原则,对卫生设备与物资在整个生命周期加以规划配置、指导协调、控制和监督,同时采用各种技术手段保证设备与物质安全,有效地为人民群众服务,达到良好的社会和经济效益。卫生设备通常包括常规医用设备与大型医用设备两类。

自19世纪以来,随着人类进入了原子、电子时代,医疗设备也发生了巨大变化,如CT、磁共振、直线加速器、B超等在医学领域的广泛应用,促进了医学科学的发展,提高了诊治水平。医院拥有医疗器械的数量和质量体现了医院的规模和诊疗水平,一些大型医院的医疗器械已经占到医院固定资产的50%~70%,医疗器械已经成为医院现代化程度和等级的标志。但是,如果盲目配置,不仅会造成卫生资源的浪费,而且会诱导医疗需求,增加病人的医疗费用负担,甚至影响到社会的稳定和国民经济的健康发展。因此,装备和管理医疗卫生设备,对于促进我国医疗科学水平的发展、提高医疗卫生服务水平、提高医疗卫生机构的社会和经济效益具有重要的意义。

(二)卫生设备管理的内容

卫生设备管理的主要内容包括两方面,一是其物质运动形成的管理,包括卫生设备的购置、安装、调试、使用、维修等方面的管理;二是其价值运动所形成的管理,包括卫生设备购置的资金来源、经费预算、财务管理和经济效益等方面的管理。因此,卫生设备的管理既是技术工作又是经济工作,其内容既涵盖自然科学,又涵盖社会科学,这就需要卫生设备的管理者具有较高的综合素质。

（三）卫生设备管理的原则

1. 坚持以病人切实利益为本   既要着眼于促进医学进步,满足人们日益增长的医疗服务需求,又要确保大型医用设备安全、有效、价格适宜,提供人民群众满意的诊疗服务。加强查处违规装备、质量不合格、检查治疗不规范等损害人民健康权益的行为,把维护人民健康权益放在卫生设备管理工作的中心位置。

2. 统筹协调发展   既要立足于基本国情,配置数量和区域分布要与国民经济和社会发展相协调,与人民健康需求和承受能力相适应,还要考虑医疗科技进步、学科发展、医院合理补偿等因素,因地制宜、分类指导,建立符合国情的大型医用设备管理制度。

3. 阶梯配置,促进共享   大型医用设备按功能和技术先进程度,分为临床研究型、临床应用型、临床实用型三类。在具体配置时,应根据医院的医疗水平、功能定位和区域内居民的医疗需求,区分不同档次配置设备。在卫生事业经费有限的情况下,鼓励建立大型医用设备区域检查治疗中心,不断探索促进设备资源整合的运行机制。

4. 严格准入,规范应用   根据区域的实际情况,设立必须配置、可以配置和不能配置等类似的设备准入级别,选择医疗卫生机构的病人数量、检查数量等数据为参照,设立准入标准,只有达到该标准,才能有权申请大型医用设备,并在设备的使用过程中加强对操作人员的培训,提高设备的使用效率和检查准确率。

（四）卫生设备的配置方法

在激烈的医疗卫生市场竞争中,出现了医疗机构竞相配置大型医用设备的现象,为了避免卫生资源的浪费,同时也避免卫生机构将引进设备的成本,通过过度检查或过度医疗的方式,转嫁、抬高病人的医疗花费,医疗卫生设备的配置规划必须在科学理论指导下制定。

大型医用设备的配置方法主要按需要理论、需求理论、效率理论测算其配置数量。

1. 需要理论配置方法   按照需要理论配置大型医用设备,一般要掌握设备服务的人口数量、设备针对的病种、人群疾病两周患病率、设备的年最大工作能力等,根据居民实际需要配备。

2. 需求理论配置方法   需求理论是在需要理论的基础上考虑了居民的经济承受能力等因素而建立的。在实际生活中,当个体患病之后,由于受到认知水平、经济水平、传统观念、交通条件等因素的影响,并不是所有的病人都去就医。因此,既要考虑居民两周就诊情况,也要考虑居民医疗卫生设备两周利用情况,根据居民需求情况配备。

3. 效率理论配置方法   效率理论从物尽其用的原则出发,分析资源实际使用中的技术效率指标,确定资源最佳使用状态时的各种技术参数,并进行分析对比,提出改进资源配置和使用的意见,以便使现有资源发挥出最大的潜力。对医疗卫生设备进行技术效率分析,可以判断目前设备所处的使用状态,从而掌握医用设备合理配置的方向。如果设备的工作量处于不饱和状态,则不应当装备新设备;如目前的设备已处于超负荷运转情况,则可考虑新增设备。用于评价医用设备的技术指标有以下几个:设备的年开机使用率、年时间利用率、年能力利用率等。

4. 阶梯化配置与区域统筹方法 加强阶梯化配置和区域统筹将是未来卫生部门对医疗机构配备设备的主要方向。相关部门在进行医疗设备区域规划时,应推进医用设备在不同医疗机构间的共享,提倡区域性设备共享模式,实现同一区域内各医疗机构设备间的资源共享,以进一步减少医用设备重复建设造成的资源浪费。

（五）卫生设备的审批、准入与配置

1. 卫生设备的审批 大型医用设备技术含量高、投资大、收费高,对病人看病就医、医疗机构正常运行和社会卫生总费用影响大,必须结合我国的社会经济发展水平、医疗机构技术水平以及病人的承受能力等综合因素,科学合理地编制和实施配置规划。2005 年,国务院在大量削减行政审批项目的情况下,仍将大型医用设备列为保留的非行政许可的审批项目,充分说明加强大型医用设备管理的必要性和重要性。

2. 卫生设备的准入与配置 大型医疗卫生设备准入管理是指卫生行政部门依据法律法规,严格审批大型医用设备的配置,调整现有设备分布、提高使用效率的行政管理。大型医用设备准入管理是加强卫生资源配置宏观管理,加快实施区域卫生规划,调整和控制卫生资源的存量和增量的重要措施。

大型医疗卫生设备,如 X 射线计算机断层系统,伽马刀,医用加速器等,集中了高能物理、计算机、精密仪器、微电子等高新科技,其研制费用大、价格昂贵。由于我国的大型医用设备的研制起步较晚,研制水平远远落后于世界先进水平,依赖进口现象十分严重。各级医疗机构必须执行国家以及各省(直辖市、自治区)的大型医用设备配置准入原则,重视引进合适的大型医用设备,避免盲目引进高、精、尖设备,注意设备引进配置的方式要符合国家的有关政策规定,如贷款方式、合作方式、营利或非营利目的等,要及时进行设备使用监测和更新,淘汰不适用设备,包括对医患双方可能造成潜在危害的设备。

逐步建立医用设备技术评估准入制,同步开展医用设备阶梯配置选型,并随时评估进入医疗机构的设备使用状况,向社会公布。实现政府对医用设备、医用耗材的全面集中招标采购,限制各级医院,使其不再擅自引进与病人实际需求不符的高端、高值的大型医学检查、治疗设备,避免浪费国家卫生资源,从一个层面缓解群众"看病贵"的问题。另外,医用设备集中采购按属地化管理原则,由各省、市级卫生行政部门组织实施;公立医疗机构必须参加医用设备集中采购。把医用设备的技术评估选型纳入常规工作,并作为中央及地方各级公立医院设备阶梯配置标准和各地各级政府开展医用设备集中招标采购的依据。在医疗卫生设备使用率低下的情况下,如果任意配置设备将进一步降低设备的使用效率,加剧不正当竞争的局面,损害病人的利益。因此,有必要对医疗机构配置设备的资质进行考察,达到某种或某些标准后才可以获取进入设备市场的资格。

卫生设备的配置必须与卫生机构层次、功能相适应,提倡应用适宜技术和常规设备。大型医用设备配置必须适合我国国情、符合区域卫生规划原则,严格控制总量,合理布局,充分兼顾技术的先进性、适宜性和可及性,实现区域卫生资源共享,不断提高设备使用率。大型医用设备的管理实行配置规划和配置证制度。

第四节　卫生信息资源管理

一、卫生信息的概念

卫生信息(health information)是指卫生工作领域和与卫生工作密切相关的社会生活领域一切活动的指令、情报、数据、信号、消息和知识的总称,它反映卫生工作的过程、状态变化及其特征。卫生信息资源(health information resource,HIR)有动态和静态之分。动态卫生信息资源涵盖卫生领域内所有的数据收集、存储、分析、表达和交流各个过程,包括卫生信息网络、卫生信息系统、文献资源和事实性科学数据以及基础信息资源等;静态卫生信息资源指除包括所有卫生信息内容本身,还包括与之相联系的卫生信息设备、人员、系统和网络等。

卫生信息是卫生工作的基本构成要素和中介,是卫生工作中非常重要的资源。卫生信息是卫生管理者制定计划、实施计划、进行有效控制、指导工作和保证各项工作正常运行的依据和手段,也是卫生相关人员从事临床诊疗和开展医学科研的前提和条件,更是培养卫生人才、发展业务技术以及开展健康教育、改变卫生行为的重要资源。此外,卫生信息还是沟通各级组织,连接各个工作环节的重要纽带。

二、卫生信息资源的分类

1. 根据信息来源分类可分为内部信息和外部信息。内部信息是源于卫生系统内部,如医疗、防疫、保健和卫生行政管理等信息;外部信息是源于卫生系统外,如人群的健康状况、卫生行为、环境状况(人口、经济、文化、自然、社会环境)等信息。

2. 根据储存信息的载体分类可分为文献信息和非文献信息。文献信息包括直接或间接与卫生工作有关的报刊、图书、资料及其复制品,音像、电子资料及其复制品;非文献信息包括直接或间接与卫生工作有关的口头信息、实物信息(如计算机网络信息管理系统、设备)等。

3. 根据信息产生、使用范围分类可分为卫生管理信息和卫生科技信息。卫生管理信息是卫生管理机构、卫生服务机构行政管理产生、使用的信息,如卫生政策、法规、卫生新闻、公文信息等。卫生科技信息是卫生服务中产生的业务、科技信息,如病历、科研信息等。

三、卫生信息资源管理的作用

卫生信息资源管理(health information resource management)是指通过对卫生领域信息活动的各种相关因素进行科学的计划、组织、控制和协调,利用信息技术和卫生信息系统采集、整合、分析个人和公共卫生相关数据,为决策分析提供信息支持,实现卫生信息资源合理开发与有效利用。卫生信息资源管理是卫生工作的重要内容,其目的在于有效地管理卫生信息,充分发挥其作用。在我国卫生事业改革发展的实践中,已将加强卫生信息管理作为深化医药卫生体制改革,建设服务型政府,促进医疗卫生事业健康发展的重要手段。卫生信息管理对卫生事业发展的主要作用有:

1. 为卫生政策制定提供依据 制定卫生政策是卫生事业管理的重要任务之一,主要过程包括卫生政策的提出、实施与分析评价。这个过程需要大量的真实信息,当政策制定者需要分析卫生发展环境和评估政策干预效果时,能保证所需证据的完整性和系统性。卫生信息的处理与分析有助于快速从海量的数据中剔除虚假信息,提取有用信息,确保卫生政策制定过程的科学性和准确性。

2. 促进卫生规划实施和卫生资源的优化配置 卫生信息管理有助于卫生管理机构充分了解本地的卫生发展状况,监督评价机构卫生工作成绩和任务完成情况,判断卫生规划取得的效果,为后续的卫生规划实施提供建议。另外,通过强化医疗卫生服务市场信息的传播与公开,有助于引导市场公平、有序的竞争,达到优化卫生资源配置的效果。

3. 促进医疗卫生业务流程优化和卫生管理方式变革 通过利用计算机与信息组织等先进技术,实现卫生信息实时共享和双向交流,从而改变传统的医疗卫生业务发展方式。更为重要的是信息技术的广泛应用,革新卫生业务运行与管理手段,对卫生相关部门职能、组织结构、决策方式、管理行为、运行模式和工作流程进行相应的改革调整与优化,促进卫生事业管理方式变革,提高卫生事业管理水平。

4. 提高医疗卫生服务质量,增加居民满意度 构建卫生信息系统,可以提高医疗卫生服务质量与水平,增加居民满意度。例如,通过信息手段实现网上预约、手机挂号、网上查报告、网上采购等服务,优化和创新就医流程,提高服务效率;通过临床决策支持系统为医生提供病人病史信息,提示药品配伍禁忌,辅助临床医生作出更好的诊疗决策,从而减少医疗差错,改善医疗服务质量;通过建立区域卫生信息平台,构建跨机构、跨系统、跨地区的协同医疗卫生服务模式,减少重复检验,降低卫生费用。

5. 促进医疗卫生科技事业发展 医学科学研究是探索人类生命和健康未知领域的活动,随着科技活动及科技成果的不断涌现,医学科技信息也在大量增加。医学科技信息工作能够避免医学科研工作的重复劳动和少走弯路,可以把医学科研人员从繁重的文献资料查阅中解脱出来,节约大量时间和人力,加快科研进度和节约科研投资,加速科研成果向现实生产力转化,促进卫生科技事业的发展。

四、卫生信息资源管理的内容

卫生信息资源管理内容主要涉及以下方面:

(一)卫生信息政策法规

卫生信息政策法规是为开发卫生信息资源、发展卫生信息事业、促进卫生信息利用以及规范卫生信息活动而制定的政策措施,主要包括相关的法律法规、条例、规章和政策等。卫生信息政策法规对规范卫生信息领域的各种关系具有重要作用。

(二)卫生信息资源规划

卫生信息资源规划(health information resource planning,HIRP)是对卫生信息资源描述、采集、加工、存储、组织、服务与利用等过程的全面规划工作。其目标是促进卫生信息的开发和利用,满足人们日益增长的卫生信息需求,推动卫生事业发展。卫生信息规划分为宏观和微观两个层面。规划的主要内容有:

1. 宏观层面的卫生信息规划　宏观层面的卫生信息规划是指未来一段时期内,采取一定措施促进卫生信息资源的综合开发与利用,充分发挥卫生信息在卫生事业发展中的功能,推动卫生事业发展的长期计划。宏观层面上,卫生信息规划是卫生事业发展规划的一部分,也是卫生信息管理的专项规划,通常是对卫生信息资源进行调研论证后,由政府规划部门或政府委托的单位编制,用于指导本区域内各级政府及部门、企事业单位的卫生信息开发利用工作。

2. 微观层面的卫生信息规划　微观层面的卫生信息规划是指运用信息工程及信息管理等理论和方法,对某一组织机构在生产经营活动中所需要的卫生信息进行全面规划,主要是指卫生信息系统规划。卫生信息系统规划的作用包括:①统一组织内部认识,利于信息资源合理配置和有效使用;②指导信息系统建设,有利于系统的集成;③节省信息系统投资,提高信息系统实施效率;④发现存在的问题,识别为实现组织目标信息系统必须完成的任务,促进信息系统的应用和发展;⑤作为考核信息系统开发工作的标准。

（三）卫生信息组织机构

卫生信息组织机构是负责卫生信息收集、加工、储存、利用、传播和服务等有关信息管理活动的载体,既包括负责卫生信息规划、协调和领导的管理机构,也包括提供卫生信息服务、制定卫生标准、开展卫生信息研究的各种专业机构等。

卫生信息组织机构的主要职能有:①编制卫生行业信息系统建设规划;②制定、规范卫生行业信息建设的管理标准、技术标准和信息分类标准;③促进卫生信息安全;④组建卫生信息网络,包括卫生政务、医疗、公共卫生、医学科技情报等的信息联网;⑤提供和维护公共服务需要的医疗卫生信息;⑥承担医疗卫生机构信息化建设的组织协调、业务指导;⑦负责为决策部门提供信息服务。

组织机构的类型,按照卫生信息机构的功能,可划分为卫生信息生产机构、卫生信息管理机构和卫生信息研究机构等,如图 7-1 所示。卫生信息生产机构包括各级开展医疗、疾病预防控制、卫生监督、妇幼保健和健康教育服务的机构等,这些机构在提供医疗、公共卫生等服务过程中,生产了大量卫生信息,如涵盖居民个人和家庭基本信息、健康体检和重点人群健康管理以及医疗卫生服务记录等;卫生信息管理机构主要有卫生行政机构、卫生统计信息管理机构、疾病预防控制信息管理机构、卫生监督信息管理机构、医学科技信息管理机构等,卫生信息资源建设工作分别由各相关信息管理机构负责;卫生信息研究机构主要包括专门的医学信息研究院(所)、设有卫生信息研究机构的大专院校、学会、协会等,承担卫生信息理论、方法、技术研究,卫生信息标准研制,以及人才培养、学科建设、学术交流合作、技术培训等任务。

（四）卫生信息安全

信息安全不仅影响公民个人利益,也关乎国家安全、经济发展和社会稳定。卫生信息涉及公众隐私保护、健康知识传播、公共卫生政策制定执行等多方面,卫生信息安全保障正在成为影响公民日常生活、公共秩序、卫生事业发展乃至社会稳定的重要因素。国际标准化组织将信息安全（information security）定义为:保持信息的保密性、完整性、可用性、真实性、抗抵赖性和可靠性。其中,保密性是指保证信息仅为那些被授权使用的人获取,信息的保密性因信息被允许访问对象的多少而不同,所有人员都可以访问的信息为公开信息,需要限制访问的信息一般为敏感信息或秘密,秘

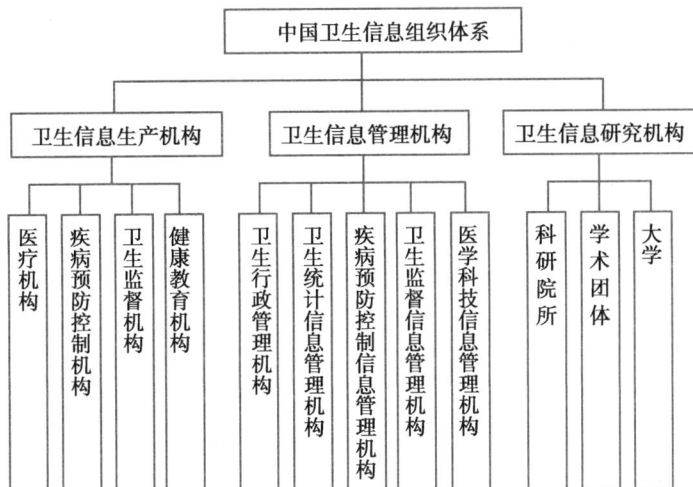

图 7-1
中国卫生信息组织体系图

密可以根据信息的重要性及保密要求分为不同密级。

我国卫生信息安全问题主要由两方面原因引起：一是技术因素，即网络系统本身的安全性比较脆弱，各种操作系统或程序对安全性考虑不足，或厂商故意留下"后门"；二是管理因素，即组织内部没有建立相应的信息安全管理制度，使得人们思想麻痹、没有树立应有的信息安全意识，没有正视系统被黑客入侵或由于内部人员的误操作所引起的严重后果。

针对导致卫生信息安全问题的主要原因，我国卫生信息安全需求主要包括两部分。一是从信息管理角度建立体系化管理流程的需求，即通过建立、实施、运行、监测、评审、保持和改进信息安全等活动，从组织整体的角度识别安全风险，通过采取技术和管理安全措施，达到综合防范、保障信息安全的目标。主要工作包括，制定信息安全政策、定义信息安全管理体系（information security management system，ISMS）的范围、进行信息安全风险评估和管理，确定管制目标和选定管制措施，准备信息安全适用性声明等。二是满足等级保护要求，确定卫生行业各信息系统的保护等级，通过物理安全、网络安全、系统安全、应用安全、安全管理等方面，确保信息系统正常、安全、稳定运行。为满足卫生信息安全的需求，《国家信息化领导小组关于加强信息安全保障工作的意见》以及《关于信息安全等级保护工作的实施意见》指出，在卫生行业全面开展信息安全等级保护定级备案、建设整改和等级测评等工作，明确信息安全保障重点，落实信息安全责任，建立信息安全等级保护工作长效机制，切实提高卫生行业信息安全防护能力、隐患发现能力、应急处置能力，为卫生信息化健康发展提供可靠保障，全面维护公共利益、社会秩序和国家安全。卫生行业信息安全等级保护工作实行行业指导、属地管理。地方各级卫生行政部门要按照国家信息安全等级保护制度有关要求，做好本地区卫生信息系统安全等级保护的指导和管理工作。

（五）卫生信息标准

信息的规范化程度决定了信息共享的水平，只有数据信息是标准的，才能使不同机构、不同层级建设的信息系统实现跨系统的信息共享。近年来，为了促进卫生信息化的健康、快速发展，我国已将信息标准建设工作摆上了重要议事日程，卫生信息标准研究日益得到重视。

卫生信息标准(health information standards)是实现医疗卫生相关信息系统的互联互通、医疗卫生利益相关者的信息共享、医疗卫生相关部门的业务协同、个人健康信息的安全保密的重要基础。卫生信息标准的制定、分析、研究是卫生信息资源管理的重要内容,尤其是卫生行政部门信息管理的重要任务。

卫生信息标准繁多,由国家、各级行政部门、各级专业组织(学会、协会)等颁发。有些地区成立了卫生信息标准化专业委员会,管理信息标准。

卫生信息标准主要有:

1. 外部信息必须遵循的标准 诸如行政区划编码,邮政编码,职业和职称分类标准与代码,组织机构代码,学历代码,国务院、各省政府颁发的公文处理规则等。此类信息的表述、分类、计量、整理、统计、建立数据库等,必须遵循国家颁布的、相关专业领域使用的标准。

2. 内部信息必须遵循的标准 诸如国际疾病分类标准 ICD-10,卫生机构分类标准与代码,卫生职称分类代码,医疗机构分类标准,科技档案升级标准。这些标准既是重要的卫生信息内容,又是卫生信息生产、管理必须遵循的规则。

3. 计算机网络和计算机信息系统的标准 卫生系统的计算机网络建设应遵循社会通行的计算机网络建设标准。卫生系统计算机和网络信息系统开发、软件开发、接口标准等还要遵循卫生部门、各级卫生行政部门颁布的相关标准。

（六）卫生信息服务

信息收集、整理、分析、研究的根本目的是提供信息服务。卫生信息服务内容有文献检索、查新,档案查询,信息研究成果提供等。信息服务中要注意的事项:一是要有服务意识;二是要有主动提供信息的意识;三是做好信息服务首要是关心卫生管理和卫生服务中存在的问题、热点,多做分析与研究,提供高质量的信息服务;四是应用先进的信息管理技术,开展健康中国云服务计划,积极应用移动互联网、物联网、云计算、可穿戴设备等新技术,推动惠及全民的健康信息服务和智慧医疗服务,推动健康大数据的应用,逐步转变服务模式。

第五节 卫生技术资源管理

一、卫生技术与卫生技术管理的概念

（一）卫生技术的概念

卫生技术(health technology,HT)是指用于卫生保健与医疗服务系统的特定知识体系,它包括药物、医疗器械、卫生材料、医疗方案、技术程序、后勤支持系统和行政管理组织,或泛指一切用于疾病预防、筛查、诊断、治疗、康复及促进健康、延长生存期和提高生命质量的技术手段。

随着科学技术的飞速发展,人类所拥有的卫生技术已经数以千万计,新的技术还在不断出现,形成巨大的卫生技术资源。卫生技术的进步,尤其是一些高新技术的利用,对于减少疾病、延长寿命、促进康复等方面起到积极作用。如体外震波碎石技术避免了以往手术取石创伤大、易出血的特点,减轻了病人的痛苦;血液透析、人工心脏、器官移植等技术使得身患绝症的病人有了生机。

（二）卫生技术资源管理的概念

卫生技术资源管理（health technology resource management）是指根据国家政策法规和社会对卫生技术的需要与需求,对卫生技术的研发、准入、应用、更新和淘汰进行监督、指导、调控与评估的管理活动。

卫生技术的发展过程经历发展期、接受期、应用期和淘汰期,卫生技术资源的管理只有覆盖卫生技术发展的全过程,才能使之更好地发挥对人们防治疾病的正向能力,尽可能降低卫生技术的消极影响。对于卫生技术资源的有效管理,有助于合理配置和使用先进的适宜的卫生技术,有助于编制以循证医学为基础的诊疗常规与临床路径,确定卫生技术的合理价格或收费标准,改进卫生政策和卫生技术管理中存在的问题。

我国卫生技术资源管理主体涉及政府多个部门,如食品药品监督管理总局、卫生和计划生育委员会、发展和改革委员会、卫生技术评价机构等。卫生技术资源管理需要各个管理部门之间的协作与配合,实现对卫生技术的全程化、全面化严格管理,以规范卫生技术,确保更多有效、安全的卫生技术进入市场,并发挥其应有的作用,更好地保障我国卫生技术持续发展。

二、卫生技术资源准入管理

（一）卫生技术准入的概念

卫生技术准入（health technology admittance）是依据卫生技术评估建立的一项重要的医药卫生行业管理制度,是由政府主管部门作出的采用、推广、使用、停止使用或禁止使用的规定或命令。卫生技术准入包含三个层次:

1. 卫生技术本身的准入　即对卫生技术本身从有效性、安全性,经济性和社会适应性四方面进行评估,在此基础上决定其是否可在临床上应用。

2. 开展卫生技术的主体的准入　即对开展卫生技术的主体的资格和条件作出严格规定,只有符合条件者方可开展。

3. 接受卫生技术的客体的准入　即应当制定并严格遵守各项医疗技术的适应证和禁忌证。

（二）卫生技术准入管理的概念与管理内容

卫生技术准入管理（health technology admittance management）是政府主管部门对卫生保健领域和医疗服务系统的卫生技术从技术的特性、临床安全性和有效性等方面进行全面的系统评价和预测,包括药物、器械设备、医疗方案、技术程序、后勤支持系统和行政管理组织,决定其是否进入临床应用的管理活动。主要包括两部分:①准入管理:是否准许卫生技术进入某医疗卫生机构应用于临床;②应用管理:对在临床上已经应用的卫生技术所进行的实时和事后的监管。

卫生技术准入管理的内容:

1. 技术层面　包括开展新技术的设施和设备,人员条件,技术路径,临床应用材料获取的条件和技术要求,技术临床应用的规范,指南等。

2. 管理层面　包括评价和监管标准,医疗保障条件,技术的临床需求情况,经济学分析等。

3. 法学、伦理学和社会学层面　包括合法性、社会伦理影响评估等,这一方面是动态变化的,随着社会进步,科技发展和新技术不断完善,一项新技术的准入门槛势必发生变化。

（三）卫生技术准入管理的意义

卫生技术准入管理的目的是促进卫生新技术的开发、引进和推广应用,把新卫生技术应用中可能带来的负面影响减少到最低限度,保护广大人民群众健康权益和广大医务人员的合法权利,用较为低廉的费用提供更为优质的医疗卫生保健服务,不断提高人民群众的健康水平。

开展卫生技术的准入是卫生行政主管部门从宏观上对卫生技术的使用和发展进行调控的需要,有利于提高医疗质量,降低医疗费用。通过实行卫生技术准入控制,把经济性差的卫生技术挡在门外,减少高新卫生技术的滥用,提高卫生资源的利用效率。

实施卫生技术准入管理,特别是对一些特殊卫生技术的应用,评价其可能给社会伦理、道德和法律造成的负面影响,对规范卫生技术的应用,提高卫生服务质量和水平,最大限度地消除可能给社会伦理、道德带来的负面影响,具有不可忽视的作用和意义。

三、卫生技术评估

（一）卫生技术评估的概念及评估内容

卫生技术评估（health technology assessment,HTA）是一种政策研究的综合形式,用于考察卫生技术应用的短期与长期社会效应,并对间接或滞后的社会影响进行系统研究,为政策制定者提供如何作出适宜技术选择的决策信息。

卫生技术评估的主要内容:①有效性评价;②安全性评价;③成本-效益和效果评价;④社会影响评估。

（二）卫生技术评估的意义与作用

卫生技术评估作为一种新兴的卫生政策辅助工具,伴随新兴卫生技术的开放与推广而得到发展及认同。尽管 HTA 仍处于发展阶段,需要不断培育与进步,但 HTA 已成为卫生系统发展的重要力量,决策领域也更多地以 HTA 为依据。卫生技术评估的意义与作用主要表现在如下方面:

1. 通过卫生技术评估,陈旧并落后的技术得以淘汰。为了保证医疗卫生服务安全有效,并将成本控制在可接受的范围,引入任何一种技术的评估都应是全程的和动态的。通过卫生技术评估,自1992 年 7 月 1 日起至 1993 年 1 月 1 日,分步淘汰硫酸锌浊度试验等 35 项临床检验项目与方法,同时确定了相应的替代技术,使我国临床检验水平迈上了一个台阶。评价淘汰卫生旧技术包括完全废弃低效、无效、昂贵、不良反应大或不符合伦理的旧技术,也包括停止或限制某些技术在某一领域的运用,例如停止或限制治疗腰背痛的方法多达 120 余种。

2. 通过卫生技术评估,新兴的、有前景的技术得以扶持。研制新技术的出发点是改善卫生服务,但是并非所有新技术都能实现这一点,或者不能在卫生服务的改善与成本增加之间取得合理平衡。许多研究表明,大量的新技术在缺乏安全性和效果方面的有力证据快速地在卫生服务得到应用。随着卫生评估技术的发展和成熟,人们认识到在卫生技术未获得上市许可或未进入临床使用之前,及时对它们进行评估将会产生更大的益处。决策者及早地获得新技术不利方面的警示,就会有更多的时间考虑处理新技术的途径,通过卫生技术评估预警,减少新技术在健康效益或者成本-效果方面存在的重大不确定性。

3. 在预防医学领域中,卫生技术评估显示出重要价值。许多预防技术是针对健康人或无症状的亚健康人群实施的,预防技术及其包含的干预策略,本身是为了防治疾病,促进健康,但在实施过程中其危害健康的风险仍不可避免。例如,在为儿童实施计划免疫的过程中,不能避免存在免疫缺陷的儿童由于接受免疫接种而受到侵害,引发疾病;在产前诊断过程中更不能避免孕母因接受侵入性检查而导致正常胎儿流产。通过卫生技术评估,识别预防技术在降低发病率、死亡率,提高生活质量等方面的功效与效果,在疾病预防与控制中发挥了重要作用。

(三)卫生技术的安全性与有效性评价

卫生技术安全性(health technology security)是指在特定使用条件下,特定人群中患有特定疾病的个体接受某项卫生技术服务后,发生不良反应或意外损害的概率及严重程度。如果一项技术的使用,其风险可以被病人、医生以及相关决策者所接受,则该技术就可认为是安全的。安全性是人们所关注的最主要方面,如果不能确保一项技术的安全性,那么就没有必要评价它的治疗效果、成本以及社会影响。

卫生技术有效性(health technology effectiveness)是指卫生技术在应用时改善病人健康状况的能力,包括效力和效果。效力是指在理想情况下将卫生技术应用于某一特定的健康问题,如精心设计和管理的随机对照试验,选择受试对象的标准非常严格并在条件极好的研究中心开展研究。效果是指在一般或日常条件下将卫生技术应用于某一特定的健康问题,如在社区医院由全科医生将某一卫生技术应用于各种类型的病人。

评价卫生技术的安全性和有效性一般采用健康结局指标进行测量。其指标主要有疾病的死亡率或发病率。例如,对癌症病人主要关心的结局是5年生存率;对于缺血性心脏病病人,其主要结局是致死性或非致死性急性心肌梗死发生率和心绞痛复发率。在评估不同治疗方案的临床试验中,比较试验组和对照组的结果可采用绝对危险度降低率(absolute risk reduction,ARR)、比值比(odds ratio,OR)、减少一例不良事件发生所需治疗的病人数(number needed to treat,NNT)和效应值(effect size)等。尽管死亡率或发病率是最关心的结局,但对病人或其他人来说不一定是最重要的结局指标。许多卫生技术的应用可能会影响病人、家属、技术提供者和拥有者等,用死亡率或疾病发生率不一定能反映,特别是应用于慢性疾病时。目前,联合采用健康相关生存质量指标(health-related quality of life,HRQL)与传统的结局指标描述健康结局能提供较完善的评估信息。

(四)卫生技术的社会伦理影响评价

随着生物医学科学的进步与高新卫生技术的不断发展,人体研究、克隆技术、基因技术、器官移植、生殖技术及生命维持技术等涉及的伦理问题越来越多,备受人们关注。生殖技术能够有效解决不孕不育症带来的问题,但生殖技术的发展也引起了较多的伦理问题,如生育与婚姻的分离、精子库滥用、代孕引发的社会问题、血亲通婚危险等;器官移植技术的发展、显微外科技术的提高、免疫抑制剂的改进,使过去难以治愈的器官衰竭病人重新获得生命与健康。但是供体器官的来源、器官分配的公平性、供体器官能否买卖、异种器官接受者是否面临社会与心理压力等一直存在伦理争议。

20世纪60年代以来,一些国际组织已制定了有关医学伦理的原则和指南,如国际医学科学组织委员会(Council for International Organizations of Medical Sciences,CIOMS)和世界卫生组织提出的《涉及人的生物医学研究的国际伦理道德指南》,世界医学协会提出的《赫尔辛基宣言:涉及人的医学研究的伦理准则》。我国原卫生部也制定了《涉及人体的生物医学研究伦理审查办法(试行)》,原国家药品监督管理局制定了《药品临床试验管理规范》及其相关法规。在卫生技术的发展和利用中,有必要进行生命伦理学的评价,以使卫生技术的应用能符合生命伦理学原则与国家的法律法规,使卫生技术的发展与利用能够有利于提高和改善人类健康,能够尊重个人的自主权,不给受试者带来不必要的伤害,降低医疗卫生或研究的风险,公正、合理地配置医疗卫生资源,公平、合理地选择人体研究受试者。

近年来,我国在新药研制与发布和新技术的运用与推广过程中,出现了许多涉及伦理学问题的事件,引发了一定的社会矛盾,无论从卫生技术评估的学术研究还是从卫生政策与卫生法律法规的出台方面都越来越引起社会的广泛关注。卫生技术伦理学评估作为卫生技术评估的一部分,必将成为技术运用和推广的重要方面。

(徐慧兰)

Summary

Health resource management is crucial component of health management. It refers to planning, rational allocating, health resources regulating, and supervising and guiding the use of health resource, all of which should be under the rules of national policies, regulations and social demands of different levels in health services. The basic contents of health resource management include: rational allocation of health resources; maximizing the efficiency of health resources.

Health fund management is defined as a series of management means will be taken to collect, distribute and supervise the health funds in a country or a region, according to the established policy objectives and the constitution of health fund. Health fund management should focus on the process of health fund movement. Health material resources management is the control process of the material resources of health system in the government and health administrative departments, including the development and utilization of natural resources and the distribution, circulation and supply of material resources.

The meaning of health information resource management is the scientific planning, organization, control and coordination of the various relevant factors of information in the field of health, through the use of information technology, acquisition, integration of the health information system and analysis of individual and public health data, decisions makers of various levels will get enough and effective information support, this will help to achieve effective and rational development and utilization of health information resources.

思考题

1. 试述我国卫生资源管理中应注意处理的问题。

2. 以我国卫生筹资结构变化为例，试述怎样评价卫生筹资水平。

3. 在卫生建筑规划中如何体现人性化的特点？

4. 简述卫生信息管理的主要内容。

5. 试述卫生技术评估的意义与作用。

第八章

卫生人力资源管理

导读：通过学习本章内容，学生应掌握卫生人力资源管理相关概念，卫生人力资源的特征，宏观卫生人力资源管理概念与基本内容；熟悉卫生人力资源需求量和供给量预测技术并掌握具体预测步骤；熟悉卫生人力培训的基本程序；了解卫生人力资源宏观管理与微观管理的关系，卫生人力资源考核与激励相关政策。

第一节　概述

一、人力资源管理

（一）人力资源

人力资源（human resource）是指能够推动经济和社会发展的具有智力劳动和体力劳动能力的人们的总和。人力资源在宏观上是以国家或地区为单位进行划分和计算的，在微观上是以各类企、事业单位进行划分和计算的；它具有数量和质量两方面，数量是一个国家、一个地区的劳动力人口总数，或一个组织拥有的员工总数，质量是指劳动者的健康状况、教育水平、价值态度和行为能力等综合素质。人力资源是生产活动中最活跃的因素，也是一切资源中最重要的资源，被称为第一资源。

（二）人力资源管理

人力资源管理（human resource management，HRM）是指政府及各类社会组织为实现组织既定目标，对其所有人力资源的获取、使用和维护进行计划、组织、领导和控制的过程。

（三）人力资源管理的原理

1. 投资增值原理　投资增值原理是指对人力资源的投资可以使人力资源增值，使人力资源质量提高和人力资源存量增加。

2. 互补合力原理　互补合力原理是指组织群体内部各成员之间是密切配合的互补关系，通过形成群体合力从而提升系统的整体功能。

3. 激励强化原理　激励强化原理是指通过对员工的物质的或精神的需求欲望给予满足或允诺，来强化其为获得满足就必须努力工作的心理动机，从而达到充分发挥员工积极性的结果。

4. 个体差异原理　个体差异原理强调合理使用人力资源，需要考虑劳动者身体条件、受教育程度、实践经验等个体差异。

5. 动态适应原理　动态适应原理是指人力资源的供给与需求是通过不断的调整才能求得相对适应，适应性是相对的，不适应是绝对的，从不适应到适应是一个动态的过程。因此，人员配备和调整不应是一次性活动,而是一项经常性的工作。

二、卫生人力资源

(一)卫生人力资源的概念

卫生人力资源(health human resource),也称卫生人力(health workforce),是指在各类卫生机构中从事和提供卫生服务相关的一切人员,主要指各类卫生技术人员,也包括卫生行政管理人员及后勤支持人员。其中,卫生技术人员包括医疗人员、公共卫生人员、药剂人员、护理人员、其他医技人员和卫生技术管理干部。

(二)卫生人力资源的特点

1. 能动性　卫生人力能够根据自身条件和愿望,有目的地选择专业、选择适合自己的工作岗位,主动实现为人群健康服务的目标。能动性还表现在对其积极性的调动程度,政策、制度、感情、信任、待遇等各种因素都能激发卫生人员的主观能动性,达到提高服务质量和数量的效果。

2. 时效性　当今世界,医学科技日新月异,如果不能及时更新知识,很难适应工作的要求;同时,医疗卫生服务是实践性很强的工作,知识与技能只有在应用过程中才能不断得到更新和强化,长期不用,必然荒废。所以,卫生人力必须及时、合理和充分地使用,如果长期储而不用,则其价值就会快速降低。

3. 社会性　黄金在任何地方都是黄金,而某一地区的卫生人才在另外一些地区可能就不是人才。中国有中国的国情,各个地区经济社会环境各不相同,面临的主要卫生问题各异,因此对卫生人力的需要存在较大的差别。认识到卫生人力的社会性,培养和造就适合本地区卫生服务需求特点的卫生队伍,是卫生人力资源管理的重要内容。

4. 开发过程的连续性　卫生人力资源的使用过程同时也是开发过程,通过不断的医学实践,使卫生人员的技术水平得以提高;通过连续的学习、培训与实践,促进知识更新。因此,为了改进和提高卫生服务水平,就需要树立终身教育的观念,对卫生人力资源进行持续性开发。

5. 知识密集性　卫生人力资源是一个知识密集性的群体,包括学历层次及工作性质等都体现了知识密集的特点。所以,面对具有这一种特点的群体,需要领导者有更加高超的领导艺术和管理方法。

与人力资源的普遍性相比,卫生人力资源的特点决定了卫生人力资源管理的特殊性,从而也奠定了卫生人力资源开发与管理的理论依据。

三、卫生人力资源管理

卫生人力资源管理可分为宏观人力资源管理和微观人力资源管理。

(一)宏观卫生人力资源管理

宏观卫生人力资源管理是政府从一个国家或地区的角度,通过协调卫生人力规划、卫生人力培训和卫生人力使用三个关键环节,采用政策、法规、经济等手段,促进卫生人力和卫生服务的协调发展,使卫生人力在数量、质量、结构和分布四方面适应居民对卫生服务的需求。

1. 国际卫生人力资源管理的发展　世界卫生组织(WHO)历来重视卫生人力资源的开发和利用,从其成立的第一天起就将医学教育和培训(从 1972 年改称为卫生人力开发)列为自己的基本职能。自第二次世界大战结束以来,世界各国卫生人力资源经历了八个彼此重叠的发展阶段。历史是展望未来的一面镜子,了解卫生人力开发的演变过程,总结以往的经验教训,可以对卫生人力资源管理提供有益的借鉴和启迪。

(1)增加卫生人力数量:第二次世界大战后,许多国家通过新建医学院校和扩大招生,大量培养传统卫生人力,如医师和护士。

(2)提高卫生人力质量:20 世纪 50 年代末期到 60 年代中期,欧美国家将卫生人力资源管理的重点转向提高各类卫技人员质量,提出"不能接受卫生保健人员的第二类标准",即各类卫生技术人员只有一个标准,不接受降低质量标准或以低水平人员代替符合标准卫技人员的概念。

(3)建立卫生人力培训的国际标准:20 世纪 50 年代末期到 60 年代,在世界范围内建立起能够被多数国家普遍接受的医疗、护理人员的培训标准,力求达到同类人员在各国之间基本技术标准的统一。

(4)改善卫生人力的地区分布:20 世纪 60 年代起,许多国家开始关注卫生人力在地区间、特别是城市与农村之间分布不均衡的问题,并制定相应政策鼓励卫生人力到农村及边远地区工作。

(5)提高卫生人力的产出量:20 世纪 70 年代到 80 年代,许多国家通过探索卫生技术人员专业的合理结构,发挥各类人员在卫生服务中的作用,提高人力资源的使用效率。

(6)制定卫生人力规划:20 世纪 70 年代后,一些国家开始制定国家规划和地区规划,以改善卫生人力的数量、质量、结构和分布。WHO 开始研究人员配备标准和合理组合,将人力规划从单纯数量转向质量,从宏观规划转向微观规划。

(7)重新定向卫生人力规划:20 世纪 70 年代中期开始,WHO 提出卫生人力要适应和服务于国家卫生发展策略和工作重点,明确了卫生人力开发由卫生人力规划、培训和使用管理三个部分组成,并将卫生人力政策列为卫生人力规划的组成部分,强调人力政策开发在整个卫生人力开发中的指导作用。

(8)卫生人力和卫生服务协调发展:1976 年,WHO 官方正式提出了卫生人力和卫生服务协调发展(coordinated health and human resources development,COHHRD)的策略。其基本思想是:人力资源必须满足卫生系统的需要,卫生系统必须满足居民的需要;卫生人力规划以居民需要(需求)为依据,通过预测和相关卫生人力政策的形成,指导卫生人力培训,使卫生人力与卫生服务协调发展。20世纪 80 年代后期,WHO 将合理使用人力、发挥卫生人力的积极性和创造性,作为卫生人力资源开发领域中的一个重要课题。

回顾过去,无论是发达国家还是发展中国家,无论是 20 世纪 40 年代还是现在,卫生人力发展始终围绕着数量、质量、结构和分布四方面存在的问题展开,只是这些问题在不同时期的重要性在发生变化。在总结以往经验的基础上,WHO 提出了以 COHHRD 作为主要应对策略,即通过协调卫生人力规划、培训和使用管理三个关键环节,促进卫生人力不断适应居民卫生服务需求。有很多发展中国家在有效利用卫生人力资源的策略上,都展现出特别的智慧。亚太地区卫生人力资源行动联盟

（Asia-Pacific Action Alliance on Human Resources for Health，AAAH）成立于2005年，旨在加强亚太地区卫生人力资源规划和管理能力建设，为该地区有关国家建立适宜、公平、有效的卫生人力资源发展和卫生服务体系，改进卫生服务质量和公平性，提供技术援助并发挥协调作用。泰国与我国同为发展中国家，人口结构极为类似，农村人口占70%左右。泰国是亚洲解决农村医疗卫生问题比较好的国家之一，在开发农村卫生系统和农村卫生人力资源方面有较长的历史和诸多较为成功的经验，其中强制性农村服务政策和健康促进志愿者制度颇具特色，前者是以增加农村医疗卫生人力为主的政策，后者是鼓励居民参与填补卫生人力不足的政策，两项政策非常值得我国借鉴。

2. 宏观卫生人力资源管理的内容

（1）卫生人力规划：卫生人力规划（health workforce planning）是对未来卫生人力资源的需求量、供给量和供需关系，以及卫生人力的数量、知识和技能类型进行预测，制定卫生人力计划的过程。其目的是使适宜数量和质量的卫生人员，在适宜的时间配置在适宜的工作岗位上，投入适宜的培训费用使他们具有适宜的知识、技能和态度，使卫生组织和个人均获得最大的效益。卫生人力规划的实质是确定国家或地区卫生系统的发展方向，并在此基础上确定需要多少和什么样的人来实现卫生事业发展目标。

（2）卫生人力开发与培训：宏观人力资源管理中的人力开发与培训主要是从国家或地区的角度，对全体岗前或在岗人员进行的医学教育与培训管理，例如对于基层全科医生的管理，国家卫生和计划生育委员会提出全科医生规范化培训，2011年原卫生部组织编写了全科医生规范化培训规划教材，包括《全科医学》《全科医生临床实践》《全科医生基层实践》等六册，初步建立了全科医学毕业后医学教育教材体系，在此基础上，2012年原卫生部印发了《全科医生规范化培养标准（试行）》，经过多年努力，基本建立了全科医师的开发和培训体系。

（3）卫生人力的使用：卫生人力的使用是指对各类卫生人员的配备、激励、考评和流动的管理过程。目的是吸引、招聘和配置符合卫生机构岗位需要的适宜人才，采取各种激励措施，充分调动他们的积极性和创造性，通过测评与考核，不断改进工作业绩，进而提高卫生服务水平。

在计划经济时期，卫生人力的使用曾是我国各级卫生行政部门的主要工作任务。随着我国社会主义市场经济的建立与不断完善，卫生人力资源的宏观管理也随之不断实践着"两个根本转变"，即卫生人力的配置逐步由计划配置的方式向市场配置的方向转变，从传统人事管理方式向整体性人力资源开发转变。随着人事管理权限下放到各类医疗卫生机构，人力资源使用的具体管理职能也逐步由卫生行政部门转到各类卫生机构，政府宏观卫生人力资源管理的职能主要表现为制定人员标准、规范管理过程和实施宏观调控等方面。随着人事制度和人才改革的不断推进，我国卫生人力的培养与发展也不断面临新的问题和挑战：①高层次人才队伍建设基础薄弱。2015年末，卫生技术人员以大专和本科及以上学历为主，本科及以上学历所占比例仅为30.6%，高级卫生技术人员（主任及副主任级）仅占7.6%。②配置不合理，人才短缺与人才过剩并存。2010年，城乡每千人口卫生技术人员数分别为7.62人和3.04人，城市是农村的2.5倍。2010年，东、中、西部地区每千人口卫生技术人员数分别为5.22人、3.93人和3.76人。2010年，医疗机构拥有全国91.1%的卫生技术人员，而疾病预防控制中心仅拥有2.5%。目前，这种城乡卫生人员分布不均衡，公共卫生机构与医疗机构卫生技术人员分布不均衡,基层卫生技术人员与三级综合性医院人员分布的不均衡依然存在。③人才培养与社会需求之间存在矛盾,卫生人才难以满足社会快速增长的多层次卫生服务需求。另外,还存在人才队伍管理滞后、人才队伍相关法律法规和制度建设亟待加强等。

(二)微观卫生人力资源管理

微观卫生人力资源管理是指在各类卫生组织内,对其所属工作人员的录用、聘任、任免、调配、培训、奖惩、工资、福利、辞退等一系列工作进行计划、组织、领导和控制的过程。其根本任务是协调人与人、人与事的关系,达到人尽其才、才尽其用、人事相宜,充分发挥人的积极性、主动性和创造性,以提高劳动效率。

微观卫生人力资源管理与上述宏观卫生人力资源管理中卫生人力使用的概念比较接近。两者区别在于:微观管理是针对组织内部员工,而宏观管理是针对国家或地区内各类卫生组织实施的统一管理;宏观管理常常是政府通过卫生规划、卫生政策法规以及经济手段,对各类卫生机构进行的统一规定,微观管理是各类卫生机构管理者在国家政策法规的约束下,开展的具体的卫生人事管理工作;宏观管理具有原则性、权威性、统一性和在一定时期内的相对稳定性,而微观管理具有灵活性,可根据本机构的具体情况确定管理方式与方法。

微观人力资源管理可根据其管理过程分为9个具体环节。其中,最为核心的四个环节是获取、激励、绩效管理与开发。

1. 工作分析　工作分析(job analysis)是人力资源管理中的核心内容,又称职务分析,是指对组织中各项工作职务的特征、规范、要求、流程以及对完成此工作员工的素质、知识、技能要求进行描述的过程,它的结果是产生工作说明书(job description)和工作规范(job specification)。依据工作分析结果和组织环境、相关政策可以进行工作设计,使职务要求与员工的素质特征相一致,达到工作岗位职责分明,提高员工积极性的目的。在具体的工作体系设计中,则需要根据卫生机构的水平、规模、医疗模式以及病人需要等因素,根据地方财力和外部的卫生人力资源的供给来综合考虑。

2. 人员规划　人员规划(human resource planning)则是根据组织发展战略和目标,结合业务流程的需要,依据组织结构所确定的主体分工体系以及具体工作对人力资源的数量和质量的要求,提出相关的人员需求规划。同时,根据组织内部和外部的相关人力资源的供应情况,来分析和评估未来的人力资源的供需关系,并提出有针对性的人员总体规划以及人力资源开发与管理的相关计划的过程。其中,人员引进和晋升计划、人员开发与培训计划、人员薪酬与福利计划、人员的退出与安置计划、退休计划以及骨干人才的培养和接任者计划是相对比较重要的。

3. 人员的获取、甄选与聘任　人员的获取和甄选(selection of job candidates)工作主要是指根据组织的发展目标和职务体系的设计,针对职务的空缺和未来人才的储备,依据组织对任职者的任职资格和胜任素质的要求,通过合适有效的途径吸引和获取相关候选人,并依据规范的流程和相应的甄选标准,综合运用人员笔试、面试、工作场景现场模拟与能力评估等多种测评和甄选的手段,来考察和分析候选人是否能够符合组织要求,有能力或潜力胜任相关工作的一系列活动。

而聘任则是依据相关职务标准和任职资格以及胜任素质要求,对现有的在职人员和候选人员进行综合考察和评估的活动,使得任职者与职务之间能够保持尽可能的匹配,从而使得合适的人在合适的岗位上,具体的职务平台所构成的责任和权力系统有合适的人能够承担,同时也有意愿承担。

4. 激励 激励(motivation)是指如何有效利用组织的各种资源,综合使用各种激励工具和形式,调动员工的内在积极性和工作热情,使其愿意贡献自己的聪明才智。激励设计需要根据员工的内在需要,评价其主导需要,并根据其需要发展情况,动态地有针对性地开发激励资源,综合运用激励手段。在各类卫生机构中,除了单位的高层管理者、人力资源管理的职能部门、其他的职能部门以及中层管理者都需要掌握激励的基本原则,有技巧地给予员工及时的激励。

5. 绩效管理 狭义的绩效管理(performance management)是指组织将个人的工作目标和团队的目标以及组织的目标有机相连的过程,通过绩效计划的磋商、实施和管理、绩效评价和绩效反馈四个环节来确定员工的工作标准和方向,为员工提供及时的教练、指导与反馈,并依据相关的评估、基于评估基础上的聘任管理、薪酬奖励以及有针对性的培训和开发来促进员工的发展。绩效管理在具体的工作情境下,强化了员工和组织之间的基于职务职责、胜任素质、行为规范、工作产出和工作结果等所建立的双向承诺。

6. 薪酬组合与福利安排 薪酬组合(compensation management)指机构支付给员工的物质性的报酬以认可其有价值的服务,包括薪水工资、奖励性的收入支付以及福利。

薪酬设计与支付是指卫生事业单位依据相关政策和自身的总体激励设计,设计具体的薪酬战略,付酬因素和报酬因素,并综合根据内部环境和外部环境设计具体的薪酬水平、薪酬结构以及具体的支付方式。

7. 人员培训、开发及组织学习 人员培训与开发(training and development)是指针对个人的发展需要以及组织对个人的要求,进行相关的态度培训、技能培训、管理能力开发和观念培养,以提升员工的个人人力资产、优化组织的整体人力资产结构和质量,并通过人员培训与开发来提高组织绩效。与员工的个人培训与开发相联系,组织学习则更加强调组织的集体学习和分享,强调通过组织学习来提高员工个人人力资产,帮助员工实现个人发展。

8. 员工关系与人事争议处理 员工关系与人事争议处理(labor relations and coordination between employers and employees)的范围相对较为宽泛,包括员工职业关系的建设和管理以及员工个人福利事务的管理和服务,涉及员工职业安全、员工福利、员工参与和民主管理、员工援助、纪律处分与行为纠正以及人事争议处理等诸多内容。人事关系与争议处理,涉及人力资源管理的诸多环节,其强调对员工合理和合法利益的保护,强调公平与效率原则,反对一切形式的歧视。在处理员工关系与人事争议等工作中,需要依据国家的相关法律法规、单位与员工签订的相关合约中的规定、职工代表大会通过的相关规定,并秉持公平公正,以合作多赢的观念,保证员工利益和组织利益及客户利益多赢的原则来处理相关事务。

9. 生涯管理与接任者计划 生涯管理(career management)对于卫生事业的发展而言是非常重要的。生涯管理是指组织基于自身的长期战略发展和对员工个人生涯发展和自身成就需要的重视,有针对性地结合组织需要和员工自身需要以及其现有的职业素质,为员工系统设计生涯发展路径,并为其提供组织层面上的导师引导、组织教练和职业生涯发展中的机会激励,以促进员工个人成长,满足员工的自我成就和自我实现的需要,并为组织的发展持续提供合格员工。而接任者计划则是在人员规划和生涯管理的基础上,针对某类关键岗位有意识地培养接任者群体,并建立接任者的人才成长加速器,为其提供更为密集的生涯设计和生涯辅导服务,使得组织后续发展所需的人才不出现供应上的断层,从而使得组织发展免受人才供应不足或滞后的负面影响。

上述 9 个环节相互作用,从不同的环节和侧面来实现对组织人力资源的有效管理和领导,在实际工作中,这 9 个环节的工作之间是相互影响和相互支撑的。对某一环节的制度进行变革,而不改变其他环节,可能造成改革中的阻力和障碍,而全面变革卫生人力资源管理制度,则可能因过于激烈而导致强烈的抵制和反对。卫生人力资源管理,需要充分考虑到人力资源管理工作的系统性、复杂性。

9 个环节为一般人力资源管理的主要内容,在具体医疗机构中均有具体实施,并体现出卫生行业的特点,随着医药卫生改革的不断深入,医疗机构的人力资源管理也不断与企业的人力资源管理接轨。

第二节　卫生人力规划

一、卫生人力规划的概念

(一)卫生规划

卫生规划是根据区域卫生问题和可获得的确切资源,制定适宜的目标和任务以及为了达到目标而制定的技术和管理行动的过程。卫生规划既是社会经济发展大规划中的一个组成部分,也是保障卫生系统功能合理发挥的重要方式。

(二)卫生人力资源规划

卫生人力资源规划(health human resource planning),简称为卫生人力规划,是对未来卫生人力资源的需求量、供给量和供需关系,以及卫生人力的数量、知识和技能类型进行预测,制定卫生人力规划的过程。在制定卫生人力规划过程中,应该与国家、区域的卫生规划目的和所承担的义务相适应,主要可以通过培训卫生人力来满足不同区域的卫生需要。

二、卫生人力规划的步骤和方法

不同地区面临的卫生人力问题不同,卫生人力规划不能照搬某种固定的模式,要具体情况具体对待,即依据实际需要采取合适的方式与方法。尽管如此,卫生人力规划工作还是有些基本规律可循的,在一个规划周期内,卫生人力规划可分为十个步骤,具体步骤可见图 8-1。

(一)卫生人力规划的准备

在制定卫生人力规划之前,首先要考虑制定卫生人力规划的先决条件是否存在。这些先决条件包括国家经济社会发展规划,政府卫生事业发展规划及战略重点。在实践中,卫生人力资源规划是一个复杂的系统活动,不但需要领导层确定规划的目标与方向,还需要了解利益相关各方的关切与态度,建立良好的协调机制;卫生人力规划不但需要掌握规划的原则、方法和技术,还要掌握各方面的信息,形成规划能力。此阶段的任务是规划小组完成政策和环境的评估。

(二)了解卫生人力及卫生服务现状

对卫生人力资源现状及影响因素进行分析,应包括以下几方面:①社会人口资料和经济发展资料;②医疗卫生状况和需要,以及主要影响因素;③一定人群卫生服务利用资料,包括人口特征及利用的数量、类型、特征和效率,没有得到所希望的卫生服务的理由;④卫生人力的现状和历史变化动向,卫生人力的流动趋势和供给规律;⑤卫生人力的管理状况和人事政策。

(三)预测卫生人力需求量

卫生人力需求量预测是从现阶段居民对卫生服务的实际需求出发,科学合理地测算各类卫生机构为满足这种需求所需的卫生人力,为卫生人力资源发展目标的确定提供依据。随着医疗保障全面覆盖和公共卫生服务均等化等政策的出台,使被经济因素制约的卫生服务需求得以释放,使居民对卫生服务的需求大大提高,对科学地预测卫生人力资源的需求提出了新的挑战。

卫生人力需求量预测常用的研究方法包括卫生人力需求法、卫生人力与人口比值法和任务分析法等经验预测方法,以及趋势外推法和多元回归等统计分析方法。卫生人力与人口比值法和任务分析法适用于在技术和资源配置水平较稳定的机构中,进行短期卫生人力预测,但是预测结果主要从医疗供方角度出发,难以考虑需方的需求状况。趋势外推法和多元回归等统计分析方法主要是利用机构多年来人力配置量或结构的变化情况,拟合未来的人员数量或结构状况,从而对人力需求量作出预测,这类方法对数据质量的要求较高,而且测算结果可能受到社会、经济、人口等多种因素的影响,并不适合在医改政策调整或人群需求变化较大的时期使用。本章主要介绍以下六个方法。

1. 卫生需要法　卫生需要法是建立在人群生物学和专家意见基础上,根据人群卫生服务需要量和卫生人力的生产效率来预测卫生人力需求量的方法。该方法从伦理学角度看人群需要的卫生服务,即保证每位病人得到符合标准的卫生服务。但使用这个方法具有一定难度,需对各类疾病分别确定需要的卫生服务的标准,以及卫生人力的生产效率等。

计算公式:未来卫生人力需求量 $= \dfrac{P \times C \times V \times T}{W}$

式中:P—目标年期间人口数;

C—平均一年内每人患病次数;

V—一年内平均每位病人需要得到卫生服务的次数;

T—平均每次卫生服务需要卫生人力花费的时间;

W—一年内每名卫生人力提供卫生服务的总时间。

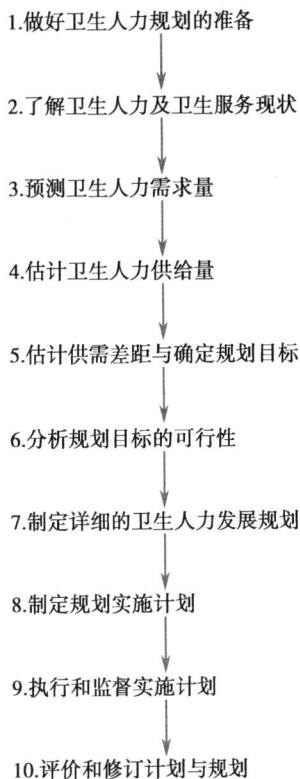

1.做好卫生人力规划的准备

↓

2.了解卫生人力及卫生服务现状

↓

3.预测卫生人力需求量

↓

4.估计卫生人力供给量

↓

5.估计供需差距与确定规划目标

↓

6.分析规划目标的可行性

↓

7.制定详细的卫生人力发展规划

↓

8.制定规划实施计划

↓

9.执行和监督实施计划

↓

10.评价和修订计划与规划

图 8-1
卫生人力规划的十个步骤

2. 卫生需求法　卫生需求法是建立在人群生物学和人群的实际需求基础上的卫生人力资源预测方法,即预测能够满足居民卫生服务需求时所需要的卫生人力。人们选择利用卫生服务常受到经济、时间、交通等因素的影响,满足人们实际想要的(由人群决定的)服务比满足理论需要的(由卫生专家决定)服务更重要。例如,某地卫生服务调查发现,平均每人每年就诊2.8次,而有病应该去看病却没有去就诊的每人每年2.1次,几乎近一半的人有病而没有去看病,其原因包括:①医生停诊不看病;②带的医疗保险证明不全,医生不接诊;③经济困难;④去医院看病困难太多,如交通等,无法去看病;⑤病程太短;⑥工作太忙没时间;⑦年龄太大,无人陪同;⑧其他原因等。如果围绕人群需求为核心这一理念出发,可以做如下计算:

$$未来卫生人力需求量 = \frac{P \times C \times R \times T}{W}$$

式中:P、C、T、W 含义同卫生需要法。

　　　　R——一年内平均每位病人实际得到服务的次数。

3. 服务目标法　服务目标法是根据国家社会体制、经济发展水平、人群对卫生服务的需求以及卫生事业发展水平,由决策者和专家来确定服务目标,即提供给人群的卫生服务数量和质量,然后预测卫生人力需求量。

$$未来某类专业卫生人力需求量 = \frac{P \times V \times a}{Q}$$

式中:P——目标年人口数;

　　　　V——服务量标准[次/(人·年)];

　　　　a——某类专业卫生人力提供服务的比例;

　　　　Q——某类专业卫生人力年标准产出量。

4. 卫生人力/人口比值法　卫生人力/人口比值法应用方便,国际上应用较多,关键的问题是如何确定合理的卫生人力/人口比值。计算方法是:未来卫生人力需求量=人力/人口比×目标年人口数。任何方法预测得到的卫生人力需求量都可换算成卫生人力/人口比。如 WHO 对从事精神卫生的医务人力进行了测算,研究显示,截至2005年,全球每10万人口中精神科医生数(均值)为4.15,精神科护士为12.97。

5. 标准工时法　这个方法适用于公共卫生、预防保健等专业卫生人力需求量预测。具体步骤如下:

(1)根据国家有关规定和卫生工作条例,确定各项服务内容和服务量;

(2)各类卫生技术人员完成每一项服务需要所花费的工时;

(3)每一类卫生技术人员年人均提供的有效工时;

$$某专业卫生人力需求量 = \frac{N \times I \times B \times H}{Y} \times P$$

式中:N——某项服务的对象数;

　　　　I——规范完成率;

　　　　B——标准基本工时;

H—1+路途时间系数；

P—1÷路途时间系数；

Y—某类卫生技术人员年人均提供的有效工时。

公式中的路途时间是指卫生人员前往工作地点所发生的时间，由于公共卫生、预防保健等卫生人员常常需要进行调查与走访，工作中的路途时间将是占用工时的一个重要因素，在计算时需要考虑其大小。路途时间系数就是在综合考虑卫生人员所花费的平均路途时间基础上，需要额外增加的卫生人员的倍数。

6. **工作任务分析法**　工作任务分析法就是工作分析法，此方法是卫生人力资源开发与管理最基本的研究方法，也是卫生人力规划的基本方法。工作任务分析是对组织中各工作职务的特征、规范、要求、流程以及对完成此工作卫生人力的素质、知识、技能要求进行描述的过程，其结果是完成工作描述和任职说明。

工作任务分析是对组织中某个特定工作职务的目的、任务或职责、权力、隶属关系、工作条件、任职资格，特别是工作的重要性等相关信息进行收集与分析，以便对该职务的工作作出明确的规定，并确定完成该工作所需要的行为、条件和卫生人力的过程。

工作任务分析包括两方面的内容：①确定工作的具体特征，称为工作描述；②找出工作对任职卫生人力的各种要求，称为任职说明。

（1）工作描述：工作描述具体说明工作的物质特点和环境特点，主要解决的工作内容与特征、工作责任与权力、工作目的与结果、工作标准与要求、工作时间与地点、工作岗位与条件、工作流程与规范等问题。

（2）任职说明书：说明担任某项职务的卫生人力必须具备的生理要求、心理要求和知识、技能要求。

（四）估计卫生人力供给量

卫生人力供给量是指根据卫生人力产出、损失和使用，在一定的时间里，卫生人力资源真正可获得的量及其特征。人力增加（流入）和人力损失（流出）都会影响人力的供给量。

影响卫生人力增加的因素有：院校教育的毕业生和受培训的新成员增加，人员返回工作岗位，从其他单位、部门、地区或国家调入人员；影响卫生人力损失的因素有：非正常死亡，正常退休，提前退休（残疾、疾病、孕妇等），调到卫生部门的另一机构、卫生部门以外的机构、其他地区或移居国外；在职学历教育、转岗培训与职称晋升，可同时影响到卫生人力资源的流入与流出：一个中专水平的卫生人员，通过在职学历教育获得大专学历，就相当于一个中专水平的人员流出和一个大专水平的人员流入，因此，在职学历教育是一种改善卫生队伍学历结构的有效方式。

卫生人力供给量预测需要的资料：现有卫生人力资源的年龄、性别、专业类别、技术职称、专业学历与学位、毕业年限、机构类型和地理位置，全日工作或部分工作，逐年流入的毕业生数量和其他各类卫生人力数量，逐年流出的卫生人力数量等卫生部门、人事部门和组织部门的资料。另外，还需要教育部门的相关资料以及国家有关的卫生人力的政策，如晋升政策、就业政策、工资待遇政策、退休政策等。如果获得资料不全面或缺乏，可以通过问卷和面谈的方法进行个人调查。

卫生人力供给量预测方法是从计算现在卫生人力供给量开始,加上期望所增加的量,如分配毕业生、调入卫生人力、被返聘的离退休人员等,再减去预期损失的量,如死亡、离退休和调出等。预测方法有以下几种。

1. 寿命表法　寿命表法计算卫生人力损耗是使用工作寿命表来完成的。工作寿命表可以计算由于各种原因如非正常死亡、提早退休、调离或病残等离开工作岗位的人力数量,从而为计算损耗提供确切的基础。但是要得到这方面资料比较困难。

2. 队列(定群)研究法　队列研究法是通过对过去毕业生群组的纵向追踪来计算损耗率。这种方法计算损失是随着时间而变化的。如 1985 年有 1000 名护理毕业生,分别追踪 1990 年、1995 年、2000 年、2005 年还有多少人从事于护理工作,从而计算损耗率。

3. 计算每年的损失率　规划者根据逐年累计的资料,推算由于各种因素引起的每年损失率。在资料不足的情况下可以粗略地推算,假设在过去一段长时间内某地区西医医师数量稳定在 1000 人,平均医师的工作时间是 25~65 岁共 40 年,1000 名医师的年龄分布和总的医师的平均年龄分布相一致,那么 1000 名医师中平均每年有 25 名医师由于各种原因损失。40 年以后 1000 名医师几乎没有留下继续工作的,可以算出每年损失率平均为 2.5%。

4. 根据变动率预测卫生人力供给量　卫生人力的供给量受流入和流出两方面的影响,根据历史的流入、流出规律,计算变动率,然后预计将来流入、流出将会有什么变化,对变动率进行调整,得出规划年期间的可能变动率。

$$变动率=\frac{流入卫生人力数-流出卫生人力数}{起始年卫生人力数}\times100\%$$

(五)估计供需差距与确定规划目标

卫生人力需求量和供给量预测完毕后,就要比较卫生人力需求量和供给量是否平衡,计算卫生人力在需求和供给数量的差距。此阶段要注意数量上的差距是否受到一些混杂因素的影响,更要关注一些重要的相关问题以及产生这些问题的根源:如卫生人员正在做不适宜的工作造成卫生人力缺乏的假象;卫生政策过分信赖医疗,太少信赖预防,或者过分突出医院保健,太少强调初级保健使卫生人力分配不合理;以及卫生人力在不适应的地方工作等。

解决卫生人力需要量与供给量之间不平衡的问题可以从供给或(和)需求两方面共同努力。习惯上认为,改变供给量主要从卫生人员数量和提供服务时间方面着手;改变需求量主要从卫生人员的产出量及人群对服务利用率方面作出努力。具体而言:①影响卫生人力供给的因素是人员的补充与流失,改变卫生人力供给量的措施有:改变招生规模和在校学生流失率,目的是改变毕业生数量;改变在职在岗人员的培训数量;改变在岗卫技人员流失率;改变卫技人员工作时间,如退休年龄、平均每年工作时间、退休人员返聘等。②影响卫生人力需求的因素有:人口、社会经济发展、人群健康状况的变化、医疗保障制度及改善卫生服务的政策等,均可影响到对卫生人力的需求;满足卫生人力需求量的措施包括:改变人群利用卫生服务的数量和质量;改变卫生服务的范围及可及性;改变公立、私立卫生机构之间的比例;改变卫技人员的产出量,如卫技人员的工作效率和工作效果。

对卫生人力的供给和需求之间的差距进行充分了解后,要确定此次人力规划的目标。卫生人力的规划目标,就是到目标年本地卫生人力应该发展到何种水平,使卫生人力供需之间达到平衡。卫生人力规划目标的确定是一项重大决策,一般由规划小组根据卫生人力供需预测的结果提出目标建议及主要参考依据,至少包括几套备选方案;政府卫生行政部门主要领导参加的卫生人力规划领导小组,经过研究后作出决策,形成本地卫生人力规划目标。

(六)分析规划目标的可行性

分析规划目标完成的可行性,主要从经济角度出发来估计。卫生人力费用占整个卫生费用的60%~80%,没有可靠的经费作为保障,任何规划目标的制定都将是不能实现的。卫生事业是公益性社会福利事业,其经费来源主要依靠国家投入,一般用卫生费用占国内生产总值的百分比表示,卫生人力费用主要是指卫生人员的工资福利。例如本地卫生费用占本地 GDP 的 4%,卫生经费占本地财政支出的 9%,如果目标年这个比例保持不变,则卫生人力需求量同卫生经费的增长保持一致是合理的;如果目标年度预算卫生经费下降,卫生人力预测需求量也应相应下降;如果预测的卫生经费会增加,即使缺乏足够的理由,也可以预测到目标年卫生人力将相对增加。

(七)制定详细的卫生人力发展规划

人力规划要综合考虑长期解决方法和短期解决方法对卫生人力数量、质量、结构和分布的短期和长期效果,并根据这些效果制定相应的卫生人力发展政策。规划人员本身不能制定政策,但可提出制定政策的建议,即备选方案。具体的卫生人力发展规划应主要包括:①规划的政策基础;②卫生服务目标;③卫生人力发展的问题;④可能的解决方法及可行性分析;⑤把解决方法分解成各组成部分;⑥利用日程表网络系统显示活动的程序;⑦各种活动所需的时间和资源;⑧负责承担各项活动的组织;⑨关于监督的类型、评价的频度以及修改规划的准则。

(八)制定规划实施计划

规划人员需要制定详细的规划执行计划,包括将目标分解为通过具体活动能够完成的分目标,列出支持各分目标得以实现的各项具体活动,将各项具体活动的内容、开始时间、结束时间、实施期限、评价指标、经费预算及执行者等详细列出。

(九)执行和监督实施计划

各个卫生部门执行卫生人力的具体计划,有关卫生行政部门开展监督,监督过程中要定期收集有关资料,将定期收集的各类资料与活动计划比较分析,按照过程评价指标对活动的进展进行评价,及时发现问题和差距,评价各项政策、措施的执行情况和发挥的作用,提出修改意见和建议,监督其执行。

(十)评价和修订计划与规划

规划制定完毕,但规划并未结束,它继续贯穿于人力规划执行的始终。随着国内外社会环境、政策形势的变化,规划应该有相应的改变。在人力规划的执行过程中,应该进行严密的监督和评价,评价内容主要是:政策是否好,规划贯彻是否好,效果是否好,出现哪些问题。以便及时发现问题及时修改规划。对规划执行情况的评价一般是每年进行一次,这要根据规划本身的特点和要求而定,也可以是六个月或三个月一次。卫生人力规划执行过程中必须重视社会、经济和政策方面的约束因素。卫生人力规划必须与卫生规划、教育规划相结合,必须重视卫生人力培养能力和管理能力,否则卫生人力规划就会脱离实际,难以发挥应有的作用。

第三节 卫生人力开发与培训

一、卫生人力开发与培训的概念

（一）概念

随着我国社会经济水平的不断变化,我国的疾病谱与死亡谱也不断发生变化,同时居民对卫生服务的需求水平也不断提高,卫生人员的技术与能力要不断适应这种变化,持续提高自身的水平。医疗卫生职业与其他职业相比,更要强调终身性学习,卫生人力开发与培训正是适应这种需求,从长远来看,对稀缺的卫生人员进行长期规划、培养与开发;从短期来看,要适时开展卫生人力的各种培训,以保证卫生人员可以适应职业岗位要求。卫生人力开发是指卫生人员为未来发展而开展的正规教育、在职实践、人际互动以及个性和能力的测评等活动。卫生人力开发是以未来发展为导向,目的是为了建构卫生人员的新知识、技能和能力,使之能够胜任卫生服务要求,最终可以提升卫生系统整体绩效的活动。卫生人力培训(in-service training of health workforce)是指卫生组织根据整体规划,有计划地实施帮助医务人员有效提高能力、更新知识和培养职业精神的活动。它通过有组织的知识传递、技能传递和信念传递,改进医务人员知识、技能和态度,使其不断适应工作岗位的要求,它是一种有目标、有步骤的学习。人力培训一般是利用短时间学习,使人员的某项技能、知识达到指定水平,所以在微观层面,在一个医院、一个健康机构内是经常进行的一项人力资源管理工作。卫生人力开发与卫生人力培训不能等同,具有一定的区别。人员培训往往是人才开发过程中的一项活动,是为完成人才的开发与定位而服务的。

（二）作用

1. 卫生人力开发与培训是提高卫生组织服务水平的基本手段　卫生人才的成长具有明显的实践性,医学知识的更新周期短,新理论、新技术、新产品层出不穷;同时,随着居民生活水平的不断提高,对卫生服务也提出了更高的要求,各类卫生组织只有不断提高卫生服务水平,才能适应社会的需要。提高服务水平不仅要求各类卫生人员更新知识、提高技能,还要求提高职业素养、培养职业精神,只有有计划地开展各种在职培训活动,才能满足这种要求。

2. 卫生人力开发与培训是满足对各类卫生人才需求的重要途径　卫生人力的需求与供给之间始终存在着结构性的矛盾。院校教育培养的是标准规格的卫生人力,而每个卫生机构对卫生人才的需要往往具有个性化的特征,随着国家卫生服务体系不断完善,卫生人力供需之间的结构性矛盾更加突出。例如,国家大力发展基层卫生服务,使卫生机构对社区全科医生、农村卫生人力的需求量增加,院校教育需要较长培训周期,在短时间内难以满足这种需求,因此,各种形式的转岗培训、规范化培训等,成为弥补此类人才数量不足的主要方式。

3. 卫生人力开发与培训是调动员工积极性的有效方法　大多数人员都渴求不断充实自己,完善自己,使自己的潜力充分发挥出来。越是高层次的人才,这种需求就越迫切。作为卫生人员来说,在选择这个行业之初,往往已经做好准备进行终身的学习,能够在组织中得到锻炼和成长,已成为他们重要的择业标准。反过来,医疗卫生组织如能满足员工的这种自尊、自我实现需要,将激发出员工深刻而又持久的工作动力。

二、卫生人力开发

卫生人力开发包括两项内容,一项是卫生人员教育,从一名合格的医学毕业生进入医疗卫生岗位后,国家就开始着手进行正规的医学教育和在职人员培养,这是一个贯穿了医务人员整个职业生涯的教育过程,也是保证各个医疗卫生机构具有合格、质优的卫生人力资源,保障人民享有基本卫生保健与优质医疗服务的一个手段。另一项内容是卫生人员在职开发。针对在职的重点人才,国家卫生计生委设立了重点培养的人才工程计划,并设立了人才培养方案,以利于重点人才的长期成长与培养,例如卫生计生经济管理人才队伍建设工程、中医药传承与创新人才工程等。

(一)卫生人员教育

我国医学教育分为三个阶段,即院校医学教育、毕业后教育和继续医学教育。其中毕业后教育和继续医学教育是进行卫生人员开发的重要内容。①毕业后医学教育,主要是研究生教育,以及住院医师规范化培训等,是医学教育的一个重要发展方向;②继续医学教育,是在完成毕业后教育以后的教育阶段,属于知识更新和终身教育,是目前着力发展的医学教育方式。另外,医学成人教育也是现阶段有效提高在职人员学历、水平层次的教育方法,其主要是指学历补课教育、专业证书教育、乡村医生教育,以及各种类型的卫生人员在职培训项目。医学成人教育是卫生人力规划中促进供需平衡的一种重要干预措施。从广义上说,卫生人员的教育和培养与我国的医学教育没有区别,从学生开始进入医疗卫生领域本科阶段学习,即进入卫生人员教育与培养体系,但是,卫生人力资源管理更关注卫生人员进入工作岗位后的教育,从各级卫生行政机关和各个医疗卫生机构出发,更重视在职卫生人员培养,即狭义的医学教育,因此,毕业后教育和继续医学教育是进行卫生人员开发的重要内容。2016年国家卫生计生委对于人才队伍建设的重点工作是:"构建以'5+3+X'为主体的临床医学(含中医学)人才和以全科医生为重点的基层卫生人才培养体系,全面实施住院医师规范化培训制度,继续开展第三方评估。开展专科医师规范化培训制度试点和公共卫生医师规范化培训。启动'3+2'助理全科医生培训试点。加强精神医学、产科、儿科、康复、病理、药学、老年医学、老年护理等紧缺专业人才培养。"临床医学人才和以全科医生为重点的基层卫生人才培养体系是我国在岗卫生技术人员教育与培养的基础。

卫生人员教育涉及的范围非常广,按照卫生人员分类来说,卫生人员教育与培养包括卫生技术人员、其他技术人员、管理人员、工勤技能人员的教育,卫生技术人员作为其中的主体人员,卫生行政机关及各个医疗卫生机构非常关注其教育与培养,其中执业人员的教育是重点工作。执业人员教育是帮助卫生人员取得执业资格,并在执业过程中达到执业水平的重要工作。

(二)卫生人员在职开发

国家对卫生人员的在职开发包括很多种形式,除了国家实施的"长江学者"评选等战略性人才支持与奖励计划,国家卫生计生委近期重点实施卫生计生经济管理人才队伍建设工程、中医药传承与创新人才工程。国家卫生计生委印发了《卫生计生经济管理队伍建设方案（2014—2020 年）》（国卫办财务函〔2014〕882 号），方案确定了全面实施卫生计生经济管理人员"335"工程（即面向领导干部、领军人才、全体工作人员等 3 个层次，强化基本理论、基本知识、基本技能等 3 方面，覆盖财务、审计、价格、资产、绩效管理等 5 个领域，开展教育培训工作）、加大领军人才培养力度、加大继续教育力度、加大业务培训力度、加强教育培训网络和师资队伍建设以及加强卫生计生经济管理研究等 6 项主要任务。在中医药领域，国家卫生计生委 2015 年进一步完善中医药发展政策机制和规划体系，积极扶持中医药事业发展，推进中医药职业教育和继续教育，组织实施国家级中医药继续教育项目，不断推进中医药传承与创新人才工程。

卫生人员的开发还包括工作轮换，替补训练、轮流任职计划等，在实际工作中，针对管理人员的开发比较多。管理人员在职开发是指新上任的管理人员一边工作，一边完成新岗位的角色学习，最终达到岗位要求的一种开发形式。这种形式由于是对已经确定晋升的人员进行开发，晋升人员具有较大积极性，开发计划进行顺利。但这种开发的弊病就是训练和开发不系统、不全面，也不严格，上一代人所掌握的知识难以有效地传授给下一代，而且这种非正式的在职训练昂贵、费时、效率不高，往往以工作的损失为代价。工作轮换也可以称为岗位轮换，既可以用于管理人员开发，也可以在一般职工中展开，主要目的是通过安排受训者到各个部门去学习，扩大他们对各个部门、各个环节的了解。如果受训者是管理人员的话，有助于管理者丰富自己的工作经验，利于找到适合自己的管理方式和管理领域，也便于上级确认受训者适合的工作岗位。工作轮换也可以作为培养接班人计划的一部分。

三、卫生人力培训

对于卫生人员来说，终身学习与成长是成为一名合格医务工作者必不可少的过程，而卫生人力的培训是帮助在岗人员不断学习和自我提高的重要形式。在医药卫生领域，短时的卫生人力培训往往通过具体项目来展开，培训项目（training program）是实施卫生人员在职培训的主要方式。一个完整的培训项目设计包括六个阶段，分别为需求分析、确立目标、制定计划、实施培训、培训评估五个基本环节和一个反馈修订辅助环节构成，其中五个环节构成一个循环过程。具体的培训过程见图 8-2。

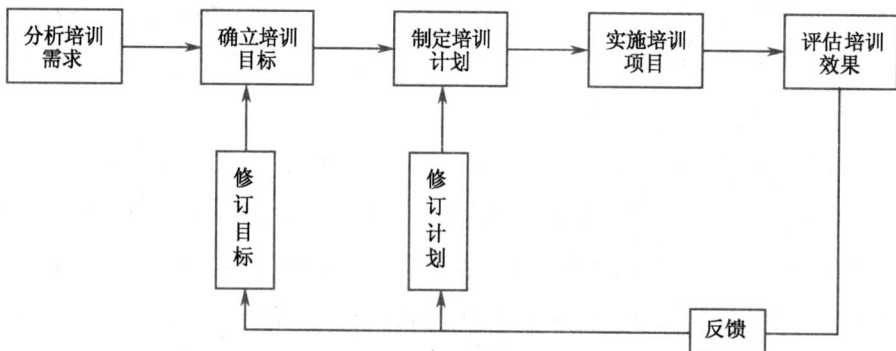

图 8-2
培训项目设计和评估过程

（一）需求分析

首先要进行卫生人力资源培训的需求分析,目的是为了确定需要解决的问题,同时满足组织与个人的需要。通过组织分析、人员分析、工作(岗位)分析等,先要找出组织在员工培训与开发方面确切需要以及必须解决的问题,才可能设计和实施培训项目。

1. 组织分析　卫生人力培训应以卫生人力规划为指导,以卫生组织的发展战略为依据,根据相关法律法规、政策的要求,分析评价发展目标、机构运营状况及可利用资源,确定培训需求。培训需求的组织分析必须保持预见性,依据组织的发展规划,预测组织未来可能发生的变化,以发展的眼光去评价组织的培训需求。

2. 工作分析　工作分析包括岗位的确定及需要培训的知识、技能和态度。可以分以下几个步骤进行:①选择工作岗位;②列出任务清单:通过观察、访问、与知情者访谈等方式,初步列出该工作岗位所需履行的各项工作的任务清单;③确定培训重点:可以通过专家讨论或问卷调查的方式,从任务清单中选择培训内容,通常选择重要的、工作中经常用到的、难度较大的任务作为培训内容;④明确完成一项任务所需要的知识、技能和态度。

3. 人员分析　人员分析主要解决的问题是谁需要培训及相应的受训人员工作基础如何。分析内容主要包括:①了解员工实际工作绩效与预期工作绩效之间的差距,分析产生差距的原因是知识、技能的欠缺,还是个人工作动机或工作设计方面的问题,提出员工培训的必要性与可行性;②了解员工现有的知识、技能、态度与岗位的要求之间的差距,分析这种差距主要表现在哪些方面,提出培训项目的内容与方向;③了解员工对培训的期望与以往培训项目之间的差距,分析造成培训效果不佳的原因,提出培训项目的时间、方式与方法;④了解员工的个性特点、职业规划和培训动机,及其组织发展战略对员工知识、技能和态度的要求,分析两者的一致程度,为培训项目的设计提供依据。以上内容分析完成后,才能具体确定哪些员工需要培训,培训什么,并让员工做好接受培训的准备。

需求分析可采用观察法、访谈法、问卷法、培训政策分析及专家咨询等方法,先进行组织分析,确定是否需要培训、培训资源有哪些及培训次数和类型,再进行工作分析和人员分析,确定培训对象、培训内容、培训方式与方法等。

（二）确立目标

在培训需求分析的基础上设定培训目标。培训目标是指培训活动的目的和预期成果,培训目标应能帮助受训者理解培训的意义和预期结果,从而提高学习动力和学习效果。明确的培训目标可指导培训方案的形成和培训的实施,还为培训的效果评价提供了一个基本标准。国家制定的各类卫生人员培训大纲,可作为设计培训目标的基本依据,如《全科医师培训大纲》等。

一个良好的培训项目目标应包括三方面的内容:①培训对象能从培训目标中明白组织需要他们做什么;②组织可以接受的绩效水平;③培训对象在什么条件下才能达到指定的学习成果。培训目标可以是针对每一个阶段的分阶段目标,也可以是面向整个培训过程的总体目标,最重要的是让受训者了解受训后所达到的标准,具有可操作性。

（三）制定计划

制定培训计划就是要把设定的培训目标变得具体化和可操作化,以便于实施。主要包括六大块内容:培训内容、培训对象、培训时间、培训方式、培训方法和培训预算。

1. 培训内容　在已经确定了培训目标的基础上,围绕目标选择知识、技能、态度等内容的一项或几项,确定课程大纲,形成培训方案的主干部分。

2. 培训对象　确定适宜培训的对象是哪一类人,具体说明人员的性质、职称、岗位等。培训对象是根据培训目标确定的,培训目标越具体、针对性越强,对培训对象各种特征的一致性也要求越高。例如,一个卫生法律普及培训项目,其对象可以是医生、护士,也可以是管理人员;一个新的生化检验项目的培训,则可能要求培训对象是具有高级职称的检验师。

3. 培训时间　完成培训所需要的时间,培训计划是长期、中期还是短期计划等。培训时间要依据培训目标和培训对象的实际情况来确定。如一种新技术的培训可能需要一周时间,而全科医生转岗培训则至少需要一年时间。

4. 培训方式　广义的卫生人力培训包括岗前培训和岗位培训,岗前培训以院校培训为主,岗位培训则可包括多种形式,如脱产培训与在职培训、专题培训与以会代训、课堂培训与现场培训、临床进修与师带徒、函授刊授与网络培训等方式。培训方式的选择依据培训目标而定,往往需要多种培训方式相结合。

5. 培训方法　根据培训目标选择适当的培训方法。在卫生人力培训中常用的方法包括课堂讲授、技能操作、情景模拟、现场指导、案例分析、小组讨论、角色扮演等,传统的培训主要以课堂讲授为主,为了提高培训效果,很多卫生人力培训项目将多种培训方法相结合,不但学习知识,还能学习操作技能,现时培养正确的思维方式和工作态度。

6. 培训预算　培训预算是指培训项目的投入,包括直接成本和间接成本。

(四)实施培训

实施培训是培训计划执行的过程。培训项目应严格按照培训计划设计的内容,组织开展各项培训活动。为保证培训质量,需要制定培训实施计划,包括建立卫生人力培训组织体系,明确培训管理人员的职责;制定各项培训管理制度,如考勤制度、考核制度、评教制度;制定详细的课程计划与培训日程安排;选择培训师资,明确师资的任务大纲;选择培训教材;保障培训所需要的各种设备、设施及教具。

(五)培训评价

培训评价是对培训有效性的客观判定,即回答培训项目是否达到了预期目标。培训效果评价的方法有多种,这里主要介绍CIPP评价模型(CIPP evaluation model),CIPP评价模型的核心概念即背景评价、输入评价、过程评价和成果评价,这四种评价为决策的不同方面提供信息,所以,CIPP模型亦称决策导向型评价模型。

1. 背景评价　背景评价(context evaluation)是在特定的环境下评价需求、问题、资源和机会,其主要任务是确定培训需求和设定培训目标。此阶段评价在培训前进行,评价者的主要活动包括:对培训的背景信息,尤其是培训受益人需求和资源的信息进行收集和整理;访问培训领导者和其他利益相关者,了解和讨论他们对于受益人需求的各种看法,识别需要解决的问题;以受益人的需求和潜在资源为依据,确定培训的目标。

2. 输入评价　输入评价（input evaluation）是在背景评价的基础上,对达到目标所需条件、资源以及各可供选择的培训方案进行评价,其实质是对培训方案的可行性和效用性进行评价。此阶段评价在培训前进行,评价者的主要任务包括:鉴别和调查已有的培训方案,作为新培训方案的对照;评价培训方案与背景需求的吻合程度,以及其可行性程度;评价新的培训方案与其他方案相比之下的优点;评价方案的财政预算,考察其能否保证完成预定的工作;评价方案的工作计划和日程安排,考察它已有的安排是否充足、技术上是否可行和政治上是否可行。

3. 过程评价　过程评价（process evaluation）是评价计划的实施,不断地进行监督、检查和反馈,以及时地、不断地修正或改进培训项目的执行过程。此阶段评价在培训中进行,评价者的主要任务包括记录培训的过程,检查培训是否按照计划执行以及效率如何;评价受训者参与培训的情况及其表现如何;对培训过程中存在的困难和问题进行记录与分析,及时采取相应的调整措施,保证培训的顺利进行。

4. 成果评价　成果评价（outcome evaluation）是对培训目标所达到程度的评价,包括预期与非预期的成果,以及其正向与负向的成果。此阶段评价既可在培训后进行以使其反馈意义作用于后续的培训,也能在培训中进行以使其反馈意义作用于正在实施的培训。评价者的主要任务包括调查和访谈培训受益人,了解培训对其知识、技能、态度方面的影响程度如何;培训结束一段时间后再次调查和访谈培训受益人,了解培训对其行为和工作绩效的影响程度如何;回顾评价者有关培训成效、培训花费、受益人需要等资料,并访谈与培训有关的人员,判断培训的哪些成功之处将会可持续地实施下去,需要哪些措施和条件;分析培训方案及其实际和潜在使用者,判断培训方案是否能被调适和应用于别处。

CIPP 评价模型以客观主义为导向,将评价活动贯穿于整个培训过程的每个环节,强调对培训执行过程的监控,并适时地进行反馈,旨在协助培训组织者定期评价并改进培训质量,"评价最重要的目的不在证明,而是改进"是这个模式最基本的观点。

（六）培训反馈阶段

培训反馈是整个员工培训系统的辅助环节,通过对培训项目的系统评价,发现培训项目取得的成效和存在的问题,将结果反馈给培训的组织者,使其能够发现并不断修正培训计划中存在的问题,提高培训质量;同时,通过培训评价,也能够对培训目标的设定产生影响,一个目标实现了,就会确定新的目标,使卫生人力的知识、技能和态度不断接近工作岗位的要求。

第四节　卫生人力的使用

卫生人力使用是卫生人力资源管理最复杂和影响最多的阶段。政府对卫生人力资源的管理,主要反映在建立准入制度、设定配置标准、建立激励机制、完善考核制度及促进人才流动等宏观政策方面,促进对卫生人力资源的职业化、管理的法制化和评价的社会化,以适应经济社会发展对各类卫生人才的要求。

一、卫生人力配备

卫生人力配备是指医疗卫生机构对各种人员进行恰当而有效地选择与任用的过程,目的是将合适的人员配置在合适的工作岗位上。卫生人力配备是微观卫生人力资源管理的主要内容,包括对机构各工作岗位的工作分析、人员需求分析与设计、人员的获取、甄选与聘任等内容,是机构有效吸引、获取和使用各类卫生人才的管理过程。政府主要通过建立各种制度、标准、规范等,规范卫生人力的配置,而将具体的管理职能交由具体机构承担。政府的主要职能表现在以下几方面。

(一)确定卫生人力配置标准

随着国家对事业单位人事制度改革的不断推进,公益性医疗机构的人力资源管理也处于不断变革当中。目前,国家和各个地区对公益性医疗机构采取编制管理,即通过分析各级各类卫生机构承担的使命、任务和工作目标,分析卫生机构中各类工作岗位的职责及其对各类人员的要求,确定机构编制标准,以此作为宏观调控各类卫生机构人员数量及结构的管理方式,如《事业单位岗位设置管理实施办法》《综合医院组织编制原则》《全国中医医院组织机构及人员编制标准》《各级妇幼保健机构编制标准》等。但是,随着医疗服务需求的不断增长,编制内卫生人员提供的服务已经远远不能满足病人需求,很多医疗机构采用聘用、雇佣、合作等方式获取编制外人力资源,使编制外人员数量不断攀升,甚至一些医疗机构的编制外人员已经达到人员总数的三分之一以上。如何对公立医疗机构的人力配置进行管理,确定编制外人员数量将是今后卫生人力资源管理的一项重要课题。

(二)确定卫生人力准入标准

卫生行业是一个特殊的行业,事关公众身心健康和生命安全。因此从事医疗服务活动的人员必须具备相应的资格和标准,才能允许在医疗保健行业执业和工作。国家建立并实施卫生行业技术人员的准入制度,明确在各类医疗卫生机构中承担各种职务的人员要求,包括个性特点、教育背景、工作能力及技术水平等,并通过法律法规的方式予以确定,如《执业医师法》《护士管理办法》等。

1. 准入对象　卫生人力资源准入对象主要包括三类:①传统的医疗卫生职业人员,如各类医师、护士(师)、技师、药师和公共卫生医师等;②随着医疗卫生保健服务发展而出现的新职业人员,如健康管理师、营养师、医生助理(PA)等;③在卫生领域工作的其他一些管理和辅助人员,如会计师、人力资源管理师等。从发展趋势看,建立卫生行业从业人员准入和认证制度是医疗卫生可持续发展的必然要求。随着医疗保健服务业的壮大,新的工种的出现,准入对象的范围将会有所扩大。

2. 准入条件和准入方式

(1)临床医师准入制度:医师资格考试是中国的卫生行业准入考试,通过对医学生的医学实践技能和医学综合笔试两部分进行测试,评价医学生是否具有独立从事临床医师工作所必需的专业知识和临床技能。

由于临床医师素质的高低与居民的生命健康息息相关,中国对临床医师的准入相当严格。1999年起实施的《中华人民共和国执业医师法》为医师资格考试提供了法律保障。《执业医师法》规定医师资格考试由省级以上人民卫生行政部门组织实施,从高等医学院校毕业并且试用期满方能参加执业医师资格考试,考试合格才能获得证书。获得执业医师资格证后,需要向卫生行政部门申请注册,方能在医疗、预防、保健机构从事医师执业活动。

(2)护士准入制度:中国于2001年开始实行护士执业资格考试,于2010年7月1日期实施《护士执业资格考试办法》,考试由国家卫生行政部门组织实施。考试为国家统一考试,统一大纲、统一命题、统一合格标准,本着公平、公开、公正的原则,通过考核专业实务和实践能力评价护士毕业生是否具备独立从事护理工作所必需的理论知识和实践技能。参加护士执业资格考试成绩合格后,方可获得护士职业资格证书并申请护士执业注册,从事护士工作。

(3)医技科室技术人员准入制度:医技科室技术工作人员也需要参加相应的职业准入考试,经考试合格方可从事医技工作。如药师需要参加执业药师资格考试,经全国统一考试获得《执业药师资格证书》,向所在省(区、市)药品监督管理局申请注册,取得《执业药师注册证书》后方可执业。临床医学检验技师要进行工作和晋升,也需要参加相应的临床检验技士/技师/主管技师考试。

(4)行政后勤管理人员准入制度:除医生和护士以外,行政管理人员、财务人员、信息技术人员、后勤工作人员等都是卫生人力资源的重要组成部分,在各自的专业领域内也有相应的资格认证制度。例如会计从业人员必须通过财政部组织的会计从业资格考试,获得会计从业资格证才能从事会计相关工作。信息技术管理专业技术人员职业资格考试是针对信息技术人员的专业考试,而人力资源管理者也有相应的人力资源考试,分为人力资源管理员、助理人力资源管理师、人力资源管理师和高级人力资源管理师四级。

(5)其他工作人员准入制度:随着卫生组织的发展,对专业的卫生管理人才需求增加,卫生管理人才评价考试应运而生。内蒙古自治区、上海、江苏、江西、贵州、西藏等省市开始实施卫生管理、公共卫生管理、医院管理初、中级师专业考试。随着医疗设备的应用越来越多,临床医学工程技术(初级士/师)专业考试成为评价临床医学工程人才的重要手段。

3. 再认证制度　与欧美国家相比,中国实施卫生人力资源再认证制度相对较晚,且再认证对象较少。2007年5月实施的《医师定期考核管理办法》是我国第一部医疗卫生保健从业人员再认证的规范性文件。该办法规定,依法取得医师资格,经注册在医疗、预防、保健机构中执业的医师(临床、中医、口腔和公共卫生医师)均应参加医师定期考核,定期考核分为执业医师考核和执业助理医师考核。国家卫生行政部门主管全国医师定期考核管理工作,县级以上地方人民政府卫生行政部门主管其负责注册的医师定期考核管理工作,也可委托符合条件的医疗、预防、保健机构或者医疗卫生行业、学术组织具体承担考核工作。定期考核包括业务水平测评、工作成绩和职业道德评定三方面。每两年为一周期。安徽、四川等省已经制定了护士定期考核办法。

(三)推行聘用制度和岗位管理制度

2011年,《中共中央国务院关于分类推进事业单位改革的指导意见》下发,对事业单位改革作了全面部署;中办、国办印发了《关于进一步深化事业单位人事制度改革的意见》,对下一步人事制度改革提出了明确要求。2014年4月25日由国务院李克强总理签署国务院令公布《事业单位人事管理条例》,自2014年7月1日起施行。各个事业单位将全面推行聘用制度、全面实施岗位管理制度、全面实行公开招聘制度、大力推行竞聘上岗制度、健全考核奖惩制度、完善人员退出机制、完善权益保障机制等工作。卫生行政部门鼓励各类医疗卫生机构紧跟国家政策,实行按需设岗、公开招聘、竞聘上岗、合同管理。

二、卫生人力的激励政策

卫生人力资源管理的一项主要职能是为各类卫生人力创造施展才能的条件,使卫生机构能够吸引人、留住人,并使他们能够充分发挥在提供医疗卫生保健服务中的作用。对人才激励可以是物质的,也可以是精神的,各类卫生机构可灵活应用,采取各种措施,政府主要通过卫生人力资源政策,对这个过程进行规范和宏观调控。

(一)建立卫生技术人员职称晋升制度

国家建立卫生技术人员职称晋升制度,依据各类技术人员达到的卫生技术水平授予一定的技术职称。为了科学、客观、公正地评价卫生人员的业务水平和专业素质,规范技术职称晋升过程,国家卫生计生委颁布了《卫生专业人员职务实行条例》《关于加强卫生专业技术职务评聘工作的通知》《预防医学、全科医学、药学、护理、其他卫生技术等专业技术资格考试暂行规定》《临床医学、预防医学、全科医学、药学、护理、其他卫生技术等专业技术资格考试实施办法》等。

(二)不断完善卫生人力收入分配制度

国家制定和不断完善卫生机构各类卫生人员的收入分配机制,对各类医疗卫生机构实行的薪酬制度进行原则性规范,包括要求卫生事业单位对其工作人员实行岗位绩效工资制度;对从事医学基础研究和重要公益领域的高层次人才逐步建立特殊津贴制度;对部分紧缺的高层次人才,实行协议工资、项目工资等灵活多样的分配办法。

(三)特别岗位的卫生人才吸引政策

政府从战略的角度衡量卫生行业的紧缺人才,包括高层次卫生人才、农村卫生人才、社区卫生人才及中医药卫生人才等。国家对各类紧缺人才实行优先发展战略,制定专门政策,提供专项资金,创造必要的生活与工作条件,以吸引、留住这些紧缺人才,如《关于加强农村卫生人才培养和队伍建设的意见》《关于加强城市社区卫生人才队伍建设的指导意见》《关于城市医疗卫生机构新聘人员取得医师执业证书后定期到农村服务的规定》等。

(四)其他激励措施

对卫生人才的激励措施还包括假期、住房、教育、学习进修机会、工作条件改善和配备辅助人员等。国家对此主要提出指导性意见,具体执行多属具体卫生机构微观卫生人力资源管理的范畴。

三、卫生人员绩效考评

卫生人力测评与考核是卫生人力资源管理中的核心内容之一,它贯穿于卫生人力资源管理的全过程。卫生人力的招聘、录用、选拔、培养、奖惩、晋升、辞退及个人职业规划等都需要测评与考核,人力资源规划、培训项目的开发、工作绩效的改进、人力资源的配置等,也需要人力的测评与考核提供依据。

卫生人力的测评与考核主要属于卫生机构内部微观人力资源管理的范畴,包括卫生人力测评与卫生人力绩效考核两部分内容。卫生人力测评(health workforce evaluation)是指以现代心理学、管理学、行为科学等理论为基础,通过心理测量、面试、情景模拟等多种手段和方法对卫生人力个体的品德、智力与体力、能力、绩效等素质进行测量、评价的活动过程。卫生人力绩效考核(health workforce performance assessment)是指收集、分析、评价和传递有关某一个人在其工作岗位上的工作行为表现和工作结果的信息情况的过程。绩效考核的主要内容包括工作成绩、工作能力与工作态度;考核方法包括排列法、等级法、因素比较法、目标管理法及360度考核法等。

政府主要对测评与考核的过程进行宏观控制。国家通过建立以工作业绩为核心,以品德、知识、能力、服务为主要内容的卫生人才评价指标体系,以规范绩效考核过程;通过建立全国卫生专业技术资格考试考评制度,强调对卫生专业技术人员实践能力的考核,以保证考评效果;通过提倡应用现代人才测评手段,不断改进卫生人才评价方法,以保证客观、公正地评价卫生专业技术人员的水平和能力;通过培育、发展和规范卫生人才评价中介组织,促进卫生人力考评的社会化。

四、卫生人力流动管理

国家建立卫生人才市场体系,促进卫生人才的合理流动。包括对卫生行业人才中介机构和信息化网络建设的支持,组建全国卫生人才资源网络;制定卫生行业人才社会化服务标准,规范卫生人力的代理、派遣、评价、培训、交流、存档等服务过程。"注册医师多点执业"作为近年来促进卫生人才流动的一项措施,是业界与学界呼吁和关注的焦点。2009年,《中共中央国务院关于深化医药卫生体制改革的意见》提出,稳步推动医务人员的合理流动,促进不同医疗机构之间人才的纵向和横向交流,初步研究和探索注册医师多点执业。2009年9月,原卫生部下发了关于医师多点执业有关问题的通知,作为探索医师多点执业的配套文件在工作层面上进行了部署。随后,广东、云南、北京等地开展了试点。2013年9月,《国务院关于促进健康服务业发展的若干意见》也提出加快推进规范的医师多点执业,鼓励地方探索建立区域性医疗卫生人才充分有序流动的机制。国家从政策层面上不断推动医师多点执业,地方政府积极响应,但截至目前,试点效果不理想,促进建立合法规范的医师多点执业或自由执业制度成为人们对新一轮深化医改的期待之一。

(王亚东)

Summary

Health workforce are refer to the whole personnel who undertake and supply health service and the service that related to health in health department, including administerial personnel, doctors, nurses, public health care personnel, recovery nurses, nutrimental experts, social health workers, etc. They are the persons who received different health education, professional training and were able to offer health service and talent according to people' health need.

The management of health workforce could be divided into macro-system management and micro-system management. The former is mainly to study the relationship between medical education supply and health service need, the latter is to study the development and utilization of health workforce.

In order to strengthen the management of health workforce, we need to predict the demand and supply of health workforce through some methods, and to achieve the scientific equipment by certain means and principle. At the same time, we need enhance the exploiture of health workforce by means of selection and training, and increase efficiency by encouragement. From the point of increasing efficiency, we should evaluate working achievement, capability and attitude on the basis of some theories, principles and methods, and achieve the goal of performance assessment by certain methods.

思考题

1. 请简述卫生人力规划的具体步骤。
2. 请简述宏观人力资源管理与微观人力资源管理之间的区别。
3. 请查阅相关资料，谈一谈"注册医师多点执业"难以推广的障碍在哪里?

第九章

医疗服务管理

导读：本章主要介绍医疗服务管理及医疗服务体系管理的相关概念、特征和原则，医疗服务准入管理的实施，医疗服务质量的评价与监管，以及医院感染和医疗事故等医疗服务安全管理的相关内容。通过本章内容的学习，学生应能够掌握医疗服务管理的概念与特征，医疗服务质量的概念和分类，医院感染与医疗事故的概念；熟悉医疗服务体系的构成与分工，医疗服务体系管理的概念和原则，医院感染管理和医疗事故防范的内容和措施；了解医疗服务准入管理的基本内容，医疗服务质量的内涵、评价、监管和控制，医疗事故的鉴定程序与处理方法。

第一节　概述

一、医疗服务管理的概念

（一）医疗服务

医疗服务（medical service）是各级各类医疗机构及其医务人员运用卫生资源为社会公众提供医疗、预防、保健和康复等服务的过程。医疗服务的主体是各级各类医疗机构及其医务人员；医疗服务的客体是广大社会公众，主要是患有各种疾病或处于亚健康状况的人；医疗服务的内容包括医疗、预防、保健和康复等。医疗服务的目的是通过为人民群众提供安全、有效、方便、价廉的医疗卫生服务，保障人民群众健康，提高劳动者的生产能力，促进社会生产力的发展。医疗服务是一项医学实践，是一种特殊的职业活动。

（二）医疗服务管理

医疗服务管理（medical service administration）是指政府卫生行政部门和社会按照国家医疗服务相关法律法规及有关规定，对各级各类医疗机构、医疗卫生专业技术人员、医疗服务的提供及其相关领域进行监督与管理的过程，以确保医疗服务质量和医疗安全。医疗服务管理的内容主要在四方面：一是对各级各类医疗机构的管理；二是对各类医疗卫生专业技术人员的管理；三是对各项医疗服务的管理；四是对与医疗相关的各种卫生组织及其活动的管理。

医疗服务管理的主体主要是政府卫生行政部门。在我国现行各级卫生行政部门中均设有医疗服务管理职能部门，具体负责履行对医疗机构、医务人员和医疗服务的监督与管理职能。卫生行政部门内部一般设置医政管理机构、医疗服务监管机构和卫生行政监督机构，履行医疗服务监管职能，可以概括为三句话：医政管理机构负责定标准、定职能、定责任；医疗服务监管机构负责对批准准入的机构和人员的服务行为实施监管；卫生行政监督机构负责打击非法行医。除政府卫生行政部门之外,社会各界和人民群众也是医疗服务管理的主体。社会各界和人民群众通过行使其知情权、参与权和监督权,促进医疗服务质量和安全水平持续提高。

医疗服务管理的客体是为社会提供医疗、预防、保健和康复等服务的各级各类医疗机构(包括采供血机构和相关卫生机构)、从业人员及其执业活动。医疗机构及其从业人员应遵守国家医疗服务相关法律法规、规章制度,接受相应的质量管理体系和质量管理规范的约束,对所提供的医疗服务质量进行管理。医疗服务管理工作的成效直接关系到医疗服务的可及性和公平性,直接关系到卫生资源的利用效率和人民群众的健康水平。

医疗服务管理的核心内涵是保证医疗质量和医疗安全,为人民群众提供安全、有效、方便、价廉的医疗服务,这也是医疗卫生事业赖以生存和发展之根本。医疗服务管理还直接影响到医疗服务体系的结构、布局和运转,关系到满足群众的医疗需求,也关系到妥善应对和处置各种突发公共事件、维护社会稳定和国家安全。只有做好医疗服务管理,保证医疗质量和医疗安全,才能实现医疗服务的宗旨,有效保障社会公众的身体健康。

二、医疗服务管理的特征

与一般的服务管理相比,医疗服务管理具有不同于一般服务管理的特性,这些特性构成了医疗服务管理的特征。医疗服务管理的特征包括法律强制性、社会公益性、职业人道性和时效性。

1. 法律强制性　法律强制性是双向的,一方面是卫生行政机关的权力和义务是法定的,卫生行政机关及其工作人员必须严格履行职责,依法办事,严格执法;另一方面,卫生行政机关要依据有关法律法规的规定采取具有法律效力的工作行为,并将对其不作为行为承担法律责任。

2. 社会公益性　我国卫生事业的性质是政府实行一定福利政策的社会公益事业,医疗服务是卫生事业的重要组成部分,政府的许多公益政策是通过医疗服务渠道向社会提供的,由此决定了它的社会公益性。

3. 职业人道性　无论是国家办的非营利性医疗机构,还是民营或其他社会组织办的营利性医疗机构,"救死扶伤"的人道主义永远都是必须奉行的行业要求。对一些灾害性事件、突发性事件的医疗援助,更体现了医疗服务的人道性。

4. 时效性　医疗服务和其他服务行业一样,是医务人员为病人提供的一种面对面的服务,需要病人和医护人员的共同参与,且这种服务的消费不可能贮存备用,而具有很强的时效性。急诊急救服务的时效性尤其突出。

三、医疗服务管理的手段

医疗服务管理的手段是为实现医疗服务管理的目的而采取的方法和措施。医疗服务管理的手段主要有行政手段、法律手段、经济手段、社会监督手段和宣传教育手段。

(一)行政手段

行政手段是最古老,也是最基本的管理手段。行政手段具有以下特点:

1. 集中统一　行政手段是集中管理和统一指挥所必需的手段,任何组织要统一目标、统一意志、统一行动就离不开行政手段。

2. 灵活具体　行政手段可以针对具体事务、特殊事务,一事一议一决,并可根据需要随时变更或补充,这是法律手段所办不到的。

3. 保密性好　运用行政手段进行管理,可根据实际需要,在一定时期或一定范围内秘密进行。

行政手段的缺点是稳定性、民主性、科学性较差,易产生长官意志、官僚意志、瞎指挥等问题。

（二）法律手段

法律手段是近现代社会管理的重要手段。随着我国的法治化建设进程逐步推进和医疗服务相关法律法规不断完善,这一手段对医疗服务管理的作用日益显著。法律手段具有以下特点:

1. 概括性　法律制约的对象不是具体的或个别的事物,而是抽象的、一般的,只要在法律适用范围内就普遍适用,并反复适用。

2. 规范性　法律在适用范围内,对各种行为作出规定,指出可以怎样做或不能怎样做,为人们的行为或组织活动划定允许范围。

3. 强制性　法律规范是由国家强制实施的,对于违法行为有明确严格的惩处措施。

4. 稳定性　法律具有相对的稳定性,一项法律颁发后,一般要沿用多年,不宜频繁改动。

（三）经济手段

经济手段是运用经济规律和经济杠杆进行管理的一种方法,适应于具有经济色彩的各类医疗服务活动。运用经济手段进行医疗服务管理,一方面是按经济规律办事,由经济规律进行自动调节;另一方面是运用经济杠杆进行管理,通过调节经济利益,实施奖惩,来改变人们的行为或经济运行状况。

（四）社会监督手段

医疗服务的对象是人民群众,理应接受社会和群众的监督。把医疗质量置于社会和群众的监督之下,注意听取各方面的意见和反映,及时披露医疗机构有关医疗服务质量的相关信息。同时,还应充分发挥各类卫生社团组织,如各级医学会、医院管理学会、医师协会等组织和学术团体的作用。这些组织虽然本身不具有执法权,但能够协同卫生行政部门对医疗机构、从业人员及其医疗服务进行监管,有利于营造公平公正的医疗服务监督环境和加强行业自律。

（五）宣传教育手段

宣传教育手段是指通过对医疗服务相关法律法规及有关规定的宣传和教育,提高广大医务人员的思想觉悟,培养其高尚的医德医风,从而达到管理的目标。宣传教育手段的实施使得医务人员在提供医疗服务时能够以病人为中心,能够从集体和社会的利益出发,自觉地为社会、为国家、为病人积极工作。而且,宣传教育手段对其他管理手段的实现也起着巨大的保证作用。经验表明,法律、政策、规章执行的好坏,与对它们的宣传教育是否得力高度相关,与人的思想觉悟水平有着密切联系。

四、医疗服务体系管理

（一）医疗服务体系概述

医疗服务体系(medical service system)是以医疗、预防、保健和康复等为其主要功能,由各级各类医疗机构所组成的有机整体。

当前,我国的医疗服务体系主要包括医院和基层医疗卫生机构(图9-1)。医院可分为公办医院和社会办医院。其中,公办医院分为政府办医院(根据功能定位主要划分为县办医院、市办医院、省办医院、部门办医院)和其他公办医院(主要包括军队医院、国有和集体企事业单位等举办的医院)。县级以下为基层医疗卫生机构,主要包括乡镇卫生院(社区卫生服务中心)和村卫生室(社区卫生服务站)。

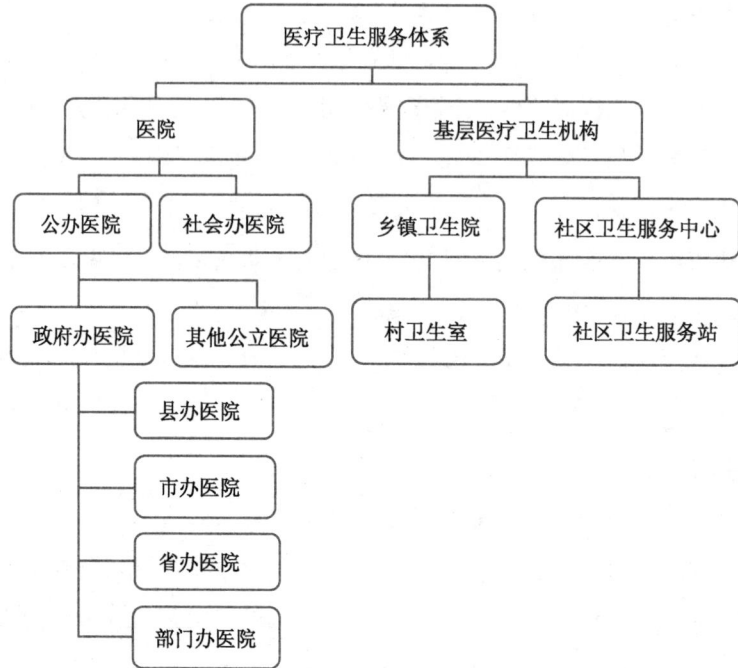

图9-1
中国医疗卫生服务体系

(二)医疗服务体系的分工与职能

1. 公办医院   公办医院是我国医疗服务体系的主体,应当坚持维护公益性,充分发挥其在基本医疗服务提供、急危重症和疑难病症诊疗等方面的骨干作用,承担医疗卫生机构人才培养、医学科研、医疗教学,以及承担法定和政府指定的公共卫生服务、突发事件紧急医疗救援、援外、国防卫生动员、支农、支边和支援社区等任务。县办医院主要承担县级区域内居民的常见病、多发病诊疗,急危重症抢救与疑难病转诊,培训和指导基层医疗卫生机构人员,相应公共卫生服务职能以及突发事件紧急医疗救援等工作,是县级政府向县级区域内居民提供基本医疗卫生服务的重要载体。市办医院主要向地市级区域内居民提供代表本区域高水平的综合性或专科医疗服务,接受下级医院转诊,并承担人才培养和一定的科研任务以及相应公共卫生和突发事件紧急医疗救援任务。省办医院主要向省级区域内若干个地市提供急危重症、疑难病症诊疗和专科医疗服务,接受下级医院转诊,并承担人才培养、医学科研及相应公共卫生和突发事件紧急医疗救援任务。部门办医院主要向跨省份区域提供疑难危重症诊疗和专科医疗服务,接受下级医院转诊,并承担人才培养、医学科研及相应公共卫生和突发事件紧急医疗救援等任务和技术支撑,带动医疗服务的区域发展和整体水平提升。

2. 社会办医院   社会办医院是医疗卫生服务体系不可或缺的重要组成部分,是满足人民群众多层次、多元化医疗服务需求的有效途径。积极发展社会办医院,适度降低公立医院比重,形成公立医院与非公立医院相互促进、共同发展的格局,形成投资主体多元化、投资方式多样化的办医体制,补充卫生资源的不足和方便群众就医。社会办医院可以提供基本医疗服务,与公立医院形成有序竞争;可以提供高端服务,满足非基本需求;可以提供康复、老年护理等紧缺服务,对公立医院形成补充作用。

3. **基层医疗卫生机构**　基层医疗卫生机构的主要职责是提供预防、保健、健康教育、计划生育等基本公共卫生服务和常见病、多发病的诊疗服务以及部分疾病的康复、护理服务,向医院转诊超出自身服务能力的常见病、多发病及危急和疑难重症病人。基层医疗卫生机构主要包括乡镇卫生院、社区卫生服务中心(站)、村卫生室、医务室、门诊部(所)和军队基层卫生机构等。乡镇卫生院和社区卫生服务中心负责提供基本公共卫生服务,以及常见病、多发病的诊疗、护理、康复等综合服务,并受县级卫生计生行政部门委托,承担辖区内的公共卫生管理工作,负责对村卫生室、社区卫生服务站的综合管理、技术指导和乡村医生的培训等。乡镇卫生院分为中心乡镇卫生院和一般乡镇卫生院,中心乡镇卫生院除具备一般乡镇卫生院的服务功能外,还应开展普通常见手术等,着重强化医疗服务能力并承担对周边区域内一般乡镇卫生院的技术指导工作。村卫生室、社区卫生服务站在乡镇卫生院和社区卫生服务中心的统一管理与指导下,承担行政村、居委会范围内人群的基本公共卫生服务和普通常见病、多发病的初级诊治及康复等工作。单位内部的医务室和门诊部等基层医疗卫生机构负责本单位或本功能社区的基本公共卫生和基本医疗服务。其他门诊部、诊所等基层医疗卫生机构根据居民健康需求,提供相关医疗卫生服务。政府可以通过购买服务的方式对其提供的服务予以补助。

(三)医疗服务体系管理

医疗服务体系管理(administration of medical service system)是国家卫生行政部门通过规划、监管等管理手段,优化医疗卫生资源配置,构建与国民经济和社会发展水平相适应、与居民健康需求相匹配、体系完整、分工明确、功能互补、密切协作、运行高效的整合型医疗服务体系,为实现建立覆盖城乡居民的基本医疗卫生制度和人民健康水平持续提升奠定坚实的医疗卫生资源基础。

1. **医疗服务体系管理的原则**

一是要坚持健康需求导向。以健康需求和解决人民群众主要健康问题为导向,以调整布局结构、提升能级为主线,适度有序发展,强化薄弱环节,科学合理确定各级各类医疗卫生机构的数量、规模及布局。

二是要坚持公平与效率统一。优先保障基本医疗卫生服务的可及性,促进公平公正。同时,注重医疗卫生资源配置与使用的科学性与协调性,提高效率,降低成本,实现公平与效率的统一。

三是要坚持政府主导与市场机制相结合。切实落实政府在制度、规划、筹资、服务、监管等方面的责任,维护公共医疗卫生的公益性。大力发挥市场机制在配置资源方面的作用,充分调动社会力量的积极性和创造性,满足人民群众多层次、多元化医疗卫生服务需求。

四是要坚持系统整合。加强全行业监管与属地化管理,统筹城乡、区域资源配置,统筹当前与长远,统筹预防、医疗和康复,中西医并重,注重发挥医疗卫生服务体系的整体功能,促进均衡发展。

五是要坚持分级分类管理。充分考虑经济社会发展水平和医疗卫生资源现状,统筹不同区域、类型、层级的医疗卫生资源的数量和布局,分类制定配置标准。促进基层医疗卫生机构发展,着力提升服务能力和质量;合理控制公办医院资源规模,推动发展方式转变。

2. 医疗服务体系管理的功能整合与分工协作   医疗服务体系功能整合与分工协作的目的是要建立不同层级、不同类别、不同举办主体医疗服务机构间目标明确、权责清晰的分工协作机制,不断完善服务网络、运行机制和激励机制,整合各级各类医疗卫生机构的服务功能,为群众提供系统、连续、全方位的医疗卫生服务。

(1)上下联动:建立并完善分级诊疗模式,建立不同级别医院之间,医院与基层医疗卫生机构、接续性医疗机构之间的分工协作机制,健全网络化城乡基层医疗卫生服务运行机制,逐步实现基层首诊、双向转诊、上下联动、急慢分治。

支持和引导病人优先到基层医疗卫生机构就诊,由基层医疗卫生机构逐步承担公办医院的普通门诊、康复和护理等服务。可探索通过合作、托管、重组等多种方式,促进医疗资源合理配置。探索县域一体化管理,推进乡镇卫生院和村卫生室一体化。公立医院通过技术支持、人员培训、管理指导等多种方式,帮扶和指导与之建立分工协作关系的基层医疗卫生机构,提高其服务能力和水平。允许公办医院医师多点执业,促进优质医疗资源下沉到基层。公办医院向基层医疗卫生机构提供转诊预约挂号服务,对基层医疗卫生机构转诊病人优先安排诊疗和住院;将恢复期需要康复的病人或慢性病病人转诊到病人就近的基层医疗卫生机构。完善治疗—康复—长期护理服务链,发展和加强康复、老年、长期护理、慢性病管理、临终关怀等接续性医疗机构,建立急慢分治的制度,提高公办医院医疗资源利用效率。

(2)中西医并重:坚持中西医并重方针,以积极、科学、合理、高效为原则,做好中医医疗服务资源配置。发挥中医医疗预防保健特色优势,完善中医医疗机构、基层中医药服务提供机构和其他中医药服务提供机构共同组成的中医医疗服务体系,加快中医医疗机构建设与发展,加强综合医院、专科医院中医临床科室和中药房设置,增强中医科室服务能力。加强中西医临床协作,整合资源,强强联合,优势互补,协同协作,提高重大疑难病、急危重症临床疗效。

(3)多元发展:加强社会办医疗机构与公办医疗卫生机构的协同发展,提高医疗卫生资源的整体效率。社会力量可以直接投向资源稀缺及满足多元需求的服务领域,也可以多种形式参与国有企业所办医疗机构等部分公办医院改制重组。鼓励公办医院与社会力量以合资合作的方式共同举办新的非营利性医疗机构,满足群众多层次医疗服务需求。鼓励社会力量举办中医类专科医院、康复医院、护理院(站)以及口腔疾病、老年病和慢性病等诊疗机构。支持社会办医疗机构加强重点专科建设,引进和培养人才,提升学术地位,加快实现与医疗保障机构、公立医疗机构等信息系统的互联互通。

(4)医养结合:推进医疗机构与养老机构间的合作。建立健全医疗机构与养老机构之间的业务协作机制,鼓励开通养老机构与医疗机构的预约就诊和转诊绿色通道,协同做好老年人慢性病管理和康复护理。增强医疗机构为老年人提供便捷、优先优惠医疗服务的能力,支持有条件的医疗机构设置养老床位。在养老服务中充分融入健康理念,加强医疗卫生服务对养老服务的支撑。推动中医药与养老相结合,充分发挥中医药"治未病"和养生保健等优势。统筹医疗服务与养老服务资源,研究制定老年康复、护理服务体系规划,合理布局养老机构与老年病医院、老年护理院、康复疗养机构等,形成规模适宜、功能互补、安全便捷的健康养老服务网络。

发展社区健康养老服务。提高社区卫生服务机构为老年人提供日常护理、慢性病管理、康复、健康教育和咨询、中医养生保健等服务的能力,鼓励医疗机构将护理服务延伸至居民家庭。推动开展远程服务和移动医疗,逐步丰富和完善服务内容及方式,做好上门巡诊等健康延伸服务。

第二节　医疗服务准入管理

一、医疗服务准入管理概述

我国建立社会主义市场经济体制后,医疗市场发生了比较大的变化,单一的政府办医形式被民营、合作、合资、独资等多种办医形式取代。国家为加强对医疗服务体系的管理,先后制定了一系列法律法规和规范性文件,如《医疗机构管理条例》《执业医师法》《护士条例》《关于城镇医药卫生体制改革的指导意见》以及《中共中央国务院关于深化医药卫生体制改革的意见》等,提出医疗服务实施属地化和全行业管理,即所有医疗卫生机构,不论所有制、投资主体、隶属关系和经营性质,均由所在地卫生行政部门实行统一规划、统一准入、统一监管。

(一)准入管理的概念和内涵

行政许可与准入管理(access administration)是行政主体应行政相对方的申请,通过颁发许可证、执照的形式,依法赋予行政相对方从事某种活动的法律资格和实施某种行为的法律权利的行政行为。其内涵表现在:首先,准入是行政机关或行政主体实施的一种行政行为,实施这种行政行为的依据是法律法规,对我国卫生行业机构、人员、技术准入来说,就是各级卫生行政部门依法实施的一种行政行为;其次,准入是被动的行政行为,即公民法人或其他组织申请在先,行政机关许可在后;再次,准入是准许申请人从事某种活动的行为。例如,对卫生行业的执业医师准入来说,就是先要经过申请执业医师考试,取得执业医师资格,再经合法批准的医疗机构聘用并提出执业注册申请,并由相应的县及县以上卫生行政部门批准,经过以上过程才能从事规定范围的诊疗及其他卫生服务活动。

(二)医疗服务准入管理的目的和类型

实行医疗服务准入管理的目的是保证医疗机构、人员和技术等的水平达到基本的标准和条件,能够提供安全有效的诊疗及其他卫生服务,满足保证医疗服务质量和医疗服务安全的需要,从而保障人民群众的生命健康权益;同时,准入管理也是保障全社会卫生资源合理配置和使用的有效手段。准入管理体现了预防为主和全面质量管理的内涵。

目前,我国医疗服务准入管理主要包括对机构准入、人员准入、技术准入、设备准入和药品准入等的管理。在机构准入方面,应着力落实各类医疗机构的功能与任务,保证医疗机构的基本设备设施条件、人才结构和人员资质以及规章制度和操作规范能够达到国家的相关要求。在人员准入方面,应保证每一个进入医疗机构提供医疗服务的卫生技术人员都经过相应的考核,具备所需的医疗服务技能;卫生专业技术人员主要包括执业(助理)医师、护士、医技人员和药学(剂)人员等,本书主要介绍医师和护士的准入管理。在技术准入方面,应通过医疗技术临床应用的准入和管理制度,促进医疗技术的科学合理使用和医疗安全,服务人民群众。在设备准入方面,应重点保证大型医疗设备的合理配置和有效使用,控制卫生费用过快增长,维护病人权益,促进卫生事业的健康发展。在药品准入管理方面,因医疗机构从事着药品的销售、使用和制剂配制等工作,也需要严格执行国家在药品准入管理方面的各项法律、法规和规章。

二、医疗机构准入管理

医疗机构是依据我国《医疗机构管理条例》和《医疗机构管理条例实施细则》的规定,经登记取得《医疗机构执业许可证》的机构;是以疾病治疗为主,同时具有预防、康复、健康咨询等多种功能相结合,保障人民健康的服务组织。

(一)医疗机构的类别

根据我国《医疗机构管理条例实施细则》的规定和《关于发展城市社区卫生服务的指导意见》的文件精神,我国医疗机构的类别包括 13 种:

1. 综合医院、中医医院、中西医结合医院、民族医医院、专科医院、康复医院。

2. 妇幼保健院。

3. 社区卫生服务中心、社区卫生服务站。

4. 中心卫生院、乡(镇)卫生院、街道卫生院。

5. 疗养院。

6. 综合门诊部、专科门诊部、中医门诊部、中西医结合门诊部、民族医门诊部。

7. 诊所、中医诊所、民族医诊所、卫生所、医务室、卫生保健所、卫生站。

8. 村卫生室(所)。

9. 急救中心、急救站。

10. 临床检验中心。

11. 专科疾病防治院、专科疾病防治所、专科疾病防治站。

12. 护理院、护理站。

13. 其他诊疗机构。

(二)医疗机构设置规划

医疗机构设置规划是以该区域内居民的实际医疗服务需求为依据,以合理配置利用医疗卫生资源、公平地向全体居民提供高质量的基本医疗服务为目的;落实属地化和全行业管理的原则,由所在地卫生行政部门对各种所有制、投资主体、隶属关系和经营性质的医疗机构设置和发展所进行的计划、统筹和监管。医疗机构设置规划能够引导医疗资源合理配置,避免医疗卫生资源配置重复、盲目扩大规模,逐步缩小城乡差别、地区差别,充分合理利用医疗资源,满足区域内居民日益增长的医疗服务需求。

（三）医疗机构准入程序

1. 单位或者个人提出设置医疗机构申请。

2. 有审批权的地方政府卫生行政部门根据当地《医疗机构设置规划》作出是否同意设置的决定。对同意设置的核发《设置医疗机构批准书》。

3. 申请设置的单位或个人，根据《设置医疗机构批准书》规定的类别、范围和期限，按照《医疗机构基本标准（试行）》筹建相应的医疗机构。

4. 提出执业登记注册申请，填写《医疗机构申请执业登记注册书》。

5. 卫生行政部门根据《医疗机构管理条例》和《医疗机构基本标准（试行）》进行审核。审核合格的，发给《医疗机构执业许可证》。

6. 医疗机构按照《医疗机构执业许可证》上核定的地点、执业类别、执业范围，在核定的有效期内依法开展执业活动，同时接受卫生行政部门和其他政府主管部门的监督管理。

（四）医疗机构分级管理

医院分级管理是根据现代科学管理理论，依据医院功能、任务、规模、技术、管理、医疗质量和设施条件，将医院分为不同级别和等次的标准化管理和目标管理。为此，原卫生部于 1989 年 11 月 29 日发布了《医院分级管理办法（试行草案）》（以下简称《办法》），目的是为了改善和加强医疗卫生工作的宏观管理，建立健全三级医疗预防保健体系，充分合理地利用卫生资源，提高医院科学管理水平和医疗卫生服务质量，更好地为保障人民健康服务。该《办法》根据医院功能和任务不同将医院分为一、二、三三个级别，每级又分为甲、乙、丙三个等次，三级医院增设特等，这样共分为三级十等。《办法》除规定了医院分级分等外，还就医院评审委员会、评审程序、评审结果等作了具体规定。医院评审就是根据医院分级管理标准，对医院质量进行院外评价的制度。

对医疗机构实施准入管理的重点，一是医疗机构设置审批制度。即按区域卫生规划和医疗机构设置规划审批医疗机构。其目的是促进医疗机构合理布局、减少重复投资带来的资源浪费、提高居民医疗服务利用的可及性。二是医疗机构登记制度。医疗机构执业必须登记，领取《医疗机构执业许可证》。无证者不得从事医疗活动。目的是保证医疗服务质量、加强医疗机构行业管理。三是医疗机构分级管理。综合评价医疗机构的执业活动、服务质量，对不同级别医疗机构所开展的技术项目实行准入控制。目的是促进医疗机构管理的标准化、规范化和法制化。

（五）社会资本举办医疗机构

非公立医疗机构是我国医疗服务体系的组成部分。国家鼓励和引导社会资本发展医疗卫生事业，已经对社会资本举办医疗机构的准入范围、执业范围、作用发挥、参与管理、承担责任、加强能力建设等方面作出详细的阐述和规定。《全国医疗卫生服务体系规划纲要（2015—2020 年）》对社会办医院的准入管理要求如下：放宽举办主体要求，进一步放宽中外合资、合作办医条件，逐步扩大具备条件的境外资本设立独资医疗机构试点；放宽服务领域要求，凡是法律法规没有明令禁入的领域，都要向社会资本开放；优先支持举办非营利性医疗机构；支持社会办医院合理配备大型医用设备；加快办理审批手续，对具备相应资质的社会办医院，应按照规定予以批准，简化审批流程，提高审批效率。

三、医疗卫生技术人员准入管理

医疗卫生技术人员是指受过正规化、系统化医药卫生教育或培训,掌握医药卫生知识,经过相关资格考试取得相应资质,并经注册后从事医疗、预防、保健、药剂、护理、医技、卫生技术管理等专业的专业技术人员。在医疗卫生机构从业的卫生专业技术人员主要包括执业(助理)医师、护士、医技人员和药学(剂)人员等。国家卫生行政主管部门对每一种卫生技术从业人员都从执业准入角度作出规定。这里主要介绍医师和护士的准入管理。

(一)医师准入管理

医师是指取得执业医师资格或者执业助理医师资格,经注册在医疗、预防、保健机构(包括计划生育技术服务机构)中执业的专业医务人员。1999 年 5 月 1 日实施的《中华人民共和国执业医师法》对执业(助理)医师的考试、执业注册作了明确的法律规定,未经许可批准,不得从事医师职业。

我国医师分为四类两级。四类包括:临床类别、口腔类别、公共卫生类别、中医类别。其中每个类别的医师又分为执业医师和执业助理医师两个级别。

我国医师资格准入实行考试制度,每年举行一次考试。医师资格考试是测试和评价从事医师工作的人员是否具备必需的基本知识、基本理论和基本技能要求的考试,具有执业资格、行业准入性质和执法性质,是医师执业注册的先决条件,也是卫生行政部门依法管理医师行业的重要措施。医师行业准入制度的实施可分为报名资格审定、实践技能考试和综合笔试、执业注册三个环节,其中前两个环节的目的是为了获取执业(助理)医师资格,当持有执业(助理)医师资格证书者,经卫生行政部门注册后,方可在规定的医疗机构、规定的诊疗范围内开展相应的诊疗活动。

医师注册的内容包括医师执业的地点、类别、执业范围。执业地点指医师执业的医疗、预防、保健机构及其登记注册的地址。执业类别指临床、中医(包括中医、民族医和中西医结合)、口腔、公共卫生。执业范围指各类别的专业。临床类执业范围有 17 个,如内科、外科、妇产科、儿科等。在县级以上医疗机构每人最多只能按照取得的医师资格类别选择一个专业范围注册执业。医师很少是跨类别、跨专业执业,但以下情况不属于超范围执业:①对病人实施紧急医疗救护;②临床转科;③卫生支农、会诊、进修、学术交流、政府交办任务、卫生行政部门批准的义诊。医师变更执业地点、执业类别、执业范围等注册事项的,应当到准予注册的卫生行政部门办理变更手续。

为稳步推动医务人员的合理流动,促进不同医疗机构之间人才的纵向和横向交流,国家提出要研究探索注册医师多点执业,对医师多点执业的各项管理工作提出相应的要求,包括执业地点数量、执业医师条件、申报提交材料、执业注册、监督管理和考核等。

(二)护士准入管理

护士指经执业注册取得护士执业证书,依法从事护理活动,履行保护生命、减轻痛苦、增进健康职责的卫生技术人员。为了维护护士的合法权益,规范护理行为,促进护理事业发展,保障医疗安全和人体健康,国家制定了《护士条例》。《护士条例》规定,护士应在通过国务院卫生主管部门组织的护士执业资格考试并具备相应基本条件之后,向拟执业地省、自治区、直辖市人民政府卫生主管部门提出执业注册申请,经审查合格方能准予注册,并发给护士执业证书允许其执业。护士执业注册有效期为 5 年。护士在其执业注册有效期内变更执业地点的,应当向拟执业地省、自治区、直辖市人民政府卫生主管部门报告。护士跨省、自治区、直辖市变更执业地点的,收到报告的卫生主管部门还应当向其原执业地省、自治区、直辖市人民政府卫生主管部门通报。

四、医疗技术准入管理

医疗技术指医疗机构及其医务人员以诊断和治疗疾病为目的,对疾病作出判断和消除疾病、缓解病情、减轻痛苦、改善功能、延长生命、帮助病人恢复健康而采取的诊断、治疗措施。医疗技术准入管理制度是指国家为促进医学科学发展和医疗技术进步,提高医疗质量,保障医疗安全,制定有一定强制性、规范性的医疗卫生技术评估、准入和技术应用的规章制度。具体指应用循证医学原理和方法,对医疗卫生技术的科学性、安全性、规范性、有效性、经济性和伦理适应性等方面进行系统评估,提出医疗技术应用、推广或淘汰的建议。卫生行政部门根据医疗技术评估的结果,对医疗技术作出采用、推广或淘汰的决定。

为加强医疗技术临床应用管理,建立医疗技术准入和管理制度,促进医学科学发展和医疗技术进步,提高医疗质量,保障医疗安全,国家卫生行政部门组织制定了《医疗技术临床应用管理办法》,包含对医疗技术分类分级管理、医疗技术临床应用能力审核、医疗技术临床应用监督与管理等内容。同时,为规范涉及人的生物医学研究和相关技术的应用,保护人的生命和健康,维护人的尊严,尊重和保护人类受试者的合法权益,国家卫生行政部门还制定了《涉及人的生物医学研究伦理审查办法(试行)》,审查要点主要有:尊重权利、保护隐私、保障安全和减轻经济负担等。

五、大型医疗设备准入管理

大型医用设备是指列入国家卫生行政部门管理品目的医用设备,以及尚未列入管理品目、省级区域内首次配置的整套单价在 500 万元人民币以上的医用设备。为合理配置和有效使用大型医用设备,控制卫生费用过快增长,维护病人权益,促进卫生事业的健康发展,原卫生部制定了《大型医用设备配置与使用管理办法》,强调配置大型医用设备必须适合我国国情、符合区域卫生规划原则,充分兼顾技术的先进性、适宜性和可及性,实现区域卫生资源共享,不断提高设备使用率。

大型医用设备管理品目分为甲、乙两类。资金投入量大、运行成本高、使用技术复杂、对卫生费用增长影响大的为甲类大型医用设备(以下简称甲类),由国务院卫生行政部门管理。管理品目中的其他大型医用设备为乙类大型医用设备(以下简称乙类),由省级卫生行政部门管理。大型医用设备的管理实行配置规划和配置证制度。甲类大型医用设备的配置许可证由国务院卫生行政部门颁发;乙类大型医用设备的配置许可证由省级卫生行政部门颁发。大型医用设备的配置审批必须遵循科学、合理、公正、透明的原则,严格依据配置规划,经过专家论证,按管理权限分级审批。配置大型医用设备的程序是:①甲类大型医用设备的配置,由医疗机构按属地化原则向所在地卫生行政部门提出申请,逐级上报,经省级卫生行政部门审核后报国家卫生行政部门审批;②乙类大型医用设备的配置,由医疗机构按属地化原则向所在地卫生行政部门提出申请,逐级上报至省级卫生行政部门审批;③医疗机构获得《大型医用设备配置许可证》后,方可购置大型医用设备。

六、医疗机构药品准入管理

药品准入管理(drug access administration)是指国家药品监督管理部门为保证药品质量、保障人体用药安全,根据国家的法律、法规和政策,对从事药品的研发、生产、销售、使用和广告宣传等工作的企业、医疗机构等相关部门进行审查,通过颁发许可证等形式,赋予或确认其从事药品相关工作的资格。医疗机构从事着药品的销售、使用和制剂配制等工作,也需要严格执行药品准入管理方面的各项法律、法规和规章。

在医疗机构配制制剂方面,《中华人民共和国药品管理法》中规定:医疗机构配制制剂,须经所在地省、自治区、直辖市人民政府卫生行政部门审核同意,由省、自治区、直辖市人民政府药品监督管理部门批准,发给《医疗机构制剂许可证》。无《医疗机构制剂许可证》的,不得配制制剂。为加强医疗机构药品使用环节管理,国家颁布了一系列药事管理规范性文件,如《抗菌药物临床应用指导原则》《处方管理办法》和《医疗机构药事管理暂行规定》,印发了《处方常用药品通用名目录》,为促进临床药师制的建立,规范临床合理用药,改善疾病治疗效果,减轻病人因不合理用药而产生的过度经济负担起到了积极作用。

总之,近年来,我国医疗卫生行业准入制度的实施,取得了良好的效果,有力地遏制了非法行医,乱办医疗机构,不顾条件盲目引进高、精、尖医疗技术和大型医疗设备的混乱状况,医疗机构药品收入占业务收入比例逐年下降,技术服务收入构成逐年上升,医疗服务质量和水平逐步提高,医疗服务价格快速上升的势头得到有效控制,使医疗服务逐步向较好的质量和较低的价格方向发展,同时大多数医疗机构也在改革和准入制度实施过程中步入良性循环发展的轨道。

第三节　医疗服务质量管理

医疗服务质量(quality of medical service)直接关系到人民群众的生命和健康,是医疗机构生存和发展的基本点和生命线,是医疗服务管理工作的重中之重。由于医疗服务质量关系到病人的安危,卫生行政部门必须加强对医疗机构医疗服务质量的监管。

一、质量及其特性

(一)质量的含义

"质量"一词早已耳熟能详,但要说出质量的含义却不容易,不同学者对质量有不同的理解。美国质量管理专家朱兰博士把质量定义为"合用性"(fitness for use),是指使产品或服务对消费者需求和需要的满足程度。国际标准化组织对质量的定义是:产品或服务所固有的一组满足要求的特性,满足要求的程度愈高,质量就愈好,反之就愈差。

实际上,"符合性"或"满足程度"是个相当宽泛且易产生歧义的概念,它是众多因素综合作用的结果。这些因素概括起来可分为产品或服务属性、消费者、消费情境及价格四方面。产品或服务属性指产品或服务自身所带有的物理的和社会心理学特性,如性能、寿命、可靠性等。消费者因素包括消费者的各种需求、价值观念以及既往的消费经历等。消费情境则指消费者在消费产品或服务时的自然、经济与社会环境，如天气、场所、淡旺季节以及经济状况等。价格即产品或服务的定价高低，价格并非越低越好，在许多情况下消费者以价格来衡量质量。总之，卓越的质量就是将合适的产品或服务，以合适的价格，在合适的场合提供给合适的消费者。

（二）质量的特性

按照质量的可观察性或评价的难易程度，可将产品或服务的质量分为搜寻质量（search quality）、体验质量（experience quality）和信誉质量（credence quality）。搜寻质量是指消费者在购买之前就可以衡量的产品或服务的属性，如款式、颜色、质地等；体验质量是指在消费的过程中才能感受到的产品或服务的属性，如口味、耐用性等。信誉质量是指消费之后也无法直接衡量的产品或服务的属性，消费者只能通过厂家或服务提供商的品牌和信誉度来间接推测这类质量属性。例如，在法律纠纷中律师所提供的代理诉讼服务的质量主要属于信誉质量，因为作为普通大众的当事人很少能够掌握足够的知识来判断代理诉讼服务的好坏，他们只能依据代理律师事务所和律师的影响或信誉作出间接的判断。每种商品和服务都同时带有这三种质量属性，所不同的是不同商品或服务这三种属性的构成比例各不相同。根据质量属性的不同，可以相应地把产品和服务亦分为三类：第一类是以搜寻质量为主的产品与服务，如鞋帽衣物、珠宝首饰等；第二类是以体验质量为主的产品与服务，如餐饮服务、度假消闲等；第三类是以信誉质量为主的产品与服务，如工程设计、法律服务等。卫生服务属于第三类，它的质量绝大部分属于信誉质量。

二、医疗服务质量

（一）医疗服务质量的概念和内涵

医疗服务质量（quality of medical service）是指医疗机构及其医务人员所提供的医疗服务与医疗服务利用者的需要和需求的符合程度。符合程度越高，质量就越好，反之则越差。《中共中央国务院关于深化医药卫生体制改革的意见》指出，深化医药卫生体制改革的总体目标是为群众提供安全、有效、方便、价廉的医疗卫生服务，阐明了医疗卫生服务质量的基本内涵应包括安全、有效、方便和价廉。

对于医疗服务质量及其内涵的界定，不同的学者与组织有不同的观点。美国医学研究所认为：医疗服务质量是利用已有的和最新的医学技术和知识，为个人和居民提供医疗服务，并达到理想医疗结果可能性的程度。美国医学会对医疗服务质量的表述为：有益于改善或保持病人健康，给予病人及时的医疗服务，病人能够参与与其自身诊断、治疗相关的活动，医院提供的服务应具有人格化且关心病人的心理感受。WHO质量工作小组指出，医疗服务质量至少包括以下四方面：①服务过程的有效与舒适性（技术质量）；②资源的利用效率（经济效益）；③危险管理（发现和避免与卫生服务相关的损害、伤害和疾病）；④病人的满意程度。在英国沿用较广的医疗保健服务质量包括八方面：①疾病的预防与控制过程；②对维持和促进病人的家庭、工作和社会功能所起的作用；③解除病人的生理与心理症状以及避免医源性疾病与损伤的发生；④预防早死；⑤减少疾病给病人及其家属所造成的经济损失；⑥增加病人的满意度；⑦体察病人的需求、理解病人痛苦；⑧尊重病人的人格、保护病人的隐私。

不仅不同的学者和机构对卫生服务质量的理解不同,不同的利益相关者(如病人、医务人员和卫生行政管理者)对卫生服务质量也有不同的要求。对病人而言,有责任心、有礼貌、能治病就意味着服务质量好;对医务工作者来说,服务质量就是医疗技能、提供医疗保健资源和治愈或缓解疾病;而卫生行政管理者关注的主要是成本的控制和资源的有效利用。虽然人们对卫生服务质量的理解千差万别,但这些观点都没有超出一般产品或服务质量的内涵范畴:完整的卫生服务质量指标应该包括卫生服务、卫生服务利用者、卫生服务情境和价格四方面。

(二)医疗服务质量的分类

医疗服务质量可分为医疗服务基础质量、医疗服务环节质量和医疗服务终末质量。医疗服务基础质量指与医疗服务提供相关的硬件质量,又称为结构质量,如病房、设备、医务人员等。结构质量为优质医疗服务质量的形成提供了条件。医疗服务环节质量是指某项医疗服务提供的具体步骤与经过,如问病史、做体检、做检验、做诊断等。医疗服务环节的优化和规范是保障医疗服务质量的重要措施,它不仅与服务结果而且与服务对象的满意度息息相关。医疗服务终末质量是指医疗服务对服务对象健康状况的改善,是对医疗服务产出或效果的评价,所以又称为产出评价或效果评价,如诊断符合率、治愈率、再住院率、死亡率等,它是衡量医疗服务质量最重要的指标。

三、医疗服务质量评价

对医疗服务质量的评价可以从不同的角度来开展,如从医疗服务质量分类的角度来开展评价,可分为医疗服务基础质量评价、医疗服务环节质量评价和医疗服务终末质量评价。而从病人的角度进行评价更加能够体现医疗服务质量的内涵。从病人角度出发,医疗服务质量评价主要包括以下几方面:

1. 安全性　医疗服务安全是第一要素。只有建立在安全基础上的医疗服务,病人才有可能进行医疗服务消费。

2. 有效性　病人到医疗机构来就医,是由于他们需要解决病痛,医疗机构应当最大限度地提供有效的医疗服务,使病人的病痛得到解决或缓解。如果医疗机构提供的医疗服务是无效或低效的,那么这样的服务也谈不上优质。

3. 价廉性　能达到同样效果的医疗服务,以价廉者为质优。如果某项医疗服务有效但价高,群众有需要却得不到,同样算不上优质服务。

4. 便捷性　医疗机构应当以最快捷的方式向病人提供服务,方便病人。病人患病后不能及时、就近诊疗,就医不方便、不快捷,同样不是优质。

5. 效益性　医疗机构和病人对效益性的理解不同。医疗机构的效益表现为经济效益和社会效益两方面,如果某项医疗服务产出大于投入,说明该项服务有效益,具有可持续性,反之则不可持续。病人关注其花费与其受益的关系,如果某项医疗服务花费"值得",该项服务才有可持续性,反之亦然。

6. 舒适性　病人不仅要求自己的健康问题得到了较好的解决,同时也希望在整个就医过程中觉得很舒适,在精神上有满足感、价值感。

7.忠诚性　表现在病人通过就医过程的感受,对医疗机构提供的医疗服务质量深信不疑,且乐于向周围的群众正面宣传,更好地树立该医疗机构的形象。

衡量医疗服务质量可以通过以上七方面进行评价。一般的质量应具备前四方面的性质,要求所有的医疗服务都应当达到。如果某项医疗服务不仅具备了前四方面的性质,还具备了后三方面的性质,那么可以判定该项服务的质量为优质。

四、医疗服务质量监管

医疗服务质量监管(quality supervision and management of medical service)是为了保证服务质量而对各项医疗服务的准入、生产、提供等全过程进行的监督与管理。医疗服务质量监管工作不仅包括医疗服务的准入管理,还包括对医疗服务提供过程的监督,涉及卫生行政部门和医疗机构等不同组织,必须明确界定监管职责,明确哪些事情由谁来管,赋予什么职能,承担什么责任。

(一)卫生行政部门质量监管

在卫生行政部门内部,目前涉及医疗服务监管的行政机构主要有三个:一是医政医管机构,其主要职责为拟订医疗机构、医疗技术应用、医疗质量、医疗安全、医疗服务、采供血机构管理等有关政策规范、标准并组织实施,拟订医务人员执业标准和服务规范,拟订医疗机构和医疗服务全行业管理办法并监督实施,指导医院药事、临床实验室管理等工作,参与药品、医疗器械临床试验管理工作。监督指导全国医疗机构评审评价,拟订公立医院运行监管、绩效评价和考核制度。二是综合监督机构,其承担的主要职责包括对医疗卫生的综合监督,整顿和规范医疗服务市场,组织查处违法行为,督办重大医疗卫生违法案件等;三是基层卫生机构,承担对基层医疗卫生政策、规划、规范的拟定、实施和监督,指导基层卫生服务体系建设和乡村医生相关管理工作。

(二)医疗机构内部质量监管

医疗机构及其医务人员应树立质量第一的观念,树立对病人负责、对自己负责的思想,制度上要严格规范,技术上要精益求精,服务上要热情周到,管理上要一丝不苟。对于加强医疗服务监管工作,院长、科主任、医生都责无旁贷。通过建立健全规章制度,搞活运行机制,落实考核和奖惩措施,加强医疗机构内部质量监管。

(三)社会公众医疗服务质量监管

医疗服务的对象是广大人民群众,对医疗服务质量的评价,群众也最有发言权。因此,医疗服务质量监管还要增强公开性,提高透明度,及时披露医院有关医疗服务质量信息,注意发挥社会、群众的作用,听取各方面的意见和反映,把医疗服务质量置于社会和群众监督之下。同时,要充分发挥行业协会在医疗服务质量监管中的作用,建立医疗服务质量绩效的考核评价体系,定期对医疗机构的服务质量进行评价考核,评价结果公布于众,接受社会监督。

五、医疗服务质量控制

医疗服务质量控制(quality control of medical service)分为基础质量的前馈控制、环节质量的实时控制和终末质量的反馈控制。基础质量的前馈控制是以人为单元,以素质教育、管理制度、岗位职责的落实为重点;环节质量的实时控制是以病例为单元,以诊疗规范、技术常规的执行为重点;终末质量的反馈控制是以病种或科室为单元,以质量控制指标的统计分析及质量缺陷整改为重点。医疗服务质量控制主要从以下几方面落实:

1. 质控网络　设立与医务管理机构并行的质控机构,配备专职人员并赋予必要的管理职权,在此基础上组建和完善院、科两级医疗质量控制网络。

2. 质量考评　医疗机构应组织定期和不定期的内部质量考评活动。定期综合质量考评一般每个季度一次,不定期的专项抽查一般每个月一次。考评结果与奖金劳务分配直接挂钩。

3. 单病种质量控制　确立控制病种;制定临床诊疗路径;建立考评制度。

4. 行政督查　各级卫生行政部门列入常规性工作计划,并按照医疗机构分级管理权限组织实施。经常性检查和突击检查相结合,指导医疗机构进行医疗质量管理,保障医疗质量和安全,促进医疗机构健康发展。

5. 行政处罚　对医疗机构质量方面存在的问题,依据有关法规进行行政处罚,树立正确的医疗质量观,依法保护医患双方的合法权益。包括对医疗机构的行政处罚、对负责人的责任追究和对当事医务人员的责任追究。

6. 质量评价　充分应用同行评价、质量认证、医院评审、绩效评估等手段,对医疗机构的服务质量进行评价,以促进医疗质量的提高。

7. 社会公示　将医疗机构的质量指标评价结果与费用公示于众,接受群众监督,正确引导医疗消费,以达到提高医疗质量的目的。

完善医疗服务质量控制体系,需要在借鉴其他国家做法和经验的基础上,建立符合我国国情和临床诊疗实际的临床路径。临床路径(clinical pathway)是指针对某一疾病或手术建立的一套标准化治疗模式与治疗程序,它是美国在20世纪80年代提出来的,以循证医学证据为指导来促进治疗组织和疾病管理的一种方法。临床路径采用最恰当的临床诊疗方案,起到规范医疗行为、控制医疗服务差异、降低成本和保障质量的作用,从而使病人获得最佳的医疗服务质量。临床路径的确立,促使医疗机构和医务人员在诊疗服务行为中采取适宜技术和使用基本药物,一方面规范了医疗机构和医务人员诊疗行为,避免不合理治疗,控制医疗费用;另一方面为推进基本医疗保障制度建设、建立国家基本药物制度等改革奠定基础。为了指导医疗机构开展临床诊疗路径的管理工作,国家卫生行政部门组织制定了《临床路径管理指导原则(试行)》,规范了临床路径的组织管理、开发与制定、实施、评价与改进等内容。

第四节　医疗服务安全管理

医疗安全是优质医疗服务的基础,是病人选择医院的重要指标,是保证病人权利得以实现的重要条件,是医疗服务工作的永恒主题。随着人们生活水平的逐步提高和法律意识的不断增强,人们对健康和生活质量有了更高的衡量标准,因此,医疗安全问题已成为全社会共同关注的一个热门话题。抓好医疗服务安全管理,防范医院感染和医疗事故的发生已成为当前医疗服务管理的一项重要内容。

一、医院感染管理

医院感染是医疗机构管理的难点问题,随着医院的形成而产生,随着医学的发展而变化,越来越受到医学界的重视。为有效控制医院感染,国家颁布了《医疗废弃物管理条例》《医院感染管理办法》《消毒管理办法》《消毒技术规范》等一系列法规、规章和规范,要求我国各级医疗机构建立健全医院感染管理组织、开展必要的医院感染监测和医务人员知识培训,严格控制措施,加强医院感染管理。

(一)医院感染管理的含义

医院感染管理(hospital acquired infection management,health-care associated infection management)是指各级卫生行政部门、医疗机构及医务人员针对诊疗活动中存在的医院感染、医源性感染及相关的危险因素进行的预防、诊断和控制活动。医院感染(nosocomial infection,NI 或 hospital acquired infection/ health-care associated infection,HAI)是指住院病人在医院内获得的感染,包括在住院期间发生的感染和在医院内获得出院后发生的感染;但不包括入院前已开始或入院时已存在的感染。医院工作人员在医院内获得的感染也属医院感染。

(二)医院感染分类

医院感染按其病原体来源分为外源性感染和内源性感染两类。外源性感染亦即交叉感染,即病原体通过一定的媒介传到病人而引起病人发生感染。如通过消毒不彻底的医疗器械、医务人员的手、物表、空气、水和病人间的接触等,亦即病原体来自于病人身体以外的地方。而内源性感染亦称自身感染,即病原体存在于病人自身体内,由于易位或菌群失调而导致病人自身发生感染,如肠道菌群定植于口咽部引起下呼吸道感染;烧伤病人由于肺黏膜通透性增加,肠道菌群进入血液和定植于焦痂下而引起菌血症和烧伤部位的感染;由于高效广谱抗菌药物的应用引起菌群失调症而发生腹泻和真菌感染等。过去认为医院感染就是交叉感染,实际上还包括自身感染。

(三)医院感染的控制

医院感染控制可分为行政管理控制(宏观控制)和医疗机构管理控制(微观控制)。在此着重介绍微观控制。

1. 建立三级监控体系　在医院感染管理委员会领导下建立医院感染三级监控网,通过有效监测,监控医院感染的危险因素:一级网为医院感染管理委员会及医院感染管理专设机构或专职人员;二级网为临床科室感染管理小组(科主任、护士长、兼职监控医师和护士);三级网为全院医护人员及全体职工。

2. 建立健全各项制度并组织落实　包括各项管理制度、操作规程、技术规范的制定和遵守,开展对灭菌效果、消毒剂使用效果、一次性医疗器械监测,对感染高发科室如手术室、供应室、产房、ICU、血透室等消毒卫生标准的监测。严格执行对医疗器械、器具的消毒工作技术规范,消毒质控标准应当达到国家卫生行政部门所规定的"医院消毒卫生标准"。医疗机构应当通过宣传教育,树立标准预防的理念,同时制定具体措施,保证医务人员的手卫生、诊疗环境卫生、无菌操作技术和职业安全防护工作,降低医院感染的危险因素。

3. 医院建筑布局合理,各项设施应有利于消毒隔离　重点易感区域如手术室、产房、ICU、血透室、供应室、内镜室等应当布局合理,划区明确,各项消毒管理措施落实到位。

4. 人员控制　医疗机构应当严格执行隔离技术规范,根据病原体传播途径,采取相应的隔离措施。建立医院感染病例诊断、登记、报告制度,及时发现医院感染病例,分析感染源、感染途径,采取控制措施,积极治疗病人。控制感染源和易感人群,特别是易感病人。医务人员应当定期进行健康检查。

5. 合理使用抗生素　合理使用抗生素是预防和控制医院感染的主要措施之一,在应用过程中应当严格掌握使用指征,根据药敏试验选择敏感抗生素,并注意药液宜新鲜配制,给药间隔时间应与药物半衰期相符,密切观察疗效和毒副作用。医疗机构应当严格按照抗菌药物合理使用的原则,加强抗菌药物临床使用和耐药菌监测管理。

6. 积极开展健康教育　教会病人及家属掌握预防和控制医院感染所需要的知识和技术,做到主动自我防护。

二、医疗事故管理

(一)相关概念

1. 医疗安全(medical safety)　医疗安全是指病人在医院医疗过程中不发生允许范围以外的心理、机体结构或功能上的障碍、缺陷或死亡。医疗安全或不安全是相对的,在不同的时期、不同的条件下有不同的标准。因此,在评价医疗安全或不安全时,不能超越当时所允许的范围和限度;在制定医疗安全标准时,应以时代所允许的范围与限度为依据。

2. 医疗纠纷(medical dispute)　医疗纠纷是指发生在医患双方之间因病人对医务人员或医疗机构的医疗服务不满意而与医方发生的争执。医疗纠纷可分为医疗过失纠纷和非医疗过失纠纷两大类(图 9-2)。医疗过失纠纷是院方存在侵害病人生命健康权利的问题,如发生医疗事故或医疗差错所形成的纠纷。而非医疗过失纠纷则是病人或其家属对医疗后果不满意并认为医务人员工作有过失而引起的纠纷,如医疗意外或医疗并发症等。

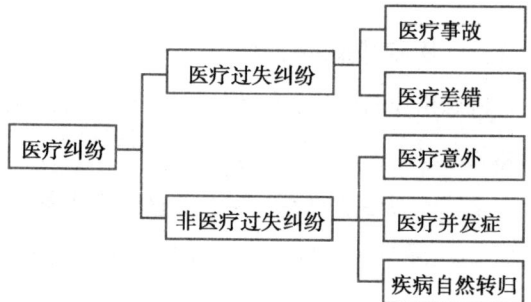

图 9-2
医疗纠纷的分类

(1)医疗差错(medical errors):医疗差错是由于医疗机构及其医务人员在医疗活动中,违反医疗卫生法律、法规,虽有过失情节但未造成病人人身损害,即损害没有达到产生不良后果的程度。

（2）医疗意外（medical accidents）：医疗意外指在诊疗护理过程中，由于无法抗拒的原因，导致病人出现难以预料和防范的不良后果。也就是说尽管病人产生了不良后果，且不良后果发生在诊疗护理过程中，但不是因为医务人员的失职或技术过失直接造成的。

（3）医疗并发症（medical complications）：医疗并发症是指在诊疗护理过程中，病人发生了现代医学能够预见但不能避免和预防的不良后果。这种不良后果的发生与医务人员的失职或技术过失无直接的因果关系。

3. 医疗事故（medical negligence） 根据 2002 年《医疗事故处理条例》规定，医疗事故是指医疗机构及其医务人员在医疗活动中，违反医疗卫生管理法律、行政法规、部门规章和诊疗护理规范、常规，造成病人人身损害的事故。

从医疗事故的定义可以看出，医疗事故必须具备以下五个要件：

（1）行为主体是医疗机构及其医务人员：医疗机构指依法取得《医疗机构执业许可证》的机构。医务人员不仅包括临床医师、护士，还包括医技、行政后勤人员等，指所有在医疗机构中从业的工作人员。

（2）发生在医疗活动中：争议的事件必须是发生在医疗活动中。即使是在医疗机构里，不是发生在医疗活动中的争议，仍不能构成医疗事故，其不能依据《医疗事故处理条例》进行处理，而只能参照其他相关法律法规处理。

（3）违法性行为是过失：行为过失是构成医疗事故的要件，如果医疗活动过程中，医务人员没有过失就不构成医疗事故。过失指的是医务人员在医疗活动中违反医疗卫生法律、行政法规、部门规章和诊疗护理规范与常规的行为。如果没有违反这些规定，就不存在过失，也就不构成医疗事故。

（4）造成病人人身损害：不是所有造成人身损害都构成医疗事故，损害必须达到一定的程度，有些损害很轻微就不构成医疗事故。要构成医疗事故的损害，必须达到《医疗事故分级标准（试行）》规定的最低标准。

（5）过失与损害后果之间存在因果关系：如果过失与损害之间不存在因果关系，同样不构成医疗事故。

（二）医疗事故分级

为了客观划分医疗事故等级，原卫生部于 2002 年 7 月 31 日以中华人民共和国卫生部第 32 号令的形式颁发了《医疗事故分级标准（试行）》。根据对病人人身造成损害的程度，医疗事故分为四级：

一级医疗事故指造成病人死亡、重度残疾的。根据损害程度，一级又分为甲、乙两个等级。

二级医疗事故指造成病人中度残疾、器官组织损伤导致严重功能障碍的。二级又分甲、乙、丙、丁四个等级。

三级医疗事故是指造成病人轻度残疾、器官组织损伤导致一般功能障碍的，细分为甲、乙、丙、丁、戊五个等级。

四级医疗事故是指造成病人明显人身损害的其他后果的医疗事故。

（三）医疗事故的鉴定

医疗事故技术鉴定由医学会主持。由设区的市级地方医学会和省、自治区、直辖市直接管辖的县(市)地方医学会负责组织首次医疗事故技术鉴定工作。每次参加鉴定的专家由医、患双方在医学会主持下从专家库中随机抽取,共同组成。专家组进行医疗事故技术鉴定实行合议制。专家鉴定组人数为单数,涉及的主要学科的专家一般不少于鉴定组成员的二分之一;涉及死因、伤残等级鉴定的,应当从专家库中随机抽取法医参加专家鉴定组。鉴定实行回避制度。省、自治区、直辖市地方医学会负责组织再次鉴定工作。必要时,中华医学会可以组织疑难、复杂并在全国有重大影响的医疗事故争议的技术鉴定工作。医学会内建立专家库,专家可以是医疗卫生专业技术人员,也可以是法医,且不受行政区域的限制。

(四)医疗事故的处理

处理医疗事故争议必须遵循公开、公平、公正的基本原则。对医疗事故争议的处理有三种途径:发生医疗事故的赔偿等民事责任争议,医患双方可以协商解决;不愿意协商或者协商不成的,当事人可以向卫生行政部门提出调解申请,也可以直接向人民法院提起民事诉讼。即医患双方协商解决、卫生行政部门调解和向人民法院提出诉讼解决三种途径。无论是协商解决还是调解解决,都应当制作协议书,协议书应载明双方当事人的基本情况和医疗事故的原因、双方当事人共同认定的医疗事故等级以及确定的赔偿数额等,并由双方当事人在协议书上签名。鼓励医患双方协商解决,但人民法院的判决具有强制性,法律效力最强。医疗争议的处理程序见图9-3。

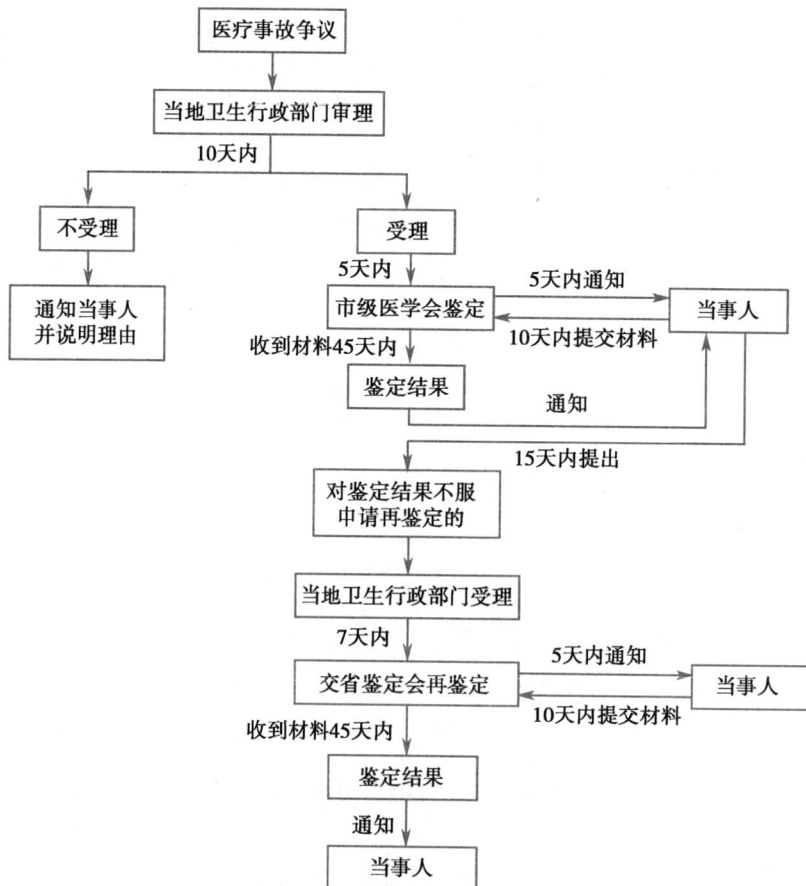

图9-3
医疗事故争议处理流程图

医疗事故的赔偿要根据医疗事故等级、医疗过失在医疗事故损害后果中的责任程度和医疗事故后果与病人原有疾病状况之间的关系确定具体赔偿数额。赔偿的项目有医疗费、误工费、住院伙食补助费、陪护费、残疾生活补助费、残疾用具费、丧葬费、被扶养人生活费、交通费、住宿费、精神损害抚慰金和其他等十二个项目。医疗事故赔偿费用实行一次性结算,由承担医疗事故责任的医疗机构支付。

卫生行政部门应当依照有关法律法规的规定,对发生医疗事故的医疗机构和医务人员作出处理。医疗机构发生医疗事故的,可以根据医疗事故的等级和情节,给予责令改正、警告、责令限期停业整顿、吊销执业许可证等处分;对直接责任医务人员可给予行政处分、纪律处分,责令停止执业活动、吊销执业证书等处分,构成医疗事故罪的,依法追究刑事责任。

（五）医疗事故的防范

由于医疗行为的高科技性、高风险性、高服务性的特征,做好医疗事故的预防十分重要。医疗机构及其医务人员首先要严格遵守国家法律法令,遵守相关卫生管理法律法规,遵守有关的诊疗护理常规,这是医务人员的道德、义务和法律责任所决定的。

1. 严格遵守各项规章制度和自觉依法执业意识　为了加强科学管理,严防医疗差错和事故,国家、卫生行政部门和医疗机构制定了详细的法律、法规、规章制度和操作规程,如《执业医师法》《药品管理法》《医疗机构管理条例》《全国医院工作条例》《医院工作人员职责》《医院工作制度》《消毒隔离制度》《医院感染管理办法》等,明确规范了医务人员在自己有关医疗活动中应当掌握的规定,并遵守规定,以确保医疗行为的合法。合理的制度和卫生法律法规一经制定,就必须严格遵守,因没有遵守规章制度和法律法规导致严重后果的,就是事故,就要承担相应的法律责任。

2. 加强质量管理意识,设置医疗服务质量监控部门　医疗质量事关病人生命安全,提高医疗质量、保证医疗安全是医疗机构各项工作的立足点,是医院生存和发展的根本。医疗机构设置医疗服务质量监控部门,要有专兼职人员监控工作的主要职责,要有监控工作计划、工作制度;建立科学的监控指标体系和评价方法,定期或不定期组织检查、考核、评价,判定指标完成情况,提出改进措施,消除事故隐患。

3. 提高医务人员的法律意识,增强防范医疗事故的责任感　各类医疗机构要教育广大医务工作者认真学习相关法律法规、规章制度及操作规范,提高法律意识,认识到医疗工作的一言一行都和法律责任密切相关,任何违反规章制度的行为都有可能导致法律后果。要养成自觉遵守法规的良好习惯。将责任感和利害关系挂起钩来,懂得自己应该做什么,不应该做什么,什么是遵守规章制度操作规程的合法行为,什么是违反规章制度导致的违法行为,以及可能会受到什么样的处罚,从而减少医疗事故纠纷,不断提高医疗诊断护理水平。

4. 制定预案,完善制度,提高诊疗水平　医疗风险决定医务人员时时可能有风险的危机出现,所以要有应急预案。应急预案包括防范医疗事故预案和处理医疗事故预案。将事故损害、病人痛苦降到最低限度,避免矛盾激化,预案措施应有报告制度、各司其职制度、死亡病例讨论制度、医患共同封存和启封制度等。在实际防范工作中,各医疗机构都有自己的经验和做法可以互相借鉴。同时,防范医疗事故的发生还应不断提高医疗技术水平,一方面能更好地为病人服务,治病救人,另一方面也能防止医疗事故的发生。

　　5. 加强医院文化和医德医风建设　　医院要努力创造良好的医疗环境,将医院文化建设作为一件重要事情来抓,讲文明礼貌,改善服务态度,牢固树立全心全意为人民服务的精神风貌。实例证明,高尚的医德、良好的医疗作风是防范医疗事故争议的根本,许多医疗事故争议都涉及医德医风问题。医疗事故的预防重在坚持依法治院,依法行医,严格自律,坚持预防为主,防患于未然。

(胡　志　陈　任)

Summary

Medical service administration is a process for ensuring the quality of medical services and medical safety. It is that social and government health administration department supervises all kinds of medical institutions, health professional and technical stuff, medical services and related fields according to laws, regulations related to national health service. And the medical service administration has some basic attributes as following: compulsion in the law, social commonweal, occupational humanism and timeliness. The effect of medical service administration affects directly to the access and equity of medical service, efficiency of health resource and people's health. Its core content is that ensure medical quality and safety, provide safe, effective, convenient and affordable medical services, which is also fundamental to the survival and development of medical health. Medical service system integrate with various medical institutions at all levels, making its level clear, structure reasonable and function specific, promoting the division of labor among medical institutions and improving the continuity of medical services can promote the overall function of medical service system.

Access to medical field is an essential element in medical service administration. The implementation of the access administration in our country can hold back the disordered status of practicing, such as using high and new technique and large-scale equipments. Generally speaking, the proportion of drug income in the business income had decreased gradually year by year, the proportion of the income of medical technical services had risen gradually year by year, the quality and level of medical service had improved step by step.

Quality reflects the totality of characteristics of a product or service with the ability to satisfy definite or implied needs. Quality is a function of whole range of factors revolving around four major aspects including the product or service, the consumers, the price and the contexts in which the product or service is utilized. Quality can be grouped into three major types, i. e. , search quality, experience quality and credence quality. The core content of the medical service administration is the quality supervision and management of medical service. The quality of medical service is a base for medical organizations' survival and development. It is an important symbol in the level of medical technique management. And it is also the final embodiment of the effect of services in medical organizations. Medical safety is the basis for quality health services, an important indicator for patient choosing hospital, an important condition which can ensure patients' rights to be achieved, the eternal theme of medical services. Hospital acquired infection management and medical negligence management is the main contents in medical safety management. We introduced the concept, classification, appraisal procedure, handling method and preventive measures of hospital acquired infection management and medical negligence.

思考题

1. 医疗服务管理的主体和客体分别是什么?

2. 为什么要实施医疗服务准入管理? 医疗服务准入管理主要包括哪些内容?

3. 对医疗服务质量的评价包括哪些方面?

4. 什么是医疗事故? 构成医疗事故必须具备的要件是什么?

5. 医疗服务体系管理的原则是什么?

第十章

公共卫生服务管理

导读:通过本章内容的学习应掌握公共卫生和公共卫生服务的概念,公共卫生服务管理的概念、性质、意义、特点和主要内容,掌握疾病控制管理的内容,传染病、慢性病、职业危害、地方病的概念,掌握卫生监督、公共卫生监测、计划免疫管理的概念和内容;熟悉疾病控制管理的主要手段和方法,熟悉卫生监督的分类、依据及手段,熟悉妇幼保健管理的内容;了解公共卫生服务管理的策略。

第一节　概述

一、公共卫生

公共卫生(public health)是一门在大卫生观指导下,以政府领导、部门协同、社会动员和人人参与为原则,通过社会共同努力,改善环境卫生条件,预防控制传染病和其他疾病流行,培养良好卫生习惯和文明生活方式,促进公众健康和改善健康不公平而开展所有活动的科学与艺术。

公共卫生的概念最早由被誉为现代公共卫生创始人——美国耶鲁大学 C. E. A. Winslow 教授在1920年提出,他认为公共卫生是通过有组织的社区努力来预防疾病、延长寿命和促进健康的科学和艺术。这些有组织的社区努力包括:改善环境卫生、控制传染病、教育人们关于个人卫生的知识、组织医护力量为疾病的早期诊断和预防性治疗提供服务,并建立一套社会体制来保障社区中的每一个成员都能享有维持健康的生活标准,并实现他们健康的出生和长寿。Winslow 的这一定义概括了公共卫生的本质、工作范围和目的,1952年,被世界卫生组织采纳作为公共卫生的定义。

1986年,在加拿大首都渥太华召开的健康促进大会被认为是新公共卫生时代的标志,会议发表的《渥太华宪章》提出公共卫生是"在政府领导下,在社会的水平上,保护人民远离疾病和促进人民健康的所有活动",从而强调了政府在新公共卫生时代下卫生事业中的核心地位,并更为重视社会科学对促进健康的作用。新公共卫生与传统公共卫生的目的一样,都是促进健康、预防疾病、延长寿命,但前者更强调发展社区,即利用社区现有资源,提高自我帮助能力和社会支持力度,形成灵活的体制,促进公众参与公共卫生工作。

在我国,2003年7月28日,时任国务院副总理兼卫生部部长吴仪在全国卫生工作会议上,代表中国政府对公共卫生作了如下诠释:"公共卫生就是组织社会共同努力,改善环境卫生条件,预防、控制传染病和其他疾病流行,培养良好卫生习惯和文明生活方式,提供医疗服务,达到预防疾病、促进人们身体健康的目的。"这是我国政府针对 SARS 危机之后各界对公共卫生认识不清的局面,第一次对公共卫生作出明确而权威的解释,其内涵与 Winslow 的定义基本一致,从根本上解决了我国公共卫生体系与国际接轨的问题。

二、公共卫生服务与公共卫生服务管理

公共卫生服务(public health service)是指为保障社会公众健康,以政府为主导的有关机构、团体和个人有组织地向社会提供疾病预防与控制、妇幼保健、健康教育与健康促进、卫生监督、采供血、公共卫生应急、院前急救等公共服务的行为和措施。

公共卫生服务管理(public health service management)是指依据国家法律法规和相关政策及人民群众对公共卫生服务的需求,应用管理科学的理论、知识和方法,研究公共卫生活动的组织结构、服务体系、运行特点、运行机制及发展规律,合理配置公共卫生服务资源,提高人民群众的健康水平和生活质量,求得最佳效益的系统科学知识。公共卫生服务管理有别于公共卫生管理,后者旨在从政府层面强调卫生行政组织的管理职责,研究对象侧重于公共卫生政策,公共卫生组织、公共卫生计划与评价、公共卫生资源和公共卫生服务体系。

三、公共卫生服务管理的性质

(一)公共卫生服务管理必须体现公共卫生事业的公益性

从当前国家推进医改的重大举措看,每一项内容都坚持了这种公益性,包括:扩大城乡医疗保障的覆盖面,体现全民覆盖的公益性;建立基本药物制度,体现基本药物人人可及的公益性;进一步加强医疗服务体系的建设,体现人人享有基本医疗卫生服务的公益性;加强医药服务体系的均等化,确保人人得到基本健康保障的公益性;开展公立医院的改革,让平民百姓公平享有公立医院的服务,体现医疗费用合理、看得起病的公益性。从公共卫生服务的角度看,每一项公共卫生服务都具有公益性特质,因此,公共卫生服务管理也必然体现其公益性。

(二)公共卫生服务管理必须体现公共卫生服务均等化性质

实现公共卫生服务均等化有助于公共卫生服务的公平分配,实现公平和效率的统一,是落实以人为本的科学发展观的具体体现,是构建社会主义和谐社会的必然要求,是缩小城乡差距和贫富差距、解决地区之间与群体之间公共卫生发展不均衡的重要途径,对我国经济建设和社会事业的全面协调发展具有重大的现实意义和深远的历史意义。

(三)公共卫生服务管理体现以人为本的群体健康性质

公共卫生无小事。每一项公共卫生工作都事关人民群众和劳动者身体健康与生命。党的十七大提出贯彻落实以人为本的科学发展观,要求坚持预防为主,完善重大疾病防控体系;党的十八大明确提出"基本公共服务均等化"等指导思想和思路表明,公共卫生服务管理就是要在国家大政方针指导下,以人的健康为优先策略,建立健全各项法律法规和规章制度,完善监测监督体系,保障人民群众的生命和生产安全。

(四)公共卫生服务管理与和谐社会建设相统一的性质

建设和谐社会是我国社会主义建设力图实现的重要社会理想之一。公共卫生服务管理体

现的正是在法律法规的框架下,创建公平正义、人人平等、人人享有、共享有序的公共卫生安全秩序,保障人民群众的生命安全并生活在没有公共卫生危害的环境中与自然和谐相处,使人民既能得到有效的疾病预防,又能在可控的范围内,预知健康风险,维护公共卫生安全,群防群治,确保公众的健康。

四、公共卫生服务管理的意义

通过公共卫生服务管理促进公共卫生服务逐步均等化,是一项关注人人健康、惠及城乡居民的民生工程,做好此项工作,具有如下意义。

(一)有利于政府领导、部门协同、群众参与

在管理上,政府行政管理往往只关注自身组织,研究自我完善的规律性问题,而公共卫生服务管理的研究领域不仅包含了政府卫生行政组织的管理及其规律问题,而且还包括与公众健康密切相关的"准"公共部门的管理及其规律性问题。从这个意义上说,公共卫生服务管理是卫生行政管理的外延与拓展。加强公共卫生服务管理,有利于政府提高对公共卫生重要性的认识,加强政府对公共卫生事业的领导,促进部门之间的合作与协同,促进社区与人群的参与,形成全社会公共卫生联盟,实现公共卫生事业的大众化,为公共卫生事业的快速平稳发展奠定基础。

(二)有利于提高群体健康意识

公共卫生服务管理是面对人群的管理,其有效手段是公众参与。公共卫生服务管理的深入发展必然走全民健康的道路,而人群健康意识的提高是全民健康水平有效提高的基础和前提。

(三)有利于提高群体自我健康管理意识

公共卫生服务管理强调个人在自我健康方面的责任、权利和义务,强调个人与群体的自我健康管理。通过各种公共卫生活动和管理,可以促使人们自觉行动起来,为保护和增进自身健康采取行动。

(四)有利于统一规划、规范行为,实现管理的标准化

公共卫生服务管理依靠科学的管理思想和手段,通过对一个国家或一定区域进行系统分析,制定规划,形成目标和指标体系,确保公共卫生活动的有效、有序进行。在公共卫生服务管理过程中,公共卫生规范和标准必定成为公共卫生行动的指南。随着公共卫生规范和标准的不断完善与改进,公共卫生服务的科学性、系统性、完整性、规范化和标准化程度必然不断增强。

五、公共卫生服务管理的特点

(一)群体健康优先的特点

公共卫生服务管理面对的是人群而不是个体,因此,群体优先是公共卫生服务管理的首要特点。在公共卫生服务管理过程中,群体的健康学评价是基础。通过群体健康学评价,可以对人群的健康状况、健康危险因素、疾病危害程度、健康促进因素和阻碍因素、环境、生态学因素、教育与文化等问题进行科学的测量与评价,从而制定人群健康发展的优先策略,为改善人群健康作出决策。从某种意义上讲,公共卫生服务管理的这种群体健康优先性是其他管理所无法企及的。

（二）学科综合性与学科交叉的特点

在公共卫生服务管理过程中,既需要了解公共卫生各个学科的知识、技能和手段,还需要了解和掌握管理学科、经济学科、人文与社会学科等知识,这些知识通过交叉融合,形成公共卫生服务管理所特有的知识体系。

（三）管理的科学性与行政性的特点

公共卫生服务管理遵循管理学科的科学原则和规范,比如公共卫生体系的建设,机构人员等资源的配置,学科的规范、标准建设,管理的效果评价等;同时,公共卫生服务管理还具有行政管理的职能,如传染病疫区的设定,污染食品的封存与处置等,两者的有机结合,才能实现公共卫生服务管理的科学和有效。

（四）体现政府责任的特点

公共卫生服务管理部门是代表政府行使公共管理在卫生领域的职能,也是卫生行政管理体系的组成部分,体现了政府的责任,如加拿大的"政府购买卫生保健"服务中规定联邦转移支付为卫生服务付费是省政府的责任,这种政策体现了政府负责的特点。

（五）法律强制性与垄断性特点

公共卫生服务管理多以相关法律为依据,强调规范性和标准化,具有权威性;公共卫生服务管理在一个国家或一个地区均是由一个机构负责的,这就决定了它的管理垄断性。公共卫生服务管理不可能像医院管理那样,随着所有制的不同而有多种运行机制和模式,它需要在国家层面进行顶层设计,在法律法规上予以限定,在运作上强调公平享有和人人健康的社会效益性。为此,国家和地方政府在资金、管理、运行和评价上予以支持,保持其权威和垄断特色。

除此之外,伴随着公共卫生制度固有的特征,公共卫生服务管理还具有普遍性、全面性、可及性和便携性等特征。

第二节　公共卫生服务管理的内容

随着学科的发展和相互渗透,公共卫生服务管理的内容早已突破传统的五大卫生(食品卫生、环境卫生、劳动卫生、学校卫生、放射卫生)管理和疾病预防与控制管理的范围,在其原有基础上进一步囊括了公共卫生监督管理、公共卫生监测管理、妇幼保健管理、计划免疫管理、采供血管理、爱国卫生运动管理、医疗急救及救助管理、公共卫生应急与突发公共卫生事件处置与管理等内容。鉴于篇幅所限及避免在系列教材中的重复,本节着重介绍疾病预防与控制管理、卫生监督管理及妇幼保健管理等内容。

一、疾病预防与控制管理

疾病预防与控制管理是指一个国家或地区通过法律法规和相关政策组织卫生资源,对影响人群健康的重大疾病采取有效的预防与控制措施,消除或减少其对居民健康的影响,提高人群健康水平的过程。

　　疾病控制（disease control）历来是卫生工作的重要组成部分，即使在人类对传染病和慢性病的控制已经取得了显著成绩的今天，其仍是当前国际公共卫生工作的重要组成部分。

　　疾病控制管理包括传染病控制管理、慢性病控制管理、地方病控制管理、寄生虫病控制管理、职业病控制管理、突发公共卫生事件应急管理等。

（一）传染病控制与管理

　　传染病（communicable diseases）是指由各种致病性微生物引起的具有传染性的疾病。从全球来看，传染病对人群健康水平有极其重要的影响。在我国，传染病是威胁人民生命安全的重要疾病，在未来相当长的时间里，预防和控制传染病仍然将是我国疾病控制管理的主要任务。

　　1. 我国传染病控制管理现状

　　（1）传染病报告发病相对稳定，但仍不容忽视：据全国 31 个省、自治区、直辖市上报的疫情数据统计，2014 年，全国甲乙类法定报告传染病发病率为 226.98/10 万，总报告死亡率为 1.19/10 万，总报告病死率为 0.52%。数据显示，我国甲乙类传染病的发病情况较 5 年前有缓慢下降（2009 年总报告发病率为 263.52/10 万），但死亡率与病死率略有上升（2009 年总报告死亡率为 1.12/10 万，总报告病死率为 0.42%）。2014 年影响人群健康的前十位传染病发病及死亡情况见表 10-1。

表 10-1　2014 年全国甲乙类法定报告传染病发病率、死亡率及病死率排序

顺位	发病率		死亡率		病死率	
	疾病名称	1/10 万	疾病名称	1/10 万	疾病名称	%
1	病毒性肝炎	90.25	艾滋病	0.89	鼠疫	100.00
2	肺结核	65.63	肺结核	0.17	狂犬病	92.42
3	梅毒	30.93	狂犬病	0.06	人感染 H7N9 禽流感	40.91
4	痢疾	11.33	病毒性肝炎	0.04	人感染高致病性禽流感	33.33
5	淋病	7.05	人感染 H7N9 禽流感	0.01	艾滋病	26.65
6	布鲁菌病	4.22	流行性出血热	0.01	流行性脑脊髓膜炎	7.06
7	猩红热	4.00	梅毒	0.01	新生儿破伤风	3.52
8	麻疹	3.88	麻疹	0.00	流行性乙型脑炎	3.38
9	登革热	3.46	流行性乙型脑炎	0.00	炭疽	1.21
10	艾滋病	3.33	疟疾	0.00	钩端螺旋体病	1.20

资料来源：中国卫生和计划生育统计年鉴（2015）

　　（2）当前传染病的疫情特点

　　1）传统病病种虽然得到控制，但仍有散发疫情，如鼠疫、霍乱。

　　2）肠道传染病在农村的发病水平依然较高。

　　3）病毒性肝炎、结核病仍是我国高疾病负担的主要传染病种，结核病防治面临耐多药结核杆菌、结核杆菌/艾滋病病毒双重感染、流动人口结核病相对高发及不易防治等重大挑战。

　　4）新中国成立初期原已被控制的性传播疾病（如淋病与梅毒）的发病率在 1990 年左右开始快速上升以来，至今仍处于高发病率时期。

　　5）艾滋病呈现流行新特点：疫情呈上升趋势；经性传播途径特别是男-男同性传播上升速度明

显;局部地区和特定人群疫情严重;艾滋病既往报告感染者陆续进入发病期,晚期病人死亡增加。

6)禽流感、流感大流行的威胁持续上升,埃博拉、马尔堡出血热等烈性传染病存在传入风险,多种新生传染性疾病如疯牛病、西尼罗病毒、寨卡病毒感染、大肠杆菌 O_{157} 等存在传入危险。

2. 传染病管理的法规及范围

(1)传染病管理的法规:由于传染病管理是一项社会性工作,必须在相关法律法规的框架下保证各项工作的有序进行。《中华人民共和国传染病防治法》是新中国成立以来第一部有关传染病管理的卫生法律,标志着我国传染病管理走上法制化管理的轨道。随着社会发展,为了满足传染病防控工作需要,全国人大常委会于 2004 年 8 月 28 日对该法进行了修订,并于 2004 年 12 月 1 日起实施。

除此之外,与传染病管理相关的法规还有:《中华人民共和国传染病防治法实施办法》《中华人民共和国国境卫生检疫法》《病原微生物实验室生物安全管理条例》《血吸虫病防治条例》《中华人民共和国国境口岸卫生监督办法》《人间传染的病原微生物菌(毒)种保藏机构管理办法》《可感染人类的高致病性病原微生物菌(毒)种或样本运输管理规定》《国内交通卫生检疫条例》《突发公共卫生事件应急条例》《艾滋病监测管理的若干规定》《血液制品管理条例》《公共场所卫生管理条例》等。在这些法律法规的基础上,卫生和计划生育委员会近年来还制定颁布了各项标准、部门规章,从各个层面确保传染病的预防、控制和管理能落到实处。

(2)传染病管理的范围:《中华人民共和国传染病防治法》规定,传染病分为甲类、乙类和丙类,共37种。

甲类传染病是指:鼠疫、霍乱。

乙类传染病是指:传染性非典型肺炎、艾滋病、病毒性肝炎、脊髓灰质炎、人感染高致病性禽流感、麻疹、流行性出血热、狂犬病、流行性乙型脑炎、登革热、炭疽、细菌性和阿米巴性痢疾、肺结核、伤寒和副伤寒、流行性脑脊髓膜炎、百日咳、白喉、新生儿破伤风、猩红热、布鲁菌病、淋病、梅毒、钩端螺旋体病、血吸虫病、疟疾。

丙类传染病是指:流行性感冒、流行性腮腺炎、风疹、急性出血性结膜炎、麻风病、流行性和地方性斑疹伤寒、黑热病、包虫病、丝虫病、除霍乱、细菌性和阿米巴性痢疾、伤寒和副伤寒以外的感染性腹泻病。

上述规定以外的其他传染病,根据其暴发、流行情况和危害程度,需要列入乙类、丙类传染病的,由国务院卫生行政部门决定并予以公布。

3. 传染病防控管理的策略与措施

(1)传染病防控管理的宏观策略:我国对传染病实行预防为主、防治结合、分类管理的方针,总体要求如下:

1)各级政府卫生行政部门对传染病防治工作实施统一监督管理。

2)各级政府领导传染病防治工作,制定传染病防治规划并实施。

3)各级各类医疗保健机构承担责任范围内的传染病防治管理任务,并接受有关疾病预防控制机构的业务指导。军队的传染病防治工作,依照传染病防治法和国家有关规定办理,由中国人民解放军卫生主管部门实施监督管理。

4）中国领域内的一切单位和个人，必须接受医疗保健机构、疾病控制机构有关传染病的查询、检验、调查取证以及预防、控制措施，并有权检举、控告违反传染病防治法的行为。

（2）传染病防控管理的措施：传染病的预防和控制措施包括传染病报告和针对传染源、传播途径和易感人群的多种防控措施，以及扩大免疫计划、群体化学预防或化学疗法、保证食品和水安全、安全注射和灭菌、安全有效地使用血液和血制品、媒介控制等具体有效的预防控制方法。

（二）慢性病控制管理

1. 概述

（1）慢性病的定义及分类：慢性非传染性疾病（简称慢性病，chronic non-communicable diseases）是指长期的、不能自愈的、几乎不能被治愈的疾病。需要加以预防与控制管理的主要是指那些发病率、致残率、死亡率较高，费用等负担较重，有明确预防措施的疾病，其中大多数属于生活方式疾病。当前，备受关注的慢性病主要包括下面几种类型：①心脑血管疾病；②恶性肿瘤；③慢性阻塞性肺疾病（chronic obstructive pulmonary disease，COPD）；④代谢性异常；⑤精神异常与精神病；⑥慢性职业病；⑦遗传性疾病；⑧其他疾病等。

（2）我国慢性病流行概况：在我国，随着社会经济的快速发展，居民健康状况明显改善，人民生活水平普遍提高，人均期望寿命等主要健康指标已接近发达国家的平均水平，与此同时，随着工业化、城镇化、人口老龄化和生活方式的变化，慢性病也成为我国居民的最主要死因，其流行趋势呈现以下特点：

1）慢性病流行形势十分严峻：首先，我国慢性病患病和死亡人数数量巨大，上升迅速。数据统计表明，2012年我国18岁及以上成人高血压患病率已达25.2%，糖尿病患病率为9.7%；40岁及以上人群慢性阻塞性肺疾病患病率为9.9%；2013年全国肿瘤登记结果分析表明，我国癌症发病率达到235/10万，肺癌和乳腺癌发病率分别位居男、女性首位。据预测，2020年我国居民因慢性病死亡的比例将上升到85%。其次，由于危险因素未得到控制，未来30年慢性病还会继续增加。

2）慢性病造成的疾病经济负担沉重：慢性病的长期治疗给家庭和国家带来了沉重的疾病经济负担，使很多家庭陷入贫困之中。根据相关研究的结果，常见慢性病病人一次住院一般要花掉城镇居民人均年收入的一半以上，至少要花掉农村居民人均年收入的1.5倍，导致因病致贫、因病返贫的现象在我国广大农村地区普遍存在。同时，我国慢性病医疗费用的增幅已大大超过GDP的增长速度。

3）慢性病严重消耗人力资本：我国相当比例的慢性病病人是18~59岁劳动力人口，由于慢性病导致的早死、伤残和失能，使得我国劳动力遭受严重消耗。

4）慢性病的主要危险因素难以有效控制：导致慢性病发病率升高的危险因素主要涉及人们的生活行为，包括吸烟和二手烟暴露、不健康膳食和缺乏身体活动等。目前，这些危险因素或处在较高水平，或呈现快速上升趋势。

5）人口老龄化放大了慢性病的危害：2000年我国65岁及以上人口占总人口比例为7.0%，2011年末已达到9.1%（12 288万人），11年增加2.1个百分点。预计2030年这一数据将达到16.3%，且带病生存的老年人口比重越来越大。最近多位国际著名经济专家预测，若不采取积极措施，再过10~15年中国等5个经济转型国家将不可避免地面临慢性病的广泛大流行。

2. 慢性病控制与管理

（1）慢性病监测：慢性病监测是指长期、系统地观察某种慢性病的发生和传播，调查其影响因素，确定其变动趋势和分布动态，及时采取防治对策和措施，并对防治效果作出评价，以期达到控制和减缓慢性病发生的目的。

慢性病监测是慢性病预防控制工作的重要组成部分，我国于1978年开始在全国范围内设立疾病监测点。全国疾病监测系统承担了中国慢性病相关危险因素监测、全国伤害监测等常规监测工作，监测对象为全国15~69岁常住居民（暂不包括港澳台地区）；每3年开展1次现场调查。针对慢性病，先后于2004年、2007年、2010年和2013年开展了4次全国成人慢性病及行为危险因素监测，基本掌握了我国居民慢性病患病、死亡等情况。

（2）慢性病控制与管理：慢性病控制与管理应遵循以下行动原则：①以公共卫生系统为主导，即多部门合作，进行系统重组，借鉴传染病预防与控制的手段和方法，针对全人群进行健康促进与慢病预防；②建立支持环境，强调个人责任；③立足社区；④建立广泛的伙伴关系，加强多部门、多学科协作；⑤依据科学行动；⑥利用现有资源，在现有卫生体制中加强慢性病控制工作。

慢性病控制与管理应采取以下策略与措施：

1）全人群策略：该策略属于一级预防范畴，以减少发病为目的，以控制主要危险因素为主要内容，以健康教育和健康促进为主要手段。主要内容有：①将健康融入所有政策：促进政策的开发，包括政策、法规、政府和当地组织（学校、服务组织、商业组织）制定的非正式的规定；②健康中国2030策略：从广泛的健康影响因素入手，以普及健康生活、优化健康服务、完善健康保障、建设健康环境、发展健康产业为重点，把健康融入所有政策，全方位、全周期保障人民健康，大幅提高健康水平，显著改善健康公平等。

2）高危人群策略：该策略是以高危人群为重点的二级预防。针对高危人群的流行特征和相关疾病的特点，实施主要危险因素的干预和监测，进行人群筛检，早期发现和及时治疗病人。

3）慢性病防治社区干预策略：社区干预是指充分利用社区资源，在社会各部门的参与下，针对不同目标人群开展疾病防治和健康促进活动，通过改变生活方式和生活环境，提高个体和社区控制影响健康诸因素的能力，以创造有利于健康的环境，预防疾病，提高健康水平。

4）慢性病的临床预防策略：临床预防是在临床场所对病伤危险因素进行评价和预防干预，是对健康者和无症状的"病人"采取的个体预防措施，是在临床环境下一级预防和二级预防的结合。

（三）职业病控制与管理

1. 概述

（1）基本概念：职业性危害（occupational hazards）是劳动者在从事职业活动中，由于接触生产性粉尘、有害化学物质、物理因素、放射性物质等有害因素对身体健康所造成的损害（可能导致职业病及其他健康影响的各种危害）。在实际生产场所中，这些危害因素往往不是单一存在的，而是多种因素共同决定对劳动者的健康危害程度。

职业病（occupational diseases）是指企业、事业单位和个体经济组织（等用人单位）的劳动者在职业活动中，因接触粉尘、放射性物质和其他有毒、有害物质等因素而引起的疾病。2013年12月23

日,国家卫生计生委、人力资源和社会保障部、安全生产监督管理总局、全国总工会 4 部门联合印发《职业病分类和目录》,将职业病分为职业性尘肺病及其他呼吸系统疾病、职业性皮肤病、职业性眼病、职业性耳鼻喉口腔疾病、职业性化学中毒、物理因素所致职业病、职业性放射性疾病、职业性传染病、职业性肿瘤、其他职业病 10 类 132 种。2002 年 4 月 18 日原卫生部和原劳动保障部联合印发的《职业病目录》(共 10 大类 115 种疾病)予以废止。

(2)职业卫生现状:职业危害是社会经济发展的产物。我国正处在工业化加速发展阶段,约有 2 亿劳动者接触各种职业病危害因素,劳动者的职业健康问题越来越突出,各种新的职业卫生问题不断出现,我国每年因职业伤害事故造成的直接经济损失约达 1000 亿元,间接经济损失约达 2000 亿元。我国 2014 年共报告职业病 29 972 例。其中职业性尘肺病 26 873 例,急性职业中毒 486 例,慢性职业中毒 795 例,其他职业病合计 1818 例。从行业分布看,煤炭开采和洗选业、有色金属矿采选业和开采辅助活动行业的职业病病例数较多,分别为 11 396 例、4408 例和 2935 例,共占全国报告职业病例数的 62.52%。目前,我国的职业病发病呈现以下特点:

1)对职业危害认识不足:不少用人单位没有高度认识职业环境安全对劳动者的重要意义,没有按照职业病防治的规定进行"三同时"管理,甚至没有相应的管理人员,劳动者没有接受培训,不了解职业病的危害,不了解职业性体检、职业病诊断和治疗的程序,导致职业卫生工作不规范。

2)急性职业中毒居高不下:职业中毒是指在职业活动中由于接触生产性毒物而引起的机体功能性或器质性损害,包括急性职业中毒和慢性职业中毒。

3)恶性、群体性职业病事件时有发生:苯中毒、聚集性尘肺病事件、慢性镉中毒事件等近年来屡次出现。

4)职业危害后果严重:很多职业病发生后难治愈,不仅给劳动者本人带来痛苦,也给家庭带来巨大不幸,许多劳动者因病致贫;由于职业病诊断纠纷导致群体性事件时有发生,严重影响社会稳定。

5)一些职业病损害尚未纳入法律保护范畴:目前,我国还有一些职业性疾病或损害未纳入法律保护范畴,如一些化学物质引起的职业性肿瘤、生物因素如 SARS 病毒引起的医护人员的职业损害等。

2. 职业病控制与管理

(1)前期预防

1)产生职业病危害的用人单位的设立,除应当符合法律、行政法规规定的设立条件外,其工作场所还应当符合职业卫生的要求。

2)在安全生产监管部门中建立职业病危害项目的申报制度。

3)新建、扩建、改建建设项目和技术改造、技术引进项目可能产生职业病危害的,建设单位在可行性论证阶段应当向生产安全监督管理部门提交职业病危害预评价报告。

4)建设项目的职业病防护设施所需费用应当纳入建设项目工程预算,并与主体工程同时设计,同时施工,同时投入生产和使用(简称"三同时")。

5)职业病危害预评价、职业病危害控制效果评价由依法设立的取得省级以上人民政府生产安全监督部门资质认证的职业卫生技术服务机构进行。

6）国家对从事放射、高毒、高危粉尘等作业实行特殊管理。

（2）劳动过程中的防护与管理

1）劳动者享有下列职业卫生保护权利

①获得职业卫生教育、培训。

②获得职业健康检查、职业病诊疗、康复等职业病防治服务。

③了解工作场所产生或者可能产生的职业病危害因素、危害后果和应当采取的职业病防护措施。

④要求用人单位提供符合防治职业病要求的职业病防护设施和个人使用的职业病防护用品，改善工作条件。

⑤对违反职业病防治法律、法规以及危及生命健康的行为提出批评、检举和控告。

⑥拒绝违章指挥和强令进行没有职业病防护措施的作业。

⑦参与用人单位职业卫生工作的民主管理，对职业病防治工作提出意见和建议。

2）用人单位应当采取下列职业病防治管理措施

①设置或者指定职业卫生管理机构或者组织，配备专职或者兼职的职业卫生专业人员，负责本单位的职业病防治工作。

②制定职业病防治计划和实施方案。

③建立、健全职业卫生管理制度和操作规程。

④建立、健全职业卫生档案和劳动者健康监护档案。

⑤建立、健全工作场所职业病危害因素监测及评价制度。

⑥建立、健全职业病危害事故应急救援预案。

（3）职业病诊断与职业病病人保障

1）职业病诊断应当由省级以上人民政府卫生行政部门批准的医疗卫生机构承担，后者在进行职业病诊断时应当组织三名以上取得职业病诊断资格的执业医师集体诊断。

2）职业病病人依法享受国家规定的职业病待遇。职业病病人变动工作单位，其依法享有的待遇不变。

（4）监督检查

1）县级以上人民政府卫生行政部门依照职业病防治法律、法规、国家职业卫生标准和卫生要求，依据职责划分，对职业病防治工作及职业病危害检测、评价活动进行监督检查。

2）发生职业病危害事故或者有证据证明危害状态可能导致职业病危害事故发生时，卫生行政部门可以采取责令暂停、封存和组织控制职业病危害事故作业、材料设备、现场等临时控制措施。

3）职业卫生监督执法人员应当依法经过资格认定，出示监督执法证件，依法执行职务，不得存在任何违法行为。

（5）法律责任：卫生行政部门依据《中华人民共和国职业病防治法》对违反该法的建设单位、用人单位依情节处以警告、责令限期改正、罚款或者提请有关人民政府按照国务院规定的权限责令停建、关闭等处罚,对违反本法的从事职业卫生技术服务的机构和承担职业健康检查、职业病诊断的医疗卫生机构、职业病诊断鉴定委员会组成人员处以通报批评、警告、没收非法所得、降级、撤职或开除等行政处分。

2013年以来,为了更好地贯彻落实《职业病防治法》,加强职业健康检查管理和规范职业健康检查服务,国家卫生计生委先后发布实施了《职业病诊断与鉴定管理办法》和《职业健康检查管理办法》,会同人力资源和社会保障部、安全生产监督管理总局和全国总工会调整并联合印发《职业病分类和目录》,进一步明确了承担职业健康检查的医疗卫生机构的设立条件、职责,规定了职业健康检查机构和用人单位在职业健康检查和职业病诊断过程中的权利和义务,强化了对职业健康检查机构的管理和监督,进一步明确了用人单位的责任和义务。

(四)地方病控制管理

地方病(endemic disease)是指相对局限于某些特定地区、在特定的自然条件和社会因素作用下,因长期暴露于有致病因素的环境中而经常发生或造成地方性流行的疾病。从广义的概念看,具有地区性发病特点的疾病都属于地方病范畴。从狭义的概念出发,地方病是指发生与当地地球化学因素有密切关系的疾病。我国的地方病已知有70余种,列入国家重点防治的地方病有鼠疫、血吸虫病、布鲁氏菌病、碘缺乏病、克山病、大骨节病、地方性氟中毒和地方性砷中毒等8种,前3种属于自然疫源性疾病,后5种属于地球化学性疾病。

1. 我国地方病的特点

(1)病情重、范围广:地方性氟中毒和地方性砷中毒是我国流行严重的两种地方病。在饮水型地方性氟中毒病区,东北、华北和西北等我国北方地区疫情较重,南方地区较轻。地方性砷中毒是我国20世纪80年代新发现的一种地方病,是由于人们长期饮用高砷水和燃用高砷煤所引起的慢性中毒性疾病。它严重损害病区居民健康,并造成各种恶性肿瘤的高发。目前我国发现的地方性砷中毒病区,除山西、吉林两省外,其余均分布在内蒙古、新疆、宁夏、贵州等西部省(自治区)。

(2)危害大:血吸虫、鼠疫、地方性氟中毒等地方病,可以使大批病人致残甚至致死。在国务院公布的592个贫困县中,有一种以上地方病的县就有581个,占98%。在这些地区,贫病交加,互为因果,成为制约经济发展和影响当地人民生活的重要因素。

(3)病因单一、疾病流行地方性明显:地方病的病因大都是单一的,病因作用于人体的途径往往也是单一的,一旦解决该病因,疾病流行即告终止。如饮水型地方性氟中毒病区,一旦解决了饮水安全,氟斑牙、氟骨症等相应疾病的发生就可逐渐消除。地方病的发病范围相对稳定,有明显的地方性,是当地的自然环境所特有。

(4)病区偏远,病种多,防治难度大:我国多数地方病主要发生在广大农村、山区和牧区等偏远地带。控制或根治地方病,涉及改变自然环境、消除中间宿主媒介动物、补充或降低某种元素等措施,由于病区的自然环境与生俱来,很难改变,加上病区一般经济落后,要落实这些措施难度很大。

(5)季节性,易反复:有些地方病常因病区自然环境,生产生活条件的改变而呈现明显的年度性、季节性变化,地方病发生有"波浪现象"。有些地方病反复性大,如鼠疫,只要自然疫源地不被消灭,人间鼠疫就可能发生。

2. 地方病控制与管理

（1）指导思想

1）充分认识地方病防治工作的长期性和艰巨性，将地方病防治工作纳入疫区地方各级人民政府的责任目标，通过建立和完善"政府领导，部门协作，社会参与"工作机制，保证地方病防治工作扎实、有效、深入、持久地开展，确保地方病防治工作的科学性和经常性。

2）按照"因地制宜，分类指导"的原则，对不同类型病区分别采取相应的防治策略。

3）坚持"综合治理、科学防治"的方针，依靠科技进步，提高防治水平。

（2）控制管理措施

1）加强组织领导：病区地方各级政府，各有关部门要把地方病防治工作纳入本地区经济和社会发展总体规划，切实建立和完善政府领导，部门协作，群众参与的防治工作机制。

2）加强部门间的协助：各级各有关部门要认真贯彻国务院、卫生和计划生育委员会等颁发的有关地方病防治的法规、工作规范等文件精神，切实履行各自的职责，加强协作，共同做好地方病防治工作。

3）加大依法管理力度：要根据有关法律法规，明确各级人民政府及相关部门在地方病防治工作中的职责和社会团体、公民义务，将地方病防治工作纳入法制化管理的轨道。

4）加强应用性科学研究：要坚持科研为地方病防治服务的理念，大力促进高新技术在地方病防治工作中的应用。要加强专家对地方病防治工作的技术咨询和指导，加强国际和国内省际的科研合作，不断引进、应用先进的技术和方法，寻找在技术上的不断所突破。

5）切实加强队伍建设：病区地方各级人民政府要注意加强基层地方病防治工作机构建设，要分层次、多渠道、多形式地开展地方病防治工作的培训，加强岗位培训和继续教育，培养和造就一批地方病防治专业人才和学科带头人。

6）落实防治资金：要按照"国家、集体、个人合理负担"的原则，落实地方病防治基金，利用各种可利用的力量，加强地方防治经费的筹措，并做到专款专用。要争取社会各界支持，打好地方病防治的持久战。

二、卫生监督管理

（一）卫生监督与管理概述

1. 卫生监督（health supervision）的概念及含义　公共卫生监督管理是国家卫生行政机构或行政性组织依据法律、法规对社会公共卫生事务进行监督管理的一种行政行为，是国家行政权力的重要组成部分。卫生监督的概念有四层含义：

（1）卫生监督的主体必须是卫生行政部门，或由法律授权的卫生监督机关。卫生行政部门设立卫生监督机构和卫生监督员，行使卫生监督职责。

（2）卫生监督是依据卫生法律、法规和规章的规定，对涉及人民群众健康的各种行为或活动所实施的卫生行政执法行为。

（3）卫生监督的对象是卫生监督的相对人——公民、法人和其他组织。

(4)卫生监督的目的是维护正常的公共卫生和医疗服务秩序,保护人民群众健康及其相关法定权益。

2. 卫生监督的特点和职责　我国现阶段的卫生监督具有如下特性:

(1)行政性与专业性:行政性是卫生监督的根本属性。与其他的行政执法行为相区别的是,卫生监督要求监督人员必须是专业的,具体表现为这些人员能够综合运用自然科学技术和相应的社会科学知识、综合运用预防医学技术和卫生行政手段。

(2)健康权与合法权益保护性:保障国家、团体和公民个人在特定的社会经济活动中,有关卫生方面的合法权益不受侵害;防止各种有毒、有害因素对人体健康的影响和危害,是我国公共卫生立法的根本目的。而卫生监督正是使卫生立法目标得以实现的执行过程,只要公民或有关组织的健康权以及有关健康的合法权益遭到侵犯,卫生行政机关便以强制手段予以保护。

(3)监督范围和手段的合法性:从法律意义上讲,卫生监督是卫生行政机关为了管理社会公共卫生事务,保障人民健康,正确行使卫生管理权力的过程。因此,这种行为必须严格按照国家法律法规来进行。卫生行政执法主体的资格产生,也必须经过最高权力机关的批准。

(4)监督范围的广泛性和准确性:由于健康影响因素广泛存在,卫生监督的范围被最大限度地扩大,决定了卫生监督行为的广泛性。在此特性下,为保证卫生监督行政执法更加有力,卫生监督行政部门必须依照卫生专业和法律专业知识对卫生监督的职权进行明确,以确保其行政执法力度和有效性。

卫生监管的职责可概括为:①加强市场监管,凡是涉及与人民健康和生命有关的事情都应依法监管,包括公共场所卫生监管、饮用水卫生监管、食品卫生监管、市场医疗行为监管、预防性卫生审查等;②对医疗单位和医疗行为进行监管;③卫生系统内部执法行为的管理;④对卫生执法队伍执法行为的监督。

3. 卫生监督的分类

(1)按卫生监督的性质可将卫生监督分为:

1)预防性卫生监督:指依据公共卫生法律、法规对新建、改建、扩建的建设项目所开展的涉及卫生审查和竣工验收等执法活动,旨在使工业企业等工作场所达到卫生要求,从"根源"上消除可能对公共卫生秩序和公众健康造成损害或伤害的潜在隐患或风险。

2)经常性卫生监督:指卫生监督主体依据卫生法律、法规对卫生监督行政相对人遵守公共卫生法律、法规和规章的情况进行卫生监督的活动。

(2)按公共卫生监督的行为方式可将卫生监督分为:

1)羁束卫生监督行为和自由裁量卫生监督行为:前者指凡是公共卫生法律、法规和规章对行为的内容、形式、程序、范围、手段等作了较明确和具体规定的卫生监督行为。后者指卫生法律、法规只规定了原则或者在规定的内容、形式、程序、范围、手段等方面留有一定的选择余地或幅度,而在执法实践中,卫生执法主体可以在符合立法目的和法定原则的前提下,在法定职责范围内自主裁量,对相对人作出适当处理的行为。

2)依职权卫生监督行为和依申请卫生监督行为:前者指卫生监督主体根据公共卫生法律、法规赋予的职权而无需行政相对人申请就能主动实施的行政行为,因其是不待请求而主动为之的行为,又称主动或积极监督行为。后者又称被动监督行为、消极监督行为,是指执法主体只有在行政相对人依法提出申请后方能实施而不能主动实施的行政行为。

3)授意性卫生监督行为和侵益性卫生监督行为:前者指卫生监督主体为相对人设定权利的行政行为。后者指卫生监督主体为相对人设定义务或剥夺、限制其权利的行政行为。

4)要式卫生监督行为和非要式卫生监督行为:前者指必须依据法定方式进行或必须具备一定的法定形式(如书面文字或特定意义的符号)才能产生法律效力和后果的行政行为。后者指卫生法律、法规并没有要求卫生监督行为必须具备某种法定形式,由卫生监督主体在不违背强制性规定的前提下,依据情况自行选择适当方式或形式的卫生监督行为。

5)作为卫生监督行为和不作为卫生监督行为:前者指卫生监督主体积极地履行其法定的作为或不作为义务并使现有法律状态发生改变的行政行为。后者指卫生监督主体不履行法定职责、放弃行使行政权、消极地对待其法定的义务、维持现有法律状态的行政行为。

（二）卫生监督的依据及手段

1. 卫生监督的依据

(1)卫生法律规范:卫生法律规范是由国家制定或认可,并由国家强制力保证实施的,在保护人体健康活动中具有普遍约束力的社会规范的总和,包括卫生法律、卫生行政法规、地方性卫生法规和卫生行政规章,其法律效力依次递减。

(2)卫生标准:卫生标准是指涉及卫生重复性事物和概念所作的统一规定,以科学、技术及实践经验的综合成果为基础,经有关方面协商达成一致,由主管机构批准,以特殊形式发布,作为共同遵守的准则和依据,标准的制定、发布和贯彻的全过程,就是标准化。具体来说,卫生标准又分为国家标准(GB)、行业标准(ZB)、地方标准、企业标准等。

(3)卫生监督证据:卫生监督证据是卫生行政执法人员所进行的监督监测活动的一切记录。根据我国《行政诉讼法》第31条的规定,行政证据有书证、物证、视听资料、证人证词、当事人陈述、鉴定结果、勘验笔录、现场笔录。行政证据同样适用于卫生监督。因此卫生监督证据同样要求合法、真实、有效;要求证据能够充分反映客观存在的事实;要求证据与案件事实存在联系;要求证据确凿充分。

2. 卫生监督手段　卫生监督手段是指卫生监督机关贯彻卫生法律、规范实施卫生监督过程中所采取的措施和方法。具体可分为以下三方面:

(1)专业技术手段包括:①卫生监督专业技术功能,具体包括制约、规范、预防、促进四种监督功能;②卫生执法监督的专业和内容;③流行病学。

(2)法律手段:卫生监督执法过程中必须依靠卫生法律法规对其责任人进行处理,因此,法律手段是卫生监督管理的必要行为工具。

(3)行政管理手段:行政管理手段具有很强的社会性、系统性、政策性、群体性,必须依靠行政职权部门行使其行政权力加以规范和管理,辅以科学的决策,才能更好地发挥其效力。

三、妇幼保健管理

（一）概述

妇女儿童健康是人类持续发展的前提和基础,妇女儿童健康指标不仅是国际上公认的基础性健康指标,更是衡量社会经济发展和人类发展的重要综合性指标。

妇幼保健管理(maternal and child health care management)是指妇幼卫生机构运用现代医学和社会科学的基本理论、技能和方法,研究妇女儿童身体健康、心理行为及生理发育特征的变化及其规律,分析影响妇女儿童健康的环境因素和社会因素,制定保健措施,动员社会力量,有效控制危险因素,保护和促进妇女儿童身心健康的过程。

我国政府一贯高度重视妇女儿童的生存和健康状况,逐步完善妇幼卫生法制与政策,不断健全妇幼卫生服务体系,实施妇幼公共卫生项目,着力提高妇幼卫生服务的公平性和可及性,妇女儿童健康状况明显改善,但仍面临严峻挑战,总体呈现出以下趋势和特点:

1. 孕产妇死亡率持续显著降低,但妇女常见病发生情况不容乐观　2014年全国孕产妇死亡率为21.7/10万,比2000年下降了59.1%;城乡之间孕产妇死亡率差距逐渐缩小,2014年城市和农村地区孕产妇死亡率分别为20.5/10万和22.2/10万,城乡差距由2000年的2.4倍缩小到1.08倍;不同地区之间孕产妇死亡率差距虽有所缩小,但仍然呈现西部地区高于中、东部地区的趋势。

2. 婴儿死亡率及5岁以下儿童死亡率持续下降,但出生缺陷问题日益显现　2014年全国婴儿死亡率为8.9‰,比2000年下降了72.4%。5岁以下儿童死亡率为11.7‰,比2000年下降70.5%。婴儿死亡率城乡差距由2000年的3.3倍缩小到2014年的2.2倍,5岁以下儿童死亡率城乡差距由2000年的3.3倍缩小到2014年的2.4倍,且与发达国家之间差距逐步缩小。但是,我国是出生缺陷高发国家,根据全国出生缺陷医院检测数据分析表明,出生缺陷发生率呈上升趋势,由1996年的87.7/万,上升到2015年的5.6%左右,每年新增出生缺陷数约90万例。

（二）妇幼保健内容

1. 妇女保健　妇女的生命周期一般分为女童期、青春期、经期、孕产期、哺乳期、围绝经期和老年期。针对妇女在不同时期的生理特点,实施不同的保健服务,重点是加强对孕产妇保健系统管理,同时,定期进行妇女疾病的普查、普治,防治妇女常见病和多发病。

2. 儿童保健　根据儿童各年龄段的生理和心理特点,进行适宜的卫生保健,促进儿童的身心发育。儿童保健的中心任务是努力降低围生儿、新生儿、婴幼儿、学龄前儿童的发病率和死亡率,具体是做好各年龄期的系统保健,主要内容包括散居儿童保健、集体儿童保健、儿童常见病防治和儿童传染性疾病的防治。

3. 婚前保健　指登记结婚前,男女双方到医疗、妇幼卫生机构接受婚前医学检查、婚前卫生指导和卫生咨询服务,了解双方及家族的遗传病史和急慢性传染性疾病病史,对一些明显影响下一代健康的遗传性疾病及传染性疾病提出医学意见。

4. 生殖健康　生殖健康是一个广义的妇幼卫生服务概念,主要包括生育调节、母亲与婴幼儿健康、生殖道疾病防治及性传播疾病防治四方面。

5. 健康教育和健康促进 通过各种形式的活动,传播各项妇幼保健知识、提高社会对妇幼卫生保健的认识,引导人们自觉改变不良的行为习惯和生活方式,并掌握自我保健的基本技能。

(三)妇幼保健管理内容

妇幼保健管理是指妇幼保健机构依据法律法规,在国家现行相关政策指导下,借助现代管理理论与方法,以妇幼群体的健康需求及存在问题为导向,制定妇幼保健工作规划与相应措施,有效控制或消除影响妇幼健康的有害因素和危险因素,保护和促进妇幼群体健康的过程。

1. 妇幼保健管理的法律与政策 《母婴保健法》《中国妇女发展纲要》和《中国儿童发展纲要》等相关法律、法规与政策,是妇幼保健管理的法理依据,也是妇幼保健实现全行业管理,促进妇幼两个群体健康与发展的重要措施。

2. 妇幼保健组织体系管理 妇幼保健组织体系包括妇幼保健服务体系和管理体系。在组织体系管理过程中,至关重要的环节是确保妇幼保健网络、机构、人员与职能的完善。在城市地区,妇幼保健可依托妇幼保健机构及综合医院妇幼保健部门与社区共同构成二级妇幼保健网。在农村地区,仍需依靠县、乡镇和村三级妇幼保健服务网。其中县级妇幼卫生机构是全县妇女儿童医疗、保健、康复和计划生育业务指导机构中心及基层卫生技术人员的培训基地,直接参与全县妇幼保健的组织实施、技术指导和培训工作。乡镇卫生院直接面向本乡镇居民提供妇幼医疗、预防、保健、康复和计划生育技术服务,对村级卫生组织进行业务管理和技术指导。村卫生室作为最基层单位,是农村实施妇幼卫生保健与管理的基础和前沿。

3. 妇幼健康管理 妇幼健康管理主要包括妇女和儿童常见病多发病的监测、评价与管理;妇女婚前和孕前保健管理;婚育群体优生优育与生殖健康科学知识的普及与管理;产前疾病筛查、诊断与处置管理;高危孕产妇筛查与管理;住院分娩、新生儿保健和产后健康管理;新生儿保健管理;婴幼儿及学龄前儿童保健管理;7岁以下儿童保健管理等。此外,还有针对妇幼健康的项目管理,如降低孕产妇死亡率和消除新生儿破伤风项目管理、妇女病普查项目管理、妇女宫颈癌子宫癌筛查项目管理、出生缺陷项目管理、儿童营养不良控制项目管理、流动儿童健康管理等。

4. 妇幼保健信息管理及其他 在妇幼保健管理过程中,信息系统的建立与管理至关重要,鉴于这方面的内容已有相关教材,这里不再赘述。除了以上的管理之外,还包括基本公共卫生服务妇幼保健项目的管理(具体可参照项目管理相关教材)、妇幼保健工作制度的建立与管理、妇幼保健工作质量评价与管理及妇幼保健健康促进与健康教育管理等。以上所及仅仅是公共卫生服务管理的几个经典内容,从公共卫生服务的内涵和外延来看,公共卫生服务管理是在大卫生观引领下的全方位管理,不仅涉及疾病控制管理、妇幼卫生服务管理、卫生监督服务管理,还有基于基本公共卫生服务的社区管理、重大公共卫生服务项目管理、公共卫生服务管理的政策规制、公共卫生服务的法制化管理,以及公共卫生服务的信息化管理等,限于篇幅,不在此赘述。

第三节 公共卫生服务管理的策略

公共卫生服务管理既是一门科学,也是一门艺术。公共卫生服务管理不仅需要科学管理的规范,更需要强化科学管理的策略。在实施公共卫生服务管理过程中,管理者需要艺术性地采取相关策略,以实现管理效益的最大化。对于管理者而言,拥有管理策略就拥有管理的思想及智慧,就解决了管理的方向问题。

（一）争取政治承诺，明确政府职责

公共卫生的主旨是公众健康。中央明确指出"将健康融入所有政策",可见公共卫生是一项政府职能,政府对公共卫生负有不可推卸的责任,在公共卫生服务管理的实践中,公共卫生体系的设计者、公共卫生服务的管理者往往受限于自身的专业知识与技能,而忽略了争取政治承诺、发挥政府的重要引领作用。世界卫生组织早在 20 世纪 70 年代推进"人人享有卫生保健"的全球策略时就提出要开发领导层。所谓开发领导层,就是要想尽一切办法,让百忙之中的政府各级领导增强对公共卫生的认识,发现公共卫生的重要作用,重视公共卫生服务,最终成为公共卫生服务的倡导者、领导者、督导者,实现"要我做"向"我要做"的转变。当前,我国正进入全面建设小康社会阶段。习近平主席指出,没有健康,就没有小康。没有卫生事业的现代化,就没有全社会的现代化。健康发展的社会需要以经济建设为中心,以社会发展为重点,但必须以人的发展为基础。健康与社会经济发展的双向性作用已被世界所认同,以此作为开发领导层的切入点一定能够奏效。因此,公共卫生服务管理者以工作汇报、简报、研究报告、学术交流、专题讲座、专家讲座及决策参与、参观考察、标杆学习、专题会议等形式,向各级政府领导陈述公共卫生服务的重要性,一定能够得到重视,获得政治承诺,从而促进各级政府明确职责范围,敢于担当,确保公共卫生服务在组织完善、机构设置、人才队伍建设、设施设备配置、信息化管理等领域的全面落实,为公共卫生服务管理打下坚实的基础。

（二）建立预警机制，实时评价风险

公共卫生日常服务工作的管理有了明确规定之后,便可按部就班实施管理,并按照相关要求进行考核与评价,对照标准采取控制措施。2008 年的 SARS 给全球公共卫生的启示是,"风险管理"很重要。因此,建立预警机制,实时评价风险成为公共卫生服务管理窗口前移、变被动为主动发展过程中不可或缺的重要环节。西方有些国家在 SARS 之后就建立了传染病症状监测与早期预警系统,利用疾病报告信息管理系统,由各个医疗机构在每天规定时间及时上报与传染病有关的症状(如发热、腹泻、流鼻涕等),然后由系统上游进行统计分析,作出实时风险评价,并将结果报告上级政府卫生行政部门,为政府领导决策提供依据。实践表明,预警预测机制的确可以事先预报和及时分析即将出现或正在发生的传染病疫情,为进一步采取公共卫生行动带来了有利时机。

（三）协调部门合作，倡导群众支持

公共卫生服务管理的含义已超出卫生部门的范畴,各个部门、各级政府和组织的决策者都要把健康问题提到议事日程上。明确要求非卫生部门建立和实行有利于人群健康的政策,使人们更容易作出更有利于健康的抉择。

公共卫生服务是为人民大众的,她能系统评价变化中的环境对健康的影响,以保证社会和自然环境有利于健康的发展,为人们创造安全的、满意的和愉快的生活和工作环境。因此,公共卫生服务管理者不仅需要开发领导层,获得政府各级领导的重视、各部门的职责担当、协同与支持,也需要倡导社会和群众积极投入到公共卫生运动中来。比如,通过充分发动社区力量,倡导社区积极有效地参与卫生保健计划的制定和执行;挖掘社区资源,帮助社区居民认识自己的健康问题,共同探索解决问题的办法;通过倡导建立学习型社会,向社会和大众提供健康信息,教育并帮助人们提高作出健康选择的技能,进而支持个人和社会的发展。公共卫生服务管理者还要向所有医疗卫生机构,倡导调整卫生服务方向与类型,建立生物-心理-社会医学服务模式,让最广大的人群受益。

（四）明确发展方向,实施规范管理

公共卫生服务管理的发展方向是法制化、规范化。法制化就是指在宪法体制下,依据国家健康法律法规和部门规章,在管理上做到有法可依,有法必依。规范化就是指在管理过程中,一切管理活动都符合操作规范,有标准可行。

首先,是规范管理制度。制度与文化是最基本的两种管理手段。一个优秀的公共卫生机构一定是一个制度完善、管理规范、文化共享、人文关怀的机构。科学、有效、合理、适合公共卫生事业发展的管理制度能规范员工行为,提高员工的工作效率和质量,形成一种良好的组织文化。

其次,是规范作业流程。流程是指为达到预想目标的一系列有序和完善的步骤或操作。在21世纪,组织持续的竞争优势将取决于新流程技术,而不是新产品技术。流程的思想旨在有条理地说明如何进行工作。流程优化是一项策略,通过不断发展完善优秀的业务流程可保持组织的竞争优势。致力于创造一流流程的组织比其他组织更明确怎样组织和管理其流程。当下的竞争哲学不仅基于优质的产品或服务,而且基于卓越的流程。在公共卫生管理领域,作业流程优化是一个亟待研究解决的课题。

最后,是寻找核心竞争力。在竞争激烈的今天,任何组织都必须寻找可持续发展的核心竞争力。公共卫生管理者在这方面的思考应包括:①激发内部或外部创造力,形成创新型组织。②服务质量的快速改进。③服务能力和服务范围具有重要竞争优势。④忧患意识,注重发展竞争优势。

（陈少贤）

Summary

Public health service management is a system of scientific knowledge, which concerns about exploring the organizational structure, service system, operational characteristics, operational mechanism and development rule of all activities related to public health services, based on national laws, regulations and relevant policies and people's demand for public health services. Its task and goal is to rationally allocate resources for public health services and improve people's health and their quality of life, attained by the terms of the theory, knowledge and methods of scientific management.

The main contents of this chapter include 3 sections. Section 1 introduces basic conceptions of public health and public health service management, including the evolution of the concept, the nature, meaning and characteristics of public health service management. Section 2 talks about the concrete tasks of public health service management, introduces essential elements of each specific task. These tasks contain disease control and management, public health supervision and management, public health surveillance and management, maternal and child health care management, and planned immunization management. Section 3 talks about the technology of public health service management, including achieving the political commitment, and a clear responsibility from the government; establishing early warning mechanism and real-time evaluation of risk; getting department cooperation and promoting the masses to support, and clearing the direction of development and the implementation of standardized management.

思考题	1. 公共卫生管理体制包含哪些体系？
	2. 中国公共卫生服务管理的主要内容有哪些？
	3. 公共卫生服务与医疗服务有何区别？
	4. 简述政府在公共卫生服务管理中的作用。

第十一章

医疗保障制度

导读：掌握医疗保障制度的概念、医疗保障体系的构成和医疗保险支付方式，掌握医疗保障制度的基本模式；熟悉中国医疗保障制度体系的基本内容、存在的问题；了解国际医疗保障制度的基本内容和主要特点；理解各时期"三医"联动发展历程及医保在"三医"联动中的地位及作用。

第一节　医疗保障制度基本理论

一、医疗保障制度的概念

医疗保障制度（medical security system）是指，劳动者或公民因疾病或其他自然事件及突发事件造成身体与健康损害时，国家和社会团体对其提供医疗服务或对其发生的医疗费用损失给予经济补偿而实施的各种制度的总和。

二、医疗保障体系的构成

由于社会经济的发展水平不同，不同地区的财政收入状况也不同，同时不同社会成员的年龄、身体条件、收入状况都存在差异，导致不同的地区、不同的社会群体有着不同的社会需求，因此医疗保障制度有多种形式。综合世界各国的医疗保障制度，医疗保障体系包括：社会医疗保险制度、补充医疗保险制度和医疗救助制度。

（一）社会医疗保险制度

社会医疗保险是指由国家立法强制全部或部分居民参与，国家、单位和个人（或者国家和个人）共同筹资的，当人们因疾病、受伤或生育需要治疗时，由国家或社会专门机构向其提供必需的医疗服务或经济补偿的一种保险形式。具体含义为：第一，社会医疗保险是所有居民享有的基本权利，由国家强制力作为保障。第二，社会医疗保险不以营利为目的，致力于减少人们看病就医的经济阻碍。第三，社会医疗保险的医疗费用由个人、单位、政府三方负担（或者国家和个人两方负担），具有互助共济的性质，通过基金统筹，保证居民在健康受到损害时得到基本的费用补偿。

社会医疗保险涉及政府、参保人员、医疗服务提供方和医疗保险管理机构等多方面的利益。在保障居民的健康、促进经济发展、维护社会安定方面发挥着积极的作用，各国政府对其都十分重视。

（二）补充医疗保险制度

补充医疗保险有广义和狭义之分。广义的补充医疗保险是相对于基本医疗保险而言的,是指国家和社会建立的基本医疗保险之外的各种医疗保险形式的总称。它包括:职工个人在参加基本医疗保险之后,再交费参加商业性的医疗保险;企业行业在参加基本医疗保险之外又为本单位职工建立的其他医疗保险形式;由工会组织承办,职工群众自愿参加的职工医疗互助保险。狭义的补充医疗保险,是指在国家相关法规、规范指导下,以用人单位为直接责任主体而建立的一种政策性团体福利性的社会保障制度形式之一。这实际上是一种用人单位福利,它为本单位职工谋取基本医疗保险之外的各种医疗条件和待遇,其资金主要来源于职工福利基金或税后利润。本章介绍的补充医疗保险指的是广义的补充医疗保险。

补充医疗保险是医疗保险体系中不可或缺的重要组成部分,它满足了人们对不同层次医疗服务的需求,因此它能够享受到国家财政、税收等方面的优惠,并直接接受国家宏观社会政策的规范,从而在一定程度上属于政策性保险范畴。社会基本医疗保险着重于卫生服务的公平性,而补充医疗保险则着重于卫生服务的效率。从这个意义上看,补充医疗保险应该更加体现自愿性的原则,依据市场机制来运行。国家只是对其起到提倡和鼓励,给予优惠和扶持,是否举办或参加补充医疗保险的权力还是在单位和个人。

（三）医疗救助制度

医疗救助是国家和社会向低收入人群或因患重病而无力支付医疗费用陷入困境的人群提供费用资助的经济行为。这是一种低层次的以减免医疗费用为主要形式的医疗保障,它既是医疗保障体系中的一个重要组成部分,又是一种特殊的社会救助行为。医疗救助的资金筹集来源于两方面,一是各级财政通过民政部门主办的救助体系,对城市的"三无"人员和农村的"五保户"人群患病时给予的资助,二是通过具有慈善性质的筹集机构进行募集和捐赠资金。

三、医疗保险筹资与支付方式

（一）医疗保险筹资

1. 医疗保险筹资定义　资金是社会医疗保险制度正常运转的首要环节和基本物质保证。狭义的医疗保险筹资包括医疗保险资金的来源渠道、水平和筹集方式等内容,广义的医疗保险筹资不仅包括资金的筹集,还包括资金的分配、使用和保值增值,是整个医疗保障系统运行的主线和核心内容。

2. 医疗保险筹资方式　医疗保险资金的主要筹集方式有三种:现收现付制、完全积累制、部分积累制。

（1）现收现付制:也可称为非基金式或统筹分摊式,是一种以近期横向收支平衡原则为依据,不考虑资金储备,以同一时期正在工作的所有人的缴费,来支付现在保险收益人的开支制度。特点是以支定收、以收定支、当年提取、当年支付。为了避免过于频繁地调整缴费水平,防止短期内因经济或其他风险的影响而导致的收支波动,一般都留有小额储备金。目前,世界上大多数国家都采用这种财务模式。

现收现付制的优点包括：①不存在基金贬值的风险与资金保值增值的压力；②保险费率可以随物价及工资增长及时调整，减少因通货膨胀以及新病种的出现、新医疗技术的应用给医疗保险系统带来的风险；③通过社会医疗保险的收入再分配职能，体现了医疗服务分配的社会公平性与社会福利原则。

现收现付制的局限性主要有：①医疗费用的代际转移问题：随着人口的迅速老龄化，老年人口比例的增加意味着劳动人口在医疗方面的负担增加，使得维持以支定收的现有格局受到严重挑战。②公平性问题：现收现付制不仅是对收入的横向再分配，还具有在劳动者代际之间进行收入再分配的特征。一代劳动者的权益是通过后一代或后几代人的纳费（税）来实现的，这意味着下一代人在社会医疗保障上的平均净利益为"负值"，且总是小于上一代。代际之间的公平性逐渐恶化。

（2）完全积累制：又称基金式或预提分摊式，是以远期纵向平衡为原则的医疗保险资金筹集模式。要求参保者在整个就业期间，采取储蓄方式筹集保险基金，建立个人账户，作为长期储存及保值增值积累的基金，所有权归个人，达到领取条件一次性或按月领取。完全积累制的特点是强调长期平衡，在制度建立初期费率较高，但筹资见效快，在较长时期内费率保持相对稳定，医疗保险基金能够有积累，与经济和社会发展联系密切。

完全积累制的优点有：①增强了社会医疗保险的内在激励机制。增强了劳动者与医疗保障待遇之间的内在联系，充分体现了劳动者权利与义务之间的关系，有助于提高劳动者参加保险的积极性以及保险资金的有效使用。②通过积累可以在一定程度上减轻医疗费用的代际转移问题，抵御人口老龄化对社会医疗保险系统的冲击。

其不足或局限主要包括：①作为一项长期的货币收支计划，积累的基金将会因通货膨胀以及一些不可预测的因素，面临医疗费用的上升带来的贬值风险，使得基金保值增值压力倍增。②对于完全积累制中的个人资金积累方式，如果单纯以纳费（税）数额决定给付数额，低收入者或医疗负担较重者难以满足对医疗服务的基本需要，不能充分体现社会公平目标。

（3）部分积累制：也称为部分基金式或混合式，是现收现付制和完全积累制两种模式的结合。部分积累制包括两种不同的形式：一是将一个较长的时期分为几个阶段，根据以支定收、略有结余的原则确定各个阶段的费率水平，这种形式实质上是在完全积累制的积累周期中对费率进行多次调整；二是将医疗保险资金分为两部分，即社会统筹和个人账户，使现收现付制和完全积累制两种财务模式的局限性在一定程度上得到了缓解。部分积累制兼有现收现付制和完全积累制这两种财务模式的优点，并且在一定程度上克服了两种模式的不足。此外，从一种模式完全改变成另一种模式存在着很多难以逾越的障碍（经济因素、社会结构因素、政治因素），因而目前越来越多的国家开始采用部分积累制这种模式。

3. 医疗保险筹资方式发展趋势　目前世界上开展社会医疗保险的国家，大多数都选择了现收现付制的筹资方式，仅有极少数选择了完全积累制。不同国家对社会医疗保险筹资方式的选择，反映了各个国家的政治、历史、经济、社会结构、文化和价值取向状况。在我国当前的社会背景下，家庭具有较强的代际转移功能，因此，家庭和政府共同承担医保筹资责任是今后的发展方向之一。

（二）医疗保险支付方式

医疗保险费用支付方式在医疗保险制度中具有重要作用,直接影响卫生服务提供者的行为,并对费用的控制、资源配置、卫生服务的质量起着导向和制约的作用。更重要的是,支付制度的合理性直接决定了医疗保险制度的可持续性和执行效果。因此,本部分内容将对医疗保险支付方式进行重点介绍。

1. 医疗保险支付方式的概念   医疗保险的费用支付指医疗保险机构在被保险人接受医疗服务后对其花费的医疗费用进行全部或部分补偿。也可以理解为对医疗机构所消耗的成本进行补偿,包括支付的主体、对象、水平和方式。

广义的医疗保险费用支付方式指医疗保险机构对医疗费用进行补偿的方式,包括对需方(病人)和供方(医院)的补偿方式。这里介绍的是狭义的支付方式,即医疗保险机构对供方的支付方式。

2. 医疗保险支付方式分类   目前,国际上通行的医疗费用支付方式有按服务项目付费、总额预算付费、按人头付费、按服务单元付费和按病种付费等几种。分为预付制和后付制。预付制是指经办机构在费用发生之前,对医疗机构预先拨付或承诺固定金额的补偿费用,与之后病人实际发生的费用无关。后付制指病人费用发生后,到经办机构进行报销或者在医疗机构就进行减免,报销或减免金额按照实际发生费用的一定比例计算。

(1)按服务项目付费:按项目付费是指病人在接受医疗服务时,按服务项目的价格计算费用,然后由医疗保险机构向病人或医疗服务提供者支付费用。所偿付费用的数额,取决于各服务项目的价格和实际服务量。此方式的特点是方便实行,容易调动医方工作的积极性,被保险方可以获得及时服务;其缺陷是容易产生过度服务和诱导需求现象,费用控制力度较弱。

(2)总额预算付费:总额预算付费属于预付制,指保险机构与医院协商确定的以年度预算总额为最高限度的支付方式。在总额预算制下,医院预算额度确定后,医院的收入就不能随服务量的增长而增长,一旦出现亏损,保险机构不再追加支付,亏损部分由医院自负。合理确定预算是实施这一偿付方式的关键环节。这种方式的优点在于对费用有高度的控制权,迫使供方积极参与费用控制,保险机构管理简化,成本下降;缺点在于确定科学合理的预算额度比较困难,供方有可能阻碍病人住院治疗,减少一些必要的服务项目,影响供方主动发展业务的活力,服务质量和态度下降。

(3)按人头付费:按人头付费属于预付制,是指保险机构根据医院所服务的参保人数,定期向医院支付一笔固定的费用,医院提供合同规定的一切医疗服务,不再另行收费,医院的收入与其服务的参保人数成正比,参保的人数越多,医院收入越多,反之,医院收入也越少。这种支付方式的优点在于对医疗机构的服务和费用的控制力度比较高,也促使医疗机构开展预防工作,以减轻诊疗的工作量,同时达到降低不合理医疗费用的目的。不足之处在于按人头付费可能诱使医疗机构推诿疑难重症病人,医务人员工作积极性也可能会下降,从而导致医疗质量的下降。

（4）按服务单元付费：按服务单元付费属于预付制，指按预先规定的次均门诊费用或住院床日费用标准进行支付。其优点是：因为对同一医院所有病人每日住院或每次门诊费用支付都是相同的，与治疗的实际花费无关，因此能鼓励医生降低每住院床日和每门诊人次成本，提高工作效率。其缺陷表现为：医院通过诱导需求和分解服务人次以及延长住院时间来增加收入；医疗机构还可能出现拒收危重病人，降低服务水平等现象。

（5）按病种付费：按病种付费属于预付制，根据国际疾病分类法将住院病人的疾病按诊断分为若干组，每组又根据疾病的轻重程度及有无合并症、并发症分为若干组，分别对每一组的不同级别定价，按这种价格向医院一次性支付。此方式的优点在于可促使医院主动寻求最合理的治疗流程，减少住院天数，提高工作效率，有利于科室管理水平的提高；重视成本，节俭处方，合理检查，提高社会对医院的诚信认同。对病人来讲，通过病种付费的协议，了解自己可享受的基本医疗服务项目，不用担心费用的未知数，使疾病的医院服务知情权成为现实。这种方式的缺陷是当诊断界限不确定时，服务的提供者往往使诊断升级，以获取更多的补偿；诱导病人动手术和住院；让病人重复入院，以缩短住院日，增加住院次数；减少使用高新技术的机会；需要大量统计数据支持才能测算出各类各级疾病的诊疗费用，因此对医疗卫生信息系统不发达的国家实行有困难。

3. 医疗保险支付方式的发展趋势 从国内外的发展动态来看，医疗保险支付方式的发展趋势为由后付制向预付制发展，由单一支付方式向混合支付方式发展。如美国的医疗保险组织在1983年以前采用按项目付费方式，导致医疗费用过快增长，现在已被各种各样的预付制所代替。此外，健康保险公司对卫生服务提供者的支付也由传统的事后赔偿方式调整为按人头付费方式。20世纪90年代，德国国家健康保险协会开始采用总额预算下按服务项目付费、特殊服务项目定额付费和按人头付费三种方式的混合支付办法。

在我国市场经济体制不断完善的情况下，国家不断加大医疗保险支付方式改革力度，目前，医疗保险费用支付方式的改革趋势主要包括如下两方面：第一，由后付制向着预付制方向发展。采用预付制来进行费用支付，可以转变服务供方制定的激励机制，对于降低医疗服务供方的风险系数有着极大作用。对于有效控制医疗费用的增长速度有着重要影响，是推动医疗保险支付方式现代化、多样化发展的重要动力。第二，从单一支付方式向着混合型支付方式转变。在人们生活水平不断提高和健康意识不断增强的情况下，单一的支付方式已经无法满足医疗费用支付的发展需求。同时，信息技术、高新技术等的不断应用，给医疗保险费用支付方式的灵活性提出了更高要求。医疗保险费用支付方式从单一支付方式向着混合型支付方式转变，对于提高医疗费用结算的工作效率、实用性等有着重要影响。例如：在进行身体检查时，可以采用按项目进行费用支付的方式；在进行社区卫生、预防保健等时，可以采用总额预付制来支付费用；在专科医疗机构进行重病治疗时，可以采用DRGs-PPS方式支付费用，可以大大提高医疗保险费用支付的实际效用，最终减少支付方式不适用带来的各种不良影响。

第二节　医疗保障制度的基本模式

一、国家医疗保险模式

国家医疗保险模式(national health service,NHS)又称国家卫生服务制度、英国模式或政府医疗保险,是一种福利型的医疗保障模式。在这种模式下,医疗保险由政府直接举办,老百姓只需纳税,政府收税后拨款给有关部门或直接拨款给公立医院,由医院直接向居民提供免费(或低价收费)的医疗预防保健服务,覆盖面一般是本国全体公民,医疗资源实行计划配置。采用这种模式的代表国家有英国、瑞典、丹麦、芬兰、爱尔兰、西班牙等北欧国家和加拿大、澳大利亚、新西兰等英联邦国家,前苏联、东欧国家以及我国20世纪50~90年代末实行的公费医疗制度也属于这种模式。

（一）国家医疗保险的特点

1. 全民性　覆盖全体公民,覆盖面广,有较好的普遍性和公平性,有利于保障全体社会公民的身体健康。

2. 公平性和福利性　医疗机构主要为国家所有,向全体国民提供免费或低收费的综合医疗服务。

3. 政府责任重大　医疗保险基金绝大部分来源于国家财政预算,政府需要根据资金的投入量来对医疗费用总量进行控制。

4. 卫生资源的配置具有较强的计划性　医疗保险由政府直接举办,医疗机构主要为国家所有,属于非营利性的服务机构,医疗资源由国家统一进行计划性配置。

（二）国家医疗保险存在的问题

资金渠道单一化,国家财政不堪重负;医疗机构的运行缺乏活力,卫生资源配置效率低下;医疗服务效率较低,难以满足居民不断增长的医疗需求;供需双方缺乏费用意识,容易导致对医疗服务的过度利用,使得医疗消费水平过高,一方面浪费有限的卫生资源,另一方面加大了国家财政压力。

二、社会医疗保险模式

社会医疗保险模式(social health insurance)是由国家通过法律手段强制实施的一种保险制度,医疗保险基金社会统筹、互助共济,主要由雇主和雇员按一定比例缴纳,政府酌情补贴。它是对市场机制失灵的一种补救方式,同时也是社会为促进卫生保健的公平性以及保护弱势人群利益愿望的体现。

社会医疗保险模式的服务项目一般包括全科医生的基本医疗服务、大多数病种的住院治疗和必要的药品。多数国家还包括专科医疗服务、外科手术、孕产保健、某些牙科保健服务以及某些医疗装置。筹资与偿付水平较高的国家,还包括病人就医交通、住院伙食与家庭护理服务等。世界上建立社会医疗保险与医疗保障制度的国家或地区,大多数采用的是社会医疗保险模式,其中代表国家主要有德国、法国、日本、意大利、巴西、阿根廷、韩国、荷兰、西班牙、比利时等。

(一)社会医疗保险模式的特点

1. 强制性　社会医疗保险由国家通过立法强制实施,医疗保险基金的筹集得到法律的保障。

2. 互助共济性　医疗保险基金来源于政府、单位和个人三方,由医疗保险机构统一筹集、管理和使用,实行社会统筹,互助共济。

3. 现收现付　社会医疗保险基金按"以支定收、以收定付、收支平衡"的原则进行管理,力求当年的收支平衡,基金一般不会有积累。

4. 医疗质量监督　保险机构同医疗单位建立合同关系,促进医院提供高质量的医疗服务。

(二)社会医疗保险模式存在的主要问题

1. 由于实行第三方付费,医患双方缺乏费用意识,容易出现供需双方的道德风险,医疗费用难以有效控制。

2. 由于实行现收现付制,没有纵向的积累,医疗保险费用负担的代际转移问题突出,尤其是在人口老龄化较高的国家或地区。

三、商业医疗保险模式

商业医疗保险模式(private health insurance)也称自愿医疗保险(voluntary health insurance),指由商业保险公司承办、按市场规律经营、通过自愿的方式来筹集卫生服务费用的医疗保险模式。采用这种模式的代表国家主要有美国。

(一)商业医疗保险模式的特点

1. 非强制性　自愿投保,公民自己决定是否购买保险以及购买保险的种类。

2. 市场化运作　医疗保险被当成一种特殊的商品,不同的险种由市场的不同需求产生。

3. 契约管理　保险人和被保险人签订合同,他们之间是契约关系,各自履行自己的权利和义务。

4. 营利性　除一些非营利的保险组织外,大多数保险机构以营利为目的,将医疗保险作为商品按市场规律运营。

5. 注重效率而非公平　投得越多,保得越多;投得越少,保得越少。

(二)商业医疗保险模式存在的主要问题

1. 商业医疗保险模式存在的最突出的问题是社会公平性差,不同收入群体享有的保障程度差别较大,而且往往拒绝接收健康条件差的投保者。

2. 由于保险公司以营利为目的,按市场规律运营,大量资源投入到高水平的医疗服务,满足医疗高消费,导致医疗费用的快速增长。

四、储蓄医疗保险模式

储蓄医疗保险模式(medisave)是个人积累型医疗保险模式,由政府强制雇主和雇员双方缴费,建立一个以家庭或个人为单位的储蓄账户,用以支付家庭成员的医疗费用,是一种把个人消费的一部分通过储蓄转化为保健基金的医疗保险形式。此模式的代表国家主要有新加坡。

（一）储蓄医疗保险模式的特点

1. "纵向"筹资　与其他医疗保险模式不同,此模式是一种强制性的定期储蓄模式,且筹资方式是以个人或家庭为单位进行"纵向"筹资,强调个人的积累,较好地解决了医疗费用负担的代际转移问题。

2. 自愿性　个人或家庭根据自身条件选择险种和保障层次,能够满足不同层次的需求。

3. 强调个人责任　病人必须支付部分医疗费用,而且享受的医疗服务水平越高,个人支付的费用越高,可以避免医疗服务的过度利用。

（二）储蓄医疗保险模式存在的主要问题

1. 以强调个人责任为基础,社会公平性较差,社会互助共济、共同分担风险的实现程度较低。

2. 有些疾病如危重病、慢性病,需要支付高额的医疗费用,完全依靠个人账户的积累,常常难以满足实际需要。

第三节　中国医疗保障制度

一、中国城镇职工基本医疗保险制度

（一）城镇职工基本医疗保险制度的发展

1. 初始阶段——公费医疗和劳保医疗　1951年政务院颁布《中华人民共和国劳动保险条例》,劳保医疗制度正式建立。保障对象主要为企业职工,一般由企业自行管理。1952年6月27日,政务院发布《关于国家各级人民政府、党派、人民团体实行公费医疗预防措施的指示》,公费医疗制度正式建立。其享受对象为行政机关、事业单位、人民团体的干部职工、退休人员以及高等院校的大学生和二级乙等以上的革命伤残军人。公费医疗经费由国家财政拨付,实行专款专用、单位统一使用的原则。

新中国成立初期,为了适应计划经济体制的要求而建立的公费医疗和劳保医疗制度,具有很强的福利特征,对于保障职工的身体健康、促进经济发展、维护社会安定和团结方面发挥了重要的作用。这一时期关注重点是公平。随着社会经济的发展,人民医疗服务需求的提高,政府和企业已经难以独自承担巨大医疗费用的压力。1966～1976年十年"文化大革命"期间,中国医疗保险的发展基本处于停滞阶段。

2. 城镇职工基本医疗保险制度的建立和发展阶段　20 世纪 80 年代以来,随着计划经济逐渐被社会主义市场经济所取代,劳保医疗和公费医疗覆盖面窄、社会化程度低、互助共济能力差的弊端逐渐显露出来。因此开始探索"统账结合"的社会医疗保险模式。1994 年,国家在江苏省镇江市和江西省九江市开展"两江试点"、在海南和深圳开展"海深试点"。1998 年,《国务院关于建立城镇职工基本医疗保险制度的决定》的出台,标志着中国城镇职工基本医疗保险制度在全国展开,并推向一个新的阶段。2009 年 4 月,中共中央和国务院出台了《关于深化医药卫生体制改革的意见》,将完善基本医疗保障制度作为医改的重点之一,要求城镇职工医疗基本保险继续扩大覆盖面。

3. 城镇职工基本医疗保险制度的深化改革阶段　2013 年,《中华人民共和国城镇职工基本医疗保险条例》颁布,党的十八届五中全会明确提出,深化医药卫生体制改革,实行医疗、医保、医药联动,要求充分发挥医保在医改中的基础性作用。加快推进医保统筹,深化医保支付方式改革,加大医保管理机制创新,建立健全市场化的医疗服务购买机制。

（二）城镇职工基本医疗保险制度的基本框架

1. 保障对象和范围　城镇职工基本医疗保险的覆盖人群为城镇所有用人单位的职工,包括企业（国有企业、集体企业、外商投资企业、私营企业等）、机关、事业单位、中介机构、社会团体、民办非企业单位的职工,部队所属用人单位及其无军籍的从业人员。

2. 筹资机制和标准　城镇职工基本医疗保险基金由用人单位和职工共同筹集,其中企业按在职职工工资总额的 5%~7%缴纳,职工个人按不低于本人工资收入的 2%缴纳,分别计入社会统筹基金和个人账户基金,个人缴纳的全部计入个人账户基金,用人单位缴纳基本医疗保险费的 25%~35%用于建立退休人员和从业人员的个人账户,其余纳入社会统筹基金。

3. 支付机制　统筹基金和个人账户基金划定各自的支付范围,统筹基金主要支付住院和特殊病种的门诊费用,个人账户主要支付小额的门诊医疗费用以及住院费用中的个人自付部分。统筹基金设置起付标准和最高支付限额,起付标准原则上控制在当地职工年平均工资的 10%左右,最高支付限额原则上控制在当地职工年平均工资的 4 倍左右。起付标准以下的医疗费用,从个人账户中支付或由个人自付。起付标准以上、最高支付限额以下的医疗费用,主要从统筹基金中支付,个人也要负担一定比例。

（三）中国城镇职工基本医疗保险存在的问题

1. 基本医疗保险制度未能充分发挥控费作用　医疗费用持续增加,但医保基金收入却很难提高。一方面年轻人口比例下降趋势和老龄化程度加深,导致医保基金缴纳者变少、制度抚养比降低。另一方面,目前医保覆盖面已达 95%以上,进一步扩大覆盖面的空间有限,经济增速放缓,且中国劳动者个人和企业的负担已然较重,提高缴费标准难度较大。随着基金支出压力的增大,改革医保支付方式尤为迫切。

2. 统筹层次低,互助共济作用未得到充分发挥　虽然建立了具有互助共济性质的统筹基金,但由于统筹层次较低,不同区域、不同行业、不同企业之间职工的医疗保障待遇差距较大,互助共济作用并没有完全体现出来。

二、中国城乡居民基本医疗保险制度

（一）城乡居民基本医疗保险制度的发展

1. 传统合作医疗制度的建立与解体　1955年农业合作化高潮时期,在一些农村出现了由农业生产合作社举办的保健站,这是中国最早出现的合作医疗保健制度。20世纪60年代中期,合作医疗成为中国农民医疗保障的基本形式。国家开始重视农村卫生工作,并将医疗卫生工作的重点转移到了农村。

1978年,中国农村开始实行家庭联产承包责任制,打破了农业合作化和人民公社化发展起来的农村集体经济形式,农村合作医疗受到重创,很多地区的合作医疗开始出现解体、停止。农村合作医疗的覆盖率由20世纪70年代的90%下降到80年代的10%以下,最低时覆盖率甚至只有5%左右。

2. 新型农村合作医疗的建立和发展　2002年10月,中共中央、国务院发布《关于进一步加强农村卫生工作的决定》,提出要建立一种由政府组织、引导、支持,农民自愿参加,个人、集体和政府多方筹资,以大病统筹为主的农民互助共济制度——新型农村合作医疗。2003年,原卫生部、财政部、农业部共同出台了《关于建立新型农村合作医疗制度的意见》,明确提出把"建立新型农村合作医疗保险制度作为首要工作目标",在全国部分县(市)正式开始试点。2008年,基本实现制度全覆盖。2015年,新农合参保人数达到8.02亿,参合率超过98.7%。

3. 城镇居民基本医疗保险制度的建立和发展　2007年7月,国务院印发《关于开展城镇居民基本医疗保险试点的指导意见》,开始建立城镇居民基本医疗保险制度,并开始在79个城市进行试点。2010年,城镇居民基本医疗保险覆盖面继续扩大,参保率提高到80%。2011年,开展城镇居民基本医疗保险门诊统筹,减轻群众门诊医疗费用负担,重点保障群众负担较重的多发病、慢性病。筹资机制稳定可持续发展,2015年,城镇居民医保参保人数达到3.77亿,参合率超过95%。

4. 城乡居民基本医疗保险制度的建立与发展　2016年,国务院发布《关于整合城乡居民基本医疗保险制度的意见》,提出整合城镇居民基本医疗保险和新型农村合作医疗两项制度,建立统一的城乡居民基本医疗保险制度,实现"六统一",即统一覆盖范围、统一筹资政策、统一保障待遇、统一医保目录、统一定点管理、统一基金管理。

（二）城乡居民基本医疗保险制度的基本框架

1. 保障对象和范围　城乡居民医保制度覆盖范围包括城镇居民医保和新农合所有应参保(合)人员,即覆盖除职工基本医疗保险应参保人员以外的其他所有城乡居民。农民工和灵活就业人员依法参加职工基本医疗保险,有困难的可按照当地规定参加城乡居民医保。城乡居民基本医疗保险主要保障符合医疗保险规定范围内的住院医疗费用和门诊医疗费用。

2. 筹资机制和标准　城乡居民基本医疗保险将逐步建立个人缴费标准与城乡居民人均可支配收入相衔接的机制,逐步建立与经济社会发展水平、各方承受能力相适应的稳定筹资机制。合理划分政府与个人的筹资责任,在提高政府补助标准的同时,适当提高个人缴费比重。2015年,城镇居民基本医疗保险和新型农村合作医疗各级财政的补助标准达到人均380元,个人缴费全国平均标准达到人均不低于120元。

3. 支付机制　城乡居民基本医疗保险一般不设个人账户,实行统筹管理。统筹基金设置起付标准和最高支付限额,起付线以上、最高支付限额以下的医疗费用,由参保居民和统筹基金按照一定比例进行分担;起付线以下、最高支付限额以上部分的医疗费用个人自行负担。统筹基金的起付标准、最高支付限额以及医疗费用中个人的负担比例由各统筹地区按"以收定支、收支平衡、略有结余"的原则合理确定。政策范围内住院费用支付比例保持在75%左右。

（三）中国城镇居民基本医疗保险和新农合存在的问题

1. 缺乏长效稳定的财政补偿机制　主要筹资来源为个人缴费和财政补助,但财政补贴标准的确定与调整,缺乏长效机制和科学合理的测算机制,各级政府责任分摊不合理,未对省级及以下各级政府规定责任分摊比例,上下级政府间责任边界不明确,没有建立与下级财政支持能力相适应的稳定筹资制度。

2. 城乡医疗保健资源配置失衡,医保待遇享受公平性差　医疗资源配置长期失衡,优质医疗资源主要集中在城市大医院,农村处于缺医少药状态。造成城乡居民在接受医疗服务不公平的问题,医保待遇享受公平性差。尽管基本医疗保险制度为基层医疗机构设置较低的起付线和较高的报销比例,试图引导居民在基层解决"小病",但病人仍涌向城市公立医院。

三、中国大病保险制度

（一）中国大病保险制度发展

1. 大额医疗保险制度　参加城镇职工基本医疗保险的职工和退休人员的补充医保形式。由用人单位、职工及退休人员按一定比例共同缴纳,资金不足时财政可以给予一定的补贴。大额医疗保险通常实行以市（地）为单位统筹、集中管理的方式,主要用于支付门诊大额医疗费用、统筹基金最高支付限额以上的部分医疗费用。

2. 城乡居民大病保险制度　大病保险是对城乡居民因患大病发生的高额医疗费用给予报销,目的是解决群众反映强烈的"因病致贫、因病返贫"问题,使绝大部分人不会再因为疾病陷入经济困境。2012年,国家发展和改革委员会等6部委发布《关于开展城乡居民大病保险工作的指导意见》,正式开展城乡居民大病保险制度试点,到2015年底,大病保险覆盖所有城镇居民基本医疗保险、新型农村合作医疗参保人群。形成了如"太仓模式""湛江模式""襄阳模式"等地方模式。

（二）城乡居民大病保险制度基本框架

1. 筹资来源　从城镇居民医保基金、新农合基金中划出一定比例或额度作为大病保险资金。城镇居民医保和新农合基金有结余的地区,利用结余筹集大病保险资金;结余不足或没有结余的地区,在城镇居民医保、新农合年度提高筹资时统筹解决资金来源,逐步完善城镇居民医保、新农合多渠道筹资机制。

2. 保障对象及范围　大病保险保障对象为城镇居民医保、新农合的参保（合）人员。大病保险的保障范围要与城镇居民医保、新农合相衔接。大病保险主要在参保(合)人员患大病发生高额医疗费用的情况下,对城镇居民医保、新农合补偿后需个人负担的合规医疗费用给予保障。

3. 保障水平　大病保险补偿实际支付比例不低于50%;按照医疗费用高低分段制定大病保险支付比例,医疗费用越高则支付比例越高,向困难群体适当倾斜的具体办法,努力提高大病保险制度托底保障的精准性,做好基本医疗保险、大病保险与重特大疾病医疗救助的衔接,切实避免因病致贫、因病返贫问题。

4. 承办方式　采取向商业保险机构购买大病保险的方式。地方政府部门制定大病保险的筹资、报销范围、最低补偿比例,以及就医、结算管理等基本政策要求,并通过政府招标选定承办大病保险的商业保险机构。符合基本准入条件的商业保险机构自愿参加投标,招标人应与中标商业保险机构签署保险合同,明确双方的责任、权利和义务,合作期限原则上不低于3年。严格商业保险机构基本准入条件,不断提升大病保险管理服务的能力和水平。

(三)大病保险制度存在问题

1. 缺乏稳定合理的筹资机制　无论是从各地基本医疗保险基金的结余中划拨大病医疗保险基金,还是在基本医疗保险筹资时,提高缴费水平筹集大病医疗保险基金,都未形成个人和政府责任划分机制,缺乏普遍性和可持续性。

2. 大病保障未形成整合保障体系　重特大疾病多层次医疗保障制度尚未实现制度间和部门间有序、高效的联动衔接。分属不同部门管理的基本医疗保险、大病保险、医疗救助、重特大疾病救助、健康商业保险和慈善救助、医疗救援等不同制度,未形成多层次整合的医疗保障体系。导致重复保障、过度保障或保障缺失、应保未保的现象时有发生,未达到解决"因病致贫、因病返贫"的政策目标。

四、中国社会医疗救助制度和社会慈善

(一)城乡医疗救助制度发展历程

1. 农村医疗救助制度　针对城乡困难群众无力承担高额的医药费,无法获得所需的医疗服务这一问题,2003年,民政部发布《关于实施农村医疗救助的意见》(民发[2003]158号)文件,首次提出了建立农村医疗救助制度的具体实施意见,成为第一个为解决农民医疗救助问题而出台的行政规章。在救助对象、救助方法、救助服务、资金筹集、管理上进一步做了规定。

中国农村医疗救助制度的资金来源主要是政府投入和社会捐助,救助对象主要为农村"五保户"、经济困难家庭和符合救助条件的特殊经济困难人群,救助方式一是资助救助对象参加新型农村合作医疗;二是对救助对象患大病时给予一定的医疗费用补助。

2. 城市医疗救助制度　2005年,《关于建立城市医疗救助制度试点工作意见的通知》(国办发[2005]10号)和《关于加强城市医疗救助基金管理的意见》(财社[2005]39号)两份文件的出台,标志着城市医疗救助制度开始实施。

城市医疗救助制度的救助对象主要为城市居民最低生活保障对象中未参加城镇职工基本医疗

保险、已参加城镇职工基本医疗保险但个人负担仍然较重的人员和其他特殊困难群众,救助的重点是妇女、儿童和老年人。保障待遇主要是现金救助与提供服务相结合的方式。

3. 城乡医疗救助制度　城市和农村医疗救助制度逐步建立,城乡医疗救助制度在全国开始建立。至 2006 年底,中国所有涉农县(市、区)全面建立了农村医疗救助制度。至 2008 年底,所有地、市全部建立了城市医疗救助制度。

2009 年,民政部联合财政部、原卫生部、人力资源和社会保障部发布《关于进一步完善城乡医疗救助制度的意见》,提出完善城乡医疗救助制度,加强医疗救助与基本医疗保险、大病保险制度的衔接。

（二）城乡医疗救助制度基本框架

1. 救助范围　在包括城乡低保家庭成员和五保户的基础上,逐步将其他经济困难家庭人员纳入医疗救助范围。其他经济困难家庭人员主要包括低收入家庭重病病人以及当地政府规定的其他特殊困难人员。

2. 救助方式　对城乡低保家庭成员、五保户和其他经济困难家庭人员,资助其参加城镇居民基本医疗保险或新型农村合作医疗,并对其难以负担的基本医疗自付费用给予补助。救助服务内容,根据救助对象的不同医疗需求开展医疗救助服务,以住院救助为主,同时兼顾门诊救助。住院救助主要用于帮助解决因病住院救助对象个人负担的医疗费用;门诊救助主要帮助解决符合条件的救助对象患有常见病、慢性病、需要长期药物维持治疗以及急诊、急救的个人负担的医疗费用。

3. 补助方案　各地要根据当年医疗救助基金总量,制定医疗救助补助方案。逐步降低或取消医疗救助的起付线,合理设置封顶线,进一步提高救助对象经相关基本医疗保障制度补偿后需自付的基本医疗费用的救助比例。

（三）中国医疗救助制度存在的问题

1. 医疗救助制度尚未做到精准扶贫　低收入家庭更容易陷入"健康-贫困陷阱",重大疾病病人长期治疗,因丧失劳动能力需要人照料而失去家庭主要经济来源,住院治疗和门诊长期服药需求同时存在,高额的医药费开支造成贫困。不同层次的医疗保障制度仅针对各自政策内合规医疗费用进行报销,还受到起付线、封顶线、报销比例和报销目录的多重限制,低收入人群医疗费用的自付比例和自付费用,与个人或家庭实际生活收入支出状况相比,仍然会存在灾难性卫生支出,并未切实解决"因病致贫、因病返贫"问题。

2. 医疗救助资金出现闲置与困难群众得不到救助问题突出　一方面,大量城乡医疗救助资金在财政、民政部门沉淀形成闲置。另一方面,部分有需要的困难群众未得到民政部门救助。主要原因是救助渠道不通畅,民政部门医疗救助政策宣传不足,而困难群众不了解党和政府的救助政策。此外,贫困家庭认定条件过高,需要救助的城乡贫困家庭难以达到认定条件。医疗救助政策是坚持以住院救助为主,同时兼顾门诊救助。各地政府在实践中主要救助大病、重病,对门诊救助的重视不足,使困难群体无法在常见病、多发病方面得到及时救助。

（四）社会慈善与医疗保障

社会慈善是建立在社会捐献基础之上的民营社会性救助事业,它以社会成员的善爱之心为道德基础,以贫富差别的存在为社会基础,以社会捐献为经济基础,以民营机构为组织基础,以捐献者的意愿为实施基础,以社会成员的普遍参与为发展基础。慈善事业作为一种补充保障形式,是社会保障体系的重要组成部分,在其中发挥着重要的作用。

慈善事业兼具社会救助和社会福利的功能,是社会保障的重要组成部分,其援助对象的受益范围较小,仅包括社会弱者和不幸者,可以针对性帮助弱势群体,帮助更多人获得最低限度的医疗需求。各类慈善力量通过动员社会资源,为困难群众提供形式多样的医疗援助,帮助其解决看病就医负担,成为多层次医疗保障体系的重要组成部分。加强医疗救助与慈善事业的有序衔接,形成协同合作、资源统筹、相互补充、各有侧重的机制,是促进医疗救助和慈善事业发展的重要方面,也是保障和改善基本民生的迫切需要。

五、中国补充医疗保险制度

补充医疗保险是指国家和社会建立的基本医疗保险之外的各种医疗保险形式的总称。目前中国补充医疗保险的形式主要有以下几种:

（一）公务员医疗补助

国家公务员医疗补助,是在城镇职工基本医疗保险基础上建立的针对国家公务员的补充医疗保险制度。其目的是在推行基本医疗保险后,使国家公务员的医疗保障水平不下降,保持国家公务员队伍稳定、廉洁,保证政府高效运行。

公务员医疗补助的范围包括:国家行政机关工作人员和退休人员;经人事部或省、自治区、直辖市人民政府批准列入依照国家公务员制度管理的事业单位的工作人员和退休人员;列入参照国家公务员制度管理的党群机关,人大、政协机关,各民主党派和工商联机关,以及列入参照国家公务员管理的其他单位机关工作人员和退休人员;审判机关、检察机关的工作人员和退休人员。

公务员医疗补助经费由同级财政列入当年财政预算,专款专用、单独建账、单独管理,与基本医疗保险基金分开核算。医疗补助经费主要用于三方面:一是基本医疗保险统筹基金最高支付限额以上,符合基本医疗保险用药、诊疗范围和医疗服务设施标准的医疗费用补助;二是在基本医疗保险支付范围内,个人自付超过一定数额的医疗费用补助;三是中央和省级人民政府规定享受医疗照顾的人员,在就诊、住院时按规定补助的医疗费用。

（二）企业补充医疗保险

企业补充医疗保险是企业在参加城镇职工基本医疗保险的基础上,国家给予政策支持,由企业自主举办或参加的一种补充医疗保险。根据经办机构的不同,企业补充医疗保险主要有三种形式:商业医疗保险机构举办、社会医疗保险机构经办、大集团和大企业自办。

2002年5月21日,财政部、原劳动保障部发布《关于企业补充医疗保险有关问题的通知》,提出:按规定参加各项社会保险并按时足额缴纳社会保险费的企业,可自主决定是否建立补充医疗保险;企业补充医疗保险费在工资总额4%以内的部分,企业可直接从成本中列支,不再经同级财政部门审批;企业补充医疗保险资金由企业或行业集中使用和管理,单独建账,单独管理,用于本企业个人负担较重职工和退休人员的医药费补助,不得划入基本医疗保险个人账户,也不得另行建立个人账户或变相用于职工其他方面的开支。

六、中国商业医疗保险

商业医疗保险是被保险人在投保后,在保险期内因疾病、生育或身体受到伤害时,由保险人负责给付保险金的一种保险。在商业性医疗保险中,个人与保险公司之间是直接关系,一方为保险人,一方为被保险人。保险人与被保险人之间是根据保险合同确定双方的关系,两者之间是一种契约关系。商业医疗保险是将分担疾病引起的经济风险作为商品的一种企业行为,如同任何一家企业一样,企业利润是商业医疗保险追求的目标,也是商业医疗保险发展的动力。与社会医疗保险必须通过法律的手段强制社会劳动者参加的显著区别是,商业医疗保险的投保人是自愿参加的,并且为了获得商业利润还会对投保人进行风险选择。保险给付标准与投保人所缴纳的保险金呈正相关关系,投保金额越高,获得补偿越高。商业医疗保险主要是根据市场的保险需求设计并推出医疗保险的商品品种,并且这种需求量还要达到一定的规模。商业医疗保险一般包括普通医疗保险、特种疾病保险和特定人群保险三种类型。

第四节　发达国家和地区医疗保障制度

一、美国医疗保障制度

美国是开展商业医疗保险的典型国家,它没有建立统一的适用于全体公民的医疗保障制度,其医疗保障制度是在高度自由的市场经济条件下建立的,并以医疗保险为主体,多元化发展。大部分美国居民通过雇主购买私人保险的方式来获得医疗保障,同时实施老人照顾制度、穷人医疗救助制度、工伤补偿制度等公共保险制度。美国的医疗保险主要由"住院保险"和"辅助性医疗保险"组成,住院保险除交定额月费外,还需本人负担部分住院费用。联邦政府不对"住院保险"提供任何财政援助,只对"辅助性医疗保险"提供财政补助。

(一)医疗保障制度的主要内容

1. 商业性医疗保险　美国的商业性医疗保险有两种组织方式,一种是个人或家庭自行参保,一种是在大、中型企业,雇主将医疗保险作为企业的一项福利为其雇员支付部分或全部保险费。这两种方式由于投保条件的不同,参保者所享受的待遇也存在很大的差别。保险公司通常会规定一个数额,受保人在保险合同期间内因病就诊和住院产生的费用如果没有超过这个数额则由本人承担,超出部分则由保险公司承担。商业性医疗保险的内容很多,有单项保险,也有多项保险,有普通保险,也有特别保险。

2. 非营利性健康保险　在美国,非营利性的健康保险公司主要是1930年成立的蓝盾(Blue

Shield)协会和蓝十字(Blue Cross)协会。这是一种由美国医院协会(American Hospital Association)发起建立的非营利的医疗保健组织,是美国历史最悠久、规模最大、知名度最高的专业医疗保险服务机构。受保者预先定期缴纳保费,该组织按合同规定的内容提供医疗服务。其特点是缴费较少,服务优待,不以营利为目的。

3. 健康维护组织　美国的健康维护组织(Health Maintenance Organizations,HMOs)是在预先支付费用的基础上向参保病人提供医疗服务,包括治疗、住院和其他保健服务等,特别强调预防护理的组织机构,属于管理型医疗保健的一种。健康维护组织将保险公司与医疗机构一体化管理,将医疗服务的提供者和医疗保险经费的出资者合二为一,直接介入医疗过程,以此达到有效配置医疗资源的目的。参保方式为个人或家庭自愿参加,但有健康条件和年龄限制。会员每年都要进行一次体检、交费手续,不合格者不得入会,也就不能享受会员的医疗待遇。

4. 政府医疗计划　美国政府的医疗计划主要为1965年由国会通过《医疗保障法案》建立的"医疗照顾计划"和"医疗补助计划",分别由医疗保健与医疗补助服务中心负责,保障范围并非全体国民,而是有选择性的。"医疗照顾计划"(Medicare)以急性病的医疗保健服务为主,包括短期住院服务和熟练护理,单位提供的保健、家庭健康服务等。保障的对象主要为65岁以上的老年人,65岁以下的部分残疾人以及肾透析或换肾的肾病病人,其资金主要来源于政府的税收和每月缴纳的保险费。"医疗照顾计划"由医院保险、医疗保险、差额保险和处方药物计划四部分组成。"医疗补助计划"(Medicaid)是针对穷人的医疗保险计划,采取联邦政府和各州政府共担资金的筹资模式,联邦政府负责宏观指导,由州社会福利厅负责具体的管理,覆盖范围包括:住院和门诊治疗,医疗服务,家庭护理以及包括处方药在内的药品费用等。

（二）现行医疗保障制度的主要问题

1. 医疗费用持续上涨　美国的医疗保险完全按市场方式运行,政府依赖私营市场提供医疗服务,它的角色只是对贫病老弱者提供医疗帮助,并没有主动干预医疗市场运作;公立医疗保障计划和私人保险公司一般都采用第三方付费的形式,使得医生和病人都没有减少费用支出的自觉性;拥有医疗保险的人到医院看病,医院一般按病人看病的次数和药品开支向保险公司或政府收费,由于病人和医院都不是出资者,都更倾向于使用先进的诊断设备和昂贵的药品。这些都导致了美国医疗费用的持续上涨,使得美国成为医疗卫生开支最大的国家。

2. 医疗保障的公平性缺失　美国的医疗保障以商业医疗保险为主,市场化运作,政府对其缺乏统一有效的管理。其次,不同的参保方式、不同的险种所提供的保障待遇存在很大的差异,虽然政府对贫困人口采取了一定的保障措施,但政府提供的公共医疗服务和社会医疗保险的覆盖范围并不广泛,与收入水平较高群体相比,贫困人群仍存在很大的差距。因此美国的医疗保障制度并未很好地体现出公平性。

二、英国医疗保障制度

英国是国家医疗保险模式的代表国家,与其他西方国家相比,在医疗保障制度上的最大区别是国家制定福利政策,实行国家卫生服务制度,在医疗消费方面体现了相对公平的原则。其医疗保障服务的对象为全体国民,无论个人收入如何,只要有需求,就为人们提供全面的、免费的医疗服务,特点是"从摇篮到坟墓"。

在英国,医疗服务主要分为基础保健和医院服务两大部分。基础保健服务包括全科医生服务和社区医疗,除了负责健康教育、儿童免疫、计划生育、常见病和多发病的防治,还提供家庭护理等医疗服务。医院服务包括门诊,临时、短期或长期住院,急诊和公共卫生服务。大部分的卫生服务都在基础保健中进行,医院服务只在急诊或全科医生转来的病例中被使用,只有10%的门诊服务在医院进行。

英国医疗保健实行的是国家、地方保健局、地区保健局三层管理,地区保健局负责实际的保健服务。英国医疗卫生服务系统基本上归国家所有,医疗机构实行国有化,属于非营利性的服务机构,医疗机构的工作人员属于国家公职人员,政府规定范围内的医疗服务一律免费。

1991年,英国政府对全民医保体制进行了根本性变革。改革引入内部市场机制,坚持"以一般税收为基础,政府分配预算,在全社会为国民免费提供医疗服务"的原则下,实现了医疗服务中"钱跟着病人走"。改革加强了医疗机构之间的相互竞争。1993年,英国政府又对医疗卫生服务体系进行了重组,将地区卫生局和家庭医疗服务机构合并。1996年,此前的两次改革有了一定的成效。一是改革使得医疗服务的效率显著提高;二是治疗成本的信息披露机制得到了极大改善,病人及医疗保险机构的可得信息更为充分,迫使提供者不得不努力降低成本;三是病人平均候诊时间明显缩短,满意度提高。

尽管此前英国政府的医疗改革取得了一定的效果,但内部市场机制并没有有效控制管理成本和医疗费用的上涨,特别是随着老龄化社会的到来,以及医药科技的发展,医疗设备和药品价格的节节高涨,政府的财政负担越来越大。此外,内部市场机制还带来了服务上的不公平。于是,1997年英国政府发表其改革纲领性文件"白皮书"——新的国家卫生服务,对现行的医疗卫生服务体系再度进行改革。

三、德国医疗保障制度

德国是现代社会保障制度的发源地,是世界上最早实施社会保险的国家。1883年德国颁布了世界上第一部《疾病保险法》,标志着社会保险的诞生。德国医疗保险的任务是在参保者及其家属因病就医时提供费用补偿和服务,以保障和恢复其健康。其医疗保险分为法定医疗保险、自愿医疗保险和其他保险中的医疗保险部分三种类型,其中法定医疗保险是主体。

法定医疗保险是国家通过立法强制实施的,其保障对象是企业雇员、农民、退休人员、失业人员、大学生、残疾人等,覆盖了绝大部分的人口(截至2007年,法定医疗保险覆盖了德国约88%的人口)。其资金来源是投保人和雇主双方缴纳的保险费,国家一般不进行直接补贴。其管理、经办机构主要由行政管理和业务经办两个层次构成。法定医疗保险的投保人享受的医疗服务的费用大部分由保险组织支付,只有少许自付费用。

德国设立的社会医疗保险基金会承担着"第三方购买者"的角色,该基金会对门诊采取按服务计点(punkte system)的方式:医保基金会先按被保险者人数以人头费的方式支付给医师协会;医师协会按照事先制定的统一计值标准,对医生提供的服务进行审核、结算,再支付。整个医师协会的点数是定额的,对于医生个人来说,获得的点数与提供的服务量成正比,点数越多则报酬越多。对住院服务采取诊断相关分组(diagnosis related group system,DRGs)支付方式:这种方式是对掌握一些疾病的病例特征的前提下,根据病情的严重程度对每个病种指定一个固定的价格,病人在诊疗过程中只需一次性向医疗机构支付该病种指定价格的费用,超过部分由医院承担。

此外,由私人医疗保险公司举办的商业性的医疗保险在德国也占据了一定的份额,主要是针对不参加法定医疗保险的独立经营者、自由职业者、国家官员和高收入者等。公务人员不参加法定的医疗保险,他们的医疗费用由国家按一定的比例报销。其他保险中的医疗保险部分主要包括事故、退休保险;社会救济、战争受害者补助;警察和军队免费医疗等。

四、日本长期照护制度

2000 年,在日本人口老龄化及高龄化、医疗护理成本巨大、家庭护理功能弱化的背景下,长期照护保险制度应运而生,为缓解日本普遍高龄化趋势给民众带来的经济负担起到缓冲作用。

日本在 1997 年出台了《长期护理保险法》,经过 3 年的不断论证,社会性的长期护理保险模式在日本被统一实施,2005 年颁布《介护保险法修订法案》。

在保障对象上,日本的护理保险法规定年满 40 岁的日本公民强制参加,大于 65 岁的老人需要长期护理可随时获得照护,40~64 岁的被保险人须满足 15 种慢性病之中的一种或以上才可获得长期照护。

费用承担方式是被保险人和政府分别缴纳 50%,政府部分资金按中央财政 25%,都道府县和市町村分别 12.5% 的比例进行资金筹集。2006 年,日本对筹资比例进行了调整。

护理服务内容上主要有入户服务、机构服务和福利设施租借服务。在日本,法律规定达到一定规模的护理机构,必须为每 50 个人员至少配备一个护理经理,由护理经理专门为有需要的人设计最合理的护理服务方案。

日本长期护理制度属于一种适用全民的强制性社会保险制度。中央政府在长期护理制度实施过程中起着重要作用,地方政府负责长期护理制度的具体实施,如保费收缴及管理、受益资格确定、照护等级评定等,长期护理服务管理由专业照护师负责,通过多方参与的风险共担模式提供普惠服务。日本长期护理制度实现了包括受益面的全覆盖、照护质量保证、基金财务的可持续性等多重制度目标,为我国未来长期护理制度的全面建立提供了良好的经验。

第五节　中国医疗保障制度改革与发展

一、计划经济时期中国医疗保障制度改革

计划经济时期由于保障对象身份的不同,城乡居民医疗保障水平存在差异。这一时期医保制度

的特点:第一,在政府的严格管控下,公费医疗和劳保医疗制度是政府的一种福利安排。"体制内"受保对象无需自付费用、享受免费医疗,政府直接补助医疗机构。第二,公费医疗由卫生部门管理,劳保医疗则按照行业不同,归属不同行业管理部门。劳保医疗和公费医疗就医体系内部遵从严格的转诊制度,体系之间相互独立、不能互转。同时,公费医疗和劳保医疗存在药品供给不足与浪费并存现象。第三,医疗、医保、医药统一归卫生行政部门管理,卫生系统内部不存在"三医"之间的协调问题。

二、市场经济时期中国医疗保障制度改革

自1998年城镇职工基本医保制度建立以来,医疗、医保、医药"三医"不再由卫生行政部门一家管理,而是分属不同行政部门管理。医保制度分属不同管理部门,城镇居民医疗保险制度和城镇职工医疗保险制度归人力资源和社会保障部门管理,新农合归卫生部门管理,医疗服务归卫生部门管理,医药归国家发展和改革委员会、国家食品药品监督管理总局管理。多部门之间行政关系隶属平行,按现行行政隶属关系三者不可能联动、协同性较差。因此,医疗、医保和医药"三医"联动的思路被明确为今后中国医改的总体思路。所谓"三医"联动,就是指医疗卫生体制(医疗)、医疗保障制度(医保)、药品生产流通体制(医药)三者在相互的利益博弈过程中的联动改革。在此背景下,中国基本医保制度碎片化问题愈发严重,制度不公平问题凸显。

三、新医改时期中国医疗保障制度改革

新医改以来,医疗卫生事业改革稳步推进,主要实施了以下举措:

在医疗方面,加大对医疗卫生的财政投入,减轻个人医疗负担;公立医院管办分开,鼓励社会力量办医;健全基层卫生服务体系,保证医疗保障的公平性。在医保方面,改革和完善各项医疗保险制度,实现全覆盖;完善城镇职工基本医疗保险制度,整合城乡居民医疗保险制度,建立了城乡居民大病医疗保险制度;探索医疗保险支付方式改革,即结合基金收支预算管理加强总额控制,探索总额预付,结合门诊统筹的开展探索按人头付费,结合住院门诊大病的保障探索按病种付费。在医药方面,建立基本药物制度,增强医保用药的科学合理性,改革药品定价机制,促进医疗保障满足居民医疗需求。

医疗保险制度的改革和完善在新医改中发挥了基础性的作用,取得了积极成效,对减轻城乡居民医疗负担、保障人民群众的身体健康发挥了重要作用,但仍存在以下问题:基层医疗机构服务能力不足;医疗保险碎片化不利于医疗保险基金的管理,不利于医疗保险制度的公平发展与可持续发展;补偿机制不完善,基本药品和服务目录的补偿范围较为狭窄,补偿水平依然较低;"三医"不联动的问题依然存在。

四、新时期中国医疗保障制度改革与发展

2016年8月19日至20日,全国卫生与健康大会在北京召开,是新中国成立以来首次以"卫生与健康"为主题的卫生工作大会。习近平总书记发表重要讲话,中央政治局常委全部出席会

议,习近平总书记强调"健康是促进人的全面发展的必然要求,是经济社会发展的基础条件,是民族昌盛和国家富强的重要标志,也是广大人民群众的共同追求。没有全民健康,就没有全面小康。要把人民健康放在优先发展的战略地位,以普及健康生活、优化健康服务、完善健康保障、建设健康环境、发展健康产业为重点,加快推进健康中国建设,努力全方位、全周期保障人民健康,为实现'两个一百年'奋斗目标、实现中华民族伟大复兴的中国梦打下坚实健康基础"。2016 年 8 月 26 日,中共中央政治局审议通过"健康中国 2030"规划纲要,将健康中国概念从国家卫生计生委层面上升至国家战略层面,将健康的理念贯穿到政府的施政理念中,并成为中国梦的一部分。随着 2016 年全国卫生与健康大会的召开及"健康中国 2030"规划纲要的审议通过,新医改拉开攻坚序幕。建设健康中国,应以"三医"联动改革为助力,在医疗、医保、医药"三医"之间形成关联、匹配的有机衔接,创新体制机制,优化顶层设计。只有不断健全医保,创新医疗,规范医药,在实现"三医"联动上下工夫,才能更好地满足人民群众的医疗卫生需求,让人民群众共享医改红利。

(毛 瑛)

Summary

  Medical security system is very important to the national economy and the people's livelihood. It is a series of complex measures, designed and operated by some country or region. Usually, the medical security system contains social medical insurance system, supplementary medical insurance system, and Medicaid system. According to the experience of development of medical security system all over the world, there are mainly four models for medical security system, which are National Health Service Model, Social Health Insurance Model, Private Health Insurance Model and Medisave Model respectively.

  Generally speaking, the medical security system of China contains the Urban Workers' Medical Insurance System, the Basic Medical Insurance System for Urban and Rural Residents, and the Medical Assistance System, and is supplemented by Serious Illness Medical Insurance System, Supplementary Medical Insurance System and Private Health Insurance. Such a multi-level medical security system has covered all of the rural and urban residents in China.

  In order to deepen the New Medical Reform further and achieve the goal of Healthy China 2030, it is required that the Health Care Services System, Medical Security System, and Medical Production-Circulation System should be reformed jointly. However, the Joint Reformation for Health Care Services, Medical Security, and Medical Production-Circulation cannot be realized overnight. Not only the top-level design but also the supportive measures are critical to pushing forward the comprehensive reform.

思考题

1. 医疗保障制度的基本模式有哪些？各医疗保障制度基本模式的特点是什么？

2. 我国多层次医疗保障体系包括哪些层次？各医疗保障制度基本框架是什么？

3. 从我国医疗保障制度发展演变来看，破除医改部门利益藩篱、解决"看病难""看病贵"、探索中国医改模式，必须坚持"三医"联动。请问"三医"联动中应如何发挥医保的基础性作用？

第十二章

药品政策和管理

导读：通过学习本章内容，掌握药品、国家药物政策、基本药物的概念，药品政策的主要内容，药品基本特征和药品的分类；熟悉国际基本药物相关政策和我国国家基本药物制度建设进展情况，熟悉国内外药品价格和费用控制的主要措施；了解药品监督管理主要内容方法以及新医改以来的监管改革进展等内容。

第一节　药品的概念和特征

药品是防治疾病的物质，是卫生保健的重要资源，也是国家政策的重要工具。药品概念的界定和分类直接关系到对药品性质的认识和要采取的管理方法。本节将介绍药品的概念、主要分类方法和药品的特征，明确从管理学角度所要面对的管理对象是什么。

一、药品的概念

药品指用于预防、治疗、诊断人的疾病，有目的地调节人的生理功能并规定有适应证或者功能与主治、用法和用量的物质，包括中药材、中药饮片、中成药、化学原料及其制剂、抗生素、生化药品、放射性药品、血清、疫苗、血液制品和诊断药品等。

上述定义包括以下要点：①使用目的和使用方法是区别药品与食品、毒品等其他物质的基本点。没有任何物质天然就是药品，只有在出于防治疾病或者有目的地调节某些生理功能时，才称它为药品。②药品是药物、原料药、制剂、药材、成药、中药、西药、医药等用语的总称。与美国的 drugs，英国的 medicines 同义。

二、药品生命周期和主要管理内容

药品的全生命周期包括研发、生产、流通、使用、定价、支付、监管等一系列过程。政府和市场在不同环节各自发挥作用。综合发达国家对药品领域的管制经验，政府在药品领域的管理职能主要包括制定药物政策总体规划、市场准入和监管、药品分类管理、价格水平管理、支付报销管理等。在生产流通环节，政府主要负责行业准入和质量监管，具体管理主要由企业和行业协会完成。

（一）政策总体规划

指制定国家层面药物政策整体方案。在多数国家，药物政策总体规划机构都是卫生或广义卫生行政部门。我国的药品管理政策是由国家卫生计生委和国家食品药品监督管理总局分别负责，国家卫生计生委的药物政策与基本药物制度司主要负责组织拟订国家药物政策，完善国家基本药物制度,组织拟订国家基本药物目录以及国家基本药物采购、配送、使用的管理措施,提出国家基本药物目录内药品生产的鼓励扶持政策和国家基本药物价格政策的建议,参与拟订药品法典;国家食品药品监督管理总局在政策规划方面主要负责起草食品(含食品添加剂、保健食品)安全、药品(含中药、民族药)、医疗器械、化妆品监督管理的法律法规草案,拟订政策规划,制定部门规章,并负责各项政策制度的具体实施和监测监督工作。

(二)市场准入和监管

包括对上市环节的准入和研发、生产、流通、使用环节的质量监管,多由各国专业的药品监督管理局负责,比如美国的食品药品监督管理局(FDA),澳大利亚的治疗性物品管理局(TGA),我国的食品药品监督管理总局(CFDA)。在欧盟,药品市场准入分为针对整个欧盟市场的集中审批程序和成员国自行做主的非集中审批程序两类。欧盟层面负责机构是欧洲药品管理局(EMA),成员国自主审批由其自行负责。欧盟有超过一半以上国家明确表示该国药品审批监管机构是卫生部内设或直属机构,包括英国、斯洛伐克、斯洛文尼亚、波兰、希腊、法国、意大利、立陶宛、塞浦路斯、奥地利、比利时、卢森堡、瑞典等。

(三)药品分类管理

针对药品的使用特征进行分类以区别管理,主要分为处方药和非处方药。在欧美国家,药品类别与价格和报销政策紧密挂钩,因此分类管理被列为关键政策环节之一。

(四)价格水平管理

药品价格管理机构在不同国家差异较大,但以卫生主管部门为主。根据《关于改革药品价格管理的意见》和《药品政府定价办法》,我国药品价格实行政府定价和市场调节价。实行政府定价的药品,仅限于列入国家基本医疗保险药品目录的药品及其他生产经营具有垄断性的少量特殊药品(包括国家计划生产供应的精神、麻醉、预防免疫、计划生育等药品)。政府定价以外的其他药品,实行市场调节价。

(五)支付报销管理

政府直接或间接对药品的支付政策作出安排,降低病人负担。药品报销机构主要包括医保基金或政府药品基金两大类,负责制定报销政策的机构种类与各国卫生体制有关,以卫生行政部门和疾病基金居多。

三、药品的分类

(一)传统药与现代药

现代药一般指19世纪以来发展起来的化学药品、抗生素、生化药品、放射性药品、血清、疫苗、血液制品等。又称西药。

传统药一般指历史上流传下来的药品,主要是动、植物和矿物药,又称天然药。我国的传统药主要是中药,还包括藏药、蒙药、傣药、彝药、畲药等民族药。

(二)专利药、仿制药与原研药

药品的专利包括药物产品专利、药物制备工艺专利、药物用途专利等不同的类型。药品产品专利指根据药物化合物、西药复合制剂、中药组方和中药活性成分申请的专利。专利药指药品产品专利尚处于保护期内的药品。药品的专利权有时间性,在法定保护期内,专利权人享有独占权,但一旦保护期届满,任何人都可以无偿利用其发明创造。

我国仿制药原指按已有国家标准生产,与被仿制药具有同样的活性成分、给药途径、剂型、规格和相同治疗作用的药品。2015 年,《关于改革药品医疗器械审评审批制度的意见》将仿制药由现行的"仿已有国家标准的药品"改为"仿与原研药品质量和疗效一致的药品"。国际上多使用通用药(generics)概念指代仿制药,国内通常把"generics"翻译为普药。美国 FDA 官方词汇表中定义,通用药是与品牌药(brand name drug)在剂量、安全性、规格含量、给药途径、质量、效果和预期用途上相同的药品。在审批成为仿制药前,FDA 通过科学的评估来判断仿制药的可替代性或者疗效等价性(therapeutic equivalence)。也有人使用"多来源药品"这一术语来概括所有基于不再受专利保护的同一活性成分的药品。

原研药是指化合物专利过期,包括行政保护期结束的专利药品和同类药品(未能申请中国专利保护,但在国内首次上市的药品)。

（三）新药

新药的概念是动态变化的。2002 年版《药品管理法实施条例》规定:新药是指未曾在中国境内上市销售的药品。2007 年修订的《药品注册管理办法》规定:对已上市药品改变剂型、改变给药途径、增加新适应证的药品注册按照新药申请的程序申报。2015 年 8 月国务院发布的《关于改革药品医疗器械审评审批制度的意见》,将新药由现行的"未曾在中国境内上市销售的药品"调整为"未在中国境内外上市销售的药品"。并根据物质基础的原创性和新颖性,将新药分为创新药和改良型新药。首次在中国销售的药品是指"国内或国外药品生产企业第一次在中国销售的药品,包括不同药品企业所生产的相同品种。"

在美国 FDA 的文件中,新药相关概念有两类表达方式:一是广义的新药。根据美国联邦食品、药品与化妆品法令,新药(new drug)为:①除了新型动物药或包含动物药品的动物饲料以外,其说明书中提出的用途未被经过科学训练且经验丰富的专家公认为安全有效的药品;或者②除了新型动物药或包含动物药品的动物饲料以外,任何药物的成分经过调查确定在使用情况下安全有效且已被公认,但是并未被大规模或长时间使用的药品。二是创新型药品(novel new drug/medicine),也称创新药,指新分子化合物(new molecular entities,NMEs)药品。新分子化合物系指在美国未以任何形式上市销售的活性成分。在欧盟药监局年报中对新药有两种表述方式:新药品(new medicinal product)和含有新活性物质的药品(new active substance)。

（四）药品的通用名和商品名

药品的通用名,或通用名称,指药品标准中收载的药品名称。通用名称是药品的法定名称。我国药品的通用名称,是根据国际通用药品名称、国家卫生和计划生育委员会药典委员会《新药审批办法》的规定命名的。国际通用药品名称指世界卫生组织编订的国际非专利药名(International Nonproprietary Names for Pharmaceutical Substances,INN),又称药品的国际通用名。

为了便于消费者识别与记忆,特别是西药多为化学药品,直译的名称多难以记忆,药品生产企业便对其药品加一个简单易记的名称以方便销售,即商品名,一些企业把商品名注册为该企业所产某种药品的商标。

药品使用通用名称,即同一处方或同一品种的药品使用相同的名称,有利于国家对药品的监督管理,有利于医生和病人选用药品,保护消费者合法权益,也有利于制药企业之间展开公平竞争。

四、药品的特征

(一)药品的使用特征

1. 生命关联性　药品是维持人们生命与健康的物质,各种物品具有不同的适应证以及用法用量,不恰当使用反而会影响人的健康,甚至危及生命。

2. 公共福利性　药品防治疾病、维护人们健康的作用,决定了它在社会生活中是必不可缺的。能否保证病人及时获得药品,成为评价政府职能和绩效的重要依据。为此,世界各国普遍对药品市场施加干预,控制药品价格,使得药品具有社会福利性质。

3. 高质量性　由于生命关联性,确保药品质量尤为重要,因此药品只有合格和不合格之分,没有顶级品与等外品的区分。法定的国家药品标准是判断和保证药品质量、判断是否合格的唯一标准。

4. 高度专业性　药品发挥诊断、预防、治疗疾病的功能,起到维护健康的作用时,必须通过合格的医师和药师的指导。即使有了药品说明书,药品的性能、功效和如何使用等关键信息,一般病人和营销人员仍难以合理把握。处方药必须通过执业医师处方才能购买,零售处方药和甲类非处方药的社会药房,必须配备执业药师。制药行业被称为高科技产业,药品被称为指导性商品。

(二)药品的需求特征

药品需求具有经济学理论所阐述的一般商品的需求特征,受消费者偏好、购买能力、价格和替代商品的影响,也受国家医疗保健制度,尤其是医疗保险制度、基本药物制度等政策的影响。但由于药物服务的特殊性,其需求有自身特点:

1. 药品需求弹性较低　药品需求量较少受到药品价格变化的影响,这是因为药品是治疗疾病必不可少的物质,价格对人们实际需要的影响有限。尤其是处方药,一般情况下医生处方主要是基于病人需要开出的,不因价格变化要求病人购买多于或少于实际需要的药品,基本上属无弹性需求。一些特效抢救药品则属于需求完全无弹性。非处方药由于不需凭医生处方,由消费者自行判断、购买和使用,属于部分弹性需求。

2. 药品的季节需求　许多疾病发病率与季节变化有关。如春季是许多慢性病多发季节,冬季呼吸道疾病病人增多。这些季节相关药品需求量也会相应增多。

3. 药品的指导需求　由于药品的高度专业性,药品需求往往需要在医师、药师的指导下实现。医师、药师通过指导病人,对药品需求的具体数量和种类结构具有一定影响。

4. 药品的选择需求　主要表现为消费者对药品的商标、品种的需求。如对某种品牌药物的需求,或对药品不同规格、不同剂型、不同服用方法的需求。

（三）药品的质量特征

1. 有效性（effectiveness）　指药品在规定的适应证、用法用量的条件下，能满足预防、治疗、诊断基本、有目的地调节人的生理功能的要求。有效性是药品的固有要求。有效性的表示方式，在我国明确用预防、治疗、诊断、缓解或者辅助治疗等词语表示。国外一些地区用"完全缓解""部分缓解""稳定"来区别。

2. 安全性（safety）　指按规定的适应证和用法、用量使用药品后，人体产生毒副反应的程度。大多数药品均有不同程度的毒副反应，只有在衡量有效性大于毒副反应，或可解除、缓解毒副作用的情况下才可使用某种药品。

3. 稳定性（stability）　指在规定条件下保持其有效性和安全性的能力。这里所指的规定条件一般为在有效期以内，满足生产、储存、运输和使用的要求。易变质、不稳定的物质，即使有治疗功能，也不能作为商品药。

4. 均一性（uniformity）　指每一单位产品都符合有效性、安全性的规定要求。药物制剂的单位产品是指一片药、一支注射剂、一包冲剂等。由于人们的用药剂量一般与药品的生产单位有密切关系，尤其部分药品的有效成分在单位产品中含量并不高，如果不均一，则可能等于未用药，或用量过大而带来不良反应。均一性是制药过程中形成的固有特性。

五、药品的管理政策体系

随着药品领域的法律法规逐步完善，医药卫生体制不断调整，国家药物政策概念逐步被接受，各界对药品管理领域的认识也在不断深入和扩展。我国 2009 年新医改方案中，把建立"比较规范的药品供应保障体系"作为改革目标。从专业领域，按从宏观到微观的层次，药品管理包括以下四个层面的政策或管理内容：

（一）国家药物政策

指国家层面制定关于药品领域的纲领性文件和配套政策体系，协调药品研制、生产、经营、使用、监督管理等具体领域的活动，促进各部门和社会各界对国家医药工作的目标、策略形成全面一致的认识，协调行动达到政策要求。基本药物是国家药物政策的核心内容。

（二）药品监督管理

指国家授权的行政机关依据《药品管理法》，对药品、药事组织、药事活动、药品信息进行管理和监督；也包括司法、检察机关和药事法人和非法人组织、自然人对管理药品的行政机关和公务员的监督。以保证药品质量、规范药品市场、保证药品供应、促进新药研发、为合理用药提供保证。

（三）药事部门管理

指从机构层面对药房的管理和对医药企业的管理。药房管理包括对零售药房经营管理和对医疗机构药房运营和质量管理。医药企业管理集中在如何运用现代科学管理理论和方法，提高医药企业竞争力等。

（四）促进合理用药

从临床实践的角度，运用各种规章制度以及社会学、行为科学、循证医学等原理和方法，推动医师、药师、病人的互动,促进合理用药。

第二节　国家药物政策

获得基本药物是健康权的组成部分,药物政策及有关用药问题是具有高度政治内涵的领域。随着技术进步,新药不断上市,药品费用和用药负担不断增加,全球范围内用药可及性和公平性问题加剧。为有效保障民众日益增长的卫生需求,1975 年世界卫生大会提出了"基本药物"和"国家药物政策"的概念。

一、国家药物政策概述

（一）概念

国家药物政策(national drug policy,NDP)是一国政府制定的有关药品研制、生产、经营、使用、监督管理的目标、行动准则、工作策略与方法的中长期指导性文件。国家药物政策是药品领域宏观的、统领性的政策,具有相对独立的文本形式,属药品领域的基本政策。

需要注意的是,国家药物政策是一个专用术语。政策学领域一般把政策划分为元政策、基本政策、具体政策三个层级,国家药物政策属于药品领域的基本政策。任何一个国家,在药品领域都有众多法律法规和相应管理政策,这些政策属于具体政策,和国家药物政策处于不同的政策层级,两者之间存在指导与被指导、统领和被统领的关系。1997 年世界卫生组织出版的《药品供应管理》,指出"国家药物政策是政府给医药界提出的目标、行动准则、工作策略与方法的指导性文件,以利于政府各部门及社会各界对国家医药工作的目标与策略有全面一致的认识,以便于协调行动,达到政府要求"。由于健康需求、技术进步以及经济发展等外部环境等因素的变化将对药物政策带来直接影响,世界卫生组织建议,国家药物政策每 5~10 年应进行一次调整。

国家药物政策的本质是公平分配社会医药资源,保障贫困人群获得安全、有效、价格可承受的基本药物,以改善防治疾病的效果,同时加强合理用药,使有限的资源发挥应有作用,增进医药对全社会的利益。由于国家药物政策的核心是保障基本药物供给,国内有些学者也把它译为国家基本药物政策。

（二）国家药物政策的目标

国家药物政策的基本目标是在国家卫生政策范围内,保证药品的可及性(accessibility)、合理使用(rational use)和药品质量(quality)。综合世界各国制定的国家药物政策,具体目标主要包括以下几方面:

1. 基本药物的可供应性、可获得性和费用可承受性　可供应性,指基本药物供应体系的有效运作,药品生产企业、零售企业、医院能够保证基本药物的品种和数量供应,并提供准确可靠的信息。可获得性,指在防治疾病需要时,能够及时获得基本药物。WHO 对"人人都能得到基本药物供应"的解释为:"不论在平地或山区在 1 小时内能买到/供应基本药物"。费用可承受性,指政府对药品价格和费用进行控制和管理,病人和全社会用药在经济上可承受。

2. 保证向公众提供安全、有效、质量合格的药品　各国政府多用法律和行政手段加强药品监督管理,建立监督管理机构、制定执行监督管理法律法规,对药品上市、生产、流通、使用环节严格监管,禁止生产、销售假药、劣药,禁止无证生产、销售药品等,保证用药安全性。

3. 促进合理用药　由于政策因素、社会因素、药品性能、医务人员技术水平、临床操作规范、病人依从性等多种因素影响,不合理用药现象广泛存在。据统计,药品上市后,由于管理不善,有 70% 不能得到有效利用,既影响医疗质量、增加病人痛苦和经济负担,也造成卫生资源浪费。促进合理用药是各国政府和医药卫生界普遍关注的重要问题。

（三）国家药物政策的内容

国家药物政策是一个综合的政策框架,包括基本药物遴选、可负担性、药物筹资、供应系统、监管和质量保障、合理使用、研究开发、人力资源、监测评估等九方面的基本内容。国家药物政策应以相应的法律、法规为依据,结合国家卫生政策目标、社会经济、卫生基本状况,根据可获得的资源来制定。药品管理立法与规章条例的制定与实施是国家药物政策的必然组成部分。在具体内容上包括:

1. 基本药物遴选　基本药物被认为是国家药物政策的核心。政府要制定遴选原则和方法,制定基本药物目录,促进基本药物的供应和使用,满足病人基本用药需求。

2. 药品的可负担性　指通过药品定价政策和保障制度的建设,使药品对于病人在经济上可以承受。

3. 药物筹资　发挥政府在药品市场中的作用,建立药品筹资机制,分配一定的资金满足基本药物的供应,尤其要优先保障贫困地区的基本药物供应。

4. 药品供应　建立药品供应体系和采购机制,使药厂生产出优质高效的药品,流通环节能够保证药品质量,消费者用上高效、优质、价廉的药品。

5. 监管和质量保障　指通过提高技术水平、加强立法和监督管理,保证药品质量。

6. 合理用药　健全相应法规和技术体系,开展相应行动,促进药品的合理使用。

7. 研究开发　国家药物政策涉及两类研究问题,政策性研究和药物开发。前者指对国家药物政策实施过程中所遇到的问题寻求解决的办法,后者侧重于药物本身的开发性研究。

8. 人力资源开发　国家药物政策的贯彻执行离不开高素质、专业型人才,人力资源的开发是实施国家药物政策的决定性因素,应给予高度重视。

9. 政策监测评价　建立相应监测和评价程序,评估国家药物政策实施的进程并对其作出适当调整。

（四）世界各国国家药物政策制定情况

截至 2001 年,WHO 已资助 132 个成员国发展国家药物政策,其中:84 个国家制定 NDP;65 个国家建立药品管理和质量保证体系;62 个国家开展卫生从业人员的合理用药。中低收入国家药物政策制定率已达到 75%,中、高收入国家制定率也达到 30% ~ 40%。各个国家在制定 NDP 的过程中,多结合自身国情,进行具体的内容调整。比如经济不发达国家,普遍把国际交流与技术合作作为本国政策内容。

表 12-1 列出了部分国家的国家药物政策主要内容。

表 12-1　部分国家的国家药物政策主要内容

国家	药品规划和质量保障	基本药物遴选	药品供应系统	促进合理用药	人力资源开发	传统医药	药品的可支付能力	药品筹资机制	药品研究	药物政策监测和评估	技术合作	本国医药产业发展
加拿大	+	+	+		+	+	+	+	+			
澳大利亚	+	+		+		+	+	+		+		+
马来西亚	+	+	+	+	+	+	+	+	+	+	+	
南非	+	+	+	+	+	+	+	+	+	+		
印度	+	+	+	+	+		+		+	+		
孟加拉	+	+	+	+	+	+						

摘自：王莉，喻佳洁，周帮旻.17 国国家药物政策的系统评价.中国循证医学杂志，2009，9（7）：715-729

（五）我国基本情况

我国已经在药品领域出台了一系列法律法规、规章制度和相关具体政策，自 20 世纪 80 年代以来在国家药物政策领域开展了一系列基础性工作，在上述各内容上均有对应政策，但目前尚未有受到公认的综合性、指导性、协调性的国家药物政策文本出台。2009 年我国基本药物制度启动建设时，国务院深化医药卫生体制改革领导小组办公室曾将其表述为"国家药品政策的核心和药品供应保障体系的基础"，但从目前基本药物制度建设效果和药品领域政策需求来看，我国基本药物制度与国家药物政策之间存在较大的差距。

二、基本药物及其政策体系

（一）概念

1. **基本药物**　基本药物（essential drugs or medicine）是世界卫生组织提出的概念，其实质是一种药品保障的政策工具。自 1977 年首次正式提出以来，其内涵也在不断丰富。经典定义包括：

基本药物是能够满足大部分人口卫生保健需要，最重要的、基本的、不可缺少的、满足人民所必需的药品（WHO，1977）。

基本药物是能够满足人群优先卫生保健需要的药物，是在适当考虑公共卫生相关性、药品有效性、安全性和成本-效果的基础上选定的。基本药物在卫生系统的任何时间都应有足够的数量和适宜的剂型，价格也应让个人和社区支付得起（WHO，2002）。

基本药物概念的核心是提供药品保障，其工作目标和国家药物政策基本一致。公平可及、安全有效、合理使用是政府在基本药物领域应当保障的三个基本目标。基本药物概念最初提出的背景，是发展中国家经济水平不高，药物供应和分配系统不完善，药物成本高且提供不足，居民健康需求难以保障。从技术角度来看，尽管疾病种类繁多，但只需要一定数量基本的化学药物，就可以治疗大部分的常见疾病。确定优先满足人群卫生保健需要的基本药物目录，可帮助各国确定药物采购和分配政策，从而降低卫生系统成本。

为此，1975 年第 28 届世界卫生大会要求 WHO 帮助各会员国选择和购买价格合理的、具有质量的、符合国家卫生需要的基本药物。1977年,WHO首次明确提出"基本药物"的概念,1979年启动了基本药物行动计划。随着基本药物实践在各国展开,其内涵不断丰富,不但对发展中国家起到很好的指导作用,对发达国家药品政策也发挥了积极作用。即使在经济发达的美国,也曾经对基本药物开展过专项调查和研究。

我国新医改方案中对基本药物的概念界定为:基本药物是指适应基本医疗卫生需求、剂型适宜、价格合理、能够保障供应、公众可公平获得的药品,基本特征是安全、必需、有效、价廉。具体而言,"适应基本医疗卫生需求"是指优先满足群众的基本医疗卫生需求,避免贪新求贵;"剂型适宜"是指药品剂型易于生产保存,适合大多数病人临床使用;"价格合理"是指个人承受得起,国家负担得起,同时生产经营企业有合理的利润空间;"能够保障供应"是指生产和配送企业有足够的数量满足群众用药需要;"公众可公平获得"是指人人都有平等获得的权利。

2. 基本药物目录　基本药物目录是按照一定原则和流程遴选出来的关于基本药物品种的目录。WHO于1977年制定了第1版《基本药物示范目录》(也称药物清单),包含186种药物,随后每两年更新一次,2009年版包括350多种药物。2007年制定并公布了第一份《儿童基本药物目录》。基本药物目录按其国际非专利名称或通用名称排列,不注明生产厂商。

WHO基本药物的遴选主要考虑健康相关性,临床证据和功效、安全性和成本-效果评价。遴选标准包括:①疾病负担;②功效;③治疗的成本-效果;④不同情况下的稳定性;⑤是否需要特殊的诊断或治疗;⑥药代动力学的结果;⑦科学的证据。同时还要求,大部分的基本药物应该是单一的化合物或固定比例的混合物;比较成本时不能只看药品的单位成本,需要在同类药物的不同品种之间进行成本和成本-效果比较;专利药品不能包含在基本药品目录内。WHO建议,不同国家参考制定自身目录时,要注意当地人口学和疾病模式,治疗的机构,人员的培训和经验,药品在当地的可得性,财务资源和环境因素等。

(二)基本药物相关国际进展

在WHO公布第一份基本药物目录之前,只有乌干达、莫桑比克等少数非洲国家开展了基本药物供应保障的试点。截至2007年,已有超过156个国家颁布了国家基本药物目录,广泛用于药品采购、制定保险报销方案以及其他卫生活动。一些国际组织,如联合国儿童基金会,也利用WHO基本药物目录开展采购和相关工作。印度的德里州、南非、津巴布韦等国家或地区,被认为是实施基本药物相关政策的典范。

在美国、英国和大多数西欧国家,由于经济发达,医疗保障体系对药品的报销品种很多,用药可及性、公平性问题长期以来已经得到较好保障,因此这些国家卫生政策中没有引入基本药物的概念。但在医药费用不断高涨的背景下,这些国家同样积极采取药品费用控制措施,严格管理社会保障覆盖的药品种类,努力促进药品的合理使用。相当多的学者认为,根据基本药物概念的内涵,公立医疗服务体系覆盖或社会医疗保险报销的药品目录,实际上就是这些发达国家在较高经济和保障水平下向国民提供的基本药物目录,相关的配套政策体系就是基本药物制度。比如,澳大利亚的药品福利计划(PBS)被普遍认为是一种具有代表性的基本药物制度。

受经济条件、政治体制和卫生发展理念的影响,各国制定的基本药物目录在数量和结构上存在一定差异。1999 年 WHO 调查表明,低收入国家基本药物目录平均(中位数)有 276 种药物,中等收入国家则有 420 种。高收入国家中,制定基本药物目录的较少,但覆盖药品种类平均达 903 种。2010 年,澳大利亚药品福利计划共覆盖了 756 种化学名药品,商品名达 2800 多种。在目录结构上,WHO 分为核心目录和补充目录,印度分为门诊目录和住院目录,津巴布韦则把目录按使用机构层级分为 5 类,印度和津巴布韦对目录采用分级管理的形式,所有在低级医院使用的药品均可在高级医院使用。

(三)基本药物的政策体系

尽管做法不同,但综合各国经验,基本药物直接相关政策主要包括以下几个部分:

1. 基本药物遴选方法　WHO 采用基于证据的透明程序制定目录。澳大利亚、泰国等国家均制定了严格的遴选程序,充分利用药物经济学、循证医学的研究成果来遴选药物。

2. 基本药物生产政策　WHO 建议各国国内可以保质保量生产的药品,最好实施本地化生产,并可给予税收优惠。必须进口的药品,建议取消药品关税。坦桑尼亚取消了原料药的关税,并鼓励对专利药进行仿制。肯尼亚也鼓励当地生产价格较低的仿制药。

3. 基本药物流通体系　在基本药物的采购方面,各国基本上都实行大批量集中式的采购模式。南非和肯尼亚等国家药品采购在全国范围内进行,还有一些国家以省为单位开展。在印度德里州,药物招标采购、储存、批发均由州立中央药品集中管理中心统一完成,减少了流通环节。据测算,这种采购配送方法可为德里政府节约 30% 的预算。德里的"两个信封招标"措施已被我国基本药物招标采购中借鉴采用。

4. 基本药物的定价和费用控制　合理定价是保证基本药物在个人和政府层面经济上可承受、企业有动力生产供应的关键性政策。目前国际上在这一领域已经积累了较多的成功经验,本章将在第三节专门介绍相关措施。

5. 基本药物的筹资和补偿　基本药物的筹资和补偿密切相关。中国香港特别行政区对公立医院实行全额预算,因此在公立医院就诊的病人可以免费使用药品。南非和巴西政府则保证在初级医疗保健机构免费向居民提供基本药物。在澳大利亚使用 PBS 目录内的药品,居民只需支付起付线以下的部分,超出的部分全部由政府支付,当居民一年累计支付的药费达到一定水平后,超出部分也全部由政府支付。

三、基本药物可及性评价

2003 年,世界卫生组织和国际健康行动机构(Health Action International,HAI)的专家学者提出了评估基本药物可及性的标准调查法(the WHO/HAI standardized approach),WHO/HAI 标准调查法提出了调查药品目录和调查对象选择方法,并建议从价格、可获得性、可负担性三个角度评价基本药物的可及性。

(一)相关概念

1. 可及性(accessibility)　指人人能够以可负担的价格,安全、实际地获得对症、高质量、在文化习俗上可以接受的药品,并可以方便获得合理使用该药品的相关信息。

2. 可获得性（availability）　基本药物的可获得性指药品生产企业、药品批发商、零售药房、医院药房能保证基本药物的品种、数量供应，保证提供准确、可靠的药品信息，还包括"无歧视"，即对病人的民族、性别、年龄、社会地位、经济状况等一视同仁，不歧视。

3. 可负担性（affordability）　收入能满足支付特定商品和其他商品，并达到社会公认的最低限度。

（二）调查方法

1. 调查目录　2003 年，WHO/HAI《药品价格、可获得性、可负担性和价格构成调查方法》一书中明确了按照疾病谱选择调查药品的原则，确定了含有 30 种药品的《WHO/HAI 标准调查法国际核心目录》。但使用中发现 30 种药品不能很好地代表各地区的用药习惯，2008 年第 2 版中提出设置三类药品调查目录：①国际核心药品目录，含有 14 种药品，主要用于国际比较；②地区核心药品目录，将世界区域分为中东、东地中海、非洲、拉丁美洲和加勒比海、东南亚以及环西太平洋等 6 个地区，每个地区的核心目录包含 16 种药品，我国属于环西太平洋地区；③补充目录，各国根据本国用药习惯和疾病谱特点另外遴选 20 种药品开展调查。

2. 机构选择　WHO/HAI 建议各国进行区域范围调查，调查样本地区至少 6 个，包括 1 个中心行政地区和 5 个距离其 1 天车程左右的地区。调查机构包括医疗卫生机构、零售药店和非政府办卫生机构。每个调查地区至少选择 5 家医疗卫生机构，包括 1 家主要医疗卫生机构和 4 家随机选择的其他医疗卫生机构，并选择距所选定医疗卫生机构最近的私立药店作为另一组调查对象。

（三）评价方法

1. 可获得性　药品的可获得性通过可获得率进行评价，即指以配备该药品的机构数占调查机构总数的比例来衡量。机构或者地区的可获得性通过配备率进行评价，即指机构或者地区配备可获得性调查目录中药品的数量占总数的比值来衡量。国际上没有药品可获得率的严格统一标准，一般认为<50% 为可获得率较低，50%~80% 为可获得率较好，>80% 为可获得率好。

2. 价格水平　药品价格采用中位价格比（median price ratio，MPR）进行评价。MPR 指某一药品单位价格的中位数与该药品国际参考单位价格的比值，药品的国际参考价来自 WHO 和卫生管理科学组织（Management Sciences for Health，MSH）出版的《国际药品价格指南》（*Drug Price Indicator Guide*，DPIG，每两年更新一次）中的供应商中位价格。

3. 可负担性　可负担性以某一药品单个疗程的治疗费用相当于政府非技术工人最低工资（lowest paid unskilled government worker，LPGW）的天数来衡量。具体公式如下。

$$药品可负担性 = \frac{每毫克单价中位数 \times 规定日剂量(DDD) \times 疗程}{政府非技术工人最低工资(LPGW)}$$

机构或者地区可负担性等于被调查药品可负担性的中位数。在我国，并没有政府非技术工人最低工资这一标准，在多次实践研究当中，多数学者采取人均可支配收入进行替代。根据 WHO/HAI 的标准，一般认为当药品单个疗程治疗费用超过 1 天的收入时，可负担性较差，小于 1 天为较好。

四、我国的国家基本药物制度

我国 1979 年引入基本药物概念，1982 年公布第 1 版《国家基本药物目录》，至 2004 年进行了 5

次调整。但由于配套政策体系建设滞后,目录没有真正发挥作用,反倒是生产、流通环节屡屡暴露出重大问题。为此,从制度层面系统开展基本药物政策体系建设日益受到关注。1997年《中共中央、国务院关于卫生改革与发展的决定》、2006年《中共中央关于构建社会主义和谐社会若干重大问题的决定》均提出建立国家基本药物制度的要求,2009年新医改方案中正式启动国家基本药物制度建设。

（一）制度设计

1. **医改背景**　2005年,原卫生部公布的第三次全国卫生服务调查数据显示:我国约有48.9%的居民有病不就医,29.6%应住院而不住院,因病致贫、因病返贫占全部贫困农民的33.4%,西部地区62%的病人因为经济困难应治疗而没有治疗、75%的病人还没有治愈就要求提前出院。同年,国务院发展研究中心发布《中国医疗卫生体制改革》研究报告,指出改革开放以来中国卫生费用大幅攀升,远超GDP增幅;医疗卫生服务非常不公平,全球排名188位;卫生资源整体利用效率低下,中小医院门可罗雀;医疗保障力度薄弱,共覆盖3.5亿人口,新农合人均筹资30元;药品流通秩序混乱、药价虚高严重;药费占卫生总费用的52%。

两份报告激起社会强烈反响,2006年中央成立深化医药卫生体制改革部际联席小组,启动医改方案制定工作。

2. **启动情况**　2009年,新医改方案提出建立以国家基本药物制度为基础的药品供应保障体系。同年,国办转发9部委《关于建立国家基本药物制度的实施意见》,提出为保障群众基本用药,减轻医药费用负担……到2020年,全面实施规范的、覆盖城乡的国家基本药物制度。2009年8月,原卫生部以第69号部令形式发布2009年版《基本药物目录》。结合基层医改,基本药物制度率先在政府办基层医疗卫生机构实施,按每年覆盖30%的机构、3年内实现基层全覆盖的安排,计划2011年实现制度初步建立的目标。制度建设初期,基本药物制度具体落实方法包括在目录内配备使用药品、适度允许省级增补、医疗机构零差率销售、双信封法集中采购等,配合以增加政府投入、设立一般诊疗费、建立绩效考核制度等基层综合改革措施,并作为撬动基层综合改革的工具。

3. **制度定位**　按2009年国务院深化医药卫生体制改革领导小组办公室的说明,基本药物制度是为维护人民群众健康、保障公众基本用药权益而确立的一项重大国家医药卫生政策,是国家药品政策的核心和药品供应保障体系的基础,涉及基本药物遴选、生产、流通、使用、定价、报销、监测评价等多个环节。总体上,其定位是基本药物加上国家药物政策的理念。

4. **建设目标**　在制度建设预期效果上,国务院深化医药卫生体制改革领导小组办公室指出,"建立国家基本药物制度,有利于促进药品生产流通企业资源的进一步优化和整合,确保基本药物的质量公平可及、合理用药,减轻群众基本用药负担,最终让群众得到实惠"。结合基层医改进展,"减轻用药负担、促进合理用药、破除以药补医、优化生产流通"被概述为制度建设的四个目标。按进程,建设阶段目标为:2009年,每个省(区、市)在30%的政府办城市社区卫生服务机构和县(基层医疗卫生机构)实施基本药物制度,包括实行省级集中网上公开招标采购、统一配送,全部配备使用基本药物并实现零差率销售;到2011年,初步建立国家基本药物制度;到2020年,全面实施规范的、覆盖城乡的国家基本药物制度。

5. 主要内容　包括国家基本药物目录的遴选调整、生产供应保障、集中招标采购和统一配送、零差率销售、全部配备使用、医保报销、财政补偿、质量安全监管以及绩效评估等相关政策办法。

我国国家基本药物制度的概念与世界卫生组织提出的"基本药物""国家药物政策"概念既有紧密的联系,也存在着较大的差别。世界卫生组织提出的"基本药物"是一个技术性概念,我国引用了该概念并结合国情进行了修正和完善。国家基本药物制度是在"基本药物"概念基础上建立的一套政策体系,以保证当前社会经济水平下政府提供基本医疗保障过程中药物的供给。中国的国家基本药物制度是从国情和现实出发建立的一套政策体系,不是机械引入国际上的相关概念。"国家药物政策"是关于药品领域宏观管理纲领性政策,属基本政策范畴,我国尚没有正式的国家药物政策文本出台。从其政策目标和政策内容上,国家基本药物制度与之较为接近,但不包括药品领域产业规划、市场准入、非基本药物生产和采购供应等方面内容,在药品筹资机制、补偿机制等方面政策也不够完善,距离国际口径的国家药物政策仍有差距。部分学者认为"国家药物政策"就是从国际交流口径与我国"国家基本药物制度"对应的术语,这一观点尚待研究探讨。

（二）建设进展

1. 主要成绩　基本药物价格回归合理。经过两轮集中采购,基本药物综合价格降幅接近50%。经抽样测算,目前我国基本药物 GMP 质量层次产品平均价格已经与 WHO 指南价格持平。2012 年后,部分省、市在公立医院药品集中采购中采取"双信封"招标方法,公立医院非基本药物采购价格也随之下降。基层药费水平得到控制。2008—2011 年,社区卫生服务中心就诊费用总体保持下降趋势,门诊病人次均医药费用下降6.54%,住院病人次均费用下降7.92%。同期,乡镇卫生院门诊病人次均医药费用有所增长,但增幅明显降低。完成医改既定任务目标。2009—2012 年,基本药物制度作为新医改中率先实施的药物政策,以"零差率"为切入点,倒逼财政投入和绩效考核制度的建设,有力撬动了基层医疗卫生改革,被称为基层医改的"抓手"。此外,源自基本药物集中采购中"取低价与药品质量的关系"问题的讨论,也倒逼促发药品审评审批制度改革和药品价格形成机制改革,对我国药物政策体系建设起到了关键性的推动作用。

2. 存在问题和解决措施　社会各界反映的主要问题包括基本药物品种少、难以满足需求,部分药品短缺或供应不及时,群众对药品质量不放心等。针对以上问题,2014 年开始,对基层用药进一步放开,基层医疗卫生机构只需按比例配备使用基本药物,其余可在当地医保用药和新农合用药目录中选配使用。对低价药品实行限价挂网采购,价格由医疗机构与生产企业直接商定,理论上价格已经不是药品供应短缺的原因。针对乙酰毛花苷注射液、盐酸洛贝林注射液、多巴酚丁胺注射液、甲巯咪唑片四种临床必需但供应紧张的药品,组织定点生产,全国统一配送。针对药品质量参差问题,在招标中采取"双信封"法,通过经济技术指标来对企业进行筛选,已经起到质量把关作用。中标企业低质量生产,属于违法行为,由药监部门实施处罚,并配套实施经济处罚。目前国家药监部门实施仿制药质量一致性评价,严格审批标准,加强企业飞行检查,将从根本上保证药品质量。

第三节　药品价格和费用控制

药品价格管理是医药卫生政策的重要组成部分,建立国家药物政策、实施国家基本药物制度、提高人群用药可及性和公平性,焦点和核心难点都在于药品价格和费用控制。WHO 提出不同国家应该按照自身卫生体系目标和药品定价目的来制定药品价格政策。世界上多数国家对药价都有深入的干预。

（一）药品价格和药品费用

价格(price)和费用(expenditure)是两个不同的概念。药品价格是药品价值的货币表现。药品费用是一个国家或地区一定时期内用于药品消费的资源或资金总和,药品费用由药品价格、药品使用数量和药品使用结构等因素综合形成。药品价格的下降并不一定带来药品费用的必然下降。

药品消费属于被动消费,具有信息不对称的特点。药品费用过快增长是大多数国家医药卫生领域面临的主要问题。为了保护消费者利益,提高药品可及性,大多数国家都设立专门机构,制定药品价格管理法规,对药品价格采取多种形式的价格控制。发达国家药品费用占卫生总费用比例大致在10%~20%,发展中国家药品费用所占比例较高。我国药品费用占卫生总费用比例长期处在40%~50%,控制药品费用尤显重要。

综合而言,国际上药品费用控制方法可分为两类:一类是作用于药品的供方,包括直接和间接的价格管制、规范企业的利润率等;一类是作用于药品的需方和使用过程,包括促进药品的合理利用、建立基本药物制度、限制药品过快更新等。

（二）药品价格管理主体和对象

1. 管理主体　根据欧盟委员会 2009 年的研究报告,所调查欧洲 25 个国家药品价格管理主体可分为以下几类(表12-2):一是卫生行政主管机构,包括卫生部、主管卫生的综合性政府部门或其下属的专门机构,如西班牙、英国和芬兰等10国。二是主管经济、发展或财政的政府部门,如希腊、卢森堡和葡萄牙等5国。三是卫生部门与其他机构联合,如法国、波兰和爱尔兰。四是健康保险基金,如德国和匈牙利。五是药监部门,如意大利和斯洛文尼亚。六是独立的第三方机构,如拉脱维亚、瑞典和奥地利。除了上述机构外,很多国家设立咨询委员会或专家组,负责评估药品治疗效果、疗效增益以及经济优越性,为药品定价提供依据。

表12-2　欧洲各国药品价格主管机构分类

药品价格主管机构类别	数量	国家
卫生行政主管机构	10	斯洛伐克、塞浦路斯、立陶宛、西班牙、英国、芬兰、荷兰、马耳他、丹麦、爱沙尼亚
其他政府部门(经济部、发展部或财政部)	5	葡萄牙、捷克、希腊、比利时、卢森堡
卫生与其他机构联合	3	法国、波兰、爱尔兰
健康保险基金	2	德国、匈牙利
药监部门	2	意大利、斯洛文尼亚
第三方独立机构	3	奥地利、拉脱维亚、瑞典

2. 管理对象　药品种类繁多,不同药品的理化属性、治疗效果和需求弹性各有不同,实施分类管理是各国普遍做法。具体分类包括:一是按照流通渠道可分为住院药品和院外(门诊)药品。政府药品价格政策的直接管制对象主要是院外药品。住院药品价格一般通过政府保险基金组织的集

中采购或医院联合采购形成。二是根据使用特性分为处方药与非处方药,主要管制处方药。三是根据报销状态分为报销药品和非报销药品,主要管制报销药品。四是按照流通过程分为出厂、批发和零售三环节,主要管制出厂和批发环节,不同环节管制方法不同。五是按照药品生命周期,对创新药和仿制药实施不同的管制政策。对创新药减少干预,多允许企业自由定价,政府间接实施管制。

（三）药品价格形成方式

按照价格形成的主导因素,可以将药价形成方式大体上分为自由定价、法定定价、利润控制、采购定价和参考价格五种。

1. 自由定价　自由定价又叫企业自主(自行)定价,给予制药企业较大的定价权,强调由市场机制确定药品价格。该方式最大好处在于能有效促进药品研发。美国是典型的完全依靠市场机制自由定价的国家,但在其他欧美国家,自由定价仅针对部分药品或某一价格形成环节。按照药品种类,自由定价对象主要是非报销药品或非处方药,其次是创新药,少数国家可报销药品也实施自由定价。欧盟委员会 2009 年调查的欧洲 25 国中有 18 个国家对非报销药品、19 个国家对非处方药品、9 个国家对创新药实施自由定价。此外,丹麦等 5 国对报销药品也实施自由定价。

自由定价并非在药品各流通环节全面实施,主要针对药品出厂环节,其次是批发和零售环节。即使针对非报销药品,全流通环节均实施自由定价的也不多。在欧盟只有意大利、马耳他等国家。

自由定价并非完全按照制药公司意愿定价,会受到价格主管部门的限制或者其他环节法定定价措施的间接控制。例如芬兰所有药品出厂价均为自由定价,但企业若想将药品纳入报销范围,就需要将设定的价格提交至药品定价委员会获得审批;德国药品的出厂价都是自由定价,但受到参考价格的间接管制;英国专利药允许自由定价,但政府对企业有利润总额控制。

2. 法定定价　法定定价是政府直接管制价格的体现,是控制力度最强的一种定价方式。法定定价与自由定价对立统一,各国普遍存在,差异在于所管制的药品类别和价格环节有所不同。法定定价包括直接定价和加成率管制两种主要形式。直接定价指政府针对特定药品直接核定具体价格。加成率管制指在批发和零售环节制定固定的加价额或加价比例。

法定定价对象以报销药品为主,政府直接定价主要针对这些药品的出厂价,如奥地利、爱尔兰、意大利等国,对批发和零售环节则实行加成率管制。部分国家政府直接定价体现在批发价或零售价环节,如丹麦、德国、荷兰等。非报销和非处方药的出厂价在大多数国家都实施自由定价,但多数国家在这些药品的批发和零售环节仍然实施加成率管制。

法定定价的具体方法分为三种:一是核定价格,根据成本或药品价值等资料进行测算,常见的如成本加成定价、品牌溢价等;二是谈判议价,指政府与企业进行价格谈判形成药品法定价格;三是国内外价格参考,是通过参考国内外同类药品价格形成法定价格,比如韩国将国外 7 个国家的平均药价作为在本国允许的最高价。通常这三类方法是综合使用的,例如进行价格谈判时会以其他国家价格数据作为参照。法定定价近年也发展出许多其他形式,比如澳大利亚对于部分费用可能难以控制的新药,采取定额支付的方法,即政府为该药在全国使用只支付一个定额,超出部分由药厂和政府按比例分担。有些国家政府或保险基金与药厂签订风险分担合同,根据经济学按绩效支付的原理,只有在治疗有效时才支付药费。

3. 利润控制　利润控制是指通过法律法规对制药业行业规模或企业利润进行管制。一些实施利润控制体系的国家，企业可以按照自己的意愿自由制定药价，政府通过限定企业的利润水平控制药品价格或总费用。常见的利润控制方式是形成政府与产业之间的协议，使产业对药品支出承担一定责任，促使企业降价或作出一定补偿。欧洲实施利润控制政策的国家并不少见，包括奥地利、丹麦、法国、爱尔兰、葡萄牙、西班牙、英国等，其中英国和法国最具代表性。英国卫生部与专利药企业协会每五年举行一次谈判，确定企业利润，超出一定水平时企业需要返利或降价。法国则与医药行业协会和制药企业分别谈判，核定全国药品销售总额和单个企业药品销售增长率，一般在 1%~3%。其他国家情况如表 12-3。

表 12-3　国家政府/行业协议实例

国家	政府/行业协议类型
奥地利	关于社会保险机构药品财政支出协议；通过降低药价减缓增长
丹麦	关于减少总体药价以便使药品总财政支出保持不变的协议
法国	部门之间协议，主要针对信息互换，促进国家目标，合理使用药品，开发普通药品市场
爱尔兰	有关供货条款、条件和卫生服务药价的协议
葡萄牙	封顶 NHS 药品支出和偿还超额的行业协议
西班牙	包括药品降价，财政支出计划和超出公司偿还封顶等的多边协议
英国	药品价格调整方案

4. 采购定价　采购定价主要针对医院用药，运用招投标或价格谈判方式形成采购价格。集中采购是国际常见的药品采购办法，由政府、保险基金组织或医院自发组织的形式组团集中采购，通过集中用量优势使得购买方处于强势地位和企业讨价还价，往往可以取得较好的结果。从经济学角度，这是以购买方的需方垄断应对医药企业的供方垄断。为推动各国做好药品采购工作，WHO 专门制定了药品采购管理规范，提出了 12 条操作原则。

根据欧盟委员会对 25 个国家的调查，这些国家全部都使用到招投标采购方式，其中塞浦路斯、爱沙尼亚、马耳他、意大利、拉脱维亚、挪威、瑞典、英国等 7 个国家以招投标作为医院用药主要甚至唯一的采购方法，其他多数国家招投标和谈判议价两种方法并行。无论是招投标还是谈判议价，价格都是最主要的中标标准（表 12-4）。

表 12-4　欧洲 25 国医院药品采购方式

采购方式	数量	国家
价格谈判	18	芬兰、爱尔兰、葡萄牙、西班牙、法国、比利时、荷兰、丹麦、德国、捷克、波兰、立陶宛、斯洛伐克、奥地利、意大利、罗马尼亚、保加利亚、土耳其
招投标和价格谈判	16	芬兰、爱尔兰、葡萄牙、西班牙、法国、比利时、荷兰、丹麦、德国、捷克、波兰、立陶宛、斯洛伐克、奥地利、意大利、罗马尼亚
仅招投标	7	挪威、瑞典、英国、拉脱维亚、爱沙尼亚、马耳他、塞浦路斯

欧洲各国公立医院药品采购价向社会公开，又称为公示价。部分国家集中采购价即为公示价，另有一部分国家公示价由政府部门单独组织核定或通过招投标确定，但医院会在采购过程中继续进

行谈判,进一步降低药品价格。据欧盟委员会调查,欧盟国家普遍把住院用药价格作为全社会药价水平的参考基准。在政府控制下,奥地利、德国、西班牙、法国、意大利、葡萄牙等6个国家,医院主要用药的公示价等于出厂价。塞浦路斯、丹麦等9国,医院药品公示价为出厂价加上批发加成,即不含税的批发价。其余国家医院药品价格为含增值税的批发价。

5. 参考价格 参考价格指支付体系对同一类药品设定的基准价格,药价高于参考价部分由病人或药店负担,低于参考价部分作为药房或药师收益。参考价格主要运用于药店系统,往往与法定定价并行存在。参考价格广泛应用于各国,在报销药品价格管理中发挥了重要作用。对列入社会医疗保险用药目录的药品实施参考定价,也被称为报销定价系统,是对药品价格间接干预的重要方法。参考价格可以增加市场透明度,促使病人和医师选择符合参考价格标准的药物,进而使该药物总体价格向参考价靠近。

不同国家参考定价实施方式不同,在德国的疾病基金中,购买高于参考定价的药品,差价由病人支付。英国NHS体系中,药店销售高出参考价格的药品,差价由药店承担。美国Medicaid中,凡是高于参考定价的药物,全部费用由病人自负,而不是仅仅支付差额部分。参考价格的制定可以是这类药品的平均价格,也可以是这类药品中的最低价格,或是最低价格上浮一定比例。确定参考药品组合有不同的方法,常见分组方法包括:①生物活性成分相似的药品;②化学结构存在微小不同但效果相似的药品;③针对某一特定疾病所使用的所有药品。比如,澳大利亚政府对一组不属于同一种化学成分,但却是同一种作用机制和疗效的药品,根据疾病加权的月均治疗费用,将其中一个确定为整个治疗组的参考价格,这种方法也被称为"治疗组额外费用"定价法,目前有H_2受体拮抗剂、钙通道阻滞剂等8类治疗组采用这一方法定价。

在参考定价的基础上,近年来一些国家运用药物经济学和循证医学成果,探索实施以绩效为基础的定价,如澳大利亚从1993年开始将药物经济学评价的结果用于药品补偿决策上,把新药的临床应用和成本-效果作为定价的依据。类似的还有指数定价(index pricing)方法,把一组治疗效果相似的药品定为一个药物指数组并确定其报销最高价格,当药店的药物价格低于该价格时,药店能获得其间差价,以激励药店销售价格较低的药品。

有学者认为,从制度设计来看,参考价格体系最为完整和科学。但相关研究发现,参考价格体系在较短时间内可以使所管理的药品价格下降,但同时会促进参考价格体系之外药物用量和价格的上升,这一影响长期看会削弱甚至抵消参考定价体系的作用,因此政府一般会采取其他补充措施。部分国家药品参考价的确定方法,见表12-5。

(四)其他价格管理和费用控制方法

除直接和间接进行药品价格管理之外,各国还有很多配套政策。包括药品价格信息公开、价格冻结和削减、药物经济学评价、药品推广、强制许可和平行进口、促进仿制药使用和控制费用政策等。

1. 药品价格信息公开 药品价格信息公开是大部分国家使用的价格管理方法。信息公开主体包括政府、行业协会、消费者组织或者相关专业团体,公开对象包括公众和专业人员。公众获取信息的途径包括官方网站、药品价格数据库、相关出版物或价格目录等。在欧洲,多数国家公众可获得全面的药品价格信息,但奥地利、法国等其他6个国家则主要对专业人员公开药价信息。

表 12-5　部分国家药品参考价的确定方法

国家	颁布年份	参考价确定方法
德国	1989	通过统计学方法,包含同种有效成分和功效的药物价格的中值
荷兰	1991	具有相似功效的药物的均价
丹麦	1996	市场出售的可以互换的一般替代药品的市场最低价
西班牙	2000	用 DDD 计算,用统一公式分组的每治疗日的最低成本的数学中值
比利时	2001	比市场上正品的一般替代药品价格低 26%
意大利	2001	市场上一般替代药品的价格的最低价
比利时	2003	市场上一般替代药品的价格的最低价

2. 价格冻结和削减　价格冻结指政府强制药品保持在固定价格,价格削减指政府对药品强制降价。部分国家这两种方式已成为重要的药品价格控制工具。如荷兰 2004 年规定仿制药批发价降低 40%,其他药品价格被冻结;奥地利按其法定削减方案分别于 1995 年、1997 年、2004 年实施削减;丹麦每年实施最多两次利润削减。

3. 药物经济学评价　药物经济学评价主要用于评价新药的治疗价值,指导其定价和报销。一种药物是否具有经济性与该国的经济水平紧密相关。在欧美国家,这一方法已经得到较为广泛的应用,各国评价机构的类型包括政府部门、研究所、学会等。国际药物经济学与结果研究协会(ISPOR)的统计指出,ISPOR 成员国中有 23 个国家或地区利用药物经济学制定了 28 份指南。有研究已经表明药物经济学评价在控制药品费用不合理增长方面确有其积极的作用。

4. 商业推广政策　药品推广间接影响价格和费用。多数国家对药品推广行为有明确的管理规定,各国在此基础上进一步细化形成相关法律。面向卫生专业人员进行药品推广的管理内容包括制定医药代表行为标准(西班牙、匈牙利)、限定推广活动形式(芬兰、立陶宛)等;面向公众的广告活动管理内容包括限制做广告的药品类别,规定广告内容不得包含误导消费者的信息等。

5. 强制许可和平行进口　强制许可是指专利行政部门不经专利权人同意,直接允许其他单位或个人实施其发明创造的一种许可方式,又称非自愿许可。WTO《贸易相关知识产权协定》中允许成员国为了公共健康而灵活使用强制许可条款,但对使用条件有着严格限制。目前只有印度、泰国等少数国家实施了强制许可。加拿大等国则把强制许可作为药品价格谈判的条件使用。我国《专利法》第 50 条规定"为了公共健康目的,对取得专利权的药品,国务院专利行政部门可以给予制造并将其出口到符合中华人民共和国参加的有关国际条约规定的国家或者地区的强制许可。"平行进口是强制许可的形式之一。平行进口指专利药售价较高的国家允许进口商以较低价格从其他国家进口价格较低的同种专利药。比如药品专利权人在 A、B 两国皆有授权,但 B 国药价较低。进口商经 A 国政府许可,在未获得 A 国专利持有人授权的情况下,从 B 国将低价药合法进口至 A 国,即形成专利药品的平行进口。平行进口现象产生的原因主要是专利药实施全球差异定价策略,不同国家价格存在较大差异。平行进口在欧盟范围内应用较多,对药品价格的影响与该国本身药价水平和平行进口药品所占市场份额有关系。在平行进口占比小的国家,其作用也相应较小。

其他价格和控费相关政策还有降低药品税率、取消基本药物进口税、基本药物使用通用名定价以促进市场竞争、鼓励仿制药生产等。

（五）对药品需方和使用的管理

1. 药品分类管理　不少国家为控制社会医疗保险的药品费用,将药品分类后制定不同报销比例。意大利从 1983 年把药品分成 A、B、C 三类,A 类为基本药物和慢病用药,100% 报销;B 类为相对治疗性药品和临床适用药品,50% 报销;C 类为其他处方和非处方药,不能报销。我国职工基本医疗保险中,把药品分为甲类和乙类。使用"甲类目录"的药品所发生的费用纳入基本医疗保险基金给付范围,按规定予以支付。使用"乙类目录"的药品发生的费用,先由职工自付一定比例,再纳入基本医疗保险基金给付范围。

另一种分类是处方药与非处方药。处方药是指凭执业医师和执业助理医师处方才可以购买、调配和使用的药品。非处方药是指不需要凭执业医师和执业助理医师处方,消费者可以自行判断、购买和使用的药品。分类管理的目的是在保障用药安全前提下,引导病人科学、合理地自我保健和自我药疗,充分利用社会卫生资源,控制医疗费用水平。

2. 药事服务费和处方费　药事服务费,狭义的理解是指对药剂师及其相关药事成本的补偿。处方费,狭义的理解是对医生提供用药方案的技术劳务补偿。两者广义的理解都是指病人为享受医生诊断和药品调剂等服务所交的费用。为了防止医生和药剂人员滥用药品,许多国家采用处方费和药事服务费的形式对医生和药品零售机构进行补偿,切断医务人员收入与药品销售之间的经济联系,促进药品合理使用,控制药品费用。药事服务费的支付形式与国家和地区的医疗保障制度有关。一般而言,在实行全民医疗保险的国家由政府支付,实施社会医疗保险的国家由个人与保险公司共付。我国目前正在推进实施药事服务费政策,新医改方案已经确定该费用由社会医疗保险和新农合基金支付。

从需方和使用环节对药品费用进行控制,还包括使用技术评估方法,对成本-效果不佳或过于昂贵的药品不予市场准入;建立基本药物制度,保证优质价廉的基本药物充分供应、公平可及等制度性措施。

3. 促进仿制药使用　专利过期后同种药品仿制产品的价格往往会下降 80% 左右,鼓励仿制药使用可以有效控制费用。对医生、药师和病人都可以实施促进仿制药使用政策,比如要求医师以国际通用名(INN)开处方、对仿制药报销给予优惠、强制药师进行仿制药替换和用处方指南指导用药行为等。

4. 处方预算和监管　一些国家设置针对医师的药品预算,实施处方监管以促进合理用药,控制药品费用。常见做法包括控制处方预算、建设电子处方监管系统、开展处方评价或处方行为评估、制定处方集或用药指南以及对超出预算采取惩罚措施等。

（六）我国政府对药品价格的管理

2015 年之前,我国药品实行政府定价、政府指导价和市场调节价三种形式制定。政府价格管制的药品种类包括:①列入国家基本医疗保险药品目录的药品;②垄断经营的特殊药品;③预防用药;

④必要的儿科用药。对麻醉药品、精神药品等特殊管理品种实行政府定价,政府不仅制定出厂价,还实行全国统一零售价,经固定渠道销售。政府指导价的药品,由价格主管部门制定最高零售价格,药品企业和医疗机构在不突破最高零售价格的前提下,制定实际销售价格。市场调节价,是指由经营者自主制定,通过市场竞争形成的价格。实行市场调节价的药品,由企业根据生产经营成本和市场供求制定零售价,取消流通差率控制。在以上价格范围之内,公立医院用药通过省级药品集中采购形成集中采购价,原则上在药品进价基础上加成15%的作价销售。

新医改启动之后,首先在基层医疗卫生机构实施药品零加成销售。随着公立医院改革推进,零加成销售范围逐步扩大。2015年国家发展和改革委员会等印发《推进药品价格改革的意见》,自2015年6月1日起,除麻醉药品和第一类精神药品外,取消原政府制定的药品价格。要求完善药品采购机制,发挥医保控费作用,药品实际交易价格主要由市场竞争形成。其中:

1. 医保基金支付的药品,由医保部门会同有关部门拟定医保药品支付标准制定的程序、依据、方法等规则,探索建立引导药品价格合理形成的机制。

2. 专利药品、独家生产药品,建立公开透明、多方参与的谈判机制形成价格。

3. 医保目录外的血液制品、国家统一采购的预防免疫药品、国家免费艾滋病抗病毒治疗药品和避孕药具,通过招标采购或谈判形成价格。

4. 麻醉药品和第一类精神药品,仍暂时实行最高出厂价格和最高零售价格管理。

5. 其他药品,由生产经营者依据生产经营成本和市场供求情况,自主制定价格。

第四节　药品监督管理

药品监督管理是药物政策的重要组成部分。国家通过立法,制定药品监督管理法律法规,建立药品监督管理机构和体制,实施依法管药。本节将阐述药品监督管理的性质和作用,行使药品监督管理的主体及行政职权、行政行为等。

一、药品监督管理的性质和作用

药品监督管理(drug administration)又称药政管理,是指国家授权的行政机关,依法对药品、药事组织、药事活动、药品信息进行管理和监督;另一方面也包括司法、检察机关和药事法人和非法人组织、自然人对管理药品的行政机关和公务员的监督。

药品市场较复杂,生产流通过程中影响质量的因素多且较难控制,消费者难以辨别质量,必须采用专业性监督管理措施。监督管理是保证药品质量,规范药品市场,保证药品供应,为合理用药提供保证的重要措施。药品监督管理不是对药品经济发展的管理,而是依据《药品管理法》依法管药的活动,由国家强制力作保障。

二、药品监督管理的行政主体

各国药品监督管理的主体均由法律明确规定为国家卫生行政部门。我国《药品管理法》规定国务院药品监督管理部门主管全国药品监督管理工作,是药品监督管理工作的行政主体,拥有药品监督管理行政职权的所有权。药品监督管理部门设置或确定的药品检验机构,承担依法实施药品审批和药品质量监督检查所需的药品检验工作。

目前我国国务院药品监督管理部门的全称是"国家食品药品监督管理总局(简称 CFDA)"。CFDA 设置的药品检验机构的名称是中国食品药品检定研究院(简称中检院,原名中国药品生物制品检定所);省级药监机构的名称是××省药品检验所(简称药检所)。

三、药品监督管理的工作内容

(一)实施药品管理法及有关行政法规

依法制定、发布有关药品监督管理规章及规范性文件,组织制定、发布国家药品标准。

药品标准(drug standard)是国家对药品质量规格及检验方法所作的技术规定,是药品生产、供应、使用、检验和管理部门共同遵循的法定依据。凡正式批准生产的药品、辅料和基质以及商品经营的中药材,都要制定标准。国家药品标准是法定的、强制性标准。我国国家药品标准包括国家食品药品监督管理总局颁布的《中华人民共和国药典》、药品注册标准和其他药品标准。

(二)药品注册管理

药品注册管理指依法对新药、进口药品、仿制药进行的评价和审批管理。没有任何物质本来就是药品。国家药物行政部门需要根据申请,依法进行新药审批注册,确认该物质为药品,发放《新药证书》及生产批准文号;对进口药品审批注册,发放《进口药品注册证》,允许其在本国生产、销售、使用;审批仿制已有国家药品标准的药品,发给生产批准文号。药品注册是药品质量监督管理的基点、关键环节。

(三)药品生产经营许可和认证

发放药品生产经营许可。根据行政相对人申请,审批药品生产、经营企业和医疗机构,发放《药品生产许可证》《药品经营许可证》《医疗机构制剂许可证》。

实施质量管理规范和认证。控制生产、经营药品和配制医院制剂的基本条件、质量体系,确保药品生产、经营质量、医疗机构制剂质量。对药品生产企业开展《药品生产质量管理规范》(*Good Manufacturing Practice*,GMP)认证,对药品经营企业开展《药品经营质量管理规范》(*Good Supplying Practice*,GSP)认证。

(四)药品信息管理

监督管理药品信息,实行审批制度。审批药品说明书、包装标签;审批药品广告,审批提供药品信息服务互联网站,根据相对人申请,发给药品广告批准文号。开展互联网药品信息服务管理,发放《互联网药品信息服务资格证书》。

(五)特殊管理的药品

特殊管理的药品指麻醉药品、精神药品、医疗用毒性药品和放射性药品,这些药品管理不当、滥用或进入非法渠道,将严重影响群众健康和公共卫生。为确保人们用药安全,需要根据有关的国际公约和本国的法律法规,制定管制药品名单,确定生产、供应、使用单位和管理办法,规定特殊标志,进行严格管制和管理。

（六）不良反应监测和上市后药品再评价

实行药品不良反应报告制度,对不良反应进行评价和控制。对已准入药品上市后的安全性进行再评价,对疗效不确切、不良反应大或者其他原因危害人民健康的药品,采取修改药品说明书、撤销批准文号或进口药品注册证。

（七）开展执法监督

有针对性、有计划地对上市药品质量及药品生产、经营企业和医院制剂的质量体系及管理进行监督检查和质量监督抽样检验。对制售假药、劣药、违标药及无证生产、经营药品、配制医院制剂的,依法进行处罚。

四、药品监督检验

药品监督检验是代表国家,根据法律规定,对研制、生产、经营、使用的药品质量进行的检验,具有权威性。药品监督检验不涉及买卖双方的经济利益,不以营利为目的,具有公正立场。精良的技术,公正的立场,以及不以营利为目的是实施药品质量监督检验的三个条件。

根据目的和处理方法不同,药品质量监督检验可以分为抽查性检验、评价性检验、仲裁性检验和国家检定等4种类型。

1. 抽查性检验 是由国家的药品检验机构根据药品监督管理计划,对生产、经营、使用的药品进行抽查检验。抽查检验是一种强制性检验,结果由政府药品监督管理部门发布《药品质量检验公报》,并依法处理。

2. 评价性检验 主要运用于药品注册审批、优质药品评价、新工艺鉴定等。根据企、事业的主动申请进行。

3. 仲裁性检验 指对有争议药品进行检验,公正判定、裁决其质量争议,弄清质量责任,保护当事人的正当权益。根据其结果由仲裁质量监督部门进行裁决和调解。

4. 国家检定 指由国家法律或药品监督管理部门规定,某些药品在销售前或进口时,必须经过指定的政府检验机构检验,合格的才准予销售或进口,简称“批检”,是一种强制性检验。

五、药品监管改革

新医改启动后,药品监管改革快速推进。2015年7月,完成《药品管理法》第二次修订,合理简化了行政部门工作流程,并在条文上与药品价格改革、公立医院药品集中采购等政策做了衔接。主要改革进展包括:

（一）强化监管机构权威

2013年3月,“国家食品药品监督管理局”（SFDA）与国务院食品安全委员会办公室合并,更名为“国家食品药品监督管理总局”,升格为正部级,并在乡镇和街道建设监管机构,形成国家、省、地市、县/乡镇四级监管网络。部分地区实行食药警察职位的设置,提高了药品监管执法能力。

（二）改革注册管理制度

严格注册标准,提高审批质量,鼓励以临床价值为导向的药物创新。2015 年 8 月《关于改革药品医疗器械审评审批制度的意见》(以下简称《意见》)要求,新药按照"未在中国境内外上市销售的药品"标准审批,仿制药按"仿与原研药品质量和疗效一致的药品"审批。同时加强对药品注册申报资料数据质量进行核查,增加审评人员,加快审批进度,争取 2016 年底解决注册积压问题。

（三）全面提高药品质量

实施新版 GMP/GSP。根据 2011 年第 79 号原卫生部部长令,《药品生产质量管理规范(2010 年修订)》(新版 GMP)经审议通过,于 2011 年 3 月 1 日起实行,要求药品生产企业血液制品、疫苗、注射剂等无菌药品的生产,应在 2013 年 12 月 31 日前达到新版药品 GMP 要求;其他类别药品的生产均应在 2015 年 12 月 31 日前达到新版药品 GMP 要求。未按期达到要求的企业(车间),将不得继续生产药品。新版药品 GMP 以欧盟药品 GMP 为范本,与老版本相比,全面提升了硬件以及软件的要求,可以大大提高药品质量。同期,流通领域 GSP 也经历了 2012 年和 2015 年两次修改并实施。

实施仿制药一致性评价。为全面提高仿制药质量,自 2013 年药监部门启动仿制药一致性评价工作,但进展缓慢。2015 年,《意见》确定一致性评价工作目标为 2018 年底前完成国家基本药物口服制剂与参比制剂质量一致性评价。按 2013 年国家食品药品监督管理总局《仿制药质量一致性评价工作方案》,仿制药一致性评价是国家药监部门组织相关技术部门及专家,对药品生产企业提出的仿制药自我评估资料,按照给定的评价方法和标准,评价其是否与被仿制药在内在物质和临床疗效上具有一致性的过程。仿制药的一致性评价包括质量一致性评价和疗效一致性评价。

（四）试点上市许可人制度

药品上市许可人制度是指将药品上市许可与生产许可分离的管理模式。这种机制下,上市许可和生产许可相互独立,上市许可持有人(药品上市许可证明文件,即药品批文的持有者,即药品生产企业、研发机构或者科研人员)可以自行生产,也可以将产品委托给不同的生产商生产。药品的安全性、有效性和质量可控性均由上市许可人对公众负责。这是欧美等制药发达国家和地区在药品监管领域的通行做法。目前我国药品生产者必须同时拥有上市许可与生产许可,导致对生产企业的过度投资和低水平重复。实施上市许可人制度可以减少生产领域的重复投资,提高资源利用效率,提高新药研发的积极性。2016 年,国家食品药品监督管理总局出台《药品上市许可持有人制度试点方案》,在北京、天津、河北、上海、江苏、浙江、福建、山东、广东、四川十个省、直辖市进行试点,试点实施至 2018 年 11 月 4 日。试点结束后再进行政策总结调整。

其他改革包括改进药品临床试验审批、创新药实行特殊审评审批制度等。针对儿童用药规格剂型不足问题,建立申报审评专门通道,鼓励企业开展研发。在流通领域,正在推进公立医院药品集中采购"两票制"改革。

（傅鸿鹏）

Summary

Medicine,or drugs,is substance used to prevent or cure disease. It is key resource to provide health care and maintain health. Also it is an important policy tool to insure social steadiness and harmonies. To use medicine is part of right to health, ensure the equity, quality, accessibility and rational use is responsibility of modern government. Since the 20's century, science and technology innovation brings up varieties of new medicines, caused high drug expenditure while protect health and cure disease, the affordability, equity and rational use become an important policy issue.

To insure essential or primary health care, championed by WHO's promotion, many counties enacted National Drug Policy (NDP) to improve their drug administration, management and insurance, establish policy system to insure the supply of essential drugs, use methods to control drug price and expenditure. China already has a set of laws and policies in drug area, but still lack of a comprehensive NDP to coordinate stakeholders and direct the concrete policy making in specified policy issues.

In 2009, China set out the establishment of National Essential Drug Policy System. An essential drug list was formulated and zero mark-up sale in all government owned community-oriented primary care institutes was required. Policies on the drug financing, supply, procurement, reimbursement and monitoring was set up. But as a new and complex policy system, there are still many to be improved. The most important thing is China government should make clear the connotation of essential drug policy. As a national drug insurance system, the essential drug policy system need to integrate the drug supply of social health insurance and other public drug supply program, thus to avoid the contradiction, improve efficiency and the policy effectiveness.

思考题

1. 请分析药品的特征与政策管理内容之间的关系。
2. 请分析 WHO 国家药物政策与我国各部委出台的药物政策在内容上的异同。
3. 请分析基本药物与基本药物制度之间的区别与联系。
4. 药品价格形成方法主要包括哪些?
5. 新医改以来药品监管改革的主要内容包括哪些?

第十三章

基层卫生服务管理

导读:基层卫生服务体系是我国新型卫生服务体系的重要组成部分,其涵盖了城市社区卫生服务体系和农村卫生服务体系。本章主要介绍了有关基层卫生服务的基本概念和我国基层卫生服务模式的演变进程,基层卫生服务体系管理相关内容,以及基层卫生服务体系改革和未来发展方向。通过本章的学习,学生应掌握基层卫生服务的基本概念,城乡卫生服务体系构成,熟悉城乡基层卫生服务体系管理的主要内容和方法,了解基层卫生服务改革。

第一节 基层卫生服务概述

一、基本概念

基层卫生服务体系在城市是以社区为单位,在农村是以乡镇、行政村为单位,具有较好的地理可及性。基层卫生服务机构提供包括公共卫生服务和基本医疗服务的初级卫生保健服务。优先发展基层卫生服务体系能够通过医疗卫生资源配置重心的下移,带动卫生服务利用重心的下移,促进卫生服务供给公平,实现健康促进、预防、保健、医疗和康复等服务的有效供给。

改革开放以来,我国基层卫生服务体系得到了空前发展,卫生资源总量增加、结构优化,居民就医的物理可及性、基层医疗卫生机构服务提供能力得到极大改善,城乡基层卫生机构服务量持续增加,服务效率不断提高。然而,取得巨大成就的同时也潜伏着各种问题,卫生服务体系的高端集中现象突出,基层卫生服务体系和服务能力相对薄弱。坚持以人为本,加强区域卫生规划,面向基层,缩小差距,改善公平,促进基层卫生改革发展,提高居民健康水平已经成为新时期医改工作的重要内容。

首先介绍与基层医疗卫生服务体系相关的基本概念。

(一)社区

社区一词源于德国腾尼斯(F. Tonnies)在 1887 年的《社区与社会》一书,腾尼斯认为社区是社会的理想类型。目前社会学界对社区的理解主要基于地域性观点,即社区是指由若干社会团体或社会组织聚集在一定地域所形成的生活共同体。我国著名的社会学家费孝通将社区定义为:社区是由若干社会群体(家庭、氏族)或社会组织(机关、团体)聚集在某一地域里所形成的一个生活上相关联的大集体。世界卫生组织(WHO)认为一个代表性的社区人口数为 10 万~30 万人,面积在 5000~50 000 平方千米。1987 年在阿拉木图召开的初级卫生保健国际会议将社区定义为:以某种形式的社会组织或团体结合在一起的一群人。在中国,城市社区一般指街道和居委会,在农村指乡镇。

(二)全科医疗

全科医疗(general practice)是由全科医生通过基层卫生服务机构所开展的医学实践活动。它是在通科医疗的基础上,通过整合生物医学、行为科学和社会科学最新成果而发展的一种新型的基层医疗模式。它不以病人的性别、年龄、疾病的类型以及所应用的技术、方法特征来分科,它综合了内、外、妇、儿等各临床专科的基本服务,应用生物-心理-社会医学模式,是一种以个人为中心、家庭为单位、社区为范围的连续性、综合性、协调性、人性化的服务,是集医疗、预防、保健、康复、健康教育和计划生育为一体的综合性医疗服务,是医疗保健系统的基础。

(三)家庭全科医生

家庭全科医生(general practitioner,GP)是全科医疗的主要执行者,他们所受的训练和经验使他们能从事内、外科等若干领域的服务,对于家庭的成员,不论其性别、年龄或所发生的躯体、心理及社会方面问题的类型,均能以其独特的态度和技能,提供连续性和综合性的医疗保健服务。必要时也适度地利用社区资源、专科会诊和转诊,为个人及其家庭提供协调性的医疗保健服务。家庭全科医生接受全科医学的专门训练,运用全科医学独特的原则和方法,着重于解决社区中的常见健康问题。家庭全科医生是与病人首次接触的医生,他们以家庭、社区为场所,提供以门诊为主体的医疗保健服务,是病人及其家庭需要的所有医疗保健服务的协调者,是基层卫生服务的组织者和实施者,是高质量的初级卫生保健的最佳提供者,是终身学习者和奉献者,必要时还充当咨询者、教育者、辩护者、牧师、朋友和政治家的角色。

(四)社区卫生服务

社区卫生服务(community health services,CHS)是社区服务中的一种最基本的、普遍的服务,是由全科医生为主要卫生人力的卫生组织或机构所从事的一种社区定向的卫生服务。这与医院定向的专科服务有所不同,它是社区建设(发展)的重要组成部分,是在政府领导、社会参与、上级卫生机构指导下,以基层卫生机构为主体、全科医师为骨干、合理使用卫生资源和适宜技术,以人的健康为中心、以家庭为单位、社区为范围、需求为导向,以妇女、儿童、老年人、慢性病病人、残疾人、低收入居民为重点,以解决社区主要卫生问题,满足基本医疗卫生服务需求为目的,融预防、医疗、保健、康复、健康教育和计划生育技术服务等为一体的,有效的、经济的、方便的、综合的、连续的基层卫生服务。

(五)基层医疗卫生机构

基层医疗卫生机构贴近居民群众,熟悉社区、村镇情况,具备一定的卫生服务能力,预防为主、防治结合,服务成本比较低,在为城乡居民提供安全、方便、质优、价廉的基本医疗卫生服务方面具有不可替代的作用。主要职责是提供预防、保健、健康教育、计划生育等基本公共卫生服务和常见病、多发病的诊疗服务以及部分疾病的康复、护理服务,向医院转诊超出自身服务能力的常见病、多发病及危急和疑难重症病人。基层医疗卫生机构主要包括乡镇卫生院、社区卫生服务中心(站)、村卫生室、医务室、门诊部(所)和军队基层卫生机构等。

（六）基层医疗卫生服务体系

基层医疗卫生服务体系是提供公共卫生与基本医疗服务的重要载体,包含农村医疗卫生服务体系和城市医疗卫生服务体系。农村基层医疗卫生服务体系是指乡镇卫生院为骨干、村卫生室为基础的医疗卫生服务体系,而城市医疗卫生服务体系是指以社区卫生服务为基础的新型城市医疗卫生服务体系。

二、人人享有卫生保健与初级卫生保健

（一）人人享有卫生保健

世界卫生组织(WHO)在 1977 年第 30 届世界卫生大会上提出了一项旨在增进人类享有卫生服务公平性的全球性社会目标——“2000 年人人享有卫生保健”(Health For All BY 2000,简称 HFA/2000),就是到 2000 年使世界上所有的人民都能达到一种按社会和经济发展水平所能达到的最高可能的健康水平。“最高可能的健康水平”(highest possible level of health)旨意在于要使不同国家都能够按照本国的社会和经济能力,尽力改善人民的健康状况。具体含义如下:

1. 健康是从家庭、学校和工厂开始的,人们必须在其生活和工作的地方保持健康。

2. 人们将运用比现在更好的办法去预防疾病,减轻不可避免的疾病和伤残的痛苦,通过更好的途径进入成年和老年并安然地告别人世。

3. 在居民中公平地分配一切卫生资源。

4. 所有的个人和家庭在能接受和提供的范围内通过充分参与,享受到基本的卫生保健服务。

5. 人们将懂得自己有力量摆脱可以避免的疾病桎梏,来创造自己及其家庭的生活,并且明白疾病不是不可避免的。

（二）初级卫生保健的提出

为了有效地实现“人人享有卫生保健”目标,WHO 和联合国儿童基金会(UNICEF)在 1978 年举行的国际初级卫生保健大会上提出初级卫生保健(primary health care,PHC)是实现人人享有卫生保健的基本途径和关键。

初级卫生保健是一种基本保健,它依靠切实可行、学术上可靠而又受社会欢迎的方法和技术;它通过个人和家庭的充分参与而达到普及,其费用是国家和社会依靠自力更生和自决精神在各个发展阶段上有能力担负的;初级卫生保健是国家卫生系统的中心职能和主要焦点,是国家卫生系统和整个社会发展的组成部分;是个人、家庭和社区与国家卫生系统保持接触的第一环,它使卫生保健尽可能接近于人民生活和工作场所,是卫生保健持续进程的起始一级。包括增进健康、预防疾病、合理治疗及社区康复四方面的活动。

《阿拉木图宣言》中提出初级卫生保健的具体内容因不同的国家和居民团体可有所不同,但至少包括以下八项:

1. 对当前主要卫生问题及其预防和控制方法的宣传教育。

2. 改善食品供应和合理营养。

3. 供应足够的安全卫生水和基本环境卫生设施。

4. 开展妇幼保健工作,包括计划生育。

5. 主要传染病的预防接种。

6. 地方病的预防和控制。

7. 常见病和外伤的合理治疗。

8. 提供基本药物。

1981 年,在第 34 届世界卫生大会上,除上述八项内容以外,又增加了"使用一切可能的方法,通过影响生活方式和控制自然和社会心理环境来预防和控制非传染病和促进精神卫生"一项内容。

1998 年 5 月在日内瓦召开的第 51 届世界卫生大会上,审议通过了世界卫生组织提出的"21 世纪人人享有卫生保健"的全球卫生战略。在原有《阿拉木图宣言》"人人享有卫生保健"战略政策基础上,着重强调"健康作为一项人权"和性别敏感/平等问题,重点指出贫穷和不平等既是人们不健康的根源,又是不健康的结果。同时强调打破旧模式,接受看待健康问题观念上重大转变的必要性,提倡"非药物疗法"。

(三)初级卫生保健的重振与发展

1. 初级卫生保健的重要性　初级卫生保健价值观中实现"人人享有健康"的目标要求卫生系统做到"卫生保健以人为本"。初级卫生保健运动以满足人们的卫生需求和社会期望为目标,力图提供合理的、基于证据的、和可预见性的应对措施,即"应对大众需求"为指导原则,"获得最佳健康的权利""使卫生公平性和一致性最大化"。实践经验表明,世界人民的健康状况得到了巨大改善。随着社会逐步现代化,人们从自身、家庭以及他们所生活的社会角度出发,对卫生系统提出了更高的要求。因此,人们对以下方面问题给予了日益广泛的支持:促进卫生平等,消除排斥;卫生保健服务应围绕人们的需求和期望;社区的卫生安全;以及在影响他们自身和社区的卫生服务事务中拥有发言权。这些期望符合《阿拉木图宣言》的核心价值观。它们解释了当前应用这些价值观对卫生系统进行改革的要求,并为现今初级卫生保健运动对改革卫生系统的努力提供了更强大的社会和政治支持。

2. 重振与发展　世界卫生组织对《阿拉木图宣言》实施 30 年来各国的成效和问题进行总结分析,明确卫生公平性为初级卫生保健的核心,提出卫生系统重新定向为"人人享有健康"所必须采取的初级卫生保健改革措施。我国基层卫生服务机构可以以世界卫生组织最新初级卫生保健研究进展为指点,逐步探索初级卫生保健的有效发展,可包括四方面:

(1)全民保险的改革:改革措施将确保卫生系统有助于提高卫生公平性、社会公正并消除排斥,向普遍获得卫生保健和社会健康保障的方向迈进。

(2)服务提供的改革:改革措施将重新组织卫生服务的提供,即以人们的需求和期望为中心,使改革措施更符合和更好地应对社会变迁,同时取得更佳产出。

(3)公共政策的改革:改革措施将通过整合公共卫生行动和初级保健以及探寻促进各部门发展的良好公共政策来保证社区更健康。

(4)领导力的改革:改革措施将以复杂的现代卫生系统所要求的全面性、参与式及基于谈判的领导风格代替以往一方面政府过度指挥与控制,另一方面又放任自由的领导状态。

体现在具体的工作重心上,如表 13-1 所示。

表 13-1　以往的经验如何使初级卫生保健运动的重心发生转移

实施初级卫生保健的一些早期尝试	当前初级卫生保健改革的重点
扩大了农村贫困人口对一揽子基本健康干预服务和基本药物的获得	转变并调整现有卫生系统,旨在达到普遍获得和社会健康保障
关注母婴健康	关注社区中每个人的健康
集中于少数选定的疾病,主要是传染性和急性疾病	对人们的期望和需求作出全面综合的反应,包括所有的风险和疾病
改善卫生习惯、用水、环境卫生及普及村级健康教育	提倡健康生活方式,减轻社会和环境危害对健康的影响
技术简单,由志愿者、非专业的社区卫生工作者提供服务	卫生工作者小组协助人们获得并正确使用医疗技术和药物
通过本地卫生委员会动员本地资源及卫生中心管理部门的方式参与	民间社会通过政策对话及担负职责的机制进行制度化参与
政府投资,提供服务模式为集中的、由上至下的管理	在全球化环境下运行的多元化卫生体系
管理日益短缺和萎缩的资源	引导卫生资源向全民健康保险的方向增长
双边援助和技术支持	全球团结及共同学习
初级保健作为医院的对立物而存在	初级保健协调各级卫生部门作出综合性应对
初级卫生保健服务廉价,投资不高	初级卫生保健并不廉价,它需要巨额投资,但其投资效益高于其他替代方案

三、我国基层卫生服务体系发展

（一）农村基层卫生服务体系

我国的卫生保健工作始于中华人民共和国成立以后,但由于国家贫穷,经济落后,国民无法享受较高水平的卫生保健服务。新中国成立初期到 20 世纪 70 年代,逐步建立了以县、乡、村三级医疗预防保健服务网络、合作医疗制度和农村卫生保健专业服务队伍(即农村初级卫生保健"三大支柱")为主体的农村卫生服务体系。根据经济发展实情,以《阿拉木图宣言》为依据,制定中国的"人人享有卫生保健"规划目标。原则上县级卫生机构负责全县卫生机构的业务指导并接受下级机构疑难杂症工作,乡级机构负责村级机构的业务指导工作,同时接受村级疑难杂症诊疗。行政管理上,形成业务纵向指导和行政横向领导的关系。在卫生资源匮乏的情况下,基本满足多数农村居民的基本卫生需求,基本消灭和控制了危害农民健康的常见病、多发病、传染病和地方病,改善农村缺医少药状况,形成与农村集体经济相适应的中国特色农村初级卫生保健模式。

2002 年,原卫生部《中国农村初级卫生保健发展纲要(2001—2010 年)》,对农村医疗卫生队伍建设、基本医疗管理规范等提出具体要求,农村卫生事业有了长足发展,农民健康水平得到提高。2009 年,《关于深化医药卫生体制改革的意见》提出进一步健全以县级医院为龙头、乡镇卫生院和村卫生室为基础的农村医疗卫生服务网络,完善农村医疗卫生服务体系。

（二）城市基层卫生服务体系

新中国成立以后,在计划经济体制下通过统一的布局和规划,我国城市建立起了市、区两级医院和街道卫生所,初步形成了城市的三级医疗服务体系。在基层卫生服务发展过程中,由于三级医院人才、设备和技术等优势,吸引了多数病人,而处在基层的医疗机构则出现卫生资源限制状况。

1997 年《关于卫生改革与发展的决定》,正式提出要改革城市医疗服务体系,积极发展社区卫生服务,逐步形成功能合理、方便群众的卫生服务网络。1999 年《关于发展城市社区卫生服务的若干意见》,从全国层面改革城市卫生服务体系,发展城市基层卫生服务工作。

2000 年,以大型医院为中心和以社区卫生服务为基础的新型两级医疗服务体系初具雏形。

2006 年发布的《国务院关于发展城市社区卫生服务的指导意见》,对社区卫生机构的来源作出了方向性的建议,即主要由政府举办的一级、部分二级医院和国有企事业单位所属医疗机构等基层医疗机构进行转型或改造改制设立。和传统三级医院服务体系的概念不同,一级医院和二级医院都被称为"基层医疗机构",且都可以向社区卫生服务机构转型。

2009 年,新医改方案提出完善以社区卫生服务为基础的新型城市医疗卫生服务体系,健全城市社区卫生服务网络,转变服务模式,开展坚持主动服务、上门服务,逐步承担起居民健康"守门人"的职责,城市基层卫生服务机构逐步探索与城市医院分工协作的服务模式,基层服务能力不断提高。

四、我国基层卫生服务发展目标

深化医药卫生体制改革方案提出建立健全覆盖城乡居民的基本医疗卫生制度,为群众提供安全、有效、方便、价廉的医疗卫生服务。以新医改方案为依据,我国基层卫生服务发展目标具体表现如下:

1. 大力发展农村医疗卫生服务体系和完善以基层卫生服务为基础的新型城市医疗卫生服务体系。

加快建立健全以乡镇卫生院为骨干、村卫生室为基础的农村基层卫生服务体系。加快实施农村卫生服务体系建设与发展规划,大力改善农村医疗卫生条件,提高医疗卫生服务质量。

大力发展社区卫生服务,加快建设以社区卫生服务中心为主体的城市基层卫生服务网络,完善社区卫生服务功能。转变社区卫生服务模式,坚持主动服务、上门服务,逐步承担起居民健康"守门人"的职责。

2. 建立协调统一的医药卫生管理体制。

实施属地化和全行业管理。所有医疗卫生机构,不论所有制、投资主体、隶属关系和经营性质,均由所在地卫生行政部门实行统一规划、统一准入、统一监管。强化区域卫生规划,科学制定乡镇卫生院(村卫生室)、社区卫生服务中心(站)等基层卫生机构和各级医院建设和设备配置标准。

3. 转变基层医疗卫生机构运行机制。

政府举办的城市社区卫生服务中心(站)和乡镇卫生院等基层医疗卫生机构,要严格界定服务功能,明确规定使用适宜技术、适宜人才、适宜设备和基本药物,为广大群众提供低成本服务,维护公益性质。要严格核定人员编制,实行人员聘用制,建立能进能出和激励有效的人力资源管理制度。要明确收支范围和标准,实行核定任务、核定收支、绩效考核补助的财务管理办法,并探索实行收支两条线、公共卫生和医疗保障经费的总额预付等多种行之有效的管理办法,严格收支预算管理,提高资金使用效益。要改革药品加成政策,实行药品零差率销售。加强和完善内部管理,建立以服务质量为核心、以岗位责任与绩效为基础的考核和激励制度,形成保障公平效率的长效机制。

4. 完善政府对城乡基层医疗卫生机构的投入机制。

政府负责其举办的乡镇卫生院、城市社区卫生服务中心(站)按国家规定核定的基本建设、设备购置、人员经费和其承担公共卫生服务的业务经费,使其正常运行。对包括社会力量举办的所有乡镇卫生院和城市基层卫生服务机构,各地都可采取购买服务等方式核定政府补助。支持村卫生室建设,对乡村医生承担的公共卫生服务等任务给予合理补助。

5. 制定和实施人才队伍建设规划,重点加强公共卫生、农村卫生、城市社区卫生专业技术人员和护理人员的培养培训。

制定优惠政策,鼓励优秀卫生人才到农村、城市社区和中西部地区服务。对长期在城乡基层工作的卫生技术人员在职称晋升、业务培训、待遇政策等方面给予适当倾斜。完善全科医师任职资格制度,健全农村和城市社区卫生人员在岗培训制度,鼓励参加学历教育,促进乡村医生执业规范化,尽快实现基层医疗卫生机构都有合格的全科医生。

6. 加快医疗卫生信息系统建设。

以建立居民健康档案为重点,构建乡村和社区卫生信息网络平台。

五、我国基层卫生服务基本内容及功能

(一)我国基层卫生服务的基本内容

基层卫生服务以满足群众需求、保护人民健康为出发点,是融预防、医疗、保健、康复、健康教育和健康促进、计划生育技术服务等为一体的卫生服务。概括起来,当前我国基层卫生服务的主要内容有:

1. 健康教育　社区健康教育为基层卫生服务的灵魂,是初级卫生保健的重要任务之一。社区健康教育的根本精神是从以疾病为中心的服务模式转变为以健康为中心和以人类发展为中心的服务模式,以提高人的素质为总目标。社区健康教育运用健康教育的理论与方法,解决和改善社区居民中存在的有关健康、卫生问题的实践过程,它的内容广泛,从大众媒体的运用到干预具体的健康问题与卫生问题,涉及群体身心健康、三级预防、医疗和康复,并贯穿卫生保健服务的诸多方面。

2. 社区医疗　社区医疗是全科(乡村)医生向辖区内的居民及其家庭提供的基本医疗服务。内容包括:为社区居民诊治常见病、多发病以及慢性病,并根据需要,做好转诊和会诊等工作;为居民建立健康档案,掌握居民及家庭的健康背景资料;为临终病人及家庭提供周到的、人性化的服务。

社区医疗工作中,特别强调使用适宜技术、中医中药等,以适应群众需要,减轻人民负担。社区医疗提供的以门诊和出诊为主要形式的基层医疗服务,不仅是基层卫生服务项目中为居民提供的主要服务内容,也是基层卫生服务其他工作的基础。

3. 社区预防　社区预防是基层卫生服务的重要组成部分,全科医疗对个人、家庭和社区健康的整体负责与全程管理,要求落实"预防为主"的思想,即在人健康时、由健康向疾病的转化过程中以及疾病发生早期(无症状时)就主动提供关注,其服务对象除了患病者外还包括高危人群与健康人

群。社区预防涉及预防、医疗、康复、心理、行为、社会等许多领域,需要多学科人员共同承担,全科医生作为个人和家庭的责任制保健医生,以在社区提供综合性、持续性、协调性服务见长,理应为社区、家庭和个人承担三级预防任务,成为三级预防措施的实际协调人。

4. 社区康复　社区康复的宗旨是充分利用社区资源,使病人或残疾者在社区或家庭通过康复训练使其疾病好转或痊愈,生理功能得到恢复,心理障碍得到解除;使残疾者能更多地获得生活和劳动能力,重新为社会作贡献,平等地享受社会权利和义务。

社区康复与医疗康复不同,它体现了医疗和预防保健于一体,心身全面兼顾,连续性、协调性的全科医疗服务的基本原则,是社区医学的重要组成部分,是实现"人人享有卫生保健"战略目标的重要内容。

5. 社区保健　社区保健工作范围主要包括从小到老,即婴幼儿、青少年、成人和老年保健,从脆弱人群上分重点是婴幼儿保健、老年保健和妇女保健。

6. 社区计划生育服务　社区是我国基层活动的重要枢纽,社区计划生育工作是我国计划生育工作的基础。在落实计划生育措施的很多方面,如对育龄妇女进行系统管理、开展计划生育宣传教育、服避孕药、上环、结扎等,都需要基层卫生服务人员提供全面的、直接的技术指导。

(二)城市社区卫生服务机构基本功能

城市社区卫生服务机构主要提供公共卫生和基本医疗服务。公共卫生服务包括:卫生信息收集、健康档案管理、健康教育、妇女儿童系统保健、老年人保健、残疾人康复指导和恢复训练、精神病病人管理和心理健康指导、计划生育技术宣传和指导、社区疾病预防控制以及突发公共卫生事件协助处理等。基本医疗服务包括:一般常见病、多发病的诊疗、护理,慢性病治疗,现场应急救护,家庭医疗服务,康复医疗服务等。

(三)乡镇卫生院基本功能

乡镇卫生院以维护当地居民健康为中心,综合提供公共卫生和基本医疗等服务,并承担县级人民政府卫生行政部门委托的卫生管理职能。乡镇卫生院分为中心乡镇卫生院和一般乡镇卫生院,中心乡镇卫生院是辐射一定区域范围的医疗卫生服务中心,除具备一般乡镇卫生院的服务功能外,还应开展普通常见手术等,着重强化医疗服务能力并承担对周边区域内一般乡镇卫生院的技术指导工作。开展与其功能相适应的基本医疗卫生服务,使用适宜技术、适宜设备和基本药物。大力推广包括民族医药在内的中医药服务。

承担当地居民健康档案、健康教育、计划免疫、传染病防治、儿童保健、孕产妇保健、老年人保健、慢性病管理、重性精神疾病病人管理等国家基本公共卫生服务项目。协助实施疾病防控、农村妇女住院分娩等重大公共卫生项目、卫生应急等任务。

承担常见病、多发病的门诊和住院诊治,开展院内外急救、康复和计划生育技术服务等,提供转诊服务。

受县级人民政府卫生行政部门委托,承担辖区内公共卫生管理职能,负责对村卫生室的业务管理和技术指导。有条件的地区可推行乡村卫生服务一体化管理。

（四）村卫生室基本功能

村卫生室是农村三级卫生服务网的最基层单位,以保护农村居民健康为目标,开展疾病预防与控制、妇幼保健、健康教育和常见病、多发病的一般诊治和转诊,为农村居民提供优质、价廉、便捷的综合卫生服务。

社会和个人举办的其他农村医疗卫生机构是农村卫生服务网络的组成部分,除提供医疗服务外,也可以承担预防保健任务。

（五）我国基层卫生服务实现方式

基层卫生服务方式可根据社区具体情况、人员需求、卫生资源等采取多种形式。具体可有以下几种:

1. 基层卫生服务机构　在基层卫生服务机构开展各项工作。

2. 上门服务　通过卫生服务小分队、医生联系卡、医生传呼机、24小时电话预约等联系方式送医送药入户。

3. 居民选择医生签订社区卫生合同书　根据合同内容提供定期与不定期医疗卫生服务。

4. 社区医生责任制　由医生或团队具体负责居民区的公共卫生、预防保健、健康教育和医疗等全面服务。

5. 医疗咨询热线服务　开通热线电话,提供各类服务,包括就医指南、健康心理和医疗咨询、联系住院、出诊、会诊和建立家庭病床等服务。

6. 双向转诊服务　基层卫生服务机构与大型综合医院、专科医院建立双向转诊服务机制,保证病人得到连续医疗服务,双向转诊和会诊。

第二节　基层卫生服务体系管理

立足我国经济社会和医药卫生事业发展实际,不断提升基层卫生服务体系管理水平,不仅要遵循医学科学规律,还要坚持为人民健康服务的方向,将发展基层卫生服务作为深化城乡医疗卫生体制改革、有效解决群众"看病难、看病贵"问题的重要举措,作为构建新型城乡基层卫生服务体系的基础,着力推进体制、机制创新,为居民提供安全、有效、便捷、经济的公共卫生服务和基本医疗服务。

一、农村基层卫生服务管理

加强农村卫生服务工作,合理规划和配置乡村卫生资源,规范服务行为,提高服务能力,从整体上为提高农民的健康水平提供保障条件,是落实政府公共医疗卫生责任的重要内容。以下内容将从机构设置规划与管理、行政管理、服务管理和人员的准入与执业管理等八方面对农村基层卫生服务管理进行介绍。

（一）机构设置规划与管理

要根据区域卫生规划和医疗机构设置规划,综合考虑辖区服务人口、农民需求以及地理条件,本着方便群众和优化卫生资源配置的原则,合理设置乡镇卫生院和村卫生室。房屋和基本装备也要按照国家规定的标准,并保证发挥应有的功能。

县级人民政府卫生行政部门要依据《医疗机构管理条例》等有关规定,负责办理乡镇卫生院的设置审批、登记、注册、校验、变更以及注销等事项,充分利用现有卫生资源和基础设施,一次规划,一次建设,避免重复建设,实现政府在每个乡镇办好1所标准化建设的乡镇卫生院。床位数宜控制在100床以内,每千人口0.6~1.2张床位。要不断提升乡镇卫生院服务能力和水平,综合考虑城镇化、地理位置、人口聚集程度等因素,可以选择1/3左右的乡镇卫生院提升服务能力和水平,建设中心乡镇卫生院,有条件的中心乡镇卫生院可以建设成为县办医院分院。中心卫生院与一般卫生院的比例宜控制在1:3~1:4,县城所在地一般不设中心卫生院。

村卫生室的设置应当由能够独立承担民事责任的单位或个人按照《医疗机构管理条例》和《医疗机构管理条例实施细则》有关规定申请,其法人代表根据国家有关法律法规承担相应的法律责任,原则上每个行政村应有一所村卫生室。

个体诊所等其他基层医疗卫生机构的设置,不受规划布局限制,实行市场调节的管理方式。

（二）行政管理

1. 乡镇卫生院按照精简高效的原则设置临床和公共卫生等部门,具体设置由县级人民政府卫生行政部门根据批准的执业范围确定。

2. 要按照公开、公平、竞争、择优的原则选聘乡镇卫生院院长。实行院长任期目标责任制管理。

3. 乡镇卫生院实行以聘用制度和岗位管理制度为重点的人事管理制度,公开招聘、竞聘上岗、按岗聘用、合同管理。新进人员实行公开招聘制度,并与乡镇卫生院签订聘用合同。优先聘用全科医生到乡镇卫生院服务。

4. 实行院务公开、民主管理。定期召开院周会、例会和职工大会,听取职工意见与建议,坚决维护职工合法权益。

5. 应加强医德医风建设,完善社会监督,严格遵守《医务人员医德规范及实施办法》。

（三）服务管理

要转变服务模式,以健康管理为中心,开展主动服务和上门服务,逐步组建全科医生团队,向当地居民提供连续性服务,加强对农村居民的健康管理。建立健全乡镇卫生院和村卫生室的规章制度和业务技术流程,严格规范诊疗行为,做到规范服务,记录完整。加强服务质量管理,采取积极措施,预防医疗差错和事故,确保医疗安全。要积极推动乡镇卫生院和村卫生室使用适宜技术、适宜设备和基本药物。乡镇卫生院和村卫生室要按照要求,为农村居民提供规范的国家基本公共卫生服务,协助专业机构落实重大公共卫生项目。

1. 要按照国家有关法律、行政法规和技术规范,建立健全并落实各项业务管理制度。

2. 严格按照核准登记的诊疗科目开展诊疗活动。加强医疗质量控制和安全管理。规范医疗文书书写。

3. 要统筹协调辖区内公共卫生管理工作。规范公共卫生服务。及时、有效处置突发公共卫生事件。

4. 实施国家基本药物制度。乡镇卫生院全部配备和使用国家基本药物并实行零差率销售。禁止从非法渠道购进药物。强化用药知识培训,保证临床用药合理、安全、有效、价廉。

5. 落实医院感染预防与控制管理措施。加强消毒供应室、手术室、治疗室、产房、发热门诊、医院感染等医疗安全重点部门管理,依据《医疗废物管理条例》等进行医疗废物处理和污水、污物无害化处理。

6. 卫生技术人员应当依法取得执业资格。包括全科医学在内的医疗、护理、公共卫生等卫生专业技术人员必须经卫生行政部门登记注册并在规定的范围内执业。临床医师的执业范围可注册同一类别3个专业,不得从事执业登记许可范围以外的诊疗活动。

7. 不断建立健全在职卫生技术人员继续教育制度。在职卫生技术人员应当定期参加培训。新聘用的高校医学毕业生应当按照国家规定参加全科医生规范化培训。支持乡村医生参加医学学历教育,鼓励符合条件的乡村医生参加执业(助理)医师资格考试。乡镇卫生院和村卫生室卫生技术人员应当定期到上级医疗卫生机构进修学习,积极参加岗位培训,不断更新知识,提高专业技术水平。乡镇卫生院要制定村卫生室从业人员培训计划,通过业务讲座、临床带教和例会等多种方式加强对村卫生室的业务指导,切实提高村卫生室从业人员的业务技术水平。

（四）人员的准入与执业管理

乡镇卫生院和村卫生室卫生技术人员执业应当达到《执业医师法》和《乡村医生从业管理条例》（以下简称《条例》）规定的条件。新进入村卫生室的人员应当具备执业助理医师及以上资格,对暂时达不到这一要求的村卫生室人员,按照《条例》有关要求,由省(自治区、直辖市)人民政府根据实际需要制定具体办法。按照《执业医师法》和《条例》等有关法律法规,不断加强对乡镇卫生院和村卫生室卫生人员的执业准入管理。从事医疗、护理、公共卫生等卫生专业技术人员必须经卫生行政部门注册并在规定的范围内执业。

乡镇卫生院和村卫生室人员实行聘用制,要建立能进能出的人力资源管理制度。选择具有一定管理水平和专业素质的人员担任乡镇卫生院院长和村卫生室负责人。

（五）药械管理

要按照统一部署,实施国家基本药物制度。乡镇卫生院和村卫生室使用配备的国家基本药物和省内增补的非目录药品,由省级人民政府指定的机构公开招标采购,并由中标企业统一配送。禁止乡镇卫生院和村卫生室从非法渠道购进药品。县级卫生行政部门要加强对乡镇卫生院和村卫生室人员合理用药的教育、培训和日常监督管理,切实维护群众用药安全。

按照国家有关规定,加强乡镇卫生院和村卫生室医疗器械的购置、使用和管理。

（六）财务管理

乡镇卫生院和村卫生室应当严格执行国家规定的财务会计制度,规范会计核算和财务管理,加强对经济活动的控制和监督,完善财务管理体制。

乡镇卫生院实行"统一领导、集中管理"的财务管理体制,财务活动在乡镇卫生院负责人的领导下,由财务部门统一管理。积极探索对乡镇卫生院实行财务集中管理体制。

年度收支预算应由乡镇卫生院根据相关规定编制草案,经县级人民政府卫生行政部门审核汇总后报财政部门核定。乡镇卫生院按照年初核定的预算,依法组织收入,严格控制乡镇卫生院支出。

严格执行国家财务、会计和审计监督等相关法律法规制度。严禁设立账外账、"小金库",以及出租、承包内部科室。

严格执行药品和医疗服务价格政策,向社会公示医疗服务收费标准和药品价格。

严格执行医疗保障制度相关政策。落实公示和告知制度。完善内部监督制约机制,杜绝骗取、套取医保资金行为。

要建立健全物资采购、验收、入库、发放、报废制度;完善设备保管、使用、保养、维护制度。

乡镇卫生院不得举债建设,不得发生融资租赁行为。

县级卫生行政部门要定期开展对乡、村医疗卫生人员财务管理有关规定的教育和培训,树立正确财务理念,提高财务管理水平。

（七）绩效考核

积极建立以服务质量和服务数量为核心、以岗位责任与绩效为基础的考核和激励机制,调动人员积极性,促进乡、村卫生机构运行机制的转变。

县级人民政府卫生行政部门负责组织乡镇卫生院绩效考核工作。绩效考核主要包括县级人民政府卫生行政部门对乡镇卫生院的考核和乡镇卫生院对职工的考核。

县级人民政府卫生行政部门对乡镇卫生院实行包括行风建设、业务工作、内部管理和社会效益等为主要考核内容的综合目标管理。根据管理绩效、基本医疗和公共卫生服务的数量和质量、服务对象满意度、居民健康状况改善等指标对乡镇卫生院进行综合量化考核,并将考核结果与政府经费补助以及乡镇卫生院院长的年度考核和任免挂钩。

乡镇卫生院要逐步建立以岗位责任和绩效为基础、以服务数量和质量以及服务对象满意度为核心的工作人员考核和激励制度。根据专业技术、管理、工勤技能等岗位的不同特点,按照不同岗位所承担的职责、任务及创造的社会效益等情况对职工进行绩效考核,并将考核结果作为发放绩效工资、调整岗位、解聘续聘等的依据。在绩效工资分配中,坚持多劳多得、优绩优酬,重点向全科医生等关键岗位、业务骨干和作出突出贡献的工作人员倾斜,适当拉开收入差距。

乡镇卫生院应在县级卫生行政部门的统一组织下,做好对村卫生室的考核工作。对乡镇卫生院和村卫生室的考核结果作为补助经费的发放依据。

（八）行业监管

国家卫生计生委负责全国乡镇卫生院的监督管理工作,县级以上地方人民政府卫生行政部门负责本行政区域内乡镇卫生院的监督管理工作。

疾病预防控制中心、妇幼保健院(所、站)、专科防治院(所)等预防保健机构在职能范围内,对农村卫生服务机构承担的公共卫生服务工作进行业务评价与指导。

二、城市基层卫生服务管理

在介绍了农村基层卫生服务管理的主要内容之后,本章将从机构设置规划与管理、服务管理、人员的准入与执业管理、机构编制管理和行业监管等五方面对城市基层卫生服务管理进行介绍。

（一）机构设置规划与管理

1. 社区卫生服务中心原则上要按街道办事处范围设置,以政府举办为主。区(市、县)政府卫生行政部门根据服务人口、地理分布等,对街道社区卫生服务机构的设置进行规划调整,应实现社区卫生机构对社区居民的全覆盖。

2. 设区的市政府卫生行政部门负责制定本行政区域社区卫生服务机构设置规划,并纳入当地区域卫生规划、医疗机构设置规划。社区卫生服务机构设置规划须经同级政府批准,报当地省级政府卫生行政部门备案。

3. 规划设置社区卫生服务机构,应立足于调整卫生资源配置,加强社区卫生服务机构建设,完善社区卫生服务机构布局。政府举办的一级医院和街道卫生院应转型为社区卫生服务机构;政府举办的部分二级医院和有条件的国有企事业单位所属基层医疗机构通过结构和功能改造,可转型为社区卫生服务机构。

4. 新设置社区卫生服务机构可由政府设立,也可按照平等、竞争、择优的原则,通过公开招标等方式确定社区卫生服务机构举办者,鼓励社会力量参与。

5. 设置审批社区卫生服务机构,应征询所在街道办事处及社区居民委员会的意见。

6. 设置社区卫生服务机构,须按照社区卫生服务机构设置规划,由区(市、县)级政府卫生行政部门进行设置审批和执业登记,同时报上一级政府卫生行政部门备案。

7. 社区卫生服务中心原则上不设住院病床,现有住院病床应转为以护理康复为主要功能的病床,或予以撤销。社区卫生服务站不设住院病床。

8. 社区卫生服务中心为独立法人机构,实行独立核算,社区卫生服务中心对其下设的社区卫生服务站实行一体化管理。其他社区卫生服务站接受社区卫生服务中心的业务管理。

9. 社区卫生服务中心、社区卫生服务站是专有名称,需要进行执业登记,原则上不得使用两个或两个以上名称。

10. 社区卫生服务中心的命名原则是:所在区名(可选)+所在街道办事处名+识别名(可选)+社区卫生服务中心;社区卫生服务站的命名原则是:所在街道办事处名(可选)+所在社区名+社区卫生服务站。

11. 社区卫生服务机构使用统一的专用标识。

（二）服务管理

1. 社区卫生服务机构执业,须严格遵守国家有关法律、法规、规章和技术规范,加强对医务人员的教育,实施全面质量管理,预防服务差错和事故,确保服务安全。

2. 社区卫生服务机构须建立健全各项规章制度,包括人员职业道德规范与行为准则;人员岗位责任制度;人员聘用、培训、管理、考核与奖惩制度;技术服务规范与工作制度;服务差错及事故防范制度;服务质量管理制度;财务、药品、固定资产、档案、信息管理制度;医疗废物管理制度;社区协作与民主监督制度等。

3. 社区卫生服务机构须根据政府卫生行政部门规定,履行提供社区公共卫生服务和基本医疗服务的职能。

4. 社区卫生服务机构应妥善保管居民健康档案,保护居民个人隐私。社区卫生服务机构在关闭、停业、变更机构类别等情况下,须将居民健康档案交由当地区(市、县)级政府卫生行政部门妥善处理。

5. 社区卫生服务机构应严格掌握家庭诊疗、护理和家庭病床服务的适应证,切实规范家庭医疗服务行为。

6. 区(市、县)及设区的市政府卫生行政部门要建立信息平台,为社区卫生服务机构提供本地有关大中型医疗机构专科设置、联系方式等转诊信息,支持社区卫生服务机构与大中型医疗机构建立转诊协作关系。社区卫生服务机构对限于设备或者技术条件难以安全、有效诊治的病人,应及时转诊到相应医疗机构诊治。对医院转诊病人,社区卫生服务机构应根据医院建议与病人要求,提供必要的随访、病例管理、康复等服务。

7. 社区卫生服务机构提供中医药(含民族医药)服务,应配备相应的设备、设施、药品,遵守相应的中医诊疗原则、医疗技术标准和技术操作规范。

8. 社区卫生服务机构应在显著位置公示医疗服务、药品和主要医用耗材的价格,严格执行相关价格政策,规范价格行为。

9. 社区卫生服务机构应配备与其服务功能和执业范围相适应的基本药品。社区卫生服务机构使用药品,须严格执行药品管理法律、法规的规定,从具有合法经营资质的单位购入。严禁使用过期、失效及违禁的药品。

（三）人员的准入与执业管理

1. 社区卫生服务机构应根据服务功能、服务人口、居民的服务需要,按照精干、效能的原则设置卫生专业技术岗位,配备适宜学历与职称层次的从事全科医学、公共卫生、中医(含中西医结合、民族医)等专业的执业医师和护士,药剂、检验等其他有关卫生技术人员根据需要合理配置。

2. 社区卫生服务机构的专业技术人员须具有法定执业资格。

3. 临床类别、中医类别执业医师在社区卫生服务机构从事全科医学工作,需申请注册全科医学专业执业范围。

4. 根据社区卫生服务的需要,二级以上医疗机构有关专业的医护人员(含符合条件的退休医护人员),依据政府卫生行政部门有关规定,经社区卫生服务机构注册的区(市、县)级政府卫生行政部门备案,可到社区卫生服务机构从事相应专业的临床诊疗服务。

5. 社区卫生技术人员需依照国家规定接受毕业后教育、岗位培训和继续教育等职业培训。

6. 社区卫生服务工作人员要树立良好的职业道德,恪尽职守,遵纪守法,不断提高业务技术水平,维护居民健康。

7. 政府举办的社区卫生服务机构要实行定编定岗、公开招聘,签订聘用合同,建立岗位管理、绩效考核、解聘续聘等项制度。非政府举办的社区卫生服务机构,实行自主用人制度。

（四）机构编制管理

政府举办的社区卫生服务机构为公益性事业单位,按其公益性质核定的社区卫生服务机构编制为财政补助事业编制。人员编制的核定,要符合精干、高效的要求,保证社区卫生服务机构最基本的工作需要。

1. 核编范围　国家只核定政府举办的社区卫生服务中心的人员编制,社区卫生服务中心和综合性医院、专科医院举办的社区卫生服务站不再核定人员编制。

2. 核编标准　社区卫生服务中心应根据国家编制标准,结合所承担的职责任务、服务人口、服务半径等核定编制数量。社区卫生服务中心的人员编制应结合现有基层卫生机构的转型和改造,首先从卫生机构现有人员编制中调剂解决,同时相应核销有关机构的编制。要充分利用退休医务人员资源。

3. 机构编制的审批程序　省级卫生行政部门应根据本省(自治区、直辖市)社区卫生服务机构的设置标准,对社区卫生服务机构的设置和人员编制的数额提出审核意见,省、自治区、直辖市机构编制部门会同财政部门核定社区卫生服务机构的人员编制。

4. 编制管理　社区卫生服务中心采取定编不定人的办法,在核定的编制范围内,由社区卫生服务中心公开招聘所需人员,不得超编进人。社区卫生服务中心人员编制由机构编制部门集中统一管理,其他部门和社会组织不得进行任何形式的干预,下发文件和部署工作不得涉及该内容。

（五）行业监管

1. 区(市、县)级政府卫生行政部门负责须对社区卫生服务机构实施日常监督与管理,建立健全监督考核制度,实行信息公示和奖惩制度。

2. 疾病预防控制中心、妇幼保健院(所、站)、专科防治院(所)等预防保健机构在职能范围内,应积极对社区卫生服务机构所承担的公共卫生服务工作进行业务评价与指导。

3. 政府卫生行政部门应建立社会民主监督制度,定期收集社区居民的意见和建议,将接受服务居民的满意度作为考核社区卫生服务机构和从业人员业绩的重要标准。

4. 政府卫生行政部门建立社区卫生服务机构评审制度,应发挥行业组织作用,加强社区卫生服务机构的服务质量建设。

第三节　基层卫生服务体系改革与发展

新医改后,我国基层卫生服务体系不断发展,基层医疗卫生机构服务能力提升,对改善群众健康发挥积极作用,但同时仍存在制约基层卫生服务体系发展的诸多障碍性因素,具体表现在如下方面:

1. 资金投入不足,基层医疗卫生投入明显偏低,优势医疗卫生资源多数集中在城市大型综合性医院,而基层机构仅拥有20%的医疗卫生资源,卫生投入失衡问题突出,影响基层卫生机构的设备配备和技术水平的提高。

2. 卫生人才匮乏,卫生人才队伍能力有待提升。由于基层卫生机构设备简单、工作环境差、福利待遇水平低等问题,很难吸引或留住优秀卫生人才,基层卫生机构人才短缺、服务人手不足等影响基层卫生机构服务能力的提升和服务工作的有效开展。

3. 群众对基层卫生机构认识不足。由于基层卫生机构相比综合性医疗机构的资源弱势,群众对基层卫生机构的服务能力和技术水平持怀疑态度,就诊倾向于选择大型综合性医院,同时由于群众尚未形成积极的预防保健观念,对于基层卫生机构的预防、保健和康复等服务接受度低,阻碍基层卫生机构工作开展。

针对财政投入、人才等问题,城乡基层医疗卫生机构应以提高服务能力和水平为核心,完善服务体系,实现基层卫生服务的长足发展。在 2016 年《"健康中国 2030"规划纲要》中提出,全面建成体系完整、分工明确、功能互补、密切协作、运行高效的整合型医疗卫生服务体系,基层普遍具备居民健康守门人的能力,到 2030 年,15 分钟基本医疗卫生服务圈基本形成,每千常住人口注册护士数达到4.7 人。

一、农村基层卫生服务体系改革

农村卫生服务体系的相关改革主要体现在以下五方面。

(一)整合农村卫生资源

以农民健康需求为导向,按照区域卫生规划要求,优化配置农村卫生资源,提高资源利用效率。合理调整乡(镇)卫生院的规划布局。原则上一个乡镇由政府举办一所卫生院,其余的乡(镇)卫生院可以根据实际情况通过合作经营、改制等多种方式进行调整。

(二)改革乡(镇)卫生院管理体制和运行机制

按照精简、高效的原则,按服务人口、工作项目等因素核定人员。严格执行人员执业资格准入规定,对不符合条件的人员要逐步分流。实行面向社会公开招聘乡(镇)卫生院院长制度。积极推行全员聘用制度,以事定岗,以岗定人,竞争上岗。加强农村订单定向医学生免费培养工作,重点实施面向村卫生室的 3 年制中、高职免费医学生培养。建立乡村全科执业助理医师制度。落实乡村医生多渠道补偿政策,提高乡村医生收入。对艰苦边远地区乡村医生加大补助力度。完善乡村医生养老政策,建立乡村医生退出机制。深化内部收入分配改革,搞活内部分配,按岗位、技能、业绩、服务质量与态度等因素确定个人收入。

(三)探索多种办医形式

要打破部门和所有制界限,建立起以公有制为主导、多种所有制形式共同发展的农村卫生服务网络。制定优惠政策,建立投资主体多元化、投资方式多样化的农村卫生投入机制,鼓励社会和个人举办农村卫生机构。

(四)规范农村医疗卫生服务项目

依据县、乡、村三级医疗卫生机构的功能定位,研究制定农村医疗卫生服务项目,严格准入标准,合理制定农村医疗卫生服务价格。农村医疗卫生机构要努力降低运行成本,控制费用增长,为农民提供质优价廉的卫生服务。农村地区增量资金全部用于支付乡村医生的基本公共卫生服务。

(五)建立稳定的农村卫生投入机制

将农村卫生工作经费纳入年度财政预算,保证农村公共卫生任务的落实。各级财政对卫生投入增长速度不低于同期财政经常性支出增长速度,新增卫生事业经费主要用于发展农村卫生事业。

二、城市基层卫生服务体系改革

以下三方面是城市卫生服务体系的相关改革举措。

（一）规范城市社区卫生机构设置与管理

1. 健全服务网络　在城市新建居住区或旧城改造过程中,要按有关要求通过现有资源转型、升级或新建等方式同步规划建设社区卫生服务机构,鼓励与区域内养老机构联合建设。对流动人口密集地区,根据服务人口数量和服务半径等情况,适当增设社区卫生服务机构。

2. 鼓励社会办医　各地应当积极创造条件,鼓励社会力量举办基层医疗卫生机构,满足居民多样化的健康服务需求。鼓励各地积极探索通过政府购买服务的方式,对社会力量举办的基层医疗卫生机构提供的基本医疗卫生服务予以补助。

3. 规范全科医师职业注册　在社区卫生服务机构从事全科医疗(含中医)工作的临床医师,通过全科医师规范化培训或取得全科医学专业中高级技术职务任职资格的,注册为全科医学专业;通过省级卫生计生行政部门和中医药管理部门认可的全科医师转岗培训和岗位培训,其执业范围注册为全科医学,同时可加注相应类别的其他专业。

4. 改善社区卫生机构环境　鼓励使用自助挂号、电子叫号、化验结果自助打印、健康自测等设施设备,改善居民就诊体验。挂号、分诊、药房等服务区域鼓励实行开放式窗口服务。保护就诊病人隐私权,有条件的应当做到"一医一诊室"。完善机构无障碍设施,创造无烟机构环境,做到社区卫生服务机构内全面禁止吸烟。

（二）加强城市社区卫生机构服务能力建设

1. 提升医疗服务能力　重点加强全科医学及中医科室建设,提高常见病、多发病和慢性病的诊治能力。可根据群众需求,发展康复、口腔、妇科(妇女保健)、儿科(儿童保健)、精神(心理)等专业科室。社区卫生服务机构病床以护理、康复为主,有条件的可设置临终关怀、老年养护病床。

2. 落实公共卫生服务　充分利用居民健康档案、卫生统计数据、专项调查等信息,定期开展社区卫生诊断,明确辖区居民基本健康问题,制定人群健康干预计划。实施好国家基本公共卫生服务项目,不断扩大受益人群覆盖面。严格执行各项公共卫生服务规范和技术规范,进一步整合基本医疗和公共卫生服务,推动防治结合。在稳步提高公共卫生服务数量的同时,注重加强对公共卫生服务质量的监测和管理,关注健康管理效果。

3. 大力发展中医药服务　充分利用中医药资源,发挥中医药的优势和作用。有条件的社区卫生服务中心集中设置中医药综合服务区。加强合理应用中成药的宣传和培训,推广针灸、推拿、拔罐、中医熏蒸等适宜技术。积极开展中医"治未病"服务,为社区居民提供中医健康咨询、健康状态辨识评估及干预服务,大力推广普及中医药健康理念和知识。

4. 实行分级诊疗,建立联动机制　探索实行"基层首诊、双向转诊、急慢分治、上下联动"的分级诊疗服务模式,全面提升基层卫生服务机构诊疗服务能力。通过政府举办或购买服务等方式,科学布局基层医疗卫生机构,合理划分服务区域,加强标准化建设,实现城乡居民全覆盖。通过组建医疗联合体、对口支援、医师多点执业等方式,鼓励城市二级以上医院医师到基层医疗卫生机构多点执业,或者定期出诊、巡诊,提高基层服务能力。

(1)基层首诊。坚持群众自愿、政策引导,鼓励并逐步规范常见病、多发病病人首先到基层医疗卫生机构就诊,对于超出基层医疗卫生机构功能定位和服务能力的疾病,由基层医疗卫生机构为病人提供转诊服务。

（2）双向转诊。坚持科学就医、方便群众、提高效率,完善双向转诊程序,建立健全转诊指导目录,重点畅通慢性期、恢复期病人向下转诊渠道,逐步实现不同级别、不同类别医疗机构之间的有序转诊。

（3）急慢分治。明确和落实各级各类医疗机构急慢病诊疗服务功能,完善治疗—康复的长期护理服务链,为病人提供科学、适宜、连续性的诊疗服务。急危重症病人可以直接到二级以上医院就诊。

（4）上下联动。引导不同级别、不同类别医疗机构建立目标明确、权责清晰的分工协作机制,以促进优质医疗资源下沉为重点,推动医疗资源合理配置和纵向流动。

（三）转变城市社区卫生机构服务模式

1. 推行家庭签约服务　建立由二级以上医院医师与基层医疗卫生机构的医务人员组成的签约医生团队,推进签约团队与居民或家庭签订服务协议,建立契约式服务关系。明确签约服务内容和签约条件,确定双方应当承担的责任、权利、义务等事项,努力让居民通过签约服务能够获得更加便利的医疗卫生服务,引导居民主动签约。探索提供差异性服务、分类签约、有偿签约等多种签约服务形式,满足居民多层次服务需求。完善签约服务激励约束机制,签约服务费用主要由医保基金、签约居民付费和基本公共卫生服务经费等渠道解决。

2. 推进医养结合服务　鼓励社区卫生服务机构与养老服务机构开展多种形式的合作,加强与相关部门配合,协同推进医养结合服务模式。充分依托社区各类服务和信息网络平台,实现基层医疗卫生机构与社区养老服务机构的无缝对接。推进社区卫生机构和医务人员与社区、居家养老结合,为老年人提供连续性的健康管理服务和医疗服务。

（李士雪）

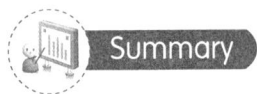

Summary

Primary health service system is the most important part of new health service system in China, which plays a vital role in completion of both "Health for all in 2000 (HFA/2000)" and "Primary health care (PHC) strategy", as well as a constituent part of health reform in China. Primary health care system contains community health care system both in urban and rural area, which providing comprehensive health care to the most of the population, such as health promotion, public health, medical treatment, health care, rehabilitation and so on.

In Section 1, the related concepts and basic knowledge are introduced, including community health care, general practice, general practitioner, primary health care and health for all in 2000. In Section 2 and section 3, the management of the primary rural health care system and community health care are described separately.

思考题

1. 我国基层卫生服务的发展目标是什么?

2. 基层卫生服务有哪些实现方式? 发挥怎样的功能?

3. 什么是社区卫生服务? 社区卫生服务机构能够提供何种服务?

4. 我国现阶段基层卫生服务体系改革包括哪些内容?

第十四章

卫生应急管理

导读：通过本章的学习,学生应掌握突发公共卫生事件、卫生应急管理和紧急医疗救援管理的相关概念,熟悉卫生应急的管理原则和流程,熟悉风险管理、应急沟通管理、应急能力评价等相关内容,了解中国"一案三制"为核心的应急体系建设情况,了解包括美国在内的其他国家应急体系概况。

第一节　概述

20 世纪以来,各种自然灾难与人为因素造成的事故及灾害越来越呈现高发态势,人类已经进入一个高风险社会。政府如何有效应对和处置各类突发事件,特别是有效开展传染病疫情防控、大型活动医疗卫生保障以及灾难事故紧急医学救援,已经成为政府、社会、学者亟待关注和研究的重要内容。

一、卫生应急相关概念

（一）突发事件

突发事件(emergency)是指突然发生、造成或者可能造成严重社会危害,需要采取应急处置措施予以应对的自然灾害、事故灾难、公共卫生事件和社会安全事件:①自然灾害,是指由自然因素直接导致的灾害,如地震、飓风等;②事故灾难,是指人们生产、生活中发生的直接由人的生产、生活活动引发的,违反人们意志的意外事件,如工厂、矿山的各类安全事故等;③公共卫生事件,是指由自然因素和人为因素共同所致的严重影响公众健康的事件,主要包括传染病疫情、群体性不明原因疾病、食品安全和职业危害、动物疫情以及其他严重影响公众健康和生命安全的事件;④社会安全事件,是指由一定社会问题诱发,主要包括恐怖袭击事件、民族宗教事件、经济安全事故、涉外突发事件和群体性事件等。

突发事件具有突发性、紧迫性、危害性、不确定性等多重特点,如果应对不及时或处理不当,往往会给个人、组织和社会带来难以预计的危害和影响。

（二）危机

危机(crisis)是具有潜在和现实危害性、高度不确定性和时间紧迫性,需要在时间紧迫、信息(不完备)和资源有限的情况下作出快速决策和行动的关键时刻和决定性事件、状态或形势。危机是由自然和社会等多种因素所导致的,能对组织、系统、社会秩序和运行轨迹造成影响和威胁,并引发高度不确定性的紧急状态和形势,要求系统或组织在有限的时间、信息、资源等条件下进行快速决策和应对,它具有突发性、紧迫性、危害性、双重性和不确定性以及周期性等特点。

（三）灾难事件

灾难事件（disaster）是一种能导致秩序和功能严重损害，引发大面积人员、物质、经济和环境损失并超出现有承受能力的一个突发性、破坏性的形势或事件。灾难事件往往具有如下特征：①突发性和不可预知性；②造成人员、物质、经济和环境损失；③超过自身应对能力，需要借助于外力的支持和援助。

（四）突发事件、危机、灾难事件的区别与联系

1. 突发事件、危机、灾难事件的区别　突发事件、危机、灾难事件三者经常被交叉使用或相互替代，主要是因为三者之间边界模糊、相互依存又相互转化。突发事件主要强调事件发生的突然性和紧迫性，具有演变成危机和灾难事件的可能性和现实性；危机侧重强调事件危害严重性和规模性及其具有双向转变机会的可能性。而灾难则更加强调事件危害的严重性和规模性。所以，突发事件通常是危机和灾难酝酿的母体，事件危害的严重程度和规模是突发事件转变为危机和灾难的必要条件。

2. 突发事件、危机、灾难事件的联系　突发事件、危机和灾难事件的共同之处在于它们都源于各种风险，并由于未能及时发现和控制风险而导致不幸事件的发生。当各种不幸突然发生时，往往称其为突发事件，根据其演变阶段、波及范围和造成的危害程度，人们又将其称为危机或灾难事件。突发事件和危机都具有突发性、紧迫性的特点，如处理不当，就可能从潜在危机转化成现实危机，因此，它们又具有可能危害性和现实危害性的特点。如能及时、有效地处理突发事件，控制其危害，突发事件则不会发展为危机和灾难。由于人们的干预不力而导致突发事件危害的严重性和规模达到了一定程度，突发事件便演化成为危机和灾难事件。灾难事件往往是指那些已经发生的对人们生命财产、环境和秩序等造成重大损害并超出社区自身应对能力的事件，它往往是突发事件和危机事件演变的结果。灾难事件往往源于突发事件，但突发事件并不必然演化成危机和灾难，突发事件造成危害程度的大小取决于人们应对突发事件的及时性和应对的效果。因此，突发事件、危机事件、灾难事件三种状态之间往往相互重叠和包含，并在一定条件下相互转化，在实际工作中，三个词经常相互替代使用。

（五）突发公共卫生事件应急响应

突发公共卫生事件应急响应（public health emergency response）是指为了预防和减少突发公共卫生事件的发生，通过预防、准备、监测、预警、处置、救援、恢复、评估等一系列措施，控制、减轻和消除突发公共卫生事件及其社会危害和影响的一系列策略、措施和行动的总称。其内容既包括对传染病疫情的处置，也包括对其他自然、事故灾难或社会安全事故所引发的公共卫生事件的应对以及紧急医学救援行动；同时还包括对各类重大政治和社会活动所开展的卫生和健康安全保障活动，以预防和控制各种健康风险和突发事件可能对社会政治、经济、人民群众生命安全带来的危害。

二、突发公共卫生事件

（一）突发公共卫生事件

突发公共卫生事件（public health emergency）是指突然发生，造成或者可能造成社会公众健康严重损害，需要采取应急处置措施的传染病疫情、群体性不明原因疾病、群体性急性中毒，以及其他由

生物、化学、核辐射等自然或人为因素引发的严重影响公众健康的事件。

一般来说，突发公共卫生事件的内涵和外延是随着人们认识和实践的深入而逐步扩展的，此外，其关注焦点也会伴随各国主要公共卫生问题和挑战的变迁而不断变化和调整。随着影响我国国民健康安全事件的不断增加，人们也越来越关注重大食品安全事件以及各种可能对人群健康带来严重威胁的重大动物疫情、各种有毒物质或化学品泄漏和爆炸等一系列给民众健康带来严重威胁和影响的公共卫生事件，并将其逐步纳入卫生应急的管理范畴。

（二）突发公共卫生事件的分类

突发公共卫生事件可按发生原因分类，见表 14-1。

表 14-1　突发公共卫生事件按原因分类

按原因分类	具体内容
生物病原体所致疾病	主要指传染病（包括人畜共患传染病）、寄生虫病、地方病区域性流行、暴发流行或出现死亡；群体性医院感染等
有毒有害因素污染造成的群体中毒	这类公共卫生事件由于污染所致，如土壤和水体污染、大气污染等，波及范围广
食物中毒事件	食物中毒是指人摄入含有生物性、化学性有毒有害物质后或把有毒有害物质当作食物摄入后所出现的非传染性的急性或亚急性疾病，属于食源性疾病的范畴
自然灾害	由于地震、火山爆发、泥石流、台风、洪水等的突然袭击，造成人员伤亡。同时，还会带来严重的、包括社会心理因素在内的诸多公共卫生问题，以及可引发多种疾病，特别是传染性疾病的发生和流行
职业中毒	由高温、低压、有毒气体、粉尘等职业暴露因素造成的人数众多或者伤亡较重的中毒事件
意外事故引起的伤亡	煤矿瓦斯爆炸、有毒化学品泄漏或爆炸、沉船或飞机坠毁、空袭等重大安全事故。该类事件由于没有事前准备和预兆，往往会造成巨大的人员伤亡和经济损失
不明原因引起的群体发病或死亡	该类事件的原因不明，公众缺乏相应的防护和治疗知识。同时，日常也没有针对该事件的特定的监测预警系统，使得该类事件常常造成严重的后果。此外，由于原因不明，在控制上也有很大的难度
三恐事件	指生物、化学、核辐射恐怖事件

（三）突发公共卫生事件分级

突发公共卫生事件作为突发事件的一种，其分级方式遵循突发事件分级标准。我国按照事件的性质、严重程度、可控性和影响范围，将突发公共事件分为四级：Ⅰ级（特别重大）、Ⅱ级（重大）、Ⅲ级（较大）和Ⅳ级（一般）。Ⅰ级由国务院负责组织处置，Ⅱ级由省级政府负责组织处置，Ⅲ级由市级政府负责组织处置，Ⅳ级由县级政府负责组织处置（图 14-1）。

（四）突发公共卫生事件的特点

1. 危害性　突发公共卫生事件关系到国民的生命和健康安全以及人类的生存和发展，与民众和整个社会的健康安危息息相关。处理不当便会直接危及人们的生命健康，并由此波及和影响社会稳定、破坏经济建设、扰乱正常的生活和工作秩序。回顾历史，突发公共卫生事件，特别是传染病疫情，曾给人类带来难以磨灭的黑色记忆。如欧洲中世纪肆虐的黑死病，20 世纪初西班牙流感大流行曾导致上千万人死亡，其危害远超过其他"天灾人祸"，甚至会对人类的文明进程产生不同程度的影响。

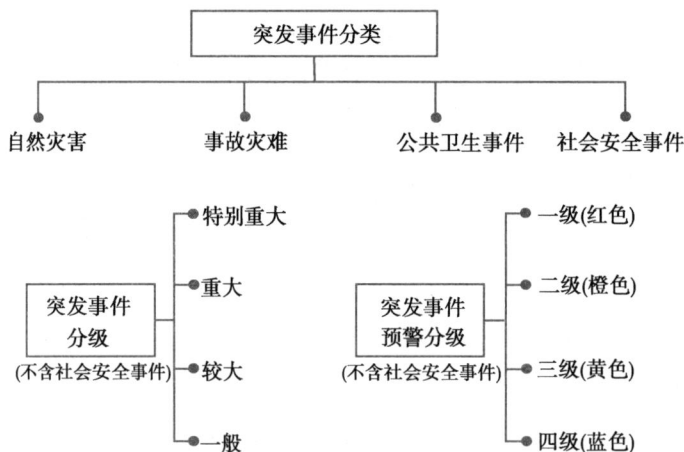

图 14-1

突发事件分类

2. 不确定性　由于突发事件的突如其来,其产生、发展过程和结局往往充满了不确定性。其不确定性受制于多重因素影响,一方面是突发公共卫生事件本身的不确定性,其产生、发展和演变轨迹往往会因为疫情的传染性大小、致死率的高低、暴露人群的多少以及传播途径的易实现程度等多重因素的影响而呈现不同的流行态势;突发公共卫生事件的转归也会因为不同应急管理者的决策、应对策略选择以及应急组织处置能力的大小而展现出不同的发展演变轨迹;此外,事件的突发性和紧迫性所带来的关键决策信息缺乏及事件本身的快速演变情势,也加大了应急决策的紧迫性和不确定性。正是由于这种高度不确定性的存在,需要应急管理者在日常工作中要积极进行各种应急能力准备和储备,并在突发事件的应对过程中能够随机应变,实施动态管理。

3. 群体性和公共属性　在公共卫生领域发生,所危及的对象不是特定的人,发生时常常同时波及多人甚至整个工作或生活的群体和社区,在事件影响范围内的人都有可能受到伤害,具有公共属性。

无论是传染病疫情暴发还是食品安全事件的发生,都会给公众的生命和健康安全带来威胁,并引发一系列连锁危机。突发公共卫生事件的群体性和公共性往往会通过其造成的群体性危害、群体行为、群体事件、群体社会压力等方式表现出来。事件所引发的媒体和公众的聚焦,又会进一步将其推向政府和公众的议事日程,使之成为整个社会关注的重大公共问题。突发公共卫生事件影响和危害的广泛性,使得事件发展和演变过程以及处置过程具有明显的群体性和公共性特征。

4. 复杂性与技术局限性　突发公共卫生事件的复杂性主要由以下几方面因素造成:首先是突发公共卫生事件成因的复杂性,可由自然、人为因素等多种原因造成,其次是突发公共卫生事件演变过程和后果的复杂性,特别是在全球化的背景下,由于各种因素间的相互依赖、交织和互动效应的存在,突发公共卫生事件往往会借助于人类社会既有各种关联机制引发多米诺骨牌效应,导致事件演变过程和结果的复杂性与多样性。如 2014~2015 年在西非肆虐的埃博拉(Ebola)疫情,不仅给疫情发生国人民的生命和健康带来严重威胁,而且给相关国家的政治、经济和社会秩序带来严重影响,甚至引发少数疫情输入国民众的恐慌,并促使整个国际社会对现有全球突发公共卫生事件治理体系有效性进行了深度反思。

　　伴随着医学科技的不断进步,使人们能够有效防治很多曾经严重威胁公众健康的传染病,但很多未知疾病以及新发传染病至今仍缺乏有效的诊断、治疗和免疫手段,人类尚不能完全依靠已有的医学技术手段来实现对其的有效防控。面对新的人禽流感、埃博拉、MERS、新的耐药细菌以及一些不明原因传染病的不断出现,由于缺乏有效的诊断和靶向治疗技术,使突发公共卫生事件应对呈现某种程度的技术局限性,因而更需要动用综合管理策略和手段来弥补其缺陷。

　　5. 快速播散性和全球性　在这个复杂、充满不确定性、高度依存的社会系统中,突发公共卫生事件所具有的公共危机特性使其在现代高度信息化的社会中具备了极快的播散能力。一方面是事件信息和影响的快速传播性;另一方面是传染病疫情本身的快速传播性。在信息化时代,媒体声音的缺失以及媒体对危机事件的过度报道,会在很大程度上影响和左右人们对危机事实的判断,会在一定程度上加剧突发事件诱导的心理危机的跨国、跨疆界的传播。

　　此外,目前日益现代化的海、陆、空立体交通网络也加剧了传染病在世界范围内快速传播的可能性。在过去几个世纪里,传染病的全球传播可能需要数十年甚至更长的时间才能实现,而目前,借助于大城市之间密集的航线,疫情的全球传播可能在较短时间实现。2014 年在西非暴发的埃博拉疫情首次超出边远的丛林村庄,蔓延至人口密集的大城市和邻近的几个国家便是明证。

三、卫生应急管理

(一)应急管理

　　应急管理(emergency management)是综合运用跨学科的知识、技能和手段,研究在突发事件的防控过程中,如何通过风险管理、优化决策、整合资源、协调行动等一系列活动和措施的开展,为预防、减少、控制风险及事件危害而采取的一系列预防和应对策略和措施的过程。与一般管理活动所不同的是,应急管理是常态管理、权变管理和动态管理有机整合的系统管理过程。应急管理的最高境界是"无急可应",并通过对危机事前、事中、事后各方面的有效管理,最大限度地降低人类各种社会悲剧的发生。

(二)卫生应急管理

　　1. 卫生应急管理(public health emergency management)　是研究突发公共卫生事件以及由各种自然灾害、事故灾难、社会安全事件引发的公共卫生及灾害事件的发生、发展、演变规律以及人类应对行动和策略的科学。通过对突发公共卫生事件预防与准备、响应与处置、恢复与重建过程的计划、组织、领导、协调与控制的全过程、全方位管理实践,以及相关理论、方法及综合策略的系统探索,来预防、削减和控制突发公共卫生事件危害和影响的科学。

　　从卫生应急管理实践来看,卫生应急管理是对突发事件事前、事中和事后整个卫生应急工作的计划、组织、领导、实施与评价等活动的总称。它包括国家和各级政府对卫生应急工作的行政管理,各类卫生应急组织机构的应急管理,以及社区公众的应急管理活动。

　　2. 卫生应急管理的主体与客体　主体往往包括国家政府组织、专业机构组织以及企业、非政府组织以及社会公众。客体指的是处置对象,即各类突发事件以及可能引发突发事件的各种风险和隐患。

　　我国卫生应急管理主体按照《突发公共卫生事件应急条例》的规定,既有国务院、国务院卫生行政主管部门和其他有关部门,也有省、自治区、直辖市人民政府,县级以上地方人民政府卫生行政主管部门,还有中国人民解放军、武装警察部队及其医疗卫生机构,他们按照事件的大小、波及范围的不同,履行各自的职责。

3. 卫生应急管理的主要任务　卫生应急任务包括对原发和继发的各类突发公共卫生事件的防控以及和灾难事件的紧急医学救援工作。其中包括对突发传染病疫情的应对与防控,对重大灾害、恐怖、中毒事件及核事故、辐射事故的紧急处置和医学救援行动以及大型活动的医疗卫生保障。此外,在突发事件发生、发展、演变及恢复的不同阶段,卫生应急管理的具体任务和内容亦有所不同。

(1)预防和准备阶段:卫生应急组织构建与规划制定是首要的工作任务,此外还需要开展以下一系列核心活动:①风险管理:查找各种风险苗头,建立针对各种可能风险的识别、检测、评估机制,以及相应的风险纠错和处理机制,完善风险管理制度和程序,确保从源头解决问题;②灾害减缓和应急准备管理:通过制定卫生应急战略规划、具体行动计划和实施方案,提升应急准备和管理能力;③应急能力储备管理:通过建立人、财、物等资源储备系统及应急培训和演练制度的建立,不断强化物质和人才等方面的应急准备能力。

(2)应急响应阶段的管理:事件一旦暴发,卫生应急管理的主要工作是通过有效的指挥和管理、资源协调与调动,实现对危机态势的有效控制,最大限度地减少危机事件造成的生命和健康危害,降低死亡率和残疾率,维护身心健康。其中的关键任务之一是通过快速的现场流行病学调查和评估,找出突发事件原因并对事件未来发展态势作出预测和判断,通过科学的决策和指挥以及对各种医疗救援行动的快速组织和现场处置,有效控制和管理危机事件。

(3)恢复重建阶段的管理:事后通过对受损地区、组织和单位的恢复和重建工作,帮助组织逐步恢复自我修复能力。通过对突发事件应对经验和教训的系统评估和总结,汲取成功经验和失败的教训,将应对过程中积累的知识、智慧通过制度化的途径进行系统的总结和传播。

4. 卫生应急管理的基本原则　在应急管理一般原则框架基础上,卫生应急管理有其自身的要求和特有原则。美国FEMA与我国的突发公共卫生事件应急预案均就应急管理提出了基本的工作原则,表述虽有差异,但是都体现出早期预防、资源整合、协调应对、属地管理等思想。具体内容如表14-2。

表14-2　中美应急管理原则对照表

美国 FEMA 应急管理遵循的原则	我国国家突发公共事件总体应急预案规定的工作原则
(1)风险驱动原则,即应急管理者运用良好的风险管理手段,如风险识别、风险分析和风险评价来确定优先干预领域和进行应急资源分配	(1)以人为本,减少危害。切实履行政府的社会管理和公共服务职能,把保障公众健康和生命财产安全作为首要任务,最大限度地减少突发公共事件及其造成的人员伤亡和危害
(2)渐进性原则,即应急管理者要不断跟踪突发事件可能的发展趋势并进行预测,根据预测分析结果采取预防性准备措施并提升整个社区的抗灾害能力	(2)居安思危,预防为主。高度重视公共安全工作,常抓不懈,防患于未然。增强忧患意识,坚持预防与应急相结合,常态与非常态相结合,做好应对突发公共事件的各项准备工作

续表

美国 FEMA 应急管理遵循的原则	我国国家突发公共事件总体应急预案规定的工作原则
(3)整合性原则,即应急管理者要保证各级政府、社区各种资源、力量在应急反应过程能够实现有机整合,步调一致地应对突发事件	(3)统一领导,分级负责。在党中央、国务院的统一领导下,建立健全分类管理、分级负责,条块结合、属地管理为主的应急管理体制,在各级党委领导下,实行行政领导责任制,充分发挥专业应急指挥机构的作用
(4)协调性原则,即应急管理者要使自己的应对策略措施和应对行为与各种利益相关者保持同步和协调,保证共同目标的实现	(4)依法规范,加强管理。依据有关法律和行政法规,加强应急管理,维护公众的合法权益,使应对突发公共事件的工作规范化、制度化、法制化
(5)综合性原则,即应急管理者在应急过程中必须考虑到所有风险、突发事件的各个阶段、全部利益相关者及一切与突发事件相关要素	(5)快速反应,协同应对。加强以属地管理为主的应急处置队伍建设,建立联动协调制度,充分动员和发挥乡镇、社区、企事业单位、社会团体和志愿者队伍的作用,依靠公众力量,形成统一指挥、反应灵敏、功能齐全、协调有序、运转高效的应急管理机制
(6)灵活性原则,即应急管理者在应急管理过程中需要有创新性的思想,能够创造性地运用各种办法来解决突发事件带来的挑战	(6)依靠科技,提高素质。加强公共安全科学研究和技术开发,采用先进的监测、预测、预警、预防和应急处置技术及设施,充分发挥专家队伍和专业人员的作用,提高应对突发公共事件的科技水平和指挥能力,避免发生次生、衍生事件;加强宣传和培训教育工作,提高公众自救、互救和应对各类突发公共事件的综合素质
(7)专业性原则,即应急管理者在应急决策中要尊重科学和知识,注重通过教育、培训、经验、伦理实践、公众引导等方式来不断提升人们对突发事件应对的专业知识和技能	
(8)协作性原则,即应急管理者应该在应对突发事件的相关人员、组织之间营造一个开放、坦诚的人际关系环境,以确保他们之间相互信任,倡导团队精神,凝聚共识、推动彼此沟通和协商	

5. 卫生应急管理的特征 卫生应急管理具有一般应急管理的特征,只有在准确把握应急管理的特性之后,才能更好地推进应急管理工作。

(1)系统性和协调性:应急管理的过程是一项复杂的系统工程,需要调动多个部门以及多种资源,统一步调共同应对。同时需要在应急准备过程中充分考虑到系统性、协调性要求,基于事件可能发生的不同场景或情境,建立和完善事件应对多部门协调和各地区联防互动机制。

(2)动态性、决策非程序化:突发事件应对过程中充满不确定性,会随着时间的推移而不断变化。因此要求应急管理者在具体决策过程中,不能机械地按照既定的程序开展工作,必须时刻保持信息的时效性,并根据事态的发展变化不断调整其决策。此外,要求应急管理者既要善于总结突发卫生事件应对的宝贵经验,把其上升为组织的决策和管理流程、规范和制度,同时又要勇于打破规制,运用权变管理和动态管理手段不断完善对新的突发事件的应对和管理。

(3)常态、非常态管理的有机结合:卫生应急管理是事前、事中、事后管理的有机结合。事前和事后管理主要属于常态管理的工作范畴,而事中管理主要针对事件爆发阶段的管理,因而属于非常态管理的范畴。应急管理工作倡导的"平战结合"就是要求把三阶段的管理工作和活动有机衔接。只有把常态下的风险管控与危机爆发时的有效处置,以及危机过后的反思学习和能力建设等活动有机结合和无缝连接,才是确保卫生应急管理真正实现关口前移、防患于未然的关键。

(4)跨学科性:卫生应急管理并非一开始就是一个专门的研究领域,各国学者根据突发公共卫生事件发生、发展、演变过程所展示的多维现象和特征,以及在应对过程中所涉及的众多部门和领域,尝试从不同的角度来开展研究,如从决策科学、政治学、社会学、管理学、心理行为科学、法律、医学与公共卫生等众多的学科领域和视角来研究它,从而逐步形成了卫生应急管理的多学科视角。

(5)理论与实践的互动依存性:卫生应急管理产生于人类突发事件应对的管理实践活动。最初,其关注的重点是解决应急管理过程中的各种迫切现实之需,特别是操作层面的各种管理和技术问题。随着卫生应急管理实践的不断深入,人们越发需要应急管理理论的指导。同样,卫生应急管理实践的探索也为卫生应急管理理论的丰富和发展提供了重要的基础和条件。反过来,完善的应急管理理论也会更好地指导卫生应急管理实践,并推动卫生应急管理的螺旋式上升和发展。

(6)科学、技术、管理立体支撑性:突发事件处置的日趋复杂性以及应对的有效性,很大程度上依赖应急管理的知识、技能、策略和手段的综合运用。卫生应急管理逐步从重技术、轻管理,转向当前的技术与管理并重。并在不断完善以管理技能和操作技能为导向的应急管理实务的同时,更加重视在系统的应急管理理论方法指导下的应急能力建设活动。

第二节　卫生应急管理过程及相关理论

在应对各种突发事件的过程中,卫生应急管理最初主要围绕应对过程这一核心内容在实践层面开展工作,随着突发事件增多,卫生应急管理实践迫切要求人们不断完善和总结实践和理论研究的成果,不断充实、丰富和发展卫生应急管理相关理论体系。在卫生应急实践经验总结的基础上,卫生应急战略管理理论、权变管理理论、协同治理理论以及组织学习和能力建设理论等应运而生。本节将围绕突发公共卫生事件的应急管理对卫生应急的管理过程及其相关理论展开,将在第三节对突发事件紧急医学救援管理进行专门介绍。

一、卫生应急管理过程

(一)应急管理过程理论基础

突发公共卫生事件有其自身的发生发展规律,国内外学者提出了不同的应急管理过程理论及相关模型。其中包括 Rich 等提出的危机管理三阶段模型,即危机前期、危机期、危机后期;芬克(Fink)提出的危机管理四阶段模型:即征兆期、发作期、延续期和痊愈期;罗伯特·希斯(Robert Heath)提出的 4R 模型:缩减(reduction)、预备(readiness)、反应(response)、恢复(recovery);以及米特罗夫(Ian Mitroff)提出的五阶段模型,即危机信号检测、危机因素探查和预防、损害控制、恢复阶段以及组织学习阶段。此外,美国联邦安全委员会提出了消减(mitigation)、准备(preparedness)、反应(response)、恢复(recovery)的 MPRR 模型。

（二）PPRR 理论及以其为基础的卫生应急流程

危机管理学家罗森塔尔（U. Rosenthal）提出了危机管理的 PPRR 模型，其核心内涵包括：应急管理的预防（prevention）、准备（preparation）、反应（response）、恢复（recovery）。以 PPRR 理论为基础，突发公共卫生事件不同阶段的主要管理内容如图 14-2 所示。

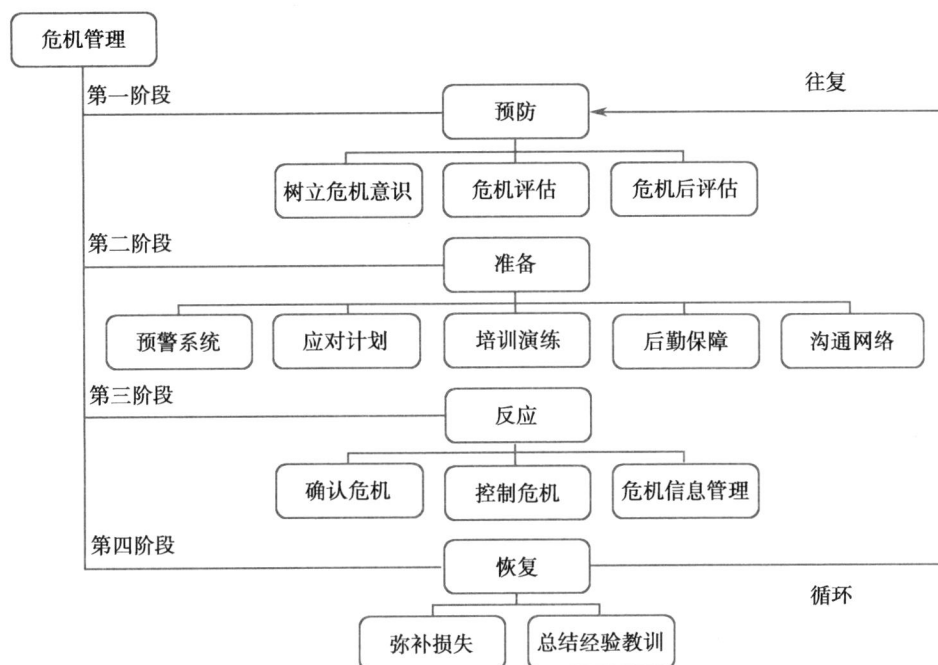

图 14-2
应急管理的不同阶段

1. 预防阶段　强化"未雨绸缪"的危机管理意识。在日常管理工作中注重危机意识的培养，通过经常性地开展培训和演练工作，让危机意识深深地根植于组织的文化之中。此外，通过构建实时动态的风险监测、分析、评判、预报机制，查明环境中潜在的危险因素和风险，是实现防患于未然管理的关键。

2. 准备阶段　在事件发生之前做好准备，建立起完善的、具有可操作性的危机管理体系，就能在第一时间内作出反应，最大限度地减少损害。完整的危机管理体系应当包括五大核心元素（图14-3）。在实际工作中，要根据实际情况，从这五大基本构成元素出发，因地制宜构建危机管理体系：①科学的危机预警系统；②完善的危机应对计划和预案；③定期的培训和演练；④充足的后勤保障；⑤畅通的沟通网络。

3. 反应阶段　应急反应，又称应急处置或响应，是指突发事件发生后，为减缓、控制、减轻或消除突发事件造成的危害，维护民众生命健康安全，保障社会、经济、组织系统环境与秩序的正常和有效运转，由政府及卫生部门领导和协调的，其他部门、组织和民众共同参与并采取的一系列策略措施。其中包括指挥与管理、资源协调整合与调动、疾病预防与控制、医疗救援与救治、公众心理危机干预等活动。

应急反应结果在很大程度上取决于能否实现对以下关键环节的管理。其中包括：①确认危机；

②控制危机;③注重领导力的发挥;④建立公开、权威、统一的信息沟通机制;⑤关注对公众心理恐慌、心理危机的干预和管理。此外,还取决于能否及时发现影响应急反应质量的关键因素并对其进行有效的管控。

影响卫生应急反应质量的因素:影响突发公共卫生事件应急反应质量的关键因素见图14-4。

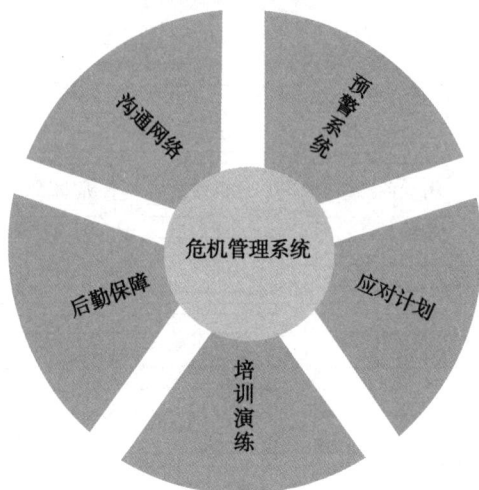

图 14-3
危机管理系统的基本构成

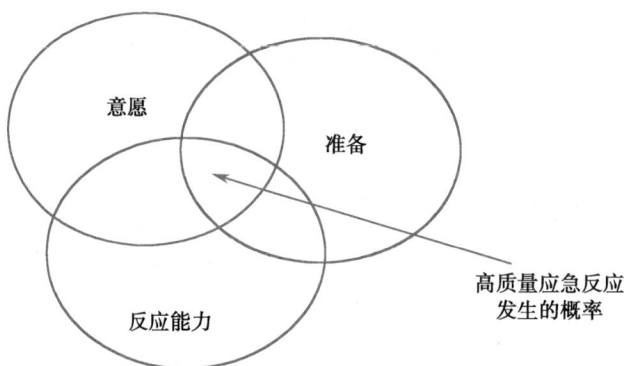

图 14-4
影响应急反应质量的因素
应急反应质量是应急反应意愿、准备和反应能力的函数

(1)反应意愿:是指针对某种特定的反应行动,个人或集体内心所持有的一种倾向和支持状态,属于情绪或情感维度的准备阶段。许多个人和情境因素可能有助于推动人们应急反应意愿的产生,培训有助于提高人们的信心并加强其应对事件的努力程度,从而有助于增加人们应急反应的意愿和动机。

(2)反应准备状况:是指个人、集体、机构和社区能够对出现的事态采取迅速行动的能力,同时相应的服务、职责、人力和物力等资源也为快速反应做好了准备。它包括两层含义:①具备快速反应能力;②具备快速反应的资源和条件。已经为及时、有目的地快速反应做好了准备:包括人、财、物资源,政策、制度、规划等方面的准备。

(3)反应能力:是指个人、组织或社区在应急反应实际操作过程中所展示出的实际能力,包括其在执行应急反应任务时,以及应对外部环境需要和变化时所拥有的技能和关键技巧等。反应能力往往可通过教育、培训、演练等途径获得,但它同时也受人们应急准备认知和行为等因素的影响。

4. 恢复阶段　危机过后,人们需采取一系列积极有效的措施来弥补危机造成的损害,恢复组织秩序和形象;同时,还应及时开展危机后评估,总结经验教训,为未来的危机管理提供经验和支持。恢复阶段是危机管理的最后步骤,也是新一轮危机管理的起点。

二、卫生应急管理基础理论

卫生应急管理基础理论包括战略管理理论、权变管理理论、协同治理理论以及组织学习理论等。

(一)卫生应急战略管理

战略管理是指政府、社会和组织在一定时期的全局的、长远的发展方向、目标、任务和政策,以及资源调配作出的决策和管理艺术。其核心是制定战略和谋略,同时注重将战略转化成具体的、可操作性的战术。战略管理理论的原则主要包括:适应环境原则、全程管理原则、整体最优原则、全员参与原则、反馈修正原则。目前越来越多的国家开始意识到卫生应急战略的重要性,并将其上升至国家安全层面,瞄准卫生应急的长远发展方向,针对卫生应急体系存在的问题和薄弱环节,借助国家相关制度、规划安排,制定统一协调的国家应急管理战略规划。

(二)权变管理理论

权变管理思想的实质是认为没有任何一种管理原则和方法是万能的,适合所有情况,管理者要善于根据不断变化的环境和条件制定各种危机应对策略,即因势利导、随机应变。一方面要求管理者善于将应急实践中所汲取的管理经验和智慧通过组织策略、制度、规范的形式加以固化,形成组织共有的智慧传承。另一方面,又要在应对突发事件的过程中善于根据不断变化的形势和环境,修正不合时宜的策略和实施方案。

(三)卫生应急协同治理理论

在高度依存的现代社会里,突发事件暴发所引发的危机可能借助于多种联系渠道和机制在很短的时间内形成快速传播。为了有效遏制危机快速蔓延,仅仅依赖政府难以有效应对危机,因此必须整合政府、社会、组织、个人等所有政府和非政府的社会资源协同应对突发事件,探索和运用多种治理策略和手段,构建多元利益主体参与、资源互补、权力分享、风险共担、彼此依赖的动态卫生应急组织网络系统。

(四)学习型组织理论

学习型组织是指应变力强、不断自我学习、充满活力与创造力、善于应变、创新、不断自我超越的组织。各种突发事件的动态多样性、高度不确定性,复杂多变性以及外部环境的多元复杂性、动态多变性、混沌性等特点,使得突发事件的应对无法按照固定的模式去应对。因此,研究和建立一种不断反思和学习的学习型组织和制度,保障组织应对突发事件知识学习的常态化,是应急管理最重要的环节之一。

三、突发事件应对策略的复杂系统理论

突发事件的应对过程错综复杂,卫生应急管理不仅要关注突发事件发生、发展、演变的规律,更要关注可能介导、传播、放大突发事件实体危机的各种相关因素和关联机制,探索有效阻断、弱化危机连锁效应形成的关键策略。

(一)蝴蝶效应与多米诺骨牌效应理论

在复杂、开放、动态演变的复杂系统中,各系统内部和外部之间通过多种网络和联系机制形成了多重依存互动关系。当突发事件危机暴发后,危机就可能借助已存在的多重关系链条,引发多米诺骨牌效应。此外,各种危机诱因和结果之间又互为因果、彼此推波助澜,形成多个次生危害,而每个次生危害又会在各种因素的进一步影响和推动下衍生出更多的危机链条,并形成相互交织、错综复杂的危机连锁网络。因此,卫生应急管理的重要任务之一,是针对导致突发公共卫生事件放大和连锁危机产出的机制和原因,探索有效阻断危机连锁反应的综合应对策略。

(二)复杂巨系统理论

突发事件发生发展过程具有复杂巨系统的特征,主要表现在:①结构、层次呈多元性、复杂性;②系统要素构成与关联多重性、复杂性;③系统内外部相互关系的多样复杂性;④系统运行状态的动态开放性;⑤系统演变对初始条件的敏感性;⑥系统演变过程的混沌性、随机性、复杂性等特点。

卫生应急管理首先应学会运用复杂巨系统理论,研究突发事件发生、发展、演化的复杂运作机制和行为规律,特别关注人类复杂决策体系作为一个重要的干预变量对复杂系统演变轨迹的影响。其次,开展对这一复杂巨系统的结构、机制、特性、状态、功能、行为等研究,探索能够有效应对和处理相关问题的原理、规则、方法和技术。最后,从突发事件本身的复杂和多变性及其影响因素角度,探索介导、传播、放大突发事件的复杂连锁关系形成机制,寻找系统敏感点、潜隐联系和关联机制,探查系统、综合应对策略。

四、风险及风险管理相关理论

(一)风险及风险管理

风险(risk)是指导致负面效应的某一危险因素或其给人们健康和安全造成潜在损失和危害的可能性。风险管理(risk management)是指组织通过风险识别、风险评估、风险决策等方式,对风险实施有效的控制以降低风险发生概率及其可能造成的损失和危害的过程。

(二)风险管理的主要内容

风险管理主要包括风险识别、风险评估、风险沟通、风险控制等内容。风险识别是指运用多种方式对现实的和潜在的风险及其性质进行鉴别的过程。风险评估是指运用多种方法对各种潜在和现实的风险及其可能影响和危害进行量化评估的过程。风险沟通是指通过对健康风险的多方面交流和沟通活动,争取各方面的合作和支持、营造支持性的舆论环境以推动风险管理的顺利开展。风险控制是指风险管理者通过采取各种措施和方法,消灭或减少风险事件发生的可能性,以期减少风险事件发生时所造成的损失。

（三）风险管理过程

风险管理过程是由一系列风险管理活动所组成，其中包括收集风险相关信息、识别潜在风险、开展风险评估、制定风险应对策略、提出风险管理解决方案、实施风险控制、开展风险管理效果评价与反馈等一系列活动，以实现对风险的预防、消减和控制的目标。此外，国际标准化组织（The International Organization for Standardization，ISO）也提出了以下风险管理过程框架，见图 14-5。

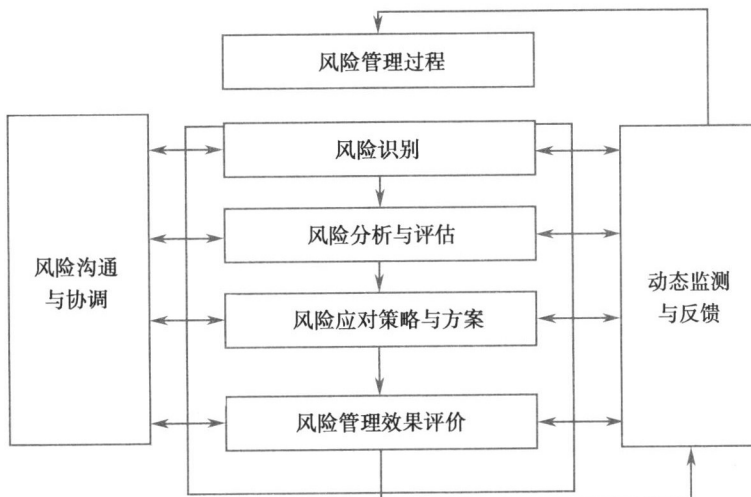

图 14-5
风险管理过程

（四）风险分析主要研究方法

对风险管理研究的方法可以采用定性分析方法和定量分析方法。定性分析方法是通过对风险进行调查研究，作出逻辑判断的过程。定量分析方法一般采用系统论方法，将若干相互作用、相互依赖的风险因素组成一个系统，抽象成理论模型，运用概率论和数理统计等数学工具定量计算出最优的风险管理方案的方法。风险分析具体方法很多，常用的风险分析方法主要有以下几种：

1. 快速风险评估法 快速风险评估法（rapid risk assessment，RRA）是突发事件早期阶段进行的评估方法。通常在某一事件被确认为需要关注的潜在卫生应急问题的 24~48 小时内对其进行快速风险评估，其结果将决定：是否需要作出应对，应对的紧迫性和级别，关键控制措施的选择，及相关部门的确定。其核心思想是：风险（risk）= 概率（probability）×影响（impact），概率是指发生人群传播的可能性，影响是指疫病的严重程度。国际上比较常见的突发公共事件快速风险评估方法为欧盟 CDC 和 WHO 快速风险评估方法。

2. 故障树分析法 故障树分析法（fault tree analysis，FTA）是从结果到原因找出与灾害事故有关的各种因素之间因果关系和逻辑关系的作图分析法，图中各因果关系采用不同的逻辑门连接。

3. 事件树分析法 事件树分析法（event tree analysis，ETA）又称决策树分析，也是风险分析的一种重要方法。它是在给定系统起始事件的情况下，分析此事件可能导致的各种事件的一系列结果，从而定性与定量地评价系统的特性，并可帮助人们作出处理或防范的决策。

4. 失效模式与原因分析法 失效模式与原因分析法（failure mode and effects analysis，FMEA）是

采用系统分割的方法,根据需要将系统分割成子系统,然后逐个分析子系统潜在的各种故障类型、原因及其对子系统乃至整个系统产生的影响,并制定措施加以预防或消除。

5. 蒙特卡洛模拟法　蒙特卡洛模拟法(Monte Carlo simulation)也称随机模拟法,通过设定随机过程,反复生成时间序列,计算参数估计量和统计量,研究其分布特征,用以分析、评估风险发生的可能性、风险成因及风险造成的损失或带来的机会等变量在未来变化的概率分布。这种方法依赖于模型,模拟次数越多,其预计精度也不断增高,一般借助计算机完成。

6. 风险矩阵法　风险矩阵是把风险发生可能性的高低以及风险发生后对目标的影响程度,作为两个维度绘制在同一个平面上,对风险发生的可能性和影响程度进行定性或定量的分析。因其简单易用,并关注风险的风险概率与影响后果两个最核心要素,成为最广泛、最热门的工具。主要思想是通过定性分析和定量分析综合考虑风险影响和风险概率两方面的因素,评估风险因素对项目的影响的方法。风险矩阵还可以与其他风险分析法相结合,综合后形成最终的风险矩阵。

五、应急沟通管理理论

面对突发事件,政府应急部门除了需要采取特定的管理手段应对危机外,还需要通过政府、媒体、公众之间的有效沟通,满足公众对信息的需要,并动员公众采取积极措施应对危机。

(一)应急/危机沟通

突发公共卫生事件应急沟通(public health emergency communication)是指卫生应急系统与外部系统和环境之间,卫生应急系统内部各部门之间、各层次之间、机构和人员之间通过适宜的方式和渠道传递危机相关信息,使其了解面临的风险和事实真相、帮助其作出正确决策并采取正确行动的过程,是在政府部门、社会组织、媒体、公众之内和彼此之间进行信息交流的过程。

危机沟通(crisis communication)是指以沟通为手段、以解决危机为目的所进行的一连串化解危机与避免危机的行为和过程。危机沟通可以起到有效缓冲危机冲击,降解甚至化解危机危害和影响的作用。

(二)应急沟通基本形式

按照系统来划分,应急沟通可分为内部沟通和外部沟通。外部沟通主要指与政府、部门、媒体、公众的沟通;内部沟通是指系统内各部门之间、各组织机构之间以及应急工作人员间的沟通。

(三)应急沟通的原则

突发事件发生之后,如何尽快获得公众理解和支持是应急管理组织机构必须慎重考虑的问题,以下是应急沟通的原则:

1. 提早准备、迅速行动、及时主动　在日常管理工作中,注重沟通网络的建立与维护,保持与媒体的友好合作关系,建立起畅通的信息沟通渠道,一旦有突发事件发生,就能迅速获得媒体伙伴的支持,掌握主动权。在第一时间快速反应,主动地让公众了解事实,掌握舆论主动权至关重要。

2. 真实准确、信息一致　突发事件发生后,各种信息夹杂着小道消息甚至流言和谣言会蜂拥而至,扰乱公众视听,混淆大众判断。如若处理不当,会引发公众的疑虑和恐慌。因此,应在第一时间发布真实准确的信息,并确保信息在整个传播过程中的一致性,避免发布不实信息或发布前后不一、相互矛盾的信息,这对缓解公众不良情绪、稳定民心具有重要意义。

3. 坦诚应对、维护信誉　在信息公布之时态度坦诚、情感真切、信息准确,能够让公众感受到组织的诚意从而产生同情和理解。欺骗、隐瞒、造假、推脱对于应急沟通者无疑是"致命伤"。尤其是在网络的强大压力之下,一旦失去公众的信任,将无法挽回。维护信誉即守信、说到做到。但注意要不过度承诺,过度承诺会导致人们由于根本做不到或成本太高而放弃承诺,进而引发公众强烈的反感和责难,使应急管理者、应急沟通者陷入新一轮的信任危机之中。成功应急沟通的五要素与导致应急沟通失败的五要素见表14-3。

表14-3　成功沟通与失败沟通要素对照表

成功沟通的五要素	导致失败的五要素
事前计划	官员或专家公开发表的意见不一致
第一时间发布信息	信息发布迟缓
显示权威性和专业性	专制的家长式的态度
保持诚恳与开放性	未对谣言与流言及时作出响应
表示理解与同情	未满足公众知情权

（四）突发事件不同阶段的应急沟通

应急沟通的内容和重点会随着事件发展的程度、强度、延续时间及应急管理者对事件的应对逻辑、预期等的变化而变化。应急沟通按目的可分为五个阶段,但是风险沟通是一个需要不断调整沟通对象,完善沟通方案,实施有效沟通的连续过程,见表14-4。

表14-4　突发事件不同阶段的应急沟通特点、目标及注意事项

事件发展阶段	特点	沟通目标	注意事项
准备阶段	合理预测,寻求初步的解决方案	建立多部门沟通协调机制,以确保意见一致	沟通计划方案中可以有一些留待以后补充的问题
初始阶段	人们迫切需要知道关于时间、地点以及正在采取的措施等方面及时而准确的信息	1. 客观发布事实,表示理解与同情 2. 简单明了地通报和解释风险 3. 维护机构和发言人的信誉 4. 向相关部门及公众承诺将根据事态发展及时发布信息 5. 提供行动建议	向媒体发布信息之前需得到授权、批准并符合相应法律法规要求 1.《突发公共卫生事件应急条例》 2.《中华人民共和国政府信息公开条例》 3.《卫生部法定传染病疫情和突发公共卫生事件信息发布方案》
持续阶段	媒体会持续关注事态的进展,不同部门的专家都可能对事件进行公开评论,有可能出现误解信息甚至相互反驳的现象,极易造成公众信息混淆、无所适从、产生恐慌和混乱,甚至对政府和专业机构产生质疑	1. 帮助人们更准确地理解所面临的风险 2. 向人们提供相关信息 3. 获得公众对措施的理解与支持 4. 收集相关部门及公众的反馈信息并补充、完善 5. 阐明建议公众采取某种行为措施的理由 6. 促进公众对风险的正确认知,权衡利弊,作出适当的决策	与其他部门及权威专家的沟通协调,监测媒体舆情和公众舆论变化,适时调整沟通策略

续表

事件发展阶段	特点	沟通目标	注意事项
平息阶段	公众/媒体对突发事件的关注度有所减弱	1. 客观地评估沟通过程中存在的问题,强化和完善有效的应对策略与措施 2. 提高公众将来应对类似突发事件的能力、公众支持与配合公共卫生政策和措施的意识、多部门间的风险沟通与合作能力	需要对"事件究竟是怎样处理的"进行回顾与总结,以应对媒体可能的问询
总结评估阶段	各部门工作都将恢复常态,而人们对此类危机的认知已有所提高	1. 评估应急沟通的实施效果 2. 总结经验和教训,明确有助于改善应急沟通预案的具体策略和措施,并完善沟通预案	突发公共卫生事件处置之后,社区公众更容易接受和理解规避或减轻风险的健康教育,这是开展的公众健康教育的良好时机

第三节　突发事件紧急医学救援管理

各种灾难事件发生后,迅速、高效、有序的医疗卫生救援工作可以最大限度地减少人员伤亡和健康危害,保障人民群众身体健康和生命安全,维护社会稳定。突发事件发生后的医疗卫生救援又被称为医学救援、紧急医疗救援、灾难事故医疗卫生救援及医疗急救。本书将其统称为突发事件紧急医学救援,它是卫生应急工作的重要组成部分。

一、突发事件紧急医学救援管理的概念

突发事件紧急医学救援管理(public emergency medical rescue management)是指针对突发事件可能引发的大量人员伤亡,通过对医疗急救资源的科学规划和配置以及组织网络体系的构建和急救能力建设等活动,特别是灾害发生时通过对医疗救援力量和资源的有效地组织、指挥和调度等管理活动,实现对危、急、重伤病人的有效转运和救治,以最大限度地降低伤、亡及残疾率而实施的救援和管理活动。其实施参与者可以是医疗单位及其医务人员,也可以是经过普及培训的救护卫生员、警察、消防队员以及其他社会公民。

二、突发事件紧急医学救援管理的特点、框架与原则

(一)突发事件紧急医学救援的特点

1. 社会性、协同性强　突发事件医疗救援活动涉及社会各方面,由于需急救的病人疾病谱广泛,病情复杂,涉及院前急救、复苏、危重病和创伤处理等多个专业学科,救治工作往往需要多学科、多部门协同配合。此外,从救援、护送、转运到灾后社区的恢复也离不开事件发生地及志愿者等公众的广泛参与,体现出紧急医学救援的社会性和协同性。

2. 随机性、应急性强　危急重症病人的呼救以及重大灾害或事故的发生难以预料,很难掌握

其发生时间、地点、病情、病种以及人数等;医疗急救机构要随时保持人员、车辆、设备和药品的准备状态,一旦接到呼救和命令,立即迅速赶赴现场救治。因而其具有随机性和应急性。

3. 条件制约性 现场救治地点的环境大多较差,如拥挤、光线暗淡、嘈杂等,诸如听诊等诊查手段不能正常进行;现场急救没有充裕的时间和良好的诊断条件,作出明确诊断较为困难,这也决定了现场救治以对症治疗为主。

(二)紧急医学救援的原则

1. 分级救治的原则 突发事件后需医疗急救大批伤病员,因此必须合理开展分级救治(medical treatment in echelon),也就是救援机构分阶段、分层次救治伤病员的组织形式和工作制度。

2. 时效救治的原则 时效救治(optimal medical treatment)是在最佳救治时机采取最适宜的救治措施,以达到最佳救治效果的工作方式。不同的突发事件其最佳黄金时间往往是不同的,一旦错过抢救最佳时机,往往会大大降低抢救成功率。

(三)紧急医学救援的基本框架与分级救治

突发事件发生后第一时间挽救生命,预防疾病、减少伤残是整个救援工作的目的,因此快速反应、井然有序的流程是提高救援工作效果的关键。突发事件医学救援需要多部门的联合协作,因此建立和完善应急联动机制,加强医疗卫生机构与气象、民政、水利、安监等部门的沟通和协调,及时获取预警信息和相关部门的工作动态,建立联合信息报告机制是紧急医学救援管理框架中的首要内容。其次是建立一个具有统领各种救援力量的指挥机构,确保不同部门的救援效力充分、协调发挥。此外,紧急医学救援还需要强有力的物资储备与各类专家作为智力资源保障。最重要的是还要有一批具有现场经验、有一定救援脱险知识与技能,能保护自己与被救护者的知识技能的医生、护士、医技人员、检验人员、防疫人员、心理干预等人员共同组成专业救援队伍。

紧急医学救援一般本着先救命后防治,遵从医疗救援的基本规律,根据就近、就急、就能力的原则转送病人。基本流程包括现场抢救、途中救护和院内救治三个阶段(图14-6)。现场抢救和途中救护为院前急救,也称初步急救,院内急救指医院内的急救治疗。

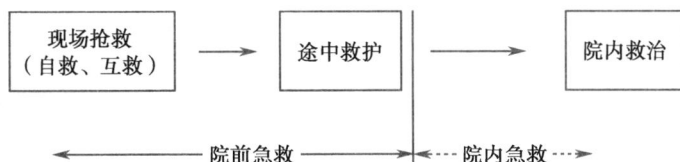

图14-6
紧急医学救援的三个阶段

突发事件紧急医学救援需要及时、迅速地对大量伤病员进行妥善救治,必须合理开展分级救治。

第一级,现场抢救。由军队或地方医疗队派出的医务人员与战士、预备役人员、消防官兵、担架员等共同组成抢救小组,在突发事件现场对伤病员实行急救措施,填写伤票(卡)或必要的医疗文书,然后将伤病员搬运出危险区,就近分点集中,然后送到早期救治机构。

第二级,早期治疗。由当地原有的医疗机构或外援的军队或地方医疗队承担。负责对伤病员实施分类、纠正包扎、固定、卫生整顿、清创、抗休克及进行紧急手术等早期处理,然后迅速转送到附近或较远的指定医院。

第三级,专科治疗。由指定设置在安全地带的地方或军队医院进行专科治疗,直到治愈。

伤病员总体救治过程一般分为三级,但每一个伤病员并不一定都要经过三级。重伤员或需要专科处理的最终治疗机构是第三级,2~3周内能治愈的伤病员或濒死伤病员则为二级,轻伤病员则只需经过现场处理后给予门诊或巡诊治疗,不需送到早期治疗机构。

三、紧急医学救援组织体系

紧急医学救援组织体系一般由三部分构成,一是在各级卫生行政部门领导下,实施紧急医学救援的领导小组、专家组;二是紧急医学救援机构,由医疗急救中心(站)、综合性医院、专科医院、化学中毒和核辐射事故应急医疗专业机构、疾病预防控制机构和卫生监督等专业医疗机构组成;三是现场紧急医学救援指挥部,统一指挥、协调现场医疗卫生救援工作(图14-7)。

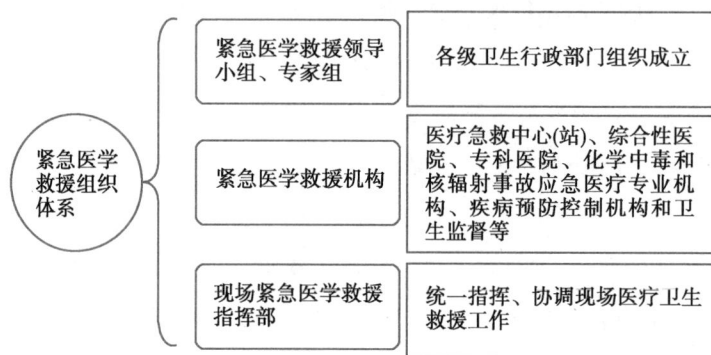

图 14-7
紧急医学救援组织体系

四、突发事件紧急医学救援管理的任务

《中华人民共和国突发事件应对法》中的突发事件包括自然灾害、事故灾难、公共卫生事件和社会安全事件,卫生应急管理的地位、作用、职责任务随着事件类型的不同而不同。对于突发公共卫生事件,卫生部门必须全程应对和管理,主导应急管理过程,是应急处置的核心力量;而对于其他三类事件,当在短时间发生或可能造成大量伤亡时,卫生部门主要承担现场医学救援和心理救援的应急响应工作。

突发事件紧急医学救援管理的主要任务是合理配置医疗急救资源;制定医疗急救工作规划、规程、标准等;建立医疗急救组织网络;组织指挥重大医疗急救工作;调度医疗急救力量;收集、评价医疗急救情报信息,控制管理医疗急救质量;组织开展医疗急救科研、教学工作;研究分析医疗急救运行状态及未来发展趋势。具体包括医疗急救的行政管理、质量管理、信息管理、人力资源管理、继续教育管理、经济管理等,最大限度地降低伤病员死亡率和伤残率,提高治愈率,维护人员健康。

第四节　国内外应急管理体制建设

一、中国卫生应急体系建设

(一)非典以后中国应急体系建设概况

应急体系是指应对突发事件所需的组织、人力、财力、物力、智力等各种要素及其相互关系的总和,通常所说的"一案三制"(应急预案和应急体制、机制、法制)就构成了我国应急体系的基本框架。

2007年8月30日,我国通过了《中华人民共和国突发事件应对法》,这是我国应急法律法规建设的重要里程碑。此外,我国还先后制定或修订了《防洪法》《防震减灾法》等40余部法律,《突发公共卫生事件应急条例》《重大动物疫情应急条例》等40余项行政法规。这些法律法规的出台为预防和处置突发事件提供了法律依据和法治保障。

2006年,国务院办公厅组建了国务院应急管理办公室,成立了国家安全生产应急救援指挥中心,形成了"统一领导、综合协调、分类管理、分级负责、属地管理"的应急管理体制。

按照《中华人民共和国突发事件应对法》和《国家突发公共事件总体应急预案》的规定,国务院在总理领导下,研究、决定和部署特别重大突发事件的应对工作;县级以上人民政府负责人、相关部门负责人、驻地解放军主要负责人等成立应急指挥部,统一领导、协调突发事件的应对工作;中国人民解放军、武装警察部队依照国务院和中央军事委员会的命令,参加突发事件的应急救援和处置工作;公民、法人和其他组织有义务参与突发事件的应对工作,基本形成了"统一指挥、反应灵敏、协调有序、运转高效"的应急管理机制。

(二)中国卫生应急体系建设的基本构架

卫生应急体系建设是一项系统工程,需要从维护国家公共健康安全与福祉的高度,对我国的卫生应急体系建设作出长远规划和战略部署,制定国家卫生应急战略,设计完善的卫生应急体系框架。

SARS之后,中国政府开始着手卫生应急反应体系的建设工作,并通过组织体制、运行机制、法制基础以及保障体系建设等方面的系统谋划和设计,不断完善这一体系要素和内涵(图14-8)。其中,组织体制包括管理机构、功能部门、应急指挥和救援队伍等方面的安排;运作机制注重在指挥、组织、管理、协调等方面的结构、功能和关联机制的构建;法制基础由一系列与应急管理相关的法律法规构成;保障系统则由信息网络、物资装备、人力资源、资金财务等方面的保障构成。通过十多年的不懈努力,中国已经初步建立起功能完整、运作有效的突发公共卫生事件应急反应体系。

在体系构建的同时,中国政府将体系建设的重点放在"一案三制"的建设上。并重点围绕这一核心任务开展工作。

中国政府还重视对突发事件卫生应急反应系统的构建和完善工作。着重加强指挥决策系统、预警监测与信息系统、疾病控制系统、医疗救助系统、法律支持系统等子系统的建设,并在应急队伍培训、网络建设、实验室技术支持、物资保障系统等辅助支持系统建设方面开展了大量的工作(图14-9)。

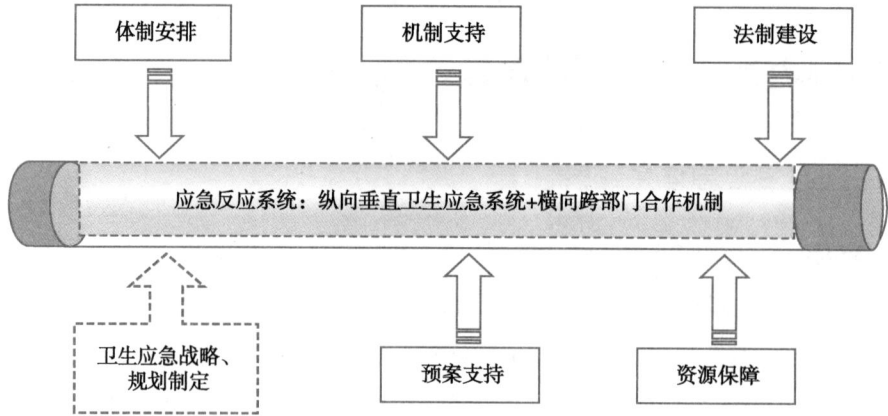

图 14-8
突发事件卫生应急制度体系框架

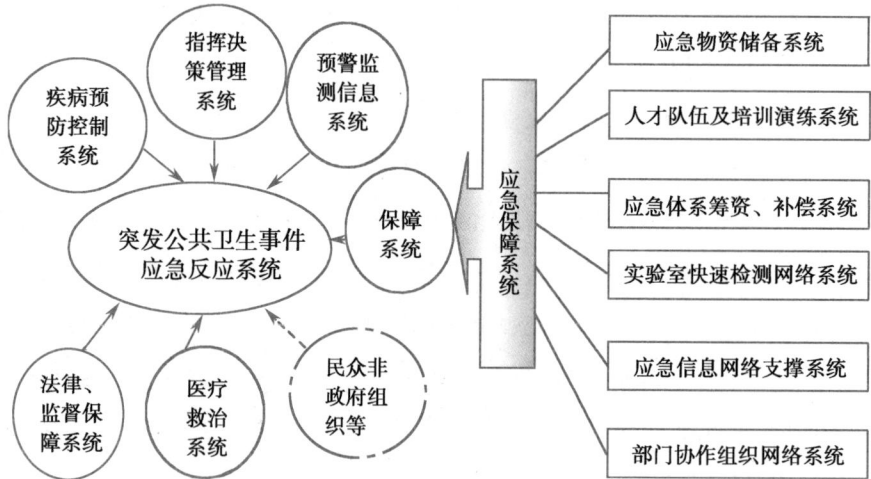

图 14-9
突发事件卫生应急反应系统

（三）"一案三制"的基本内涵

"一案三制"是指为应对突发事件卫生应急所制定的应急预案、应急体制、机制和法制的统称,这四要素的有机组合构成了我国应急反应体系的核心和基本框架。其中,预案是前提、体制是基础,机制是关键,法制是保障。应急管理系统的有效运转在很大程度上依赖上述构成要素的有机整合。

1. 预案

（1）预案的概念:预案指面对潜在的或可能发生的突发事件而事先制定的应急管理、指挥、救援计划等处置方案。它是在辨识和评估潜在的重大危险、事故类型、发生的可能性、发展过程、事故后果以及影响严重程度的基础上,对应急机构与职责、人员、技术、装备、设施(备)、物资、救援行动及其指挥与协调等各方面预先作出的具体安排。它明确了在突发事故(件)发生前、发展过程中以及发生后,责任主体、行动策略和资源准备等。

（2）预案种类:根据突发事件卫生应急实施主体、适用范围、事件类别等方面的不同,预案根据实施主体、适用范围和事件类别可划分为不同的类型(表 14-5),目前我国已经基本形成了较为完善的预案体系。

表 14-5　预案分类

分类原则	内容
实施主体	国家级预案、省(州)级预案、地市级预案、县级预案
适用范围	总体预案、专项预案、部门预案、机构预案、单位预案
事件类别	自然灾害类预案、事故灾害类预案、公共卫生事件类预案、社会安全事件类预案

(3)预案的作用和功能:应急预案的最大作用就是帮助人们从容地应对突发事件,并使人们的应急处置工作做到有据可依、有章可循。每一次突发事件的发生都具有较强的不确定性,而应急预案是成功处置各类突发事件的前提和基础。预案保证了对可能发生的突发事件作出及时的应急响应,是提升能力准备、保障危机有效应对的重要手段。

2. 法制建设　突发事件法制建设的重点是要为我国的应急体系建设工作建立规范和规则、提供制度保障,并对应急反应主体之间的权责关系和应急响应程序的合法性进行明确的法律界定。突发公共卫生事件应对的法律法规作为社会规范,具有国家强制性的一般特征,对推进突发公共卫生事件的依法管理,提高快速反应能力具有重要作用。

中国的突发事件卫生应急法制主要有四个层面:一是基本法,即《中华人民共和国突发事件应对法》;二是专业法,如《传染病防治法》等;三是行政法规,如《突发公共卫生事件应急条例》《病原微生物实验室生物安全管理条例》等;四是行政规章,如《突发公共卫生事件与传染病疫情监测信息报告管理办法》《食物中毒事故处理办法》《核事故应急管理规定》等。上述法律法规的相继出台,对强化政府各部门的职责和权力,规范各方的行为、协调相关部门的行动具有重要的意义。

3. 应急反应体制　体制的概念和内涵:"体制"是指国家机关、企事业单位在机构设置、领导隶属关系和管理权限划分等方面的体系、制度、方法、形式等的总称。具体而言,应急管理体制是规定政府、部门、企业面对危机时在各自方面的管理范围、权限职责、利益及其相互关系的准则,它的核心是管理机构的设置,它的强弱直接影响到管理的效率和效能,关系到整个应急反应系统功能能否有效发挥。《中华人民共和国突发事件应对法》明确规定了我国采取"国家统一领导、综合协调、分类管理、分级负责、属地管理为主"的应急管理体制框架。

4. 机制　保障机制是指有机体的构造、功能和相互关系,泛指一个工作系统的组织或部分之间相互作用的过程和方式。突发公共卫生事件应对机制是确保对应急组织系统运行过程中的各个环节进行有效协调,对各种要素进行有机组合和配置,并对组织系统运行过程施加影响的动力之一。它瞄准具体运行流程中的关键环节,通过结构、流程设计、角色功能设置、资源要素配置、规划管理等多种手段的综合运用,解决卫生应急运行过程中的关键节点问题,确保危机应对的灵活性与机动性。

按照职能划分,将突发事件应对机制划分为管理机制与运行机制两大部分(图 14-10)。其中,决策指挥机制主要解决应急决策首脑和中枢系统的快速反应和决策问题;组织协调机制通过协调和整合系统内外部关系,为组织运行创造必要的条件和环境;预警监测与信息发布机制来解决系统的风险识别、预测以及具体应对和处置过程中的信息有机传递问题;监督评价机制通过对应急反应系统的结构、过程和结果的动态评价,解决问题诊断、经验教训提炼和组织的完善提高问题。应急响应联动机制解决部门之间的协调和联动问题;社会动员机制解决社会各种资源的有效调动问题。而资源投入和保障机制,则关注应急反应系统各项软资源(如组织、制度、信息等资源)与人、财、物资源的有机衔接和整合等问题。

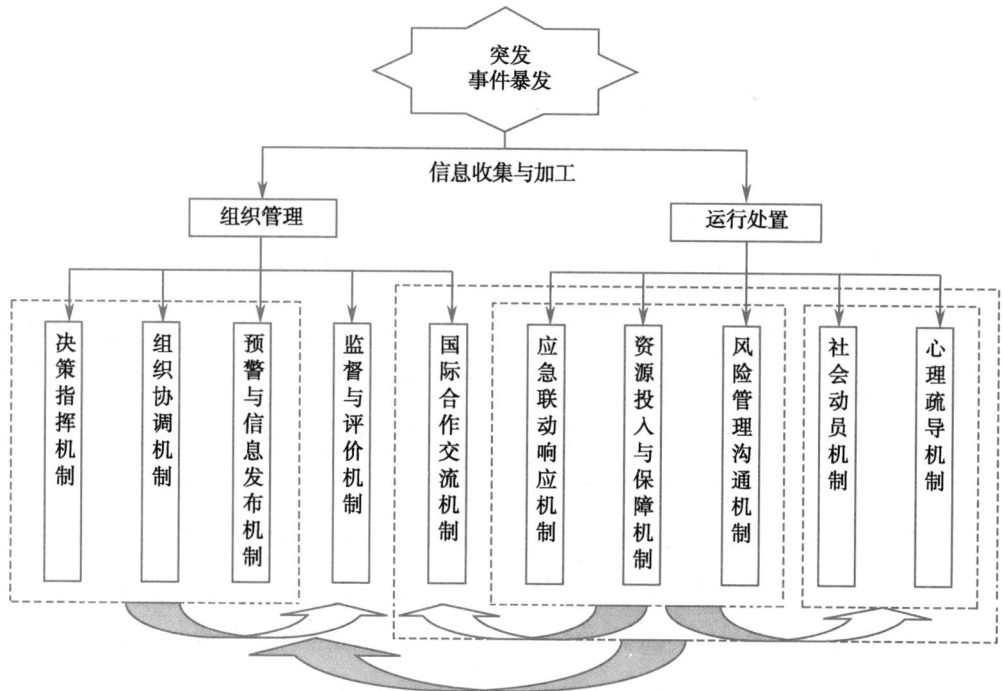

图 14-10
突发事件应急反应机制

只有将应急系统诸多要素的结构、功能和相互关系进行系统梳理,并建立规范完善的结构功能范式,确保应急系统能够从主体结构框架、组织功能、运行程序、保障体系等方面有机整合,才能最终确保系统功能的顺利实现。

二、国外应急体系及卫生应急体制建设

(一)美国的应急体系框架及主要特点

以美国为代表的西方发达国家在突发事件的应对处置过程中,注重从系统层面不断完善国家应急体系建设,尤其重视国家应急管理组织、结构、功能之间的有机关联和系统要素的不断完善。强调通过应急准备规划和预案体系的建设,实现应急准备系统和应急响应系统的无缝连接;通过管理体制的不断改革和创新,构建统一高效的应急指挥和管理系统。其主要特点如下:

1. 美国应急管理组织体系　美国构建跨部门统一指挥、分工明确的组织管理系统,其应急管理组织系统主要由三层构架支撑而成:顶层是联邦政府设立的应急管理机构,主要由美国国土安全部、其派出机构以及联邦应急管理局等机构组成;中间层是州政府设立的应急管理办公室及相关机构;

下层是各级地方政府设立的应急管理机构。它们构成美国应急管理体系中最为核心和关键的部分，统领美国整个社会的危机应对行动。

2. 美国应急管理体系的特点

（1）统一管理、分级响应、地方为主：统一管理是指美国突发事件的应急准备和应急反应统一由政府的应急管理部门负责。分级响应主要指根据事件的规模和程度来决定响应的程度；此外，美国的应急反应指挥和管理等任务主要由事发地的州或当地政府负责领导、组织和实施，上级政府的任务是援助和协调，联邦政府只是在灾难和后果超过地方处理能力之外时提供额外支持。

（2）组织系统完备，职能明确：在完成了联邦、州、地方三级应急管理体制构架的基础之上，美国国土安全部出台了《美国突发事件管理系统》文件，明确规定了应急反应系统的五个要素系统：准备系统、通讯与信息系统、指挥管理系统、资源管理系统、运营与支持系统。此外又通过《国家应急反应框架》对国家层面的应急反应系统的结构和机制作出了细致的安排。

（3）重视应急规划工作及预案建设工作，未雨绸缪：美国政府把应急规划和预案建设作为指导美国应急准备和反应的重点和核心环节，并赋予联邦应急计划以法律约束力，从而为应急计划的落实提供了重要的制度保障。联邦应急计划既包括应急战略计划等纲领性行动计划，又包含一系列具体操作层面的实施计划，为应急计划的落实和实施提供了重要机构和制度保障。此外，美国政府又着重加大对各种突发事件应急预案的编制、演练、培训工作，将其作为提升和强化美国应急准备和反应能力的重要策略和手段。

3. 美国卫生应急体系框架及其特点　美国联邦应急反应计划规定卫生与人类事务部是主要负责卫生应急事务的联邦机构，通过其对相应联邦和地方机构进行授权，具体框架内容见图14-11。美国卫生应急体制的特点可以概括为：

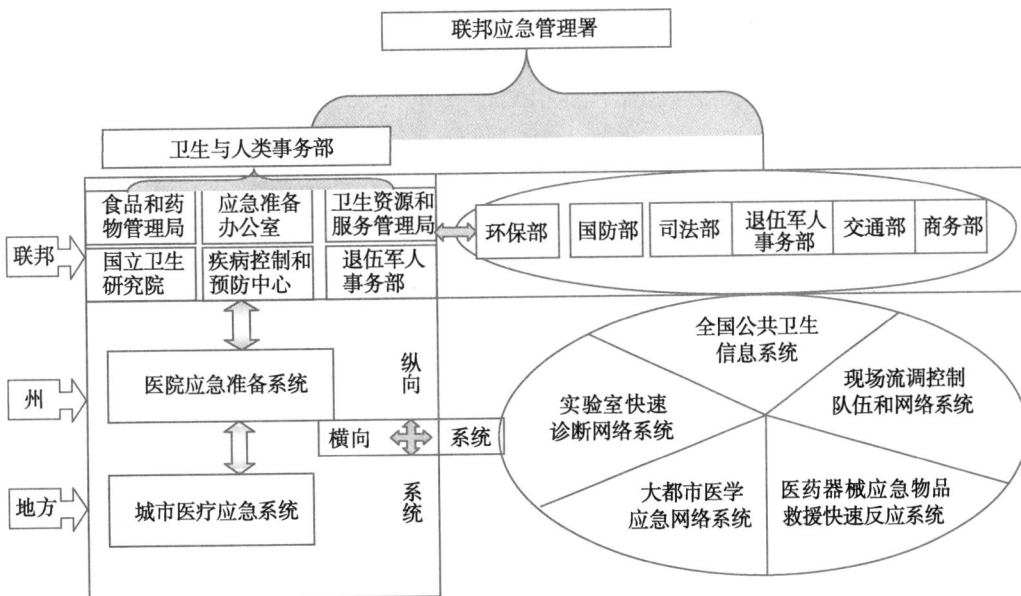

图 14-11
美国突发公共卫生事件应急反应体制框架

（1）统一协调的指挥决策系统：美国的危机反应系统由联邦快速反应计划以及相关法律制度所管理。它明确规定联邦、州、地方各级机构的责任。由联邦应急反应局负责全面协调，各个具体领域的应急反应则由其他的机构负责管理。具体来说，自然灾害应急体制通过联邦（FEMA）—州（FEMA分支机构）—地方直线的决策运作模式，救灾体系是以国土安全部及下属的FEMA为中央政府主要机构，州紧急服务办公室（简称EOS）以及地方（县、市）紧急营救中心（简称EOC）进行配合的机制，能迅速且直接地完成应急对策的制定与出台。当某地区发生重大灾害时，总统会直接指派一位联邦协调官，以方便整合所有的联邦救助资源。同时，还会在灾区成立一个临时的灾害救助中心，以协调州与地方政府共同处理灾害救助，使救灾决策过程更加顺畅。当某地区发生重大灾害时，所在地方政府的"紧急营救中心"成为救灾第一线的指挥中心，内部设有完善的通讯设备。"紧急营救中心"的组织机构包括医学、工程、警察、消防、水电等单位，因此能各司其职，分工合作。

"9.11"事件和炭疽袭击事件发生后，美国强化了对国家-州-地方三级卫生应急系统的建设工作，形成了自上而下的纵向包括CDC（联邦）疾病控制与预防系统—HASA（州）医院应急准备系统—MMRS（地方）城市医疗应急系统三个子系统的垂直系统。

（2）成立了纵横交错的应急反应网络系统，构建支持单元：美国的紧急事件支持功能单元（emergency support functions，ESFs）是美国国家紧急事件处理系统（NIMS）的重要保障，包括交通、通讯、建筑工程、消防、FEMA信息和预案中心、美国红十字会、物资储备、卫生应急服务、FEMA搜救中心、危险品处理部门、食品保障、能源部门12个职能部门共同保障灾害救援的顺利完成。美国还构建了公共卫生突发事件应对的横向结构系统，它主要由五个子系统构成：①国家应急行动中心电子网络疾病监测报告预警系统、大都市症状监测系统、临床公共卫生沟通系统；②全国公共卫生实验室快速诊断应急网络系统；③现场流行病学调查控制机动队伍和网络系统；④覆盖美国全境的全国大都市医学应急网络系统；⑤全国医药器械应急物品救援快速反应系统。美国通过制定一系列法律、法规以及出台具有法律地位的应急规划等规范性文件，规定各类突发事件反应系统、部门之间的相互协作关系，确保横纵系统的有机结合。

（3）预警监测系统：美国拥有发达的卫生信息系统，其预警和监测能力尤其突出。在美国的联邦、州和地方政府共有上百个用于卫生监测的信息系统，通过这些监测系统，CDC和卫生部可以及时掌握全国主要传染病的动态数据，及时作出相应决策。更为重要的是，美国CDC通过与全国其他有关机构和组织监测系统的合作，建立起监测系统信息资源的共享机制，保障了其应急过程的快速决策和反应能力。

（4）突发事件实验室网络和快速诊断系统：美国的公共卫生系统实验网络已成体系，分为联邦、州、基层三级，包括2000多个公共卫生实验室，1.7万个医院实验室。此外，CDC还建立起了实验室网络系统、统计系统和信息系统，并通过全国大学、医疗机构、研究机构的实验室之间的交流、协作，提高对病毒研究和控制能力，确保在大规模疫病暴发和生物恐怖袭击时完成实验室快速检测、分离等工作。

（5）及时、准确的信息发布和信息共享合作机制：美国在卫生应急处置过程中非常重视相关信息的及时发布，重视和强调各方面信息的及时沟通和交流，并及时向公众发布公共防范信息。此外，美国媒体的报道很大程度上得到了美国卫生部门的配合,而卫生部门的声音也占据了报道的主导位置。美国还加强了危机处理中的国际协作。CDC成立了国际联合小组,该小组每天24小时、每周7天不间断工作,与世界卫生组织等国际机构保持密切的信息交流与协作。

(6)措施有力的法律保障机制:早在1803年,美国在新罕布什尔州的朴茨茅斯地区大火灾之后就制定了最早的灾难应急法案。从1974年的《灾难救援法案》到1988年的《斯坦福法案》,再到1994年的《美国检疫法》,一系列应急法案的出台,为美国的突发事件应对提供了重要的法律依据。其中在《灾难救援法案》中将"应急过程应由州与联邦政府协调完成"进行了明确规定。尤其是在经历了"9.11"恐怖袭击及炭疽事件之后,美国加强了公共卫生安全的立法行动,相继通过了《公共卫生安全与预防和应对生物恐怖法案》《使用军事力量授权法》《航空运输安全法》《国土安全法》等一系列联邦法律和州、县等法律法规文件。自此,美国形成了较为完备的应急法律体系,为突发事件应对提供了有力的保障。

(7)高度重视应急准备、能力建设和评估活动:美国政府通过制定应急准备计划、应急反应框架、应急预案体系和相应的法律法规体系,从体制、制度、系统、组织、资源安排等多方面对应急准备给予支持;加强应急系统能力建设,制定了国家和地方层面的应急能力建设标准以及考评体系,投入大量的资金用于卫生应急系统内、系统外各种组织、机构及民众的应急培训、演练。美国联邦政府积极推动建立"防灾型社区"建设,以提高社区成员对于社区事务的参与意识,增强在突发事件应对过程中公共部门和私人间达成共识的能力。

(二)国外应急体系建设的共同特点

应急体系建设与管理是美国、澳大利亚、日本、俄罗斯等国家都重视的问题,特别是美国的应急体系更具有借鉴意义。美国在"9.11"事件爆发之后,随着各类灾害发生的频次、后果和影响的不断扩大,应急体系的建设与发展发生了质的变化,目前也还在不断的演变与发展之中。以美国及上述国家为例,国外应急体系建设具有如下特点:

1. 重视应急法律体系建设,并在实践中不断修订和完善　各国都非常重视应急法律体系建设,通过立法来明确各级机构的职责。比如俄罗斯通过《联邦共同体应急管理法案》,以此为保障建立了"俄罗斯联邦紧急状态预防和响应统一国家体系"。美国则在1803年首次制定危机事件处理相关法律,在之后的150年间相继出台125部针对自然灾害紧急反应或者单项减灾法律。在突发事件应对总体法律框架下,针对公共卫生领域中存在的问题制定相应的法规、预案。通过法律规范政府各部门之间、政府与非政府组织之间,以及中央和地方政府之间的应急职责,并在实践中不断修订和完善。

2. 设立专门协调机构,应对突发公共事件　突发事件应对不仅涉及政府多个职能部门,还涉及企业、新闻媒体、民间非营利组织等非政府部门。因此,及时、高效的沟通与协调是有效应对突发事件的前提条件,组建专门的应急管理协调机构是实现上述目标的组织保障。多个国家的政府都十分重视突发事件专门应急管理机构的建设,并建立专门的服务部门和单位。比如美国CDC和联邦紧急事务管理局(FEMA)、英国卫生保护局(BHPA)、日本的厚生劳动省、澳大利亚的国家应急管理委员会及俄罗斯的民防、应急与减灾部(EMERCOM),并以其为主要协调机构,通过加强沟通、统一应对包括公共卫生事件在内的突发事件。

3. 强调横纵网络化管理，实现多级跨部门协作　各国的应急管理体系大多分为三级，比如美国、澳大利亚和日本都构建了国家、州、地方三级应急组织架构。此外，各国也越来越重视以社区为基础的应急能力的建设，并以此作为国家夯实其应急系统大厦的基石来加以重视。在澳大利亚，应急服务中心广泛分布于各社区，它们负责制定社区应急方案，组织志愿者开展灾害自助自救，进行公众灾害医学知识的普及。除了着力强化应急管理垂直体系的建设外，各国也越来越重视垂直系统与各横向系统之间网络关系的建立，并通过法律、法规、应急规划等多种规范体系的不断强化，对横纵应急管理网络的有效运转提供制度支撑。

4. 军队参与突发事件应急，军队与地方卫生力量协调紧密　由于各国突发事件的发生情况不同，各国军队与地方医疗卫生机构合作的紧密程度也有所不同。但随着冷战结束和各国军事战略的调整，参与突发事件应急在军队任务谱中的地位有所提升。一方面能够最大限度地发挥军队在应急处置中的作用，另一方面为未来可能发生的局部战争更好地动员与利用地方卫生资源奠定基础。

5. 政府主导以外，注重民间非政府组织作用　比如美国和澳大利亚都采取政府主导、地区自救相结合，专业人员、志愿者队伍与公众自救相结合的运行机制，在突发事件应急过程中吸纳民间组织参与应急管理。民间非政府组织包括营利组织和非营利组织，具有众多促进社会发展的功能。因此，各国都十分重视发挥非政府组织和公民社会的作用，积极吸纳非政府组织加入卫生应急管理行列。美国卫生应急管理体系通过各种措施吸纳民间组织参与应急管理、参与赈灾工作、调查民间需求和发放物资等。

6. 注重媒体的沟通和信息的管理　突发事件应对过程中，新闻媒体的介入会增加事件的公开性，使公众的知情权得到保护。如果相关信息发布达不到公众要求的公开、透明，公众就会因不了解实际情况而对政府的应急措施不理解，甚至产生抵触情绪，将不利于各项措施的执行，甚至导致事态的进一步恶化。在与媒体沟通方面，各国相继建立了突发事件信息管理制度，规范和管理突发事件应对过程中的信息发布和媒体沟通，确保政府、媒体、专业组织、公众之间有效信息的沟通和传播。

（吴群红）

Summary

By introducing the concepts of emergency, crisis and disaster through comparing their similarity and differences, the core concept of public health emergency, its types, risk levels and characteristics are introduced. This chapter focuses on the contents and tasks of public health emergency management, including emergency medicine service management, its principle and characteristics. Besides, relevant public health emergency management theories including emergency response process management models, risk management, health emergency communication and crisis communication management are elaborated, in addition, theory and methodology of evaluating core capacity of public health emergency response is introduced. In the end, the overall progress of establishing public health emergency system in China since the outbreak of SARS epidemic as well as its system structure is presented, at the same time, the overall structure and characteristics of public health emergency response system in USA and other countries are also compared and discussed briefly within this chapter.

思考题

1. 什么是卫生应急及卫生应急管理？ 请思考如何围绕突发公共卫生事件的事前、事中、事后应对过程中的重点工作任务来实施应急管理。

2. 卫生应急中的紧急医学救援有哪些特点？ 在紧急医学救援中一般应遵循什么样的原则？

3. 什么是应急体系？ 请围绕"一案三制"概述一下非典之后我国应急体系的基本框架及其建设情况。

第十五章

医学教育与科技管理

导读：本章要求掌握我国医学教育的结构，卫生科技体系框架；熟悉医学教育管理特点，熟悉国家有关科研管理的规定；了解我国医学教育发展与改革现状，了解我国医学科技体系的构成、医学技术准入管理、医学实验室管理和实验动物管理的有关规定。

第一节　医学教育管理

一、医学教育管理概述

新中国成立60多年来，我国医学教育事业得到了很大的发展。特别是改革开放后，我国医学教育领域经过全面体制改革，已逐步适应社会经济的发展，与国际接轨，初步形成了一整套具有中国特色的医学教育管理体制和运行机制，建立和完善了包括学校基础教育、毕业后教育、继续教育的连续统一的医学教育体系，医学教育规模不断扩大。2015年全国普通高等学校医学专业本、专科招生63.3万人，比2010年增加了14.1万人；毕业生56.7万人，比2010年增加了12.2万人。研究生招生6.5万人，比2010年增加了2.5万人；毕业生6.2万人，比2010年增加了2.6万人。在职研究生招生0.3万人，比2010年增加了0.2万人；授予学位0.3万人，与2010年持平（表15-1）。

表15-1　2010年、2015年医学专业学生各层次招生和毕业情况（单位：万人）

医学专业学生培养层次	2010		2015	
	招生	毕业	招生	毕业
普通高等院校本、专科	49.2	44.5	63.3	56.7
研究生	4.0	3.6	6.5	6.2
在职硕士研究生	0.1	0.3	0.3	0.3
成人本、专科教育	30.8	24.8	48.1	34.6
网络	9.9	4.4	13.8	10.5
中等职业学校（医药卫生类）	52.9	43.6	46.8	46.1

来源：教育部网站.2015年教育统计数据，2010年教育统计数据

医学教育为我国卫生事业培养了大量医药卫生人才。根据2015年我国卫生和计划生育事业发展统计公报，到2015年末，全国卫生人员总数达1069.4万人，比上年增加46.0万人（增长4.5%）。其中卫生技术人员800.8万人，乡村医生和卫生员103.2万人，其他技术人员40.0万人，管理人员47.3万人，工勤技能人员78.2万人。卫生技术人员中，执业（助理）医师303.9万人，注册护士

324.1万人。卫生人员机构分布:医院613.3万人(占57.3%),基层医疗卫生机构360.3万人(占33.7%),专业公共卫生机构87.7万人(占8.2%)。学历结构:本科及以上占30.6%,大专占38.9%,中专占28.2%,高中及以下占2.3%;技术职务(聘)结构:高级(主任及副主任级)占7.6%,中级(主治及主管)占21.3%,初级(师、士级)占60.8%,待聘占10.3%。每千人口执业(助理)医师2.21人,每千人口注册护士2.36人;每万人口全科医生1.38人,每万人口专业公共卫生机构人员6.39人。医学教育事业为满足人民群众的卫生服务需求,保证人民的身体健康和保障我国卫生事业健康持续发展作出了重要贡献。

然而,面对我国医疗卫生事业发展的新形势,尤其是深化医药卫生体制改革的新任务,以及国际人才竞争的新特点,我国医药卫生人才总量仍然不足,素质和能力有待提高,结构和分布尚不合理,特别是基层卫生人才严重短缺。这也为我国医学教育管理提出了新的挑战。

（一）概念

医学教育管理(medical education management)是根据医学教育的发展规律,以促进医学教育更加有效地满足社会医疗卫生服务需求、卫生事业发展和现代医学科学技术发展的需要为目的,针对医学教育体系各相关要素和基本活动进行管理的过程。按照医学教育管理的主体、对象和任务,可分为医学教育行业管理和医学教育机构管理两个层面。医学教育行业管理是指各级政府或教育及卫生行政部门以国家法律、部门规章为指导,根据医学教育的规律,利用计划、组织、领导、控制等管理职能,合理配置医学教育资源,实现医学教育目标的活动过程。医学教育机构管理是指对医学教育机构的招生教学计划、组织建设、运行机制、人员配置、教学管理、后勤保障等进行有效管理。

（二）特征

医学教育是教育事业的重要组成部分,医学教育管理首先要遵循教育事业的一般规律,具有社会性、开放性的特征,更要注重医学教育的特殊性。

1. 社会性 医学教育产生、存在于社会环境之中,不同时期的政治、经济、文化环境的变化与发展影响医学教育的发展。医学教育管理通过发挥其管理职能影响医学教育,培养多层次的医药卫生人才,满足社会需求,也对社会经济产生影响。社会效益是医学教育管理目标实现的最主要的评判标准。

2. 开放性 医学教育管理系统不可避免地受外界环境中各种非教育或非卫生因素的影响,如经济体制转变、人口老龄化、西部大开发战略、科学技术的发展等。医学教育管理既要努力维护现行医学教育体系的相对稳定,又必须用发展的眼光来通过体制的变革和创新适应新的社会变革需求。

3. 特殊性 医学教育的核心是提高医学人才培养的质量。医疗服务的高质量性要求医学生不仅要掌握精湛的医学知识和技术,还要有强烈的道德责任感,具备较强的人际沟通能力和人文关怀精神,这就要求医学院校明确其教育理念,保证合理的师资队伍。同时,医学教育很强的实践性要求实验条件和临床教学基地成为医学教育必不可少的部分;医学教育较高的投入成本要求政府给予足够的重视;医学教育较长教育周期要求做好中长期的发展规划;医学学科的不断发展决定了医学教育是一种终身教育;医学的全球通用性和可比性需要较强的国际交流与合作。因此,医学教育管理既有教育管理的普遍规律,也有自身适应的特殊规律。

(三)内容

医学教育管理的主要内容有:制定医学教育发展规划和基本目标;建设和完善相对开放的医学教育体系,满足医学教育改革与发展需求;对各类医学教育的质量、数量、结构和布局进行宏观控制,统筹安排资源使医学人才培养与医疗服务需求和卫生事业的发展相适应;探索、完善、创新医学教育管理体制和运行机制;指导和协调医学教育工作;规范医学教育管理,加大对医学教育的经费投入;建立和完善医学教育质量保障体系和评估体系以及进行信息管理等。

二、医学教育分类管理

医学教育是终身教育,一般被划分为正规医学院校教育、毕业后教育和继续医学教育。

医学院校教育教授医学生医学、自然科学、社会科学的基本知识和临床技能,培养医学生全面的能力,为今后工作奠定基础和发展潜力。根据教育层次又分为高等医学教育和中等医学教育。高等医学教育包括本、专科教育和研究生教育。附属医院和教学医院承担医学院校基础教育中的临床教育(理论授课、临床见习、实习)。中等医学教育主要是培养基层适宜卫生人才。根据2001年原卫生部和教育部颁发的《中国医学教育改革和发展纲要》(简称纲要),2015年要扩大本、专科(60%)和研究生(12%)招生规模,大幅度压缩中等医学教育规模(28%)。

毕业后医学教育包括住院医师培训、专科、全科医师培训等,要求医科毕业生通过训练具备将医学知识运用于医疗实践的能力,并能深入到更深层次的研究领域。

继续医学教育是医务工作者不断更新、补充医学新理论、新知识、新技术、新方法的过程,贯穿医务工作者职业生涯的始终。继续医学教育已经成为医疗卫生单位增强核心竞争力和卫生技术人员提高能力素质的重要途径和手段,在卫生人才队伍建设中发挥了重要作用。

医学教育管理通常按这个模式来进行分类管理(图15-1)。

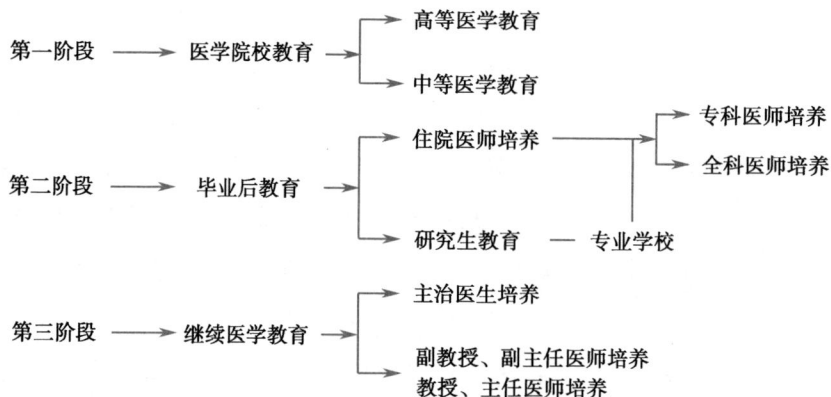

图 15-1
医学终身教育模式

（一）医学院校教育

1. 高等医学教育管理　高等医学教育机构主要包括普通高等医学院校（含综合大学医学院）、研究院（所）、高等职业技术学校，培养本、专科和研究生。

（1）管理体制：我国高等医学教育机构有政府办、社会办、共建共管、合作办学等多种办学形式，形成了管理模式多样并存的格局。新中国成立初期，医学院校从综合大学中分离出来独立办学，加速了医学人才的培养。20 世纪 90 年代，随着我国高等教育管理体制改革的推进，原来部分独立设置的医学院校相继与综合性大学合并，为医学教育发展带来了新的契机。合并后管理模式呈现出不同的类型，如大学-医学部型；大学医学院型和大学-虚拟医学中心型等。高等医学教育管理体制仍在进一步的改革和完善中。

（2）学制：现有的高等医学教育学制主要有三年制医学专科教育、五年制高等医学教育（学士学位）、七年制高等医学教育（硕士学位）、八年制高等医学教育（博士学位）。医学学位分为医学科学学位和医学专业学位两种。医学科学学位分为学士、硕士、博士三个层次，医学专业学位分为硕士和博士两个层次。高等医学院校开设的其他专业如护理专业有四、五年制，卫生事业管理专业有四、五年制，生物医学工程专业四年制等。

（3）专业设置：根据教育部关于印发《普通高等学校本科专业目录（2012 年）》《普通高等学校本科专业设置管理规定》等文件的通知（教高［2012］9 号），目前医学本科学科有基础医学类、临床医学类、口腔医学类、公共卫生与预防医学类、中医学类、中西医结合类、药学类、中药学类、法医学类、医学技术类、护理学类十一大类。各高等医学院校普遍开设的卫生事业管理专业属于公共管理类下的二级学科；生物医学工程类为单独的一类。各类医药卫生专业设置须符合教育部、国家卫生和计划生育委员会、国家中医药管理局等部门对普通高等学校专业目录设置及各类高等医学教育发展规划的相关规定，并符合相关工作流程。如高等医学院校增设医学类本、专科专业，需按照最新《普通高等学校本科专业目录》《普通高等学校本科专业设置管理规定》有关规定，报教育部征求国家卫生和计划生育委员会同意后审批；增设相关医学类，药学类本、专科专业报主管部门征求省级卫生行政部门同意后批准，本科专业报教育部备案。

为了进一步发挥学科专业目录在人才培养和学科建设中的指导作用，规范学科专业的设置与管理，国务院学位委员会、教育部分别于 2009 年、2010 年印发了《学位授予和人才培养学科目录设置与管理办法》《授予博士、硕士学位和培养研究生的二级学科自主设置实施细则》两个文件，2011 年国务院学位委员会又印发了《学位授予和人才培养学科目录（2011 年）》，为国家进行学位授权审核与学科管理、学位授予单位开展学位授予与人才培养工作的基本依据，适用于硕士、博士的学位授予、招生和培养，并用于学科建设和教育统计分类等工作。学科目录实行分层管理，采取规定性与自主性相结合、相对稳定与动态调整相结合的管理机制。一级学科采取指令性的管理办法，由国家统一制定发布；二级学科采取指导性的管理办法，学位授予单位按照教育部公布的指导性的二级学科目录，在一级学位授予权下自主设置与调整二级学科；教育部定期统计各学位授予单位二级学科设置和招生培养情况，根据社会需要定期更新二级学科的指导性目录。

（4）教学管理：教学管理包含教育行政机关对教育机构教学工作的宏观组织、管理和指导，以及教学机构内部对教学工作的管理,主要包括教学计划管理、教学质量管理、教学督导、教学大纲和教材管理、档案管理、教学资源管理、临床教学管理、教学考核与评估等。医学教育的高质量性要求高等医学院校的教学管理要更加严谨,以保证教育教学质量的不断提高。医学教育的实践性还要求高等医学院校必须理顺基础医学和临床医学的关系。医学院的基础医学教育和附属医院的临床医学教育是医学教育中不可分割的有机整体,在教学管理中要注重医疗、教学和科研的关系。

2. 中等医学教育　中等医学教育是培养基层适宜卫生人才的重要途径。我国的中等医学教育为农村和基层卫生部门输送了大批人才,为解决缺医少药问题,保障广大人民群众健康,促进我国卫生工作的进步作出了积极贡献。随着我国社会经济文化的不断发展,人们对卫生服务需求的不断提高,医学模式的转变和医学科技发展的不断扩大,对医学人才的综合素质提出了更高的要求。2001年我国出台了《中等医学教育结构调整指导意见》,提出中等医学教育从以医学专业人才培养为主转向医学相关领域,即护理、医学技术以及面向社区培养中初级卫生、康复、保健等专业技术人才。我国中等卫生学校通过合并、升格、划转、撤销等方式进行了调整,数量有所减少;调整了专业目录,取消了部分专业,根据乡村医生岗位需要开设了卫生保健等专业,一定程度上改善了我国医学教育层次结构。国家卫生计生委、国家发展和改革委员会、教育部、财政部和国家中医药管理局关于印发《全国乡村医生教育规划(2011—2020年)》的通知,到2020年,大多数乡村医生具有中职(中专)及以上学历,其中高职(专科)及以上学历者占相当比例;乡村医生力争总体具有执业(助理)医师资格,基本实现乡村医生队伍向执业(助理)医师转化。

(二)毕业后医学教育

毕业后医学教育的形式主要有住院医师规范化培训、专科医师培训、全科医师培训。

1. 住院医师规范化培训管理　住院医师规范化培训是毕业后医学教育的主要形式,目标是为各级医疗机构培养具有良好的职业道德、扎实的医学理论知识和临床技能,能独立处理本专科常见病、多发病诊疗工作的合格临床医师。住院医师规范化培训将作为临床医师培养的必经阶段。对于临床住院医师规范化培训的管理,应建立并逐步完善住院医师规范化培训制度,对培训对象、培训基地、培训模式、培训内容、培训标准、培训考核和保障措施等环节实施规范化管理。2013年,7部委联合印发《关于建立住院医师规范化培训制度的指导意见》(国卫科教发〔2013〕56号),并于2014年在全国各地普遍实施。

(1)国家卫生和计划生育委员会统一领导和管理住院医师规范化培训工作,制定培训管理制度、培训基地准入制度、培训标准、管理办法等。住院医师规范化培训实行全行业属地化管理。各级卫生行政部门依法履行对住院医师规范化培训的行业管理职能,组织和鼓励有关行业协会学会、高等院校等社会各有关方面参与住院医师规范化培训工作。

(2)住院医师规范化培训对象为拟从事临床医疗工作的医学专业本科及以上学历毕业生,或已从事临床医疗工作并取得执业医师资格证书,需要接受培训的人员。

(3)培训对象以住院医师的身份,在培训基地上级医师的指导下,接受以提高临床实践能力为主的轮转培训。培训时间为3年。申请参加培训的已毕业研究生,可根据其临床培训经历和临床诊疗能力确定接受培训的时间及内容。培训结束后,根据需求,部分住院医师可进入相应的专科医师培训阶段。

(4)住院医师规范化培训合格者由省级卫生行政部门颁发国家卫生和计划生育委员会统一印制的《住院医师规范化培训合格证书》,证书在全国范围内有效。

2. 专科医师培训管理　专科医师培训是指医学专业毕业生完成院校教育之后,在经过认可的培训基地中,以住院医师的身份,接受以提高临床能力为主的系统、规范的培训。目的是使住院医师达到某一临床专科(包括普通专科和亚专科)所需要的基本理论、基本知识和基本技能要求,成为能独立从事某一专科临床医疗工作的专科医师(普通专科医师和亚专科医师)。专科医师培训过程分普通专科培训和亚专科培训两个阶段。

我国专科医师培养尚在试点阶段,培训管理运行机制仍在摸索中。2005年12月成立原卫生部毕业后教育委员会。2006年《卫生部办公厅关于开展专科医师培训试点工作的通知》开始了专科医师培训试点工作。2007年,原卫生部毕业后医学教育委员会印发《专科医师培训标准(试行)》和《培训基地标准(试行)》。2015年颁布了《关于开展专科医师规范化培训制度试点的指导意见》(国卫科教发〔2015〕97号),主要内容是研究完善专科医师规范化培训的专科设置,培训对象、基地、内容与标准、招收、模式、考核等要求和组织管理实施体制机制,以及相关人事待遇、经费保障、学位衔接等配套政策措施,形成更为清晰明确、严格规范、易于操作、效果良好的政策制度。并于2016年遴选有条件的专科启动试点工作,总结经验、完善政策,力争到2020年在全国范围初步建立专科医师规范化培训制度,形成较为完善、可行的组织管理体系、培训体系和有效的政策支撑体系,形成完整的毕业后医学教育制度,培养一批高素质的合格临床专科医师。

(1)专科医师培训实行全行业属地管理。国家卫生和计划生育委员会和省级卫生行政部门成立的毕业后医学教育委员会是专科医师培训工作的研究、指导、协调和质量监控组织。

(2)普通专科培训阶段培训的对象为具有高等院校医学专业本科及以上学历,拟从事临床医疗工作的人员。或已从事临床医疗工作并取得执业医师资格证书,要求接受培训的人员。亚专科培训阶段的培训对象为:经过普通专科培训合格后,或经过考核达到普通专科医师培训标准,要求参加亚专科培训的人员。

(3)普通专科培训阶段培训的内容包含政治思想、专业理论、临床技能并掌握循证医学理论和方法。培训时间为3年。亚专科培训阶段要掌握专业理论、临床技能、专业外语能力和科研协作能力。培训时间为1~4年。

(4)培训基地认证。国家委员会负责审批、监督、检查和评估亚专科医师培训基地;考核亚专科医师培训,颁发"亚专科医师培训合格证书"。省级委员会负责普通专科医师培训基地审批和亚专科医师培训基地初审;考核普通专科医师培训,颁发"普通专科医师培训合格证书"。

3. 全科医师培训管理　全科医师培训是面向个人、家庭与社区,培养从事基层卫生服务工作的全科卫生技术人才的主要途径。目前,我国已经形成了全科医学教育的体系构架、发展方针、基本原则、规划目标等,并形成了全科医师岗位培训工作评估指标体系,为全科医师培训管理提供了依据。

（1）国家卫生和计划生育委员会总体负责全科医师规范化培训工作。省级卫生行政部门依据该办法，制定具体培训及考核实施方案，负责培训基地的认可与撤销，指导检查培训工作，组织评比。

（2）培训基地由综合医院相关临床科室和社区卫生服务机构共同组成，由综合医院提出申请，毕业后教育委员会审批。

（3）培训分为理论学习、医院轮转和社区实践三阶段；前两阶段由各培训基地组织考核，第三阶段培训由省级卫生行政部门组织考试、考核。

（4）各阶段考试考核均合格者，经省卫生行政部门审核后，发给国家卫生和计划生育委员会统一印制的"全科医师规范化培训合格证书"。

全科医学教育是在深化城镇医药卫生体制改革，加快发展社区卫生服务的大背景下产生和发展的。2009年《中共中央国务院关于深化医药卫生体制改革的意见》进一步提出要完善全科医师任职资格制度。2010年国家发展和改革委员会等六部门印发的《以全科医生为重点的基层医疗卫生队伍建设规划》提出，到2020年，通过多种途径培养30万名全科医生，基本满足"小病在基层"的人力资源要求，为全科医学教育提出了更高的要求，也提供了良好的政策支持和保障。

（三）继续医学教育管理

继续医学教育（continuing medical education，CME）是继毕业后医学教育之后，医务工作者主动获取、更新医学知识的过程，是以学习新理论、新知识、新技术和新方法为主的终身性医学教育。为了规范对继续医学教育的管理，国家卫生和计划生育委员会对继续医学教育的组织管理、项目管理、考核、学分管理、登记、评估、经费管理和基地管理等均提出了相应的规定。

1. 组织管理　继续医学教育工作实行全行业管理。全国和省继续医学教育委员会负责对继续医学教育的指导、协调和质量监控工作。主要职能是：①研究、拟订继续医学教育方针、政策、规划和实施计划、细则。②全国委员会拟订项目评审标准、申报、认可办法和学分授予办法等。③评审继续医学教育项目。④组织文字、音像教材和远程课件的编写、出版和发行工作，开展远程教育。⑤对下级继续医学教育委员会工作进行指导、检查和评估。⑥评审继续医学教育基地等。目前，全国已初步形成了层次清晰、运转灵活的继续医学教育组织管理体系。

2. 项目管理　国家卫生和计划生育委员会和省级卫生行政部门定期认可继续医学教育项目。全国继续医学教育委员会按《国家级继续医学教育项目申报、认可试行办法》评审国家级继续医学教育项目；省级继续医学教育委员会按各省（自治区、直辖市）制定的省级继续医学教育项目申报、认可办法负责评审省级继续医学教育项目。

3. 考核　参加继续医学教育活动的卫生技术人员的考核由主办单位负责，所在单位负责审核。

4. 学分管理　继续医学教育实行学分制。项目主办单位授予相应项目类别的学分，学分的授予和登记应严格执行继续医学教育学分授予的有关规定。

5. 登记　省级继续医学教育委员会负责继续医学教育登记证的印制和发放；各单位负责继续医学教育建档及学分登记。

6. 评估　全国和各省级继续医学教育委员会定期对开展继续医学教育情况进行检查评估。

7. 经费管理　继续医学教育经费采取国家、集体、个人等多渠道筹集的办法解决；各级卫生行政部门应将继续医学教育经费列入预算;各单位应保证一定的继续医学教育费用,可通过其他途径筹集资金,实行专款专用。

8. 基地管理(国家级)　国家级基地经全国继续医学教育委员会评审后,由国家卫生和计划生育委员会批准公布。在全国继续医学教育委员会的指导下,在主管部门和所在单位的领导下开展工作。实行年度备案,所在单位报主管部门和全国继续医学教育委员会,由国家卫生和计划生育委员会同意公布。实行滚动式管理,每三年评估一次,评估不合格由国家卫生和计划生育委员会予以撤销。

(四)乡村医生教育管理

乡村医生教育是加强农村卫生工作,保障农村居民健康的基础性工程,也是实行乡村医生准入制度的基础。乡村医生教育的形式主要有在岗培训和学历教育两种,其中在岗培训是重点。

1. 组织体系　国家卫生和计划生育委员会负责制定全国乡村医生教育总体规划和基本要求,出台相关政策,组织考核、评估、指导和协调全国乡村医生教育工作。各省、自治区、直辖市卫生行政部门负责制定本区域的乡村医生教育规划和实施方案;形成以省(自治区、直辖市)培训中心为龙头,市、县、乡培训基地为基础的培训网络;乡村医生大专层次教育由高等院校承担,正规化中等医学教育由普通中等卫生学校承担,乡村医生在岗培训由经省级卫生行政部门认可的培训机构承担。

2. 准入制度　符合条件的乡村医生要逐渐纳入《执业医师法》的管理轨道。1970 年 12 月 31 日以后出生的乡村医生必须取得执业助理医师资格后,才能申请执业注册从事乡村卫生活动,禁止非医学背景的人员通过函授、广播电视、自学考试、现代远程教育等渠道进入乡村医生队伍。

3. 在岗培训制度　各级卫生行政部门根据本地实际,建立乡村医生在岗培训制度,明确规定培训的合格标准,对达不到规定要求的注销其执业资格。

4. 评估制度　各级卫生行政部门建立乡村医生评估制度,对培训过程进行管理,加强培训工作的监督、检查和评估,保证乡村医生教育政策和措施的落实。

5. 经费管理　各省、自治区、直辖市卫生行政部门设立乡村医生教育专项经费,对乡村医生在岗培训的经费,采取政府补助、集体支持和个人缴纳的办法解决。

自从 1991 年原卫生部颁布的《1991—2000 年全国乡村医生教育规划》提出对乡村医生实行系统化、正规化中等医学教育以来,我国乡村医生教育取得了巨大成绩。截至 2015 年底,全国 64.1 万个村卫生室中共有乡村医生 103.2 万人、卫生员 6.0 万人。每千农业人口村卫生室人员数 1.46 人。在村卫生室工作的执业(助理)医师 17.3 万人,注册护士 2.7 万人。2011 年国家下发的《全国乡村医生教育规划(2011—2020 年)》明确了乡村医生教育规划目标是:"到 2020 年,各省(区、市)建立健全与全面建成小康社会目标要求相适应的乡村医生教育培训制度,建立一支以中职(中专)及以上学历、执业(助理)医师为主体、整体素质基本满足村级卫生服务需求的合格乡村医生队伍,推动农村基层卫生服务绩效得到相应改善。各省(区、市)乡村医生继续医学教育总体上继续保持全覆盖,获取继续医学教育学分达标率达到 90%。乡村医生继续普遍接受针对性的有效培训,综合素质和服务能力显著提高。大多数乡村医生具有中职(中专)及以上学历,其中高职(专科)及以上学历者占相当比例；乡村医生力争总体具有执业（助理）医师资格，基本实现乡村医生队伍向执业（助理）医师转化。"原卫生部《中国 2001—2015 年人力发展纲要》（2002 年 4 月颁布）又进一步提出了乡村医生教育到 2015 年的总目标是："农村地区乡村医生要全部达到中专以上学历水平，其中 85% 的乡村医生完成向执业助理医师的转化。"显然，现实情况与目标还有很大的差距，这也与我国农村基层卫生人力短缺有关。高质量和广覆盖在一定时期矛盾仍比较突出，乡村医生向执业助理医师转化还需要相当长的时间，乡村医师的培训工作仍是保证基层农村卫生人力需要的基础工作。因此，《医药卫生中长期人才发展规划（2011—2020 年）》提出完善相关政策，鼓励乡村医生接受业务培训、参加学历教育、考取执业（助理）医师资格。加强村级卫生人员准入管理。

三、医学教育的评估

医学教育评估作为医学教育管理的重要内容和基本环节，是医学教育决策的基础，对于医学教育工作具有重要的评价、指导、反馈、导向和激励作用，是增强医学教育主动适应卫生人力需求，适应社会经济发展，提高办学水平的重要手段。其基本任务是根据一定的教育目标和标准，通过系统地收集医学院校、医疗单位、办学机构的主要信息，准确了解实际情况，进行科学分析，对办学机构的办学水平和教育质量作出评估，为改进医学教育工作，开展教育改革和教育管理部门宏观管理提供决策依据。

世界医学教育联合会制定了《医学教育国际标准》，我国制定了《中国本科医学教育标准》，同时制定了《中国本科医学教育标准操作指南》，为高等医学教育评估制定了评估的依据。我国相关部门针对住院医师培训、专科医师培训、全科医师培训、继续医学教育等均制定了相应的标准和评估指标体系，通过评估促进医学教育的稳步发展。

医学教育评估是一项系统性、科学性很强的工作。政府要进一步强化自身职能，加强对教育的宏观指导和管理，建立健全教育评估政策与法规，增加评估活动的透明度和约束力，促进教育评估走向制度化、规范化，调动办学机构的积极性，保证教育质量。

第二节　医学科技管理

卫生事业的发展要依靠科学技术的进步。医学科技管理（medical scientific research management）要促进卫生科学技术以防病治病为中心，为促进卫生事业发展，提高人民健康水平服务。

卫生科技发展的三个中心环节是知识更新、技术流动和成果转化。卫生科技发展的四个基本体系是自主创新、科技支撑、成果推广应用和实验室生物安全。医学科技管理要研究卫生科技发展的规律，根据科学技术发展和人口健康的需求，制定卫生科技发展规划，建立科技创新机制，建立有利于卫生科技发展的管理体制和运行机制，促进卫生科技工作与人群健康发展密切结合，为卫生发展提供人才和技术支撑。

2009 年，《深化医药卫生体制改革的指导意见》提出要推进医药卫生科技进步，为人民群众健康提供技术保障。加大医学科研投入,深化医药卫生科技体制和机构改革,整合优势医学科研资源,加快实施医药科技重大专项,鼓励自主创新,加强对重大疾病防治技术和新药研制关键技术等的研究,在医学基础和应用研究、高技术研究、中医和中西医结合研究等方面力求新的突破。开发生产适合我国国情的医疗器械。广泛开展国际卫生科技合作交流。

2016年,《"健康中国2030"规划纲要》提出构建国家医学科技创新体系,推进医学科技进步,推进国家科技重大专项、国家重点研发计划重点专项等科技计划,增强重大疾病防治和健康产业发展的科技支撑能力,提高科技创新对医药工业的增长贡献率和成果转化率。

一、科技计划体系

医学科研课题一般分属于国家科技计划体系、省级科技计划体系、部级科技计划体系和其他科研项目。

(一)国家级科技计划体系

根据卫生科技发展的三个环节,国家级科技计划体系可分为基础研究、技术创新、成果转化和推广三大类。

1. 基础研究 基础研究促进知识创新,要求结合国家需求和世界科学发展前沿开展具有创新性的基础研究,如国家自然科学基金、国家重点基础研究发展项目等。

(1)国家自然科学基金:国家自然科学基金包括面上项目、重点项目、重大研究计划项目三个层次。面上项目支持从事基础研究的科学技术人员在资助范围内自主选题,开展创新性的科学研究,促进各学科均衡、协调和可持续发展;重点项目主要支持从事基础研究的科学技术人员针对已有较好基础的研究方向或学科生长点开展深入、系统的创新性研究,促进学科发展,推动若干重要领域或科学前沿取得突破;重大研究计划针对国家重大战略需求和重大科学前沿两类核心基础科学问题,结合我国具有基础和优势的领域进行重点部署,凝聚优势力量,形成具有相对统一目标或方向的项目群,并加强关键科学问题的深入研究和集成,以实现若干重点领域和重要方向的跨越发展。

国家自然科学基金项目还包括国家杰出青年科学基金、青年科学基金、地区科学基金、优秀青年科学基金、创新研究群体项目、海外及港澳学者合作研究基金、国际(地区)合作与交流、联合基金、数学天元基金、国家重大科研仪器研制等。

(2)国家社会科学基金项目:主要资助以改革开放和现代化建设中的重大理论和实践问题为主攻方向的研究项目,由全国哲学社会科学规划办公室主管,包括国家社科基金重大项目/年度项目、青年项目和西部项目等。

2. 技术创新

(1)国家科技重大专项:为了实现国家目标,通过核心技术突破和资源集成,在一定时限内完成的重大战略产品、关键共性技术和重大工程,是我国科技发展的重中之重,对提高我国自主创新能力、建设创新型国家具有重要意义。

(2)国家科技支撑计划:面向国民经济和社会发展需求,重点解决经济社会发展中的重大科技问题的国家科技计划。以重大公益技术及产业共性技术研究开发与应用示范为重点,结合重大工程建设和重大装备开发,加强集成创新和引进消化吸收再创新,重点解决涉及全局性、跨行业、跨地区的重大技术问题,着力攻克一批关键技术,突破瓶颈制约,提升产业竞争力,为我国经济社会协调发展提供支撑。

(3)科技基础条件平台建设项目:包括国家科技基础条件平台建设项目;国家重点实验室;国家工程技术研究中心和科技基础性工作专项。

"十三五"期间的国家科技计划体系,按照《关于深化中央财政科技计划(专项、基金等)管理改革方案的通知》(国发〔2014〕64号)文件精神,通过撤、并、转等方式对现有科技计划(专项、基金等)优化进行整合。优化科技计划(专项、基金等)包括五大类别:①国家自然科学基金:资助基础研究和科学前沿探索,支持人才和团队建设,增强源头创新能力。②国家科技重大专项:资助国家重大战略产品和重大产业化目标,在设定时限内进行集成式协同攻关。③国家重点研发计划:针对事关国计民生的农业、能源资源、生态环境、健康等领域中需要长期演进的重大社会公益性研究以及事关产业核心竞争力、整体自主创新能力和国家安全的战略性、基础性、前瞻性重大科学问题、重大共性关键技术和产品、重大国际科技合作,按照重点专项组织实施,加强跨部门、跨行业、跨区域研发布局和协同创新,为国民经济和社会发展主要领域提供持续性的支撑和引领。④技术创新引导专项(基金):通过风险补偿、后补助、创投引导等方式发挥财政资金的杠杆作用,运用市场机制引导和支持技术创新活动,促进科技成果转移转化和资本化、产业化。⑤基地和人才专项:优化布局,支持科技创新基地建设和能力提升,促进科技资源开放共享,支持创新人才和优秀团队的科研工作,提高我国科技创新的条件保障能力。

上述五类科技计划(专项、基金等)要全部纳入统一的国家科技管理平台管理,加强项目查重,避免重复申报和重复资助。中央财政要加大对科技计划(专项、基金等)的支持力度,加强对中央级科研机构和高校自主开展科研活动的稳定支持。

3. 成果转化和推广　通过此类项目创新环境建设、促进科技成果转化和推广应用。科技部政策引导类计划是国家基本科技计划的重要组成部分,是加强地方科技工作,引导地方科技发展和企业技术创新的重要政策工具。围绕促进自主创新,营造创新环境和创新机制,吸引国内外资源,推进科技成果的应用示范、辐射推广和产业化发展,加速高新技术产业化,促进地方和区域可持续发展。政策引导类计划由若干政策导向明确、政策措施可行的政策引导计划(简称引导计划)组成。政策引导类计划主要有:星火计划、火炬计划、国家重点新产品计划、国家软科学计划、国际科技合作计划等。如国家软科学研究计划项目主要支持科技发展与改革中战略性、政策性问题,科技促进经济增长与社会进步的重大问题以及国民经济与社会发展的前瞻性问题的研究。

(二)部级科学计划体系

部级医学科研课题主要由教育部、国家卫生和计划生育委员会、国家中医药管理局、人力资源和社会保障部、民政部、残联等卫生科技发展相关部门根据行业科技发展规划建立科研基金或专项,促进与卫生事业发展密切相关的研究课题。

根据2007年《卫生部关于促进卫生科技工作发展的指导意见》,科研单位在不同的层次承担的科研任务不同。国家级卫生科研机构和医科大学要把知识创新作为主要目标,地方科技机构和医疗卫生服务机构要加强疾病预防救治的应用研究。国家级卫生科研机构和经济发达地区的科研机构,要选择有基础、有优势的关键项目,围绕重点领域、优先主题和重大专项,集中力量,主攻共性和关键技术,力求取得突破。卫生科技力量比较薄弱的地区,要选择有特色、有需求的重点领域,加强适宜技术的引进、推广和应用。积极促进产学研联合,加强科技中介服务,加快科技成果的转化。

（三）省级项目

省级项目在不同的省份情况各异,一般包括省重点项目、省自然科学基金、省社会科学基金、省青年科技基金等。

二、科研课题管理

（一）科研管理一般内容

科研课题的管理是根据科技发展计划的要求,根据科研的基本规律,通过科研课题的申请、选定、开题、实施、科研资料的记录、整理和归档、课题验收和鉴定、成果奖励、成果转化等程序促进科研课题的规范化。国家科研计划实施课题制管理,主要包括:课题立项管理;课题负责人负责制;依托单位必须具备必要的课题实施条件,有健全的科研、财务、资产管理制度和会计核算制度;课题责任人对完成课题任务承担法律责任;允许跨部门、跨单位择优聘用课题组成员;科研计划实行归口管理;根据实际需要课题实行"课题-子课题"或"项目-课题"两级管理;实行重大事项报告制度;加强预算管理;完善课题验收工作;明确知识产权的归属;归口部门、财政部门应对课题的各方面情况进行监督检查。

（二）科研管理中的伦理审查

伦理审查,指对涉及人的生物医学研究进行的科学和伦理方面的外部审查。随着生命科学和生物技术的迅猛发展,我国在生物医药研究方面加大了资助力度,涉及人的生物医学研究发展迅速。我国在1991年开展一个中美合作的生物医学研究项目时,在美方的要求下成立了第一个伦理审查委员会。随后科技和卫生管理部门加大了对涉及人的生物医学研究和应用的监督审查力度。1998年,原卫生部颁布《涉及人体的生物医学研究伦理审查办法》(试行)。1999年,原国家食品药品监督管理局颁布施行了我国首部《药品临床试验管理规范》,明确规定"为确保临床试验中受试者的权益并为之提供公众保证,应在参加临床试验的医疗机构内成立伦理委员会"。2000年,原卫生部成立"卫生部医学伦理专家委员会"对医学科研中有关伦理问题进行审查,并于2001年开始工作。2003年9月修订《药物临床试验质量管理规范》,提出"为确保临床试验中受试者的权益,须成立独立的伦理委员会,并向国家食品药品监督管理局备案"。原卫生部相继于2001年发布《人类辅助生殖技术管理办法》、2003年制定《人胚胎干细胞研究伦理指导原则》等一系列医学科学研究伦理指导原则,均要求相关医学科研应有伦理审查委员会的监督和指导,并对其组建方式与人员构成进行了规定。2007年中华医学会科技评审部向154家医疗卫生机构的调查显示,其中135家设立了伦理委员会,共设立207个伦理委员会。除8个动物伦理委员会,199个伦理委员会绝大多数属于药物临床试验伦理委员会、辅助生殖伦理委员会和人体器官移植伦理委员会,部分涉及其他临床伦理问题咨询(30%)和伦理查房(1%)。2014 年,国家卫生计生委关于《涉及人的生物医学研究伦理审查办法》(征求意见稿)通知,就国家、省、单位各级伦理委员会的组成及职责、重大伦理问题研究、政策法规和制度建设、伦理综合审议,对省级和机构伦理委员会的工作进行指导、对其成员进行培训等做了相应规定,重视伦理审查标准操作规程或工作制度的建设,强调知情同意、控制科研风险、经济补偿、保护隐私、损害赔偿、特殊保护等伦理审查原则。总体上我国医学伦理委员会已具备一定规模和水平,并在不断发展完善,但困难以及差距仍然存在。

三、医学科技成果管理

(一)成果鉴定

医学研究中形成的对人体本身、疾病现象、卫生行业发展等方面的新的见解、规律的发现及影响其相互关系的新的手段或新技术方案均可称为医学科技成果。有形的科技成果有新药品、生物制品、医疗器械、新材料等;无形的成果有专利、科技论文、专著、新颁布实施的卫生标准等。政府有关管理部门组织的对某项科学研究结论采用不同形式(会议或书面通讯方式)严格的科学审查,从科学意义、学术水平、成熟程度、实用价值、研究难度以及研究工作的效率等作出实事求是的学术评价,形成鉴定证书的过程就是科技成果的鉴定。

1. 鉴定组织　不同级别的成果由不同级别的组织鉴定,鉴定组织有:国家科技部,省、自治区、直辖市科委,国务院各部委,被授权的省级人民政府的主管部门。

2. 鉴定形式　主要有检测鉴定(检验、测试),会议鉴定(现场考察、测试、答辩)和函审鉴定(书面审查)等。

3. 鉴定申请　申请人叮根据科研课题任务的来源和隶属关系来申请,隶属关系不明确的可向所在省、自治区、直辖市申请鉴定。

4. 鉴定程序

(1)初审:项目负责人提出成果鉴定申请,同时提交有关材料后,由单位进行初审。

(2)复审:主管部门对申报的成果材料进行复审。

(3)鉴定:复审合格的科研成果,由成果鉴定委员会组织鉴定,作出鉴定结论,并发给科技成果鉴定证书。

(二)成果登记

科技成果完成人(含单位)可按直属或属地关系向相应的科技成果登记机构办理科技成果登记手续。按科技成果类别分为应用技术成果、基础理论成果、软科学研究成果,登记时应按照《科技成果登记办法实施细则》分别报送要求提供的技术文件、资料、证明等。

(三)成果奖励

1. 国家科学技术奖　为了奖励在科学技术进步活动中作出突出贡献的公民、组织,调动科学技术工作者的积极性和创造性,加速科学技术事业的发展,提高我国综合国力,国务院于 1999 年 5 月颁布了《国家科学技术奖励条例》,2003 年 12 月国务院又对《国家科学技术奖励条例》进行了修改,明确了国家科学技术奖励的有关规定。

国务院设立五项国家科学技术奖。包括:国家最高科学技术奖、国家自然科学奖、国家技术发明奖、国家科学技术进步奖和中华人民共和国国际科学技术合作奖。国家最高科学技术奖用于奖励在当代科学技术前沿取得重大突破或者在科学技术发展中有卓越建树的;在科学技术创新、科学技术成果转化和高技术产业化中,创造巨大经济社会效益的公民。国家自然科学奖授予在基础研究和应用基础研究中作出重大科学发现的公民。国家技术发明奖授予运用科学技术知识作出产品、工艺、材料及其系统等重大技术发明的公民。国家科学技术进步奖授予在应用推广先进科技成果,完成重大科学技术工程、计划、项目等方面,作出突出贡献的公民、组织。中华人民共和国国际科学技术合作奖授予对中国科学技术事业作出重要贡献的外国人或者外国组织。

国家设立国家科学技术奖励委员会,负责国家科学技术奖的评审工作。

2. 省部级科学技术奖　为了规范省、部级科学技术奖励的设立和备案工作,加强对省、部级科学技术奖励工作的管理和指导,根据国务院《国家科学技术奖励条例》,国家科技部于1999年12月发布了《省部级科学技术奖励管理办法》。该办法规定:

(1)省、自治区、直辖市人民政府可以设立一项省级科学技术奖,分类奖励在科学研究、技术创新与开发、推广应用先进科学技术成果以及实现高新技术产业化等方面取得重大成果或者作出突出贡献的个人和组织。省、自治区、直辖市人民政府所属部门不再设立科学技术奖。

(2)省、自治区、直辖市人民政府可以成立省级科学技术奖评审机构。省、自治区、直辖市科学技术行政部门负责评审的组织工作和日常管理工作。

(3)国家部委所属科研院所、大专院校、企业等完成的科学技术成果及其完成人,可以在成果实施应用地或者本机构所在地参加省级科学技术奖的评审。

(4)国家科技部负责省、部级科学技术奖的备案审查工作。如发现省、部级科学技术奖的设立、评审等与有关法律、行政法规相抵触、违背或者有矛盾的,可以责成制定机关进行修改,或者依照法律规定的权限,提请有关机关予以改变或者撤销。

(5)省级科学技术奖由省、自治区、直辖市人民政府颁发获奖证书和奖金,奖励经费由地方财政列支。

3. 社会力量设立科学技术奖　社会力量设奖是指国家机构以外的社会组织或者个人利用非国家财政性经费,在我国境内面向社会设立的经常性的科学技术奖。社会力量设奖是我国科技奖励体系的重要组成部分,为鼓励社会力量支持科学技术事业,加强社会力量设立科学技术奖的规范管理工作,保证社会力量设奖的质量和有序发展,国家科技部于2006年2月5日对1999年12月26日发布的《社会力量设立科学技术奖管理办法》进行了修改,对社会力量设奖的有关管理办法做了规定。

(1)社会力量设奖必须遵守宪法、法律、法规、规章,不得违背社会公德。

(2)各级人民政府对社会力量设奖应当大力支持、积极引导、规范管理,保证有序运作。

(3)坚持公平、公正的评审原则,建立科学、民主的评审程序,实行公开授奖制度。

(4)实行管理登记制度,国家科技部和省、自治区、直辖市科学技术行政部门是社会力量设奖的登记管理机关。申请设立科学技术奖,应当向登记管理机关提交要求提供的有关材料。登记机关作出准予登记决定的,向申请人颁发《中华人民共和国社会力量设立科学技术奖登记证书》,登记证书有效期为3年。

(5)社会力量设奖及其承办机构、评审组织应当严格按照登记的奖励对象及范围开展活动,登记管理机关负责对社会力量设奖及其承办机构、评审组织进行监督检查。

4. 中华医学科技奖 为了奖励在医学科学技术进步活动中作出突出贡献的个人和集体,充分调动广大医学科学技术工作者的积极性和创造性,促进我国医学科学技术的发展,提高人民健康水平,中华医学会设立了中华医学科技奖。

(1)中华医学科技奖包括自然科学、技术发明、科学技术进步、国际科学技术合作等奖励内容。自然科学类授予在医学科学基础研究和应用基础研究中阐明自然现象、特征和规律,获得重要发现的科技工作者和单位;技术发明类授予运用科学技术知识研制出产品、工艺、材料及其系统等重要医学技术发明的发明者;科学技术进步类授予应用先进科学技术成果,在疾病防治等方面作出突出贡献的科技工作者和单位;国际科学技术合作类授予对我国医学科学技术发展作出重要贡献的外国人或者外国组织。

(2)受奖个人和团体由高等学校、国家卫生和计划生育委员会、国家中医药管理局、国家食品药品监督管理总局、中国科学院院士、中国工程院院士等单位和科学家推荐产生。

(3)中华医学会聘请有关专家、学者组成中华医学科技奖评审委员会,评审委员会作出认定科学技术成果的结论,并提出获奖人选和奖励等级。

(4)国家卫生和计划生育委员会、中华医学会从获得中华医学科技奖的项目中,推荐国家科学技术奖。

四、医学技术准入管理

随着卫生科技的发展,大量新技术和新成果进入卫生服务领域。但是,一些高新技术成果在提高人民健康方面发挥巨大作用的同时,也带来一些消极影响和后果。为了保护和促进人民群众健康,卫生行政部门制定一些强制性、规范性的文件,促进医学技术的准入管理。目前,已颁布了《人类辅助生殖技术管理办法》《人类精子库管理办法》《人体器官移植技术临床应用管理暂行规定》及其配套技术标准与规范。科研管理部门要保证新技术和新成果进入卫生服务领域符合相关管理规定。

五、医学实验室管理

(一)重点实验室管理

国家重点实验室是科技基础条件平台建设项目,是保证基础研究顺利开展的基础。2002年4月科技部颁布的《国家重点实验室建设与管理暂行办法》和教育部2003年4月制定的《高等学校重点实验室建设与管理暂行办法》,对重点实验室的管理职责、立项与建设、运行与管理、考核与评估等做了具体规定。

1. 管理职责　国家对实验室实行分级分类管理。国家科技部是实验室的宏观管理部门,国务院各部门或地方省、市科技管理部门是实验室的行政主管部门,依托单位(高等学校、科研院所和其他科研实体)是实验室建设和运行管理的具体负责单位。

2. 立项与建设　实验室的立项与建设管理主要包括申请、评审、实施、验收、调整等。依据《国家重点实验室建设规划》,符合申报条件的实验室由依托单位提出申请,主管部门择优推荐并报送《国家重点实验室建设申请报告》,科技部组织专家评审,经主管部门初审,报科技部批准立项。实验室立项后进入建设实施期,依托单位在建设实施期要定期向主管部门报告进展情况。实验室建成后,由依托单位提交验收申请,经主管部门初审后报科技部验收批准。

3. 运行与管理　实验室实行"开放、流动、联合、竞争"的运行机制,试行依托单位领导下的主任负责制。主任由依托单位推荐,主管部门聘任,报科技部备案。学术委员会是实验室的学术指导机构,负责实验室目标、任务、研究方向、重大学术活动、年度工作的审议和开放研究课题的审批。实验室要建立健全内部规章制度,要重视学风建设和科学道德建设,加强数据、资料、成果的科学性和真实性审核以及保存工作。

4. 考核与评估　依托单位应当每年对实验室工作进行年度考核,考核结果报主管部门备案。科技部按不同领域委托中介机构依据《国家重点实验室评估规则》定期对实验室进行周期评估,评估结果作为升级、降级或淘汰的依据。

（二）实验室生物安全管理

为了加强病原微生物实验室生物安全管理,保护实验室工作人员和公众的健康,国务院于2004年11月颁布了《病原微生物实验室生物安全管理条例》,原卫生部依据此条例于2006年8月又发布了《人间传染的高致病性病原微生物实验室和实验活动生物安全审批管理办法》。

1. 病原微生物管理

（1）病原微生物的分类:根据病原微生物的传染性、感染后对个体或者群体的危害程度,将其分为四类:第一类是指能够引起人类或者动物非常严重疾病的微生物,以及我国尚未发现或者已经宣布消灭的微生物;第二类是指能够引起人类或者动物严重疾病,比较容易直接或间接在人与人、动物与人、动物与动物间传播的微生物;第三类是指能够引起人类或者动物疾病,但一般情况下对人、动物或者环境不构成严重危害,传播风险有限,实验室感染后很少引起严重疾病,并且具备有效治疗和预防措施的微生物;第四类是指在通常情况下不会引起人类或者动物疾病的微生物。

高致病性病原微生物包括第一类、第二类病原微生物或按照第一类、第二类管理的病原微生物,以及其他未列入《人间传染的病原微生物名录》的与人体健康有关的高致病性病原微生物或者疑似高致病性病原微生物。

（2）病原微生物样本的采集:采集病原微生物样本必须具备相应的设备、专业技术人员、防护措施以及相应的技术方法和手段。工作人员在采集过程中应当防止病原微生物扩散和感染,并对样本的来源、采集过程和方法等作详细记录。

（3）病原微生物菌(毒)种或者样本的运输:运输高致病性病原微生物菌(毒)种或者样本,应当通过陆路运输;没有陆路通道,必须经水路运输的,可以通过水路运输;紧急情况下或者需要运往国外的,可以通过民用航空运输。运输目的、高致病性病原微生物的用途和接收单位应当符合国务院卫生或兽医主管部门的规定;运输容器应当密封,容器或者包装材料还应当符合防水、防破损、防外泄、耐高(低)温、耐高压的要求;容器或者包装材料上应当印有国务院卫生或兽医主管部门规定的生物危险标识、警告用语和提示用语。运输须经省级以上卫生或兽医主管部门批准。需要跨省、自治区、直辖市运输或者运往国外的,由出发地的省级卫生或兽医主管部门进行初审后,分别报国务院上级主管部门批准。

2. 实验室的分级管理　根据实验室对病原微生物的生物安全防护水平,并依照实验室生物安全国家标准的规定,将实验室分为四级;一级、二级实验室不得从事高致病性病原微生物实验活动;三级、四级实验室应当通过实验室国家认可,需要从事高致病性病原微生物实验活动的,还应具备其他相应条件。

3. 高致病性病原微生物实验室和实验活动生物安全管理　国家卫生和计划生育委员会负责三级、四级生物安全实验室从事高致病性病原微生物实验活动资格的审批工作;国家卫生和计划生育委员会和省级卫生行政部门负责高致病性病原微生物或者疑似高致病性病原微生物实验活动的审批工作;拟从事未列入《人间传染的病原微生物名录》的高致病性病原微生物或者疑似高致病性病原微生物实验活动的实验室应当由国家卫生和计划生育委员会审批;国家对从事特定的高致病性病原微生物或者疑似高致病性病原微生物实验活动的单位有明确规定的,由国家指定的实验室开展有关实验活动。

4. 监督管理　县级以上地方卫生、兽医主管部门依照各自分工,对下列活动履行监管职责:①病原微生物菌(毒)种、样本的采集、运输、储存;②相关实验活动的实验室是否符合本条例规定的条件;③实验室或者实验室的设立单位培训、考核其工作人员以及上岗人员的情况;④实验室是否按照有关国家标准、技术规范和操作规程从事病原微生物相关实验活动;⑤实验室的设立单位及其主管部门对高致病性病原微生物实验室的生物安全防护和实验活动。

六、医学实验动物管理

医学实验动物是指来源清楚(遗传背景及微生物控制),用于医学科学研究、教学、医疗、生产、检定及其他科学实验的动物。医学实验动物的管理要保证医学实验动物的质量和医学动物实验水平,适应医学科学研究、教学、医疗的需要。实行医学实验动物合格证认可制度。

1. 医学实验动物的保种、引种、饲育和供应　国家卫生和计划生育委员会医学实验动物保种中心负责全国医学实验动物的保种、引种和种用动物供应。从事医学实验动物的饲育、生产供应的单位,应当取得当地省级相应医学实验动物管理委员会核发的《医学实验动物环境设施合格证书》和《医学实验动物合格证书》。医学实验动物饲育、生产人员应当持有《医学实验动物技术人员岗位资格认可证书》。

2. 医学实验动物的应用规定　医学实验动物和实验动物设施分为四级:一级为普通级;二级为清洁级;三级为无特定病原体(SPF)级;四级为无菌级。医学实验与研究应当根据不同目的,选用相应合格的医学实验动物,并在合格的相应级别动物实验环境设施内进行。普通实验动物(一级)只能用于教学实验和某些科研工作的预实验。部级课题及研究生毕业论文等科研实验必须应用二级以上的实验动物。从事医学动物实验的单位,必须取得相应医学实验动物管理委员会颁发的《医学实验动物环境设施合格证书》。进行动物实验的研究课题在实验前,应当向同级医学实验动物管理委员会提出研究报告,经专家论证后方可进行。

3. 医学实验动物检疫　引进医学实验动物,应当遵守《中华人民共和国出境动植物检疫法》和《中华人民共和国进出境动植物检疫法实施条例》。引进野生动物时,应当遵守《中华人民共和国野生动物保护法》。实验动物发生异常死亡时,应及时查明原因并记录在案,分别情况,妥善处理。

4. 医学实验动物监督管理和质量检测规定　全国医学实验动物工作实行三级管理,即国家卫生和计划生育委员会、省级和单位医学实验动物管理委员会或小组。对医学实验动物质量实行两级检测制度:国家卫生和计划生育委员会和省级医学实验动物质量检测中心,分别负责全国和地方医学实验动物质量检测工作,对医学实验动物和动物实验质量进行质量检测和抽查,省级检测中心接受国家卫生和计划生育委员会检测中心的业务指导和技术监督。

(让蔚清　韩优莉)

Summary

Medical Education Management and Medical Scientific Research Management are the crucial components of health service management. They take the responsibility to cultivate health service providers and promote scientific and technological development in medicine, and they are the basic impetus and important backstops in the development of medical science. Therefore, it has great importance to research and explore Medical Education and Scientific Research Management, grasp their laws and raise their levels.

Medical Education Management is the management process in the medical education system, which we should understand the development laws of medical education to meet the challenges of social medical service demand, the development of health service and modern medical technological. It has the features of sociality, openness, and particularity. Its basic task is to achieve the goal of medical education. According to the medical education structure, the medical education management of our country mainly consists of three parts: regular medical education management, post graduation medical education management and continuation medical education management. Medical education evaluation is also an important part of medical education management.

Medical Scientific Research Management mainly includes the management of medical projects, scientific research achievements, the admittance of technique, the management of laboratories, and the management of experiment animals, etc. The system of medical scientific is the base of the medical scientific research management. An important task to the medial research work is to strengthen the medical research management and unceasingly raise the management level.

思考题

1. 医学教育的终身教育模式包括哪些?

2. 简述我国毕业以后医学教育的内容、特点及管理模式。

3. 简述"十三五"科技规划中,我国医药科技管理有何新特点。

第十六章

中医药事业管理

导读：通过学习本章内容，掌握中医药事业的概念及特点；掌握中医药事业的性质；了解发展中医药事业的意义；熟悉中医药事业管理的概念，理解中医药事业管理的特殊性；了解中医药事业管理的内容，熟悉中医药政策的特点；了解中医药事业的发展概况；了解我国中医药事业管理的发展机遇、存在的主要问题及挑战。

中医药(traditional Chinese medicine, TCM)是包括汉族和少数民族医药在内的我国各民族医药的统称，是反映中华民族对生命、健康和疾病的认识，具有独特理论和技术方法的医药学体系。中医药事业(traditional Chinese medicine affairs)，指以促进人类健康水平的提高为主要目标，以提升中药与中医适宜技术疗效为基本手段，传承中医文化，推动中医基础理论与学术体系不断完善的事业。在我国，中医药事业属于健康事业的范畴，同时是一种文化事业。

发展现代医药和传统医药为我国宪法所确定。中国是全世界少数几个正式将传统医学纳入法定医疗体系的国家。

第一节 中医药事业

一、基本概念

1. 中医药 中医药是包括汉族和少数民族医药在内的我国各民族医药的统称，是反映中华民族对生命、健康和疾病的认识，具有悠久历史传统和独特理论及技术方法的医药学体系。

中医作为一种医学的名称，最初是指由我国人民长期同疾病斗争建立起来的、对应于现代西方医学的传统医学，具有系统的理论体系和独特诊疗方法。

中医的狭义含义是指以汉文化为背景的中国传统医学，中国的其他传统医学如藏、蒙、维、傣、壮、苗、瑶、彝、侗、土、回、满、朝等民族医学则称为民族医。

中药是中医防病治病的物质基础，中医是中药临床应用的理论指导，中医和中药的紧密结合，是中医医学产生和发展的基础。药为医用，医因药存。为强调两者的不可分割性，将两者并称为中医药。在作为我国传统医学的代名词或区分于以现代西方医学理论为基础的医学时，通常使用"中医"这一名称，后者则称之为"西医"；在作为卫生事业的组成部分的代名词时通常使用"中医药"这一名称。在不做特别说明的情况下，中医药泛指我国各民族医药。

中医的基础理论和学术体系主要是在古代形成，随着与现代科学技术的结合，其理论与方法也在不断丰富和完善。

中医强调"治未病",强调整体观与辨证论治,强调自身及与自然、环境的内外平衡。随着人们健康观念变化和医学模式转变,中医药越来越显示出其独特优势。

2. 中医药事业 中医药事业,指以促进人类健康水平的提高为主要目标,以提升中药与中医适宜技术疗效为基本手段,传承中医文化,推动中医基础理论与学术体系不断完善的事业。

我国目前对中医药采取行业归口管理,因此中医药的"事业"概念不局限于通常的"事业"概念,也不仅限于医疗卫生。中医药事业包括中医医疗与预防保健、中医药教育、中医药科技、中药生产、中医药国际交流、中医文化等六部分。

3. 中医药系统 中医药系统指中医药机构以及中医从业人员按一定秩序和内部联系组合成的功能系统,是卫生系统的重要子系统。中医药系统由中医药管理体系、中医医疗与预防保健体系、中医药教育体系、中医药科技体系、中药生产与供应体系、中医药国际交流体系、中医药文化传承体系等共同组成。

二、中医药事业的特点

1. 中医药事业具有历史性与传承性的特征 中医药事业的特点与中医药本身的特征密切相关。在我国,中医产生于原始社会,春秋战国时期中医理论已经基本形成,经历了漫长的人类文明发展史而逐渐趋于成熟。中医产生的历史悠久,决定了中医药事业本身具有历史性与传承性的特征。摸清中医药本身的特征与发展规律,是促进中医药事业发展的基础。我国自古以来就有"医道相通"的说法,譬如《黄帝内经》,它是中国传统医学四大经典著作,也是我国医学宝库中成书最早的一部医学典籍,古老的经典著作可以为中医药事业的发展提供思路。

2. 中医药事业是卫生事业的一部分,同时具有相对独立性 在我国,中医药事业是卫生事业的一部分,中医药系统是卫生系统的子系统。但是,中医药事业在管理体系、中医药医疗服务与保健服务提供、中药的种植、中医教育、中医文化传承与国际交流等各方面又具有较强的独立性。譬如,在管理体系方面,国家中医药管理局是国家卫生和计划生育委员会的下级单位,但是其在中医药事业管理的计划、组织、指挥、协调与控制活动中均具有较大的自主权与决策权。

3. 中医药事业既是国民健康保障事业,同时也是一种文化事业 中医药以中药、针灸、拔火罐与四诊等为基本手段,为保障人民群众健康起到了积极的作用,因此中医药事业是国民健康保障事业。同时,中国中医药学源远流长,博大精深,是中国传统文化的代表,由此决定了中医药事业也是一种文化事业。

4. 中医药事业的系统性与复杂性 虽然中医药系统是卫生系统的子系统,但是由于其覆盖面广,中医药系统相对比较复杂。中医药系统包括中医药管理体系、中医医疗与预防保健体系、中医药教育体系、中医药科技体系、中药生产与供应体系、中医药国际交流体系、中医药文化传承体系等,中医药系统的子系统繁多,导致了中医药事业具备系统性与复杂性的特征。譬如,中医医疗服务主要由各级中医医院与综合医院中医相关科室提供,国家中医药管理局以及各省、市中医药管理局(或省卫生计生委中医处、市县卫生计生委中医科)是各级中医医院的行政主管单位,但不是综合医院中医科室的主管单位,同时,中草药的种植主管单位为各级农业主管部门或林业主管部门,中成药的审批与监管由食品药品监督管理部门负责,在事业发展过程中,需要各部门之间的配合与协作。

三、中医药事业的性质

中医药事业属于卫生事业,是我国健康事业的重要组成部分。中医药事业具备两个基本性质:第一,中医药事业是社会公益事业,属于健康事业的范畴。中医药事业是全体国民共同受益的不以营利为目的的事业,发展中医药事业的最根本动力是促进国民健康水平的提高,提升社会生产力水平。第二,中医药事业是一种文化事业,中医药是中华民族传统文化的瑰宝,发展中医药事业,是传承中华民族传统文化的重要手段,体现了对民族精髓的负责态度。

四、发展中医药事业的意义

1. 发展中医药事业,是改善卫生服务公平性与可及性,提升人民健康水平的需要。

新中国成立以来,随着经济、社会的发展与人民生活水平的提高,我国居民的健康水平不断提升。但是,居民的健康状况仍不可忽视,特别是慢性非传染性疾病居高不下,是威胁我国居民健康的主要疾病。中医药具备"整体观、辨证论治"等基本特点,在慢性非传染性疾病的防治中具备独特优势。另外,目前我国卫生服务提供的公平性与可及性水平仍需提高,中医药具备"简、便、易、廉"的特点,决定了发展中医药是改善我国卫生服务利用公平性与可及性的重要手段。

2. 发展中医药事业,是促进经济社会和谐发展的需要,实现中华民族伟大复兴中国梦的重要元素。

中医药是我国独特的卫生资源、潜力巨大的经济资源、具有原创优势的科技资源、优秀的文化资源、重要的生态资源,挖掘利用好中医药资源,具有重大的现实和长远意义。中医药事业是我国经济、社会发展事业的重要组成部分。中医药事业包括中医医疗事业、中药产业、中医文化事业、中医药科研事业、中医药教育事业等。发展中医药事业,首先是我国经济、社会发展的重要内容;其次能够为其他事业的发展提供重要的健康保障。中医药事业具有绿色、环保、协调、可持续等方面的鲜明特征,决定了中医药事业是实现中华民族伟大复兴中国梦的重要元素。

3. 发展中医药事业,是增强中华民族自豪感与自信心,提升中华民族文化软实力的需要。

中医药学在我国有着 5000 多年的历史传承。几千年来,中华民族的繁衍昌盛有力地证明了中医药学的实践价值、历史价值。中医药学中的"辨证施治""治未病"等观念更体现了中华民族的哲学思想。中医药不仅仅是一种治疗疾病的手段,它深根于中国传统文化,体现于传统文化思维、哲学思想、思维方式,深得中国传统文化之精髓。大力发展中医药事业,体现了对中华民族优秀传统文化的强烈自豪感与自信心,也是提升中华民族文化软实力的需要。

4. 发展中医药事业,推动中医药走向世界,体现了中国作为大国的担当,是提升我国国际形象的重要手段。

习近平主席提出的"一带一路"外交战略思想,体现了中国的大国责任。推动中医药事业走向国际舞台,是落实"一带一路"外交战略思想的重要举措。促进中医药事业的海外发展,充分发挥中医药在全球疾病防治中的作用,宣扬中华传统文化的精髓,体现了中国作为大国的担当,也是提升我国国际形象的重要手段。

第二节　中医药事业管理学

一、概念

中医药事业管理(traditional Chinese medicine management),是政府根据中医药事业的规律和特点,以保障和增进人民健康为目的,通过合理配置中医药资源将最佳中医服务提供给国民,而对中医体系、中医系统活动和社会措施进行计划、组织和控制的过程。中医药事业管理的最终目的是最大限度地发挥中医药在保持和促进人民健康中的作用。

二、中医药事业管理的特殊性

中医药事业是我国卫生事业的组成部分。卫生事业管理的基本方式也适用于中医药事业管理。但是,中医药的特殊性决定了政府、中医药行政部门和有关行政部门应当根据中医药事业的规律和特点进行管理。

中医药的特殊性主要有:中医在对人体生命现象和疾病现象的认识论与方法论、疾病诊治的原则与方法、预防保健的手段与技术等方面与西医有本质不同;中医人才成材规律的特殊性,强调广博的人文知识,强调整体论、系统论的思维方法,强调经典理论方法的学习及长期临床实践的训练;中医药在知识产权及传统知识的保护方面具有优势,强调传统文化的传承;中药资源的可持续发展与利用对中医事业发展影响重大;民族医药的传承与发展在医疗服务及文化建设方面具有特殊地位;强调中医药以防为主、防治结合、养治结合,治未病的防治原则等。

三、中医药事业管理指导思想

把满足人民群众对中医药服务的需求作为中医药工作的出发点。遵循中医药发展规律,保持和发扬中医药特色优势,推动继承与创新,丰富和发展中医药理论与实践,促进中医中药协调发展,为提高全民健康水平服务。

四、中医药事业管理的基本原则

坚持中西医并重,把中医药与西医药摆在同等重要的位置;坚持继承与创新的辩证统一,既要保持特色优势,又要积极利用现代科技;坚持中医与西医相互取长补短、发挥各自优势,促进中西医结合;坚持统筹兼顾,推进中医药医疗、保健、科研、教育、产业、文化全面发展;坚持发挥政府扶持作用,动员各方面力量共同促进中医药事业发展。

五、中医药事业管理的内容

(一)中医药政策

中医药政策(traditional Chinese medicine policy),指由政府或权威机构以社会健康和中医药事业发展为根本利益依据,制定并实施的关于中医药发展的战略与策略、目标与指标、对策与措施的总称。

在我国,与中医药相关的政策分为法律、条例和部门规章三个等级。中医药相关法律需要经过人大审议通过后发布实施;中医药相关条例需要国务院签署生效;部门规章则由国家中医药管理局(在国家卫生和计划生育委员会领导下)颁布。各省可以根据本省的实际情况,在省委、省政府与省人大的领导下,以国家政策导向为基本依据,制定本省中医药事业发展的策略、对策或措施。

中医药工作方针是中医药事业发展的基本依据。新中国成立以来,我国中医药工作方针经历了"团结中西医——中西医结合——中西医协调发展——中西医并重,扶持和发展中医药和民族医药"的变化。

2016年12月25日,第十二届全国人民代表大会常务委员会第二十五次会议通过了《中华人民共和国中医药法》,这是中医药事业发展中具有里程碑意义的法律,使得中医药事业的管理工作有了强有力的法律保障。《中华人民共和国中医药法》中强调,发展中医药事业应当遵循中医药发展规律,坚持继承和创新相结合,保持和发挥中医药特色和优势,运用现代科学技术,促进中医药理论和实践的发展。

中医药政策研究的具体内容包括中医药政策基础研究、中医药健康服务政策研究、中西医结合与民族医药政策研究、中医药科技创新政策研究、中医药人才队伍建设政策研究、中医药文化传承与传播政策研究、中药产业发展政策研究、中医药国际合作与合作政策研究、中医药法制体系建设政策研究、中医药事业发展保障政策研究等。

表16-1　中医药政策研究的主要内容

主要政策	政策内涵
中医药政策基础研究	围绕中医药发展中的重大问题、难点问题,对中医药发展方式、模式以及中医药发展的指标体系等开展深入研究,提出中医药政策体系框架,力争在相关理论和实践问题的研究方面取得显著进展
中医药健康服务政策研究	研究中医药资源的合理配置和优化,探索创新中医药健康服务模式
中西医结合与民族医药政策研究	研究中西医结合与民族医药发展及服务模式、管理政策和人才培养等
中医药科技创新政策研究	主要包括中医药科技创新研究、中医药学术传承研究、中医药大健康信息化研究、中医药传统知识保护研究等
中医药人才队伍建设政策研究	研究中医药人才培养模式和评价体系、激励机制
中医药文化传承与传播政策研究	包括中医药文化传播体系研究、中医药文化遗产包括与传承研究、中医药文化核心价值观研究、中医药舆论导向体制机制研究、中医药文化产业研究等
中药产业发展政策研究	开展中药资源保护、中药农业、现代中药产业体系、商业流通体系等相关政策研究,促进中药产业健康发展
中医药国际合作与合作政策研究	主要包括医药国际交流与合作、"一带一路"中医药发展、中医药服务贸易和国际标准化体系建设等相关政策研究
中医药法制体系建设政策研究	主要包括《中医药法》配套法规、规章以及中医药标准体系建设、中医药监督体系建设等相关政策研究
中医药事业发展保障政策研究	主要包括中医药行业治理能力和治理体系现代化建设以及发展投入保障机制、投融资政策、财税价格等政策研究

当前,我国中医药政策的主要特点包括:

1. 以人为本,强调中医药人才队伍建设 人力资源是中医药事业发展最宝贵的资源,中医药政策一直注重探索与建设符合中医药人才特点的教育与培养模式。1951 年,原卫生部下发《关于组织中医进修学校及进修班的规定》,1956 年原卫生部和原高教部决定在北京、上海、广州、成都四地成立四所中医学院;1978 年中共中央中发 56 号文件强调:"认真办好中医院校,积极培养中医中药的新生力量"。20 世纪 80 年代后,关于中医教育和人才培养下发了一系列文件。2003 年《中医药条例》对中医药教育和人才培养作了明确规定。我国中医药教育注重"医教协同",中医院校中医专业学位独立设置。当前,中医药人才培养模式包括院校教育(覆盖中等教育、本科教育、硕士教育与博士生教育等各个层面)与继续教育(包括国医大师传承、名老中医药专家传承、基层名老中医药专家传承、中医学术流派传承、中医适宜技术推广等)两方面,其中,多层次、多类型中医药师承模式是我国中医药继续教育的主要特征。

2. 坚持中西医并重原则 中西医并重是我国发展中医药事业的一贯原则。1985 年,中央书记处在《关于卫生工作的决定》中提出"要把中医和西医摆在同等重要的地位"。1991 年,国家《国民经济和社会发展十年规划和第十一个五年计划纲要》中,将"中西医并重列为新时期卫生工作的五大方针之一"。2009 年《中共中央国务院关于深化医药卫生体制改革的意见》再次重申新时期的卫生工作指导方针包括"中西医并重"。2016 年 8 月 19~20 日,习近平主席在全国卫生与健康工作大会上指出,要着力推动中医药振兴发展,坚持中西医并重。中西医并重的实质是要求正确处理现代医学和中医药学的关系。中西医并重,包括政治上的一视同仁、思想认识上的并重、学术上的平等与事业上的并重等方面。

3. 注重中医药与社会经济协调发展 1980 年,经党中央、国务院批转下发的《关于加强中医和西医结合工作的报告》中指出,"要有计划按比例地发展中医和中西医结合事业,并为其发展与提高创造良好的物质条件。社会主义的卫生事业,必须同经济建设相协调,有计划按比例地发展。中医和中西医结合事业要得到发展,必须在整个卫生事业中保持一个适当的比例。"所谓中医药与社会经济协调发展,一是指中医药事业的发展要占有一定比例,各级政府必须从本地实际出发,使中医药事业在经济、社会的发展中占有一定的位置和比例。二是要协调平衡中医药事业发展,即随着经济、社会的发展,国家必须提供政治和经济条件,建立健全中医的医、教、研体系,保障中医药事业发展与经济社会发展相适应和相互协调。三是满足人民群众对中医药防治疾病的需求,即中医药事业的发展必须与人民群众对中医药的需求相适应,为保障和提高人民健康水平服务。

4. 突出中医药在治未病(预防保健)中的作用 2004 年,时任国务院副总理吴仪同志提出"上工治未病",强调要重视中医药预防保健作用。国务院 2009 年《关于扶持和促进中医药事业发展的若干意见》中,强调要发展中医预防保健服务。中共中央、国务院《"健康中国 2030"规划纲要》中指出,"到 2030 年,中医药在治未病中的主导作用,在重大疾病治疗中的协同作用、在疾病康复中的核心作用得到充分发挥"。主要策略包括以下几方面:一是积极发展中医预防保健服务。充分发挥中医药预防保健特色优势,将中医药纳入公共卫生服务项目。在疾病的预防控制中积极运用中医药方法和技术。二是加快建设中医药预防保健服务体系。以现有医疗卫生服务机构为主要依托,各级中医院和有条件的综合医院都设立中医药预防保健科室即治未病中心。社区卫生服务中心和乡镇卫生院也应开展中医药预防保健服务。鼓励社会力量兴办中医药预防保健服务机构。三是加强中医药预防保健队伍建设。鼓励中医执业医师提供预防保健服务,培养一批中医预防保健医师队伍和职业技能人员,建立完善执业医师与职业技能人员相结合的中医预防保健服务技术人员结构体系。

5. 强化中医药健康服务的理念　中医药健康服务是运用中医药理念、方法、技术维护和增进人民群众身心健康的活动,主要包括中医药养生、保健、医疗、康复服务,涉及健康养老、中医药文化、健康旅游等相关服务。现有的中医药政策,鼓励中医药在健康服务中发挥积极作用。国务院办公厅2015年制定的《中医药健康服务发展规划(2015—2020年)》中指出,到2020年,基本建立中医药健康服务体系,中医药健康服务加快发展,成为我国健康服务业的重要力量和国际竞争力的重要体现,成为推动经济社会转型发展的重要力量。

6. 鼓励中医药国际合作与交流,促进中医的海外发展　习近平主席指出,要推动中医药走向世界。习近平主席提出了"一带一路"倡议构想,为中医药事业的海外发展提供了宝贵契机。国务院办公厅2015年制定的《中医药健康服务发展规划(2015—2020年)》中强调,中医药将参与"一带一路"建设。

7. 强调中医药文化传承与传播　习近平主席指出,中医药学是中国古代科学的瑰宝,也是打开中华文明宝库的钥匙。中共中央、国务院《"健康中国2030"规划纲要》中指出,加强中医药非物质文化遗产的保护与传承作用,实现中医药健康养生文化创造性转化、创新性发展。在现有政策的引导下,中医药文化传承与传播工作不断推进。

（二）中医药管理体制

中医药管理体制是指中医药管理机构的设置和管理权限职责的划分等一整套中医药管理制度。

1. 新中国成立以来中医药管理体制及沿革

1949—1986年:1949年卫生部医政处设中医科;1953年中医科改为中医处;1954年卫生部设立中医司。

1986—1988年:1986年成立国家中医管理局,为国务院直属局,由卫生部代管。

1988—1998年:1988年国家中医管理局改为国家中医药管理局,中医、中药由国家中医药管理局统一管理。

1998年至今:1998年国务院机构改革,保留国家中医药管理局,改为卫生部管理的主管国家中医药事业的行政机构,将中药生产的行业管理职能交给国家经济贸易委员会,将中药监督管理职能交给国家食品药品监督管理局,保留中药资源保护、中药产业发展规划及产业政策制定职责。

2. 中医药管理组织　中医(药)管理组织,可以人为地划分为中医行政管理组织与中药行政管理组织两方面。但是,两者又有交叉内容,体系管理内容较为复杂。其中,中医行政管理组织包括中央、省级、地市级与县级四个层面。

（1）中医组织管理体系:中医组织管理体系分为国家层面、省级层面和地市级及以下层面。

在国家层面,国家中医药管理局是我国政府管理中医药行业的国家机构,隶属于国家卫生和计

划生育委员会,国家中医药管理局局长由国家卫生和计划生育委员会副主任兼任。国家中医药管理局的职能与工作权限包括:

1)拟订中医药和民族医药事业发展的战略、规划、政策和相关标准,起草有关法律法规和部门规章草案,参与国家重大中医药项目的规划和组织实施。

2)承担中医医疗、预防、保健、康复及临床用药等的监督管理责任。规划、指导和协调中医医疗、科研机构的结构布局及其运行机制的改革。拟订各类中医医疗、保健等机构管理规范和技术标准并监督执行。

3)负责监督和协调医疗、研究机构的中西医结合工作,拟订有关管理规范和技术标准。

4)负责指导民族医药的理论、医术、药物的发掘、整理、总结和提高工作,拟订民族医医疗机构管理规范和技术标准并监督执行。

5)组织开展中药资源普查,促进中药资源的保护、开发和合理利用,参与制定中药产业发展规划、产业政策和中医药的扶持政策,参与国家基本药物制度建设。

6)组织拟订中医药人才发展规划,会同有关部门拟订中医药专业技术人员资格标准并组织实施。会同有关部门组织开展中医药师承教育、毕业后教育、继续教育和相关人才培训工作,参与指导中医药教育教学改革,参与拟订各级各类中医药教育发展规划。

7)拟订和组织实施中医药科学研究、技术开发规划,指导中医药科研条件和能力建设,管理国家重点中医药科研项目,促进中医药科技成果的转化、应用和推广。

8)承担保护濒临消亡的中医诊疗技术和中药生产加工技术的责任,组织开展对中医古籍的整理研究和中医药文化的继承发展,提出保护中医非物质文化遗产的建议,推动中医药防病治病知识普及。

9)组织开展中医药国际推广、应用和传播工作,开展中医药国际交流合作和与港澳台的中医药合作。

10)承办国务院及国家卫生和计划生育委员会交办的其他事项。

在省级层面,省中医药管理局是省级层面中医药管理的主要管理部门。在我国,绝大多数的省份设立了省中医药管理局。其中,省中医药管理局级别包括副厅级与处级两个级别,省中医药管理局直属各省卫生和计划生育委员会。部分省未设置专门的中医药管理局,省级层面的中医药管理工作主要由中医处负责。省中医药管理局或中医处主要职能与工作权限包括:

1)贯彻执行国家和省有关中医药工作的方针政策和法律法规,拟订省域内中医药和民族医药事业发展的规划、政策及相关管理规范和技术标准。

2)起草有关地方性法规、规章草案。

3)参与制定中药产业发展规划、产业政策和中医药扶持政策,参与重大中医药项目的规划和组织实施。

4)承担中医医疗、预防、保健、康复等监督管理。

5)促进中药资源的保护、开发和合理利用。

6)组织拟订中医药人才发展规划,实施中医药专业技术人员资格管理,组织开展中医药人才继续教育和培养工作,参与拟订各类中医药教育发展规划和参与指导中医药教育教学改革。

7)拟订和组织实施中医药科学研究、技术开发规划。

8)管理重点中医药科研项目,促进中医药科技成果的转化、应用和推广;保护中医文化遗产。

9)推动中医药防病治病知识普及。开展中医药交流与合作。

10)承办省人民政府、国家中医药管理局和省卫生和计划生育委员会交办的其他事项。

在地市级及以下层面,地市级卫生和计划生育委员会中医科是市级中医事务管理的主要部门,在没有中医科设置的地区,主要由医政科管理中医事务。县卫生和计划生育委员会中医股是县级中医事务管理的主要部门,在没有中医股设置的地区,主要由医政股管理中医事务。地市及以下级别中医药行政管理机构主要承担中医医疗、预防、保健、康复等监督管理、中医药专业技术人员资格管理和承办上级管理机构交办的相关事项。

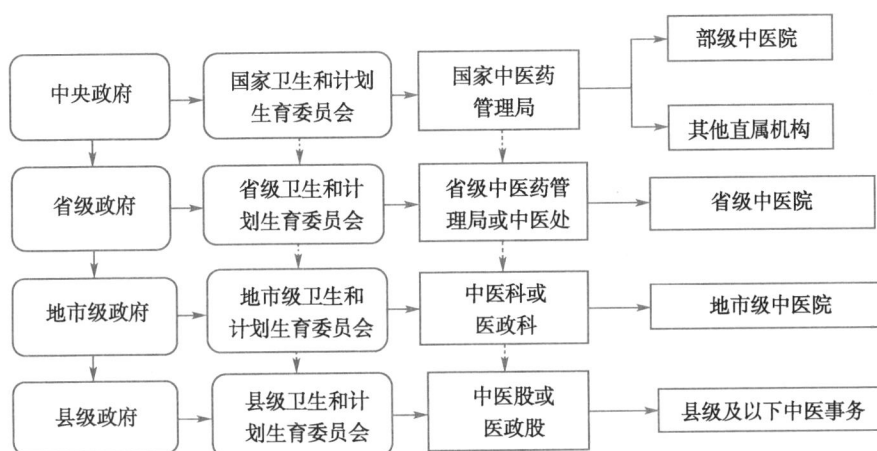

图 16-1
中医行政管理组织结构图

(2)中药管理组织体系:中药管理组织体系较为复杂。

中药的发展规划工作主要由中医药管理部门负责。其中,国家中医药管理局是国家层面中药发展规划的制定者,省级中医药管理部门是各省中药发展规划制定的负责部门。

中药种植或原材料获取的管理部门包括农业管理部门与林业管理部门等。不同中药材种植或获取的管理部门有所不同。例如,可种植性中药材(如枸杞)的种植工作主要由农业管理部门负责,而野生中药材(如鹿茸)的供应主要由林业管理部门负责。国家农业部与国家林业局是国家层面中药种植或原材料获得的主体部门,中药材具体种植或供应的组织工作由县级农业局(或称"农委")或林业局(或称"林委")负责。

中药生产与监督工作由食品药品监督管理部门负责。其中,国家食品药品监督管理总局是宏观政策的制定者与重大事务的管理者,省级食品药品监督管理部门是各省中药材生产与监督的主要负责单位。

中药的使用工作主要由中医(药)管理部门负责,也就是说,只有中药进入中医系统内部以后,各级中医(药)管理部门方能对其行使管理权。中药规划、种植、生产与监督以及使用等方面的管理职权分属不同管理部门,如果部门之间缺乏必要的协调机制,会导致中药资源的浪费,甚或在部分问题上出现部门扯皮现象(图16-2)。

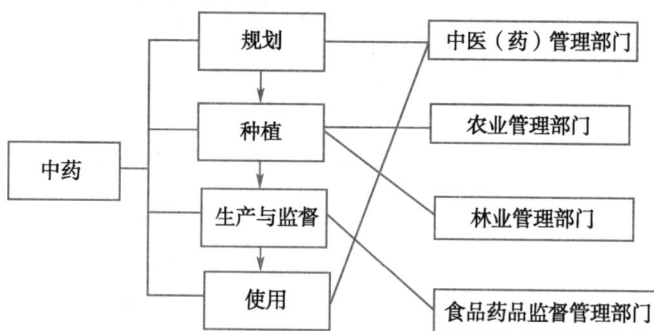

图16-2
中药管理组织结构图

(三)中医药事业发展经费

1. 中医总费用　中医总费用是指国家或地区在一定时期内(通常是一年)全社会用于中医服务所消耗的资金总额。是以货币作为综合计量手段,从全社会角度反映中医资金的全部运动过程,分析与评价中医资金的筹集、分配和使用效果。

中医总费用由政府中医费用支出、社会中医费用支出和个人中医费用支出三部分构成,从全社会角度反映中医资金的全部运动过程,分析与评价中医资金的筹集、分配和使用效果。中医总费用,是标志国家整体对中医领域的投入高低。

中医总费用的测算法包括来源法、机构法与功能法三种方法。

目前,我国仅在国家层面上进行过中医总费用测算。

2. 中医药事业费　中医药事业费,是指国家为了保证人民身体健康,在中医药事业方面的经费支出。主要包括中医医院、综合医院中医科、基层卫生机构中医药事业发展的经费拨款。中医药事业费占卫生事业费的比例,反映了一个国家或地区在卫生事业发展中对中医药事业的重视程度。在我国,地区之间中医药事业费拨款模式,以及中医药事业费的总额、中医药事业费占卫生事业费的比例差异较大。

(四)中医药管理活动

中医药管理活动主要包括中医医政管理、中医药教育管理、中医药科技管理、中药管理、中医药文化管理、中医药国际交流管理、中医药管理体系建设管理等。

1. 中医医政管理　中医医政管理的主要内容:中医医院管理、综合医院中医药工作管理、民间医药管理、民族医药管理、中药管理、民族药管理、中西医结合管理、基层卫生机构中医药管理、突发公共卫生事件和重大疾病防治管理等。具体包括:规划、指导和协调中医、中西医结合、民族医资源结构布局及其运行机制的改革,拟订中医、中西医结合、民族医各类医疗、保健等机构管理规范和技术标准并监督执行。

中医医院是我国中医医疗服务提供的主阵地,对中医医院(包括民族医院)的管理是中医医政管理的核心内容,国家中医药管理局医政司是中医医政管理的主要负责部门。从级别来看,我国的中医医院包括部属中医医院、省级中医医院、地市级中医医院、县级中医医院等四个层面。其中,部属中医医院归国家中医药管理局直管,国家中医药管理局直属的中医医院(部级中医医院)包括中国中医科学院广安门医院、中国中医科学院西苑医院、中国中医科学院望京医院、中国中医科学院眼科医院等;省属中医医院主要由省中医药管理局或中医处管理;市属中医医院主要由市卫生和计划生育委员会中医科或医政科管理;县卫生和计划生育委员会中医股或医政股主要负责县级中医医院以及基层医疗机构中医事务的管理工作。

2. 中医药教育管理　中医药教育管理的主要内容:制定院校教育、师承教育、毕业后教育、继续教育、中医药名医培养、基层中医药人才培养的有关规划及指导文件;制定中医药人才发展规划;制定中医药专业技术人员资格标准;参与指导中医药教育教学改革,组织实施中医药人才培养项目。

中医药教育可以人为地划分为院校教育与继续教育两大类。其中,院校教育的管理主体是教育管理部门,如教育部及各省教育厅。

继续教育的管理主体是各级中医药管理部门,主要负责单位是国家中医药管理局人教司。中医药继续教育的形式主要包括住院医师规范化培训、中医药继续教育项目。中医住院医师规范化培训由国家中医药管理局制定政策、整体规划、培训基地标准规范,统筹管理,由省级中医药管理部门制定本地区规划、方案,组织实施,国家和省级中医药管理部门成立中医药毕业后教育委员会,负责政策研究、业务指导、督导检查和质量评估。中医药继续教育项目包括国家、省、单位等不同层级,内容包括:理论学习、技术培训、经验研讨等。

3. 中医药科技管理　中医药科技管理的主要内容:制定中医药科技发展规划,组织中医、中西医结合、中药、民族医药研究;实施科研项目及科技成果管理;保护中医药知识产权,保护濒临消亡的中医诊疗技术和中药生产加工技术。

中医药科研主要任务包括:开展中医药基础研究和应用研究,试验发展和推动中医药科技成果应用,提供中医药科技服务。

中医药科技管理的主要负责部门是国家中医药管理局科技司。我国中医药科研的主体包括:独立设置的中医药科研机构、高等院校、医药企业、大中型医疗机构。1955年,中国中医研究院作为国家级中医药研究机构成立,这是全国第一家独立的中医药科研机构。2005年更名为中国中医科学院,是国家中医药管理局直属的集科研、医疗、教学为一体的综合性中医药研究机构。大专院校是中医药基础研究和应用研究的主力,主要通过承担各类科技项目参与中医药科学研究。医药企业主要开展中医药成果的转化应用研究,特别是中药新药的自主研发。大中型医院主要进行中医药的临床研究与应用,参与研究及推广中医临床技术。

"中药现代化"是中医药科技发展的主题。2016年国务院发布的《"十三五"国家科技创新规划》中指出,"十三五"期间,加强中医原创理论创新及中医药的现代传承研究,加快中医四诊客观化、中医药治未病、中药材生态种植、中药复方精准用药等关键技术突破,制定一批中医药防治重大疾病和疑难疾病的临床方案,开发一批中医药健康产品,提升中医药国际科技合作层次,加快中医药服务现代化和大健康产业发展。

4. 中药管理　　如前所述,中药的规划与使用工作归中医药管理部门负责,中医药的种植或获取工作归农业或林业管理部门负责,中药的生产与监督工作归食品与药品监督管理部门负责。

中医药管理部门对中药管理的主要内容包括:中药材、中药饮片、中成药、医疗机构中药院内制剂管理。具体包括:制定中药材资源可持续利用与发展规划;开展中药材资源普查及监测;保护野生中药材物种,发展野生中药材培育基地;规范中药材市场;统筹规划中药生产,提升中药产业创新能力;完善中药新药注册和医疗机构中药制剂管理制度。

医疗机构中药制剂管理是中药管理的重要内容。所谓医疗机构中药制剂,是医疗机构根据本单位临床需要,经批准而配制、自用的固定的中药处方制剂。长期以来,医疗机构中药制剂在满足临床需求、促进中医药事业发展方面发挥了重要作用。根据《中华人民共和国药品管理法》及《药品流通监督管理方法》(暂行)的有关规定,生产中药饮片、中药成药的企业必须依法取得《药品生产许可证》,医疗机构配置制剂必须取得《医疗机构制剂许可证》,批发中药饮片必须是持有经营范围包括饮片的《药品经营许可证》的药品批发企业。各有关药品生产、经营单位和医疗机构必须从具有合法资质的单位采购中药饮片。此外,生产、经营还必须通过相应的质量管理规范。

5. 中医药文化管理　　中医药(民族医药)文化是本质体现中医药特色优势的精神文明与物质文明的总和,是中华优秀文化传承体系的重要组成部分。

中医药文化发展是近年来提出的中医药发展的重要任务。2011 年国家中医药管理局发布的《关于加强中医药文化建设的指导意见》提出的中医药文化传承主要内容包括:

中医药核心价值体系构建。总结研究中华民族对生命、健康和疾病的认识与理解,从精神、行为、物质等层面提炼中医药文化核心价值和精神实质。深入探讨中医药文化核心价值体系的建设内容和方法,传承创新,建设具有中国特色、中医特点、行业特征并体现时代精神的中医药文化核心价值体系。

中医药文化源流及内涵研究。开展中医药文献、文物、古迹资源普查工作,系统研究中医药典籍、文物、古迹和古今名医学术思想及其文化素养。梳理中医药文化源流脉络,挖掘、整理、研究中医药文化内涵和原创思维,为搭建中医药文化理论构架提供资源和依据。

中医药非物质文化遗产保护与传承。持续做好特色理论、技术、疗法、方药等非物质文化遗产的挖掘、整理、研究、应用等工作,为非物质文化遗产中医药项目代表性传承人创造良好传习条件,推动中医药项目列入国家级非物质文化遗产名录、"人类非物质文化遗产代表作名录"和"世界记忆名录",切实加强中医药非物质文化遗产的保护与传承。

中医药文化建设管理的主要任务包括:制定中医药文化发展的国家战略和规划,并纳入国家文化事业发展战略规划;保护中医非物质文化遗产;加强中医医疗、教育、科研机构及中药企业的文化建设;推动中医药文化的继承发展,推动中医药防病治病知识普及。

6. 中医药国际交流管理　　中医药国际交流管理的主要任务包括:推进中医药政府间交流与合作,扩大民间交流;发展中医药服务贸易,加强中医药对外办学、办医;开展中医药服务质量国际认证;主动参与、掌握中医药国际标准制定;推动中医药文化传播。

国家中医药管理局国际合作司是中医药国际交流的主要负责部门。

第三节 中医药事业发展概况

我国中医药事业是包括中医医疗与预防保健、中医药教育、中医药科技、中药生产、中医药国际交流、中医文化在内的六位一体的有机整体。

一、中医医疗

（一）中医医疗服务资源

1. 机构　新中国成立后,特别是改革开放以后,提供中医医疗与预防保健服务的机构得到了快速的发展。1950 年全国只有中医医院 4 所,1978 年全国中医医院总数为 447 所,2015 年全国中医医院的总数达到了 3232 所。除中医医院、门诊部和诊所外,在大部分的综合医院、乡镇卫生院、社区卫生中心都设有中医科室。还有大量村卫生室为农村居民提供着简、便、验、廉的中医药服务。2015 年末,全国有 96.93% 的社区卫生服务中心、92.97% 的乡镇卫生院、80.97% 的社区卫生服务站和 60.28% 的村卫生室能够提供中医药服务。

2. 床位　1950 年全国中医医院总计床位数仅为 0.01 万张,1978 年为 3.4 万张,2015 年全国中医医院床位达到 82.0 万张。

3. 人员　1986 年,全国各类卫生机构中医药人员总数为 49.8 万人。其中,中医师和中药师为 14.8 万人,中医士、中药士、中药剂员和其他中医共计 36.4 万人。2014 年全国各类卫生机构共有中医药人员 54.5 万人,其中中医执业（助理）医师 41.9 万人、见习中医师 1.5 万人、中药师（士）11.2 万人。每万人口卫生机构中医执业（助理）医师数量由 2010 年的 2.20 人增长至 2015 年的 3.29 人,年均增长 8.38%。

4. 疗法与技术　中医疗法及技术主要包括:有中草药临床辨证遣方用药、中药成药及中药制剂应用、中医各类传统非药物疗法［针灸、刺络法（放血）、推拿、灸、拔罐、敷贴、刮痧、砭术等］、中医技术与物理技术结合的各类疗法（经络仪治疗、电针治疗等）、中医保健处方调养等。这些技术在中医机构都得到普遍的应用,其中针刺、推拿、灸、拔罐、敷贴、中医保健处方调养等简便验廉的技术则在基层医疗机构得到较广泛应用。

（二）中医医疗服务

1. 服务提供　中医住院服务主要由中医类别（中医、中西医结合、民族医）医院及综合医院中医科提供,门诊服务的提供方则包括:中医医院、综合医院（中医科）、中医门诊部及诊所、社区卫生服务中心及乡镇卫生院中医科、社区卫生服务站和村卫生室中医医生及掌握一技之长的乡村中医。此外,部分专科医院、综合门诊部及其他卫生机构也提供中医门诊服务。

按照服务类别看,中医类别医院和综合医院中医科提供中医门诊和中医住院服务,其他各类机构主要提供中医门诊服务。

按照服务内容看,中医类别医院和综合医院中医科主要提供复杂、慢性、疑难疾病的中医药门诊及住院诊治服务,提供服务按疾病构成排序居前列的主要疾病有:脑梗死或脑出血（中风）、腰椎间盘突出症、颈椎病、骨伤、糖尿病(消渴)、原发性高血压、慢性胃炎、冠心病、咳嗽、不孕、慢性病毒性肝炎、肛肠疾病、骨性关节炎、周围性面瘫等;社区卫生服务中心、乡镇卫生院中医科室主要提供常见、多发疾病的诊治和慢性病的社区预防、保健、康复服务,主要承担高血压、冠心病、糖尿病、慢性支气管炎、脑卒中、肿瘤、老年骨关节病的中医药防治与康复服务,提供慢性胃炎、咳嗽、颈肩腰腿疼痛等一般疾病的中医药诊治和亚健康人群的保健服务。

2. 服务量   2014 年,全国各类医疗机构门急诊总人次数为 48.2 亿人次,其中中医类别医院(包括综合医院中医科、中医医院、中西医结合医院、民族医医院)、门诊部、诊所等医疗机构总体提供的门诊服务 7.4 亿人次,中医类别医疗机构门诊服务量占比为 15.3%。全国各类医疗机构出院总人次数为 2.0 亿人次,其中中医类别医疗机构(包括综合医院中医科)出院人次数为 2520.9 万人次,中医类别医疗机构住院服务量占比为 12.5%。其中,中医医院提供的门急诊服务总量为 4.7 亿人次,中西医结合医院与民族医院提供的门急诊服务总量分别为 5101.3 万人次与 792.5 万人次;中医医院的总出院人次数为 2001.5 万人次,中西医结合医院与民族医院的总出院人次数为 48.6 万人次。

二、中医药教育

(一)中医药院校教育

1. 中医药教育机构   1956 年,我国在北京、上海、广州、成都建立了第一批高等中医药院校,开始了高等中医药院校教育。至 2010 年,全国已有中医药大学及学院 25 所、中医药高等专科学校 9 所、中医药分校及独立学院 12 所;另外,全国设置中医药专业的西医院校总计有 91 所,还有 136 所非医药院校、研究院所设置了中医药专业。至 2014 年,全国已有高等中医药院校 42 所,中等中医药学校 99 所,设置中医药专业的高等非医药院校 128 所。

2. 中医药教育规模   中医药院校教育始于 20 世纪 50 年代,1956 年全国第一批高等中医药院校北京中医学院、上海中医学院、成都中医学院、广州中医学院成立,这标志着中医药的教育由口传心授的师徒传承方式进入了规模化、规范化的院校教育阶段。经过 50 多年的发展,中医药教育已经形成了完整的学历、学位层次。中医药学历教育包括研究生、本科、专科及中专。中医药专业的学位包括博士、硕士及学士。

直至 20 世纪 80 年代末,高等中医药院校的专业设置仅有中医、中药、针灸推拿、民族医等几个专业,1987 年全国中医药院校毕业生总数仅为 5585 人。2010 年全国中医药本科专业已经形成包括中医、中药、针灸推拿、蒙医(药)、藏医(药)、苗医(药)、中医类新专业等几十个专业。研究生专业包括中医、中药、中西医结合,下设的二级专业包括:中医基础、中医临床、针灸推拿、民族医药等 20 余个。2014 年,全国高等中医药院校总计毕业各种学历、各类专业学生 14.7 万人,高等西医院校、非医院校、研究机构中医药专业总计毕业 2.3 万人。

(二)中医师承教育

中医临床人才师承教育是中医药人才培养的特色形式,是培养中医临床名医、名家的重要途径,对于中医学术流派传承也有重要意义。

当前师承教育主要有几种形式,一种是师承方式获得专业知识和技能,再经过执业资格考试取得相应的执业资格;另一种是选择具有执业资格的中高级专业人员作为老中医专家学术经验继承人,通过经验传承、跟师培养等方式进行学习;第三种是近年出现的对于本科入学的学生采取"院校教育-师承-家传"相结合的新型中医药人才培养模式,这种教育在课程设置、教学方式等方面跳出既往中医药高等教育人才培养模式的惯性思维,在培养过程中,增加文、史、哲学知识及中医经典著作等内容的传授,配备"国学导师组"和"经典导师组",强化人文精神及人文素质的培养,强调学生课内外中医临床跟诊实习、实训,加强中医辨证思维和临床能力培养。

截至 2015 年末,已建成国医大师传承工作室 60 个、全国名老中医药专家传承工作室 956 个、基层名老中医药传承工作室 200 个、中医学术流派传承工作室 64 个。

三、中医药科技

中医药研究最著名的科技成果是 20 世纪 60—70 年代青蒿素的发明。1969 年,由中国中医研究院中药研究所屠呦呦研究员带领的研究团队筛选了 2000 余个中草药方并整理出了 640 种抗疟药方集,检测了 200 多种中草药方和 380 多个中草药提取物,发现了青蒿提取物对鼠疟原虫的有效抑制作用。针对后续试验效果不明显问题,通过查阅古代文献,特别是东晋名医葛洪的著作《肘后备急方》中的"青蒿一握,以水二升渍,绞取汁,尽服之",得到提示:常用煎熬和高温提取的方法可能破坏了青蒿的有效成分。改用乙醚低温提取后,研究人员如愿获得理想的结果。在此基础上,其他团队的研究也获得了重要突破,获得了纯度更高的青蒿提取物。这一成果为青蒿素系列产品研发奠定了基础,挽救了全球数百万疟疾病人的生命,对国际上疟疾防控发挥了重要作用。由于屠呦呦的特别贡献,她获得了 2015 年诺贝尔生理学或医学奖,这是中国医学界迄今为止获得的最高奖项,也是中医药成果获得的最高奖项。另外,"十二五"期间,45 项中医药成果获得国家科技奖励,科研成果转化为临床诊疗标准规范、关键技术和一批拥有自主知识产权的中药新药,取得了显著的社会效益和经济效益。

近十年来,中医药科技在中医药继承与创新,支撑中医药事业发展中取得的主要成果包括:

1. 重大疾病防治　在治疗心脑血管疾病、恶性肿瘤、老年病、糖尿病并发症、肝病方面,初步形成了有效的综合治疗方案,研制了一批新药。在防治艾滋病、SARS、疟疾等传染病方面的研究取得了有影响的成绩。

2. 常见、多发疾病诊治　系统研究、规范了一批临床适宜技术,向基层卫生机构进行了推广。

3. 传统文献、经验传承　组织整理抢救了 1100 种中医药珍籍秘典;组织编纂完成了《中医方剂大辞典》《中华本草》;对 19 个民族近百部民族医药文献进行了系统整理;开展了名老中医学术经验研究与整理。

4. 中药资源保护　主要开展了中药资源普查技术、珍稀濒危资源保护、野生药材变家种的人工栽培。

5. 中药研发　主要进行中药饮片研究、中药生产新工艺新技术研究、中药材和中药饮片质量标准及控制研究、中药新药研发。

四、中药生产与使用

我国中药材资源品种丰富,达到 12 000 余种。其中,植物药种类 11 000 余种、动物药种类 1500 余种、矿物类药 80 余种。

随着中药生产规模的不断扩大,国家越来越重视中药材的资源保护问题。有关部门加大了对变野生为家养、家种,规范化生产的资金支持和管理力度。全国建立了 120 多个重点中药材品种的规范化种植研究示范基地。全国有 200 多种常用大宗中药材实现规模化种植,种植面积超过 3000 万亩。

2015 年,中药工业规模以上企业主营业务收入超过了 7800 亿元,占我国医药工业规模以上企业主营业务收入近 1/3,中药进出口额达到 48.0 亿美元。作为潜力巨大的经济资源,中医药为推动健康产业发展作出了积极贡献。

五、中医药文化

截至 2015 年末,我国已建成了 300 多个国家级、省级中医药文化宣传教育基地,组织了一支中医药文化科普专家队伍,开发了一批形式多样的文化科普作品。首次开展的中医健康素养普及率调查显示,公民中医养生保健素养不断提升,中医药作为中华优秀传统文化得到广泛传播。

六、中医药对外交流

近 10 年来,随着中医药对外交流与合作规模的不断扩大,中医药在国际上的影响力越来越大,中医药已经传播到 183 个国家和地区。在中国的 40 多支援外医疗队中,派出中医药人员 400 余人次。中药产品出口额超过 10 亿美元。2014 年全国高等中医药院校有在校留学生 5595 人,遍及亚、非、欧、美、大洋洲。

进入 21 世纪以来,特别是"十二五"以来,中医药对外交流已经开始从民间为主向民间及政府间合作转变,中医药海外发展开辟了更为广阔的空间。以中医药为代表的传统医学首次纳入世界卫生组织疾病分类代码(ICD-11)。中医药相继纳入中美战略经济对话框架、中英经济财经对话框架,《中国对非洲政策文件》明确支持"开展中非传统医药交流与合作"。中医药已传播到 183 个国家和地区,我国与外国政府、地区和国际组织已经签订 86 项中医药合作协议,建设了 10 个海外中医药中心,并在"一带一路"沿线国家建立了 10 所中医孔子学院。国际标准化(ISO)TC249 正式定名为中医药技术委员会,并发布 5 项国际标准,ISO/TC215 发布 4 项中医药国际技术规范。

第四节　中医药事业管理的机遇与挑战

一、机遇

近年来,随着政府对扶持促进中医药事业发展的认识明显提高,支持力度显著加大,中医药系统在深化医药卫生体制改革中,服务能力和覆盖面显著扩大、惠及人群明显增加,在提高全民健康水平、保障和改善民生、构建中国特色基本医疗卫生制度中的作用更加突出。

国务院印发实施《中医药发展战略规划纲要(2016—2030年)》,将中医药发展摆在了经济社会发展全局的重要位置。人民群众在全面建成小康社会中激发出的多层次、多样化健康服务需求,将进一步释放中医药健康服务的潜力和活力。深化医药卫生体制改革,加快推进健康中国建设,迫切需要在构建中国特色的基本医疗制度中发挥中医药的作用。

中医药注重整体观、追求天人合一、重视治未病、讲究辨证论治,符合当今医学发展方向,适应疾病谱的变化和老龄化社会的到来,为中医药振兴发展带来广阔前景。中医药以其绿色生态、原创优势突出、产业链长、促进消费作用明显的特点,为供给侧结构性改革提供了新的经济增长点。

中医药文化作为中华民族优秀传统文化代表,将为建设文化强国提供不竭动力和源泉。中医药的国际影响进一步扩大,成为政府间特别是卫生领域交流合作的重要内容,中医药国际合作交流的规模及内容不断扩大。中医药标准国际化进程加强了我国中医药话语权和主导权。实施"走出去"战略和推动"一带一路"建设,中医药国际交流与合作不断深入,将为促进人类健康作出更大贡献。

二、挑战

中医药事业虽然得到了较快的发展,但是事业的发展及管理面临各种挑战。其中主要挑战包括:

(一)中医药事业发展整体还不协调

中医药事业是集医疗与预防保健、教育、科技、产业、国际交流、文化为一体的有机整体。但是,由于资源开发、管理体制、政策、规划等种种原因,其发展尚存在多方面的不协调。如何统筹协调中医与中药、中西医及民族医同步发展,平衡产业发展、出口贸易与中药资源可持续性利用的矛盾,解决中医药人才培养与社会需求的不相匹配,提高科技为临床服务的能力,发展中医药预防、保健、养生、康复以满足人们的多层次需求,加强中医药的文化建设等,都是中医药管理面临的重大问题。

(二)中医药资源还不能满足人民群众多样化需求

中医资源的总量不足与分布不均衡问题依然存在,基层中医医疗服务网点数量不足,在1/3的乡村中,居民还不能比较方便地获得中医药服务。基层卫生机构中,有中医类别执业资质、经过系统中医药知识培训的人员严重不足。随着人民群众对中医药服务多样化的需求及快速增长,中医服务质量与安全问题将得到更多的重视。如何保证中医药服务的数量、质量,有数量足够的与服务需求相适应的、合格的服务提供者,提供安全的技术与药品,让消费者获得关于中医药基本知识及提供者的完全、正确的信息等,是中医药管理者面临的重要挑战。

(三)中医药国际交流合作中存在风险

在中医药走向世界的同时,中医药资源、中医药知识产权、中医药传统知识保护制度还很不完善,资源破坏、知识产权流失现象突出。一些国家、跨国企业利用学术交流,项目合作的名义,支付廉价劳务费用的方式获取中医药知识产权的核心和战略资源,在许多中医药人员的对外学术交往中都没有得到重视。其他国家传统医学及国外中医药本土化的压力,特别是在传统医学标准制定方面,一些国家都在极力争夺标准制定权。如韩国、日本对针灸标准的争夺。

（四）中医药事业管理中诸多问题边界不清，责任主体不明

针灸、刮痧、按摩、推拿、中医药美容、药膳、药浴等服务不仅在医疗机构存在，还在社会普通服务业广泛存在，如何界定，其中哪些需要管理，怎样管理，由谁管理等还需进一步研究。

与中医服务质量密切相关的中药材管理更是问题诸多，例如：生产涉及农业、中医药、药品、环保多个行业，多部门管理，主体不明确，责任不清晰；中药材分散家种，质量参差不齐，质量标准有待完善；专用生产基地规模、数量不够，原材料来源复杂，产地不明、采收时间不清、科属混乱；中药饮片供销有直销、转销、商业流通、跨地区转销等，渠道多样，流通市场混乱，管理困难；行业准入门槛过低，难以实现规模化生产，恶性竞争。

（石学峰）

Summary

Through studying the contents of this chapter to grasp the concept and characteristics of traditional Chinese medicine(TCM); To grasp the nature of TCM; To understand the significance of developing TCM; To be familiar with the concept of TCM management and to understand the specificity of TCM management; To know the content of TCM management and to be familiar with characteristics of TCM policy; To understand the development opportunities and challenges of the management of Traditional Chinese Medicine.

思考题	1. 简述中医药事业的特征。
	2. 简述我国中医药政策的主要特点。

第十七章

卫生改革与发展

导读：本章主要介绍卫生改革的背景、原则与动力，卫生改革的目标和步骤，国际卫生改革的模式与趋势，中国卫生改革的现状与趋势。通过本章学习，学生应掌握中国卫生改革与发展的重点和趋势；熟悉卫生改革的目标和步骤；了解卫生改革与发展的定义，推进卫生改革的原则和动力，卫生改革与发展的国际经验。

卫生改革是指卫生部门实施一系列有计划的变革以促进国家卫生政策、规划和实践发生重大变化的过程。这些变化将通过改变卫生的重点、法律、规则、组织和管理结构以及筹资安排而实现。卫生发展是指在不断扩大卫生资源量的基础上，优化资源配置、发挥资源效益。改革和发展是相辅相成、辩证统一的。改革是为了更好地发展，发展需要正确有力的改革。

第一节　卫生改革的背景、原则与动力

一、卫生改革的背景

改革是永恒的主题，无论是发达国家还是发展中国家，世界各国都在进行一系列的卫生改革。美国在奥巴马总统执政期间，通过卫生改革的立法，试图建立起覆盖全民的医疗保障制度；日本卫生改革则侧重在应对全球最严重的人口老龄化带来的挑战；德国、英国等欧洲强国也致力于完善支付制度和卫生服务体系；经济社会正在快速转轨的中东欧国家，正在用新型社会保险计划取代原有的卫生体系，有地区性的也有全国性的，有强制性的也有自愿性的保险计划；新西兰则通过确定改善人群健康状况、降低健康不平等、初级卫生保健等优先领域，健全评价机制等措施保障居民健康；南美洲的墨西哥、巴西、智利等国则在尝试新的保障方案，或者在强化类似英国的国家卫生服务体系，或者力图扩展其社会保险以便覆盖农村和城市的贫困人群。卫生改革很复杂，有时也会带来不理想的结果，如在撒哈拉以南的非洲，曾一度执行世界银行建议的"使用者付费"（user fees）和财政权力下放政策，使医院获得了额外的收入，但却增加了贫困地区同富裕地区之间的不平等，增加了贫困人口利用卫生服务的障碍。

上述内容仅仅是各国卫生改革的掠影而非全貌。其实，许多国家为了应对居民卫生服务需求的变化、控制医疗费用、提高公平性和效率，正在试验新的支付体系，同时采用新的方式组织卫生服务的供给。社会上不同的人群从不同角度提出不同的改革命题：应该如何应对医生们增加收入的要求，是否应该让高收入者多缴纳保险费以便资助低收入者或是让健康人多缴纳保险费以便资助病人，是否应当扩大公立卫生保健中心或者发展私人家庭医生，是否应当要求病人更多地自费或者多

收税来提供免费服务,谁来决定利用最新的医疗技术,应该多培养医生还是减少医学院校,应该建设新医院还是控制医疗服务规模等。

回答这些问题并作出选择,都会涉及对现有卫生制度和服务体系的变革及其利益调整。国际上把这些变革称为"卫生体系改革"(health system reform,HSR)。一些国际组织如世界银行,一直在宣传卫生改革的思想。虽然各国在改革内容上有很大差异,但从 20 世纪 80 年代以来,卫生改革的总体性趋势还是一致的。一方面,国家垄断的、低效率与集权式的公共部门受到广泛的批评与改革;另一方面,许多国家试图通过改革让私有部门起到更积极的作用,其方法是权力下放,使筹资与提供医疗保健两种职能分离,为医疗保健引进新的筹资机制。本章试图系统地讨论卫生改革的动因、步骤、国际趋势以及中国卫生改革的方向与重点,以便使学生了解相关理论,并能用相应的理论来剖析我国卫生改革的成功与不足的经验。

二、卫生改革的原则

(一)公平兼顾效率原则

卫生服务公平性是指卫生资源配置和居民享受卫生保健服务是合情合理的,通常指不同收入水平和地理环境居民的各种特殊卫生、保健需求都能得到相应的满足。效率是指以最少的投入获得最大的效益,它的实质是社会资源的有效配置、有效利用和资源措施的有效发挥。

公平与效率是互为条件、互为促进和相互制约的辩证统一关系。公平是效率的前提,公平意味着机会均等和结果公平,任何个人在同等需要的情况下都能获得大致平等的医疗服务;效率是公平的基础,只有医疗卫生资源配置的高效率才能实现高水平的医疗公平。

在实施卫生改革的过程中,处理好公平与效率的关系是很重要的。在医疗卫生服务提供方面能否"按需要多少分配"而不是"按支付能力大小分配",在卫生筹资方面能否"按能力大小付费"而不是"按对服务的需要多少付费",以及能否以较小的成本获得较高的健康水平,都关系到改革能否成功、老百姓是否得益。

(二)可持续性原则

可持续性是指一种可以长久维持的过程或状态。卫生改革是一个循序渐进的过程,不顾全局、不考虑未来的改革方案难以实现"人人享有卫生保健"的目标。卫生改革遵循可持续性原则体现在以下几方面:推动医保由扩大范围转向提升质量;医疗卫生服务体系改革,要更好地解决谁来提供服务的问题;药品供应保障制度建设,要从制度上破解"以药补医"难题;公共卫生服务改革,要提高为群众健康服务水平;医疗卫生监管机制建设,要促进医疗卫生事业健康持续发展。

(三)可接受性原则

卫生事业是实现经济与社会协调发展,构建和谐社会的重要内容之一。卫生改革应以人民需求为导向,适应政治、经济、社会三个文明的发展。

以满足人民需求为导向,循证决策、科学管理。在确定卫生服务项目前,以调查为先导,综合群众需求和能力确立服务方案。并确立科学的考核指标体系,使这项工作健康有序发展。

适应政治、经济、社会三个文明。把为人民健康服务作为最大的政治,坚持与时俱进;经济基础决定上层建筑,卫生改革离不开经济的支持并受其影响,因此卫生改革必须要适应经济制度和经济发展状况;适应人的健康需求向需要的转变,适应社会对卫生改革与发展的期望。

三、卫生改革的动力

(一)人民对卫生保健的期望值提高、需求增加

人类历史表明,人们对卫生保健期望值随着经济发展、社会进步而不断提高,同时深受政治因素的影响。对各国卫生支出的实证研究发现,人们对卫生服务和商品的消费增长速度,比收入增速快得多。经济学将其称为:医疗卫生服务和商品的"需求收入弹性大于1"。当一个国家经济不断增长时,居民将会花费较高的收入比例用于卫生服务。由此可见,全球性经济繁荣正是许多国家的政府所面临的卫生期望提高的根源之一。

随着社会发展,许多国家居民对生活水平期望值不断提高,既影响了卫生保健总体需求,又影响了卫生保健的构成。经济水平提高后,病人不仅要求获得卫生服务,而且要求得到最好的医疗服务,最新的技术和药品,由此导致病人涌向更高级的医疗机构,而减少对基层卫生服务的利用。这种情况常见于许多中低收入国家,由于城市中产阶级迅速增加,他们有机会出国旅行并了解富裕国家的情况,所以推高了期望值,结果是使大部分卫生资源用于少数高级机构及其提供的昂贵的高技术服务。

现代信息技术的广泛应用和言论的自由开放,也将促使政府对公众卫生需求作出更多的反应,由此导致卫生改革已经成为一个重要的政治议题,甚至成为左右许多国家政治家参与大选的关键策略。

当前,卫生改革已经远远超出了医疗技术、卫生经济和医学伦理的范畴,已经成为影响社会心理和政治走向的重大问题。

(二)卫生保健费用增长

医学科学的发展和医疗技术的快速进步,促使卫生保健费用不断快速上升,技术进步已经成为卫生费用增长的主要推动力之一。技术进步使过去没有治疗手段的疾病能够得到治疗,使已有治疗手段的疾病得到更好、更安全、更有效的治疗。技术进步在造福病人的同时,也增加了卫生保健的成本,尤其近代科技的快速发展,使许多新技术成本高昂,对病人经济能力带来了巨大的挑战。

推动卫生保健费用增长的另一主要因素,是死亡率下降和人口老龄化。卫生系统在降低儿童死亡率方面取得了巨大成功,也增加了该年龄组对卫生保健服务的需求。卫生保健服务使许多慢性病人能生存到老年,但同时要消费大量卫生资源,由此引发卫生改革的需要,这种情况被人称为"成功带来的失败"。在人口控制政策和卫生保健系统方面越成功的国家,在这条路上走得越快越远。

疾病的流行加剧了卫生费用负担。艾滋病是最突出的例子,在艾滋病流行最严重的国家,整个卫生保健系统及其他社会体系面临全面崩溃的危险。尽管人类在控制天花和脊髓灰质炎方面取得了巨大成功,但是埃博拉出血热、鼠疫、登革热等传染性疾病的威胁仍然不可忽视。慢性非传染性疾病的快速增加,是各国疾病负担快速增加的主要原因。如今,80%的慢性非传染性疾病的死亡率发生在发展中国家。

经济全球化和生产企业开拓市场的努力也推动了健康相关消费,导致卫生费用的增长。现在,制药公司生产了种类繁多的药品,而一些发展中国家的药品电视广告铺天盖地,将这些药品推向全球市场的努力每天都在进行。

（三）支付能力的限制

经济和社会发展为支付卫生服务创造了条件,也带来了麻烦。低廉的交通和通讯成本,为人们获得服务带来了前所未有的便利。与此同时,欠发达国家却面临日益复杂的经济和卫生问题。政府发现其财政能力仍然有限,公众一方面抵制缴纳更高的税费,另一方面却要求获得更好的交通、住房、教育和医疗服务。跨国公司要求减免税收,而国内公司则要求提供保护以对抗国际竞争。私营企业抵制为医疗保健支付更高的税费,居民却抱怨不断上涨的卫生保健费用。同时,卫生服务提供者正在为保护自身的权益而努力。

（四）对传统制度的质疑

随着原有卫生服务制度带来诸多问题,政府和市场作用正在被重新定位,政府提供卫生服务的职责以及市场与政府的边界正被重新划分。例如,英国国家卫生服务制度（National Health Services,NHS）由于面临着预算不断超支、健康需求增加、效率低下等压力而不得不促使其转变原本政府包揽的模式；美国碎片化又缺乏政府规制的私有医疗保险市场带来的总体费用高、公平性差等问题,使其意识到在卫生系统内增加政府作用的必要性。

针对以上问题,英国将 NHS 从原本单一的行政系统提供卫生服务转变为管理服务、委托服务的模式,从一个筹资、服务、管理一体化的庞大组织转变为筹资/支付方和健康战略决策者。美国通过一系列创新模式促进服务提供方、购买方、支付方、需方力量的平衡,使用固定缴存计划（defined contribution plan,DCP）和医疗保险交换网增强需方的选择权,使用雇主联盟（health insurance purchasing co-operatives,HPC）增强购买方权利和医疗市场的信息透明度,使用管理型保健增强支付方对服务提供方的引导和约束。从政府和市场的两端走向多元合作,英、美两国的卫生改革为人们从卫生事业的根本目的出发,以更开放的思路审视政府、社会与市场在卫生系统中的角色提供了非常多的借鉴。

（五）卫生服务体系的官僚化

随着医学技术的发展,对疾病的认识不断深化,已经从器官、组织发展到细胞、基因乃至分子水平,医学越来越专业化、专科化,卫生服务体系发展也日趋官僚化。如今,当病人走进医院后,仿佛被投入一条生产线,必须服从医院的"生产流程"和指令,挂号、就诊、缴费、各种检验、治疗。病人越来越听不懂医生的专业语言,也难以辨认医生的字迹,同医生的交流机会越来越少,甚至没有固定或熟悉的医生。病人必须在现代医院建筑的迷宫中问路,先交付足够的押金再看病,也无从判断这个过程是否公平。医生们所见更多的是"病"而不是"人"。这些不断发生而且是根本性的变化,已经彻底改变了医患关系。随之而来的不只是诊断水平更高,治疗效果更好,医院"生产率"更高,还伴随着医患之间包容性下降、病人对服务的满意度下降、投诉案件不断增加、病人越来越愿意寻求替代性服务。因此,2000 年世界卫生组织关于卫生系统绩效评估的指标,包括尊重人权（尊重人类尊严、保护隐私、病人参与健康选择自主权）和以病人为中心（从速办理、优质服务、获得社会支持、对服务人员选择)等内容,使服务更接近病人,这也是人们在卫生改革中的诉求之一。

(六)卫生服务的公平与效率问题

医疗服务短缺而且分配不公平,是当今许多国家卫生系统的常见问题,尤其在市场主导的卫生体制下以及在发展中国家,富人和穷人获得卫生服务的机会差距很大。即使在发达国家,如美国,其2014年卫生总费用占国内生产总值已经高达17.5%,却仍有约11%的人口没有任何健康保障。卫生不公平性带来的直接后果,是弱势群体健康状况下降,对国民经济发展产生负面影响。卫生系统效率低下更多表现在公立卫生部门缺乏竞争、管理松懈、部分员工缺乏工作动力,公众由此质疑公立部门所耗费资源的合理性。

(七)对医疗行为的新认识

卫生改革还受到对医疗行为新认识的影响。首先,人们逐渐认识到医疗行为的差异性。许多研究表明,在不同医院、不同城市或不同地区的医生,其医疗行为差异很大,而这些不同行为缺乏充足的科学依据。这些现象推动了"循证医学"的发展,试图说服医生们接受并采用经过系统评估(systematic review)的诊疗规范(best practice),改进服务并节约成本,尽量减少浪费或不适当的诊断和治疗。

与此相关的另一种趋势是卫生保健的"质量管理"。主要关注高额成本与较差疗效,其主要原因是卫生管理安排、设计、组织的不科学以及有缺陷的生产过程。因此,要获得更好的保健服务,不能通过惩罚犯错误的卫生人员,而应重新设计卫生系统。改变工作流程,加强质量管理,将有助于改进服务并降低成本。通过为病人赋权,常常是改进质量管理的一部分。

卫生保健领域的其中一个趋势是强调初级卫生保健和预防工作的重要性。2002年世界卫生组织报告强调了减少危险因素、促进健康生活方式的重要性,因为很多慢性疾病的发生取决于个人行为。2008年世界卫生组织报告进一步指出,由于卫生保健服务无法实现全国范围内的各级覆盖以满足人们特定的和不断变化的需求,加之服务提供的方式未能满足人们的期望,初级卫生保健是应对这一挑战的重要途径。那么,卫生系统如何最恰当地应对这些需求?改变个人行为是否属于医生职责?这项任务应当完全交给以媒体为基础的健康教育工作者吗?这是否意味着需要家庭医生?如果是,应当如何向家庭医生付费使其完成这项工作?还有资料显示,与昂贵的高技术措施相比,饮食、公共卫生服务和广泛的妇女识字对健康可能更加重要。倘若确实如此,这些因素应当如何被纳入卫生改革方案之中?

卫生保健领域近年来出现的另一个趋势,是关注医疗信息化的重要性。新的数字医疗信息技术,比如电子病历、互联网医疗、远程医疗以及大数据分析的使用,正在改变医生、支付方、病人以及其他医疗行业相关人士之间的互动方式。人工智能、数字化诊断仪器、可穿戴设备等一系列的数字创新正在帮助医生提高诊断和治疗的效率并大幅度降低成本。技术的进步同时也加强了发达国家和新兴市场以及整个医疗行业内部之间的联系。那么,卫生系统下一步应当思考如何应对这一趋势,如何将其纳入卫生改革方案之中。

第二节　卫生改革的目标

一、卫生改革的总体目标

健康是人类社会经济发展的需要。对于一个国家来说,保护和促进国民健康,既是保护和开发劳动生产力的需要,也是维持生产力要素再生产的需要,同时也是国防安全的基础。追求健康和长寿,是人的本能之一。在现代社会,影响人类健康的因素主要有五类,即收入水平、生活方式、遗传、环境污染和职业风险、可获得的医疗服务及其质量。后四类因素都与卫生服务和干预有密切关系,属于大卫生范畴。世界各国的卫生改革,都是其政治、经济制度变革和社会发展进程的组成部分。因此,各国卫生改革目标的确定,同本国的政治、经济、社会变革与发展现状及长远目标相联系。社会发展目标不同,卫生改革的具体目标会有所不同。

但是,纵观世界各国的卫生改革,可以看到具有共性的、核心的目标是:在预算允许的范围内,最大限度地改善公民的健康状况,包括提高平均预期寿命,降低疾病负担,提高生产效率,改进生活质量。正如原世界卫生组织总干事布伦特兰博士指出的那样:"对人民健康福祉谨慎而负责的管理,是一个高效政府的基本素质。对于任何一个国家来说,都意味着尽可能利用现有资源建立起最高效和最公正的卫生系统。居民健康始终是国家的一个重点,政府持续地和永久地对其负责。"

二、卫生改革的阶段目标

除了建立最优秀和最公正的卫生系统、最大限度地改善公民健康状况这一共同的核心目标之外,各国卫生改革还有许多阶段性的具体目标和附属目的。如改革卫生服务的数量、结构和质量,卫生服务筹资,改进资源配置,卫生服务公平性,卫生服务的付费机制,群众满意度等。

以中国为例,2009 年《中共中央国务院关于深化医药卫生体制改革的意见》(中发〔2009〕6 号)提出 2009—2011 年重点抓好五项改革:一是加快推进基本医疗保障制度建设,二是初步建立国家基本药物制度,三是健全基层医疗卫生服务体系,四是促进基本公共卫生服务逐步均等化,五是推进公立医院改革试点。

"十三五"(2016—2020)期间则将总结"十二五"期间试点探索的一些好经验和好做法,并在规划中提升为政策、提升为制度、提升为路径,实行医疗、医保、医药联动改革。在医疗方面,公立医院综合改革要全面推开,成立公立医院管理委员会,理顺医疗服务价格,建立符合医疗卫生行业特点的人事薪酬制度,运用"互联网"技术提高群众的"获得感",加快支持社会力量办医。在医保方面,要提高基本药物使用率,推动药品流通领域改革,推进药品质量一致性评价,落实紧缺药、儿童药的用药保障。在综合监管方面,要健全法律体系,推动转变政府职能,实行事中、事后监管,加强监管体系建设。在强化领导机制方面,则要进一步明确政府责任,强化组织实施,落实政府的领导责任、保障责任、管理责任、监督责任。

从十八届五中全会明确提出健康中国建设新目标,到 2016 年全国卫生与健康大会全面部署推进健康中国建设,再到《"健康中国 2030"规划纲要》,进一步明确了我国卫生改革的目标:加快推进健康中国建设,为人民群众提供全生命周期的卫生与健康服务。健康中国不仅是确保人民身体健康,更是涵盖全体人民健康身体、健康环境、健康经济、健康社会在内的大健康。建设健康中国不仅仅是解决看病的问题,必须把以治病为中心转变为以人民健康为中心,树立"大健康"理念,将健康融入所有政策。

健康中国建设以提高人民健康水平为核心,以体制机制改革创新为动力,以普及健康生活、优化健康服务、完善健康保障、建设健康环境、发展健康产业为重点。健康中国的建设将着力推进覆盖全民的基本公共卫生服务,加强重大疾病的防治;健全优质、高效、整合型的医疗卫生服务体系,完善分级诊疗制度,努力为居民提供全生命周期的健康管理和服务;健全医疗保障体系,完善药品供应保障机制;建设健康的社会环境;发展健康产业及培育自主自律的健康行为,提高居民的健康素养。

第三节 卫生改革的步骤

卫生改革是一个循环往复过程。其大致步骤包括:确定问题、分析问题、开发政策、政治决策、实施改革、评估效果、完善政策,进一步确定存在的问题,进入下一个循环(图 17-1)。在现实中,卫生改革过程并非如上述步骤那样清晰明了、按部就班地进行。为了叙述方便并建立逻辑思维方式,本节仍然按照卫生改革的步骤逐一进行讨论。

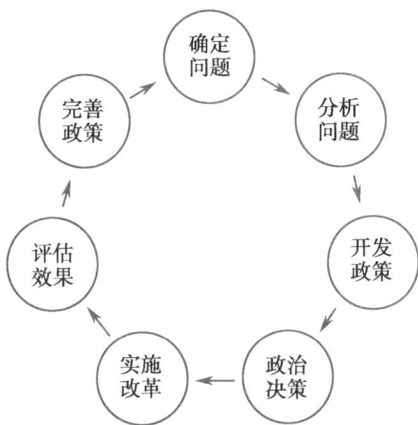

图 17-1
卫生改革循环

一、确定问题

在卫生改革中最常被忽略而往往也是最重要的一步,便是确定问题。卫生保健系统提供上千种有关健康和服务的统计资料,其中哪些是公众关注的焦点?哪些是需要作为改革对象的"问题"呢?

有各种各样的因素影响卫生改革问题的确定。大众传媒为了吸引读者和赢得市场竞争,往往将最有轰动效应的议题、事件作为突出的问题,并且对大众有重要的引导作用。政治家需要赢得选票、显示政绩或留名青史,需要衡量该问题对其权力和影响力的现实作用与长远效果。不同群体所关注的问题,主要同他们的利益密切相关。社会的文化传统和宗教习俗,对问题的确定具有重要影响,却不一定都能得到重视,有些健康问题甚至由于宗教原因而不能公开讨论。文化因素所掩盖的问题,往往需要通过国家之间的比较才能凸显出来。总之,被确定为改革问题,至少要有三个条件:①是真正存在的问题;②主要的政治力量有兴趣处理该问题;③有解决该问题的可能途径或方案。

确定卫生改革问题的系统方法,是从卫生系统的投入与产出着手的。

1. 卫生保健需要投入,包括人员、设备、材料等。

2. 这些投入被用于一定的诊疗过程,例如,门诊咨询、外科手术等。而且构成这些过程的投入被以某种结构的方式组织起来,例如医院、诊所或农村初级保健机构等。这些结构影响卫生服务的生产过程。

3. 这些结构和过程有一定的直接产出,例如儿童获得免疫、糖尿病病人得到治疗、阑尾炎手术等。所有涉及卫生服务可及性或利用问题,实际上都是卫生服务产出的人群分布问题。

4. 卫生保健系统的结果是人群的健康状况,如人群中患有哪些疾病或残疾、这些疾病或残疾在不同人群之间的差异,人均期望寿命和婴儿死亡率在不同性别、不同地区和不同民族中的分布,人们对卫生服务的满意度、卫生保健费用对国民经济的影响等。

确定卫生改革问题,应当从卫生系统的"产出"和"结果"着眼。例如,负责脊髓灰质炎控制项目的卫生人员使用疫苗和车辆(投入),在一定的组织框架内(结构)开展一系列消除脊髓灰质炎的活动(过程),使一定数量的儿童服用了疫苗(产出),并降低了脊髓灰质炎的发病率(结果)。从项目的结果来判断问题,首先要看该项目是否降低了脊髓灰质炎的发病率? 如果没有,则需要分析疫苗质量、项目设计、社区支持程度等多种因素。

在许多国家,卫生改革的问题可能包括:服务质量差,对卫生服务投资不足,有限卫生资源利用率低,分配用于具有成本-效益卫生服务的资源太少,对卫生人员缺乏激励机制以促使其提供优质服务,对卫生行业监管不力,对私营卫生服务提供者设置不适当壁垒,卫生资源在农村和城市、贫困和富裕人群之间分布不公平,家庭卫生服务支出负担过重,以及人群健康指标普遍低下、或不同人群之间健康状况差异等。

二、分析问题

如同医生诊断病情,需要从症状入手寻找病因,卫生改革也要开展问题分析。其分析过程,一般可以从卫生系统结果开始,逐步深入地分析其产出、过程和结构以及投入环节的各种因素。例如,想要知道卫生系统结果(人群健康状况或公众的满意度)不佳的原因,需要分析卫生系统的产出情况(提供服务与消耗成本)。要了解服务或成本问题的原因,需要分析卫生系统的生产过程,如筹资和支付系统所带来的激励作用、服务提供方式,以及卫生系统的结构,即卫生机构和组织的形式、内部管理和宏观环境等。

在实际工作中,卫生改革的问题分析可以从以下五个重要方面着手:

1. 筹资　筹资指为卫生部门筹集资金用于其生产的全部过程和结构,包括税收、保险缴费、病人直接付费等。筹资机构如保险公司、社会基金等,都属于卫生筹资体系。

2. 支付　支付指向卫生服务提供者支付费用的过程。服务提供者包括医生、医院、公共卫生人员等。支付体系对服务提供者有重要的激励作用。现有支付体系包括由第三方向服务提供者支付，或者由病人直接支付。

3. 组织　组织指构成整个卫生系统的各类机构、团体，也包括各机构的内部结构、人员组成、任务分工和对员工的报酬机制。

4. 规制　规制包括国家为控制服务提供者和支付方行为的所有规定，可能针对投入、过程，也可能针对产出。

5. 行为　行为指为了影响个人的行为所作的努力。例如，利用大众传媒促进戒烟、预防艾滋病、影响医生的行为、促进地方妇女团体开展计划生育等。

通常，卫生系统问题产生的原因是多层面的（从初级保健到第三级服务）、多部门的（从卫生筹资到立法），而不仅仅局限于卫生服务系统本身，还可能涉及环境、经济和其他社会领域。

三、开发政策

卫生改革政策的开发是一个创新过程。人们的思考方式和创新能力，受到其教育背景和经验限制。经济学家经常从价格和市场角度思考问题，公共卫生人员往往从流行病学趋势着手，社会学家则更多地考虑男女的社会性和社会公平性问题。人们一般很难跳出已经形成的思维定式和框架。但是改革需要新思想，获得卫生改革的新思想一般有以下几个途径。

一是进行国家之间的比较，借鉴他国经验。尽管国家之间的政治文化背景和经济状况不同，卫生体系和制度各异，但仍然有很多成功经验和失败教训可供借鉴。需要注意的是，国际上流行一时的改革经验往往被夸大其成功的一面，必须以批判的态度加以分析和利用。国际经验必须同本国、本地实际情况结合起来，不能生搬硬套。

二是吸收基层群众的创举和经验。人民群众的实践是智慧的源泉。中国20世纪60年代的合作医疗制度和70年代的农村联产承包责任制，最早都是由基层群众所创立，经过专家总结、政府引导和推广而形成的。改革者和政策制定者需要有充分的机会接触群众、获取来自基层的信息，并有敏锐的眼光发现这些新思想、新政策的萌芽。

三是移植其他部门的思路。例如在美国，曾经为穷人发放优惠券以便资助他们购买住房，后来被用于学校教育，泰国则用于贫困人口的医疗救助。

政策开发还要具有前瞻性，事先考虑卫生改革步骤的后几步是否可行，即拟议中的政策在政治上的可接受性、未来实施的可行性以及改革效果如何评价等问题。此外，在政策开发中除了政策内容之外，还需要考虑政策的具体实施过程和步骤。许多已经出台的卫生改革政策之所以没有成功，重要原因之一是缺乏实施政策的具体措施、步骤和进度安排，最终使政策变成了空洞的政治口号，无法产生预期效果。

四、政治决策

卫生改革政策是否会被政府所采纳，要经历政治决策。政治决策不仅取决于政府的政治目标、意识形态和价值观,而且在很大程度上受到各种利益团体的影响。任何改革都需要付出成本。改革本身也是一种利益再分配的过程,在这个过程中有人受益、有人受损。在许多国家,卫生改革受益者往往是弱势群体,例如病人、贫困人口或没有机会获得服务的人群。这些群体一般没有权势、缺乏经济能力、并且处于松散无组织状态,因此在政治上难以形成压力集团。另一方面,某些既得利益群体很可能成为卫生改革的阻力或反对者,而且处于强势地位和有组织状态,例如庞大的制药企业、医疗设备生产商、保险公司或医师团体。

为了解改革政策被政府接受的可能性,往往需要事先进行利益相关者分析。利益相关者分析包括三个关键性步骤:首先确定相关的团体和个人,卫生改革的利益相关者可能包括服务提供者、消费者、经济组织和企业、卫生开发和资助机构,以及政府和专业机构。然后,评估各个利益相关者的权力和影响力。最后评估他们对拟议中的卫生改革政策的立场、潜在利益以及对政策的承诺程度。

各种利益相关者的权力或影响力,来源于其政治资源及其在政治体系中的地位,而其在改革政策中的利益、对改革政策所持的立场和实际承诺,决定其在政治抉择过程中将如何使用其权力和影响力,即支持或反对采纳拟议中的卫生改革政策。政治资源包括有形资源和无形资源两方面。有形政治资源包括资金、组织机构、人群、选票和技能。无形资源包括关于政策和问题的信息、接触关键决策者和媒体的机会、知名度及其合法性与正统性。

通过利益相关者分析,政策制定者可以回答以下问题:谁在关心拟议中的卫生改革政策?谁可能受到改革后果的影响,即从改革中受益还是受损?谁可能采取行动支持或反对改革政策?谁有潜在能力影响政策实施的结果?在此基础上,政策制定者(或改革倡导者)可能会进行政策调整、展开游说、协商、谈判等各种活动,促使拟议中的改革政策被决策者所接受和采纳。

五、实施改革

实施卫生改革必然带来卫生系统的各种变化,例如机构重组、人事更替、制度修订、分配调整、程序变化、技术革新、关系再建等。这些变化都最终直接或间接地要求组织、机构和个人改变其行为。但是,人们对行为改变的要求有本能的抵制。抵制力量主要来自两方面。一是心理学因素。就每个人来说,已经在过去经验中形成了一套思维和行动方式,经过长期应用养成为"习惯",要在短期内改变非常困难。另一个因素是学习成本,即人们需要学习新程序、新技能,适应新关系和新环境。此外,改革会使现有等级、结构和关系被打破,处于体系上层、拥有较大权力和利益的阶层往往成为改革的最大阻力。

因此,卫生部门改革需要富有经验的领导技巧。必须克服障碍,才能带来变化。有两类工具可以用于引导变化:一是用利益引导人们的行为,具体措施包括激励、报酬、惩罚等;二是改变或影响人们的价值观念,但产生这种影响需要较长的过程。

从宏观角度来看,改革的实施主要有两种类型。一是渐进型改革,即将改革政策的实施分解为若干阶段,分步推进。比较典型的例子有加纳、中国、越南等。渐进型改革的优点是可以保持社会稳定,逐步积累经验,灵活调整政策内容和改革进程。缺点是当各种矛盾相互纠缠交织时,针对个别环节的改革难以奏效,难以制定长期改革目标和计划,也很难在短期内看到改革成果。另一种是休克型改革,即采用与现有卫生体系完全不同的改革方案,在短期内进行全面制度重建。例如,一些前苏联国家,休克式卫生改革常常同政治体制的急剧变化或政府更迭相联系。

六、评估效果

卫生改革效果评估比较困难,最主要的是限制因素太多。这些因素包括:改革政策往往需要经过较长一段时间才能看到效果;改革措施对结果贡献程度难以判断,人群健康某一变化是哪一特定改革措施的结果难以分辨;卫生改革作为一项社会变革,不像在实验室那样可以设计严格对照组,改革前后变化难以完全归因于改革;有些团体和机构缺乏对改革评估的兴趣,负面评估很可能损害有关方面利益。

卫生改革效果评估,需要围绕改革目标与目的进行。首先,卫生改革会导致政策变化,政策变化评估内容包括:卫生目标和重点,法律和规则,卫生筹资和资源配置,卫生组织及其结构,卫生管理。其次,政策变化会引起卫生系统投入和产出变化,评估内容包括:投入,如服务设施、人员、供应品,资金等;过程,例如督导、培训、后勤、支付机制等;产出,如预防服务量、药品使用量、社会营销、卫生信息、健康教育等。第三,投入和产出变化,将进一步导致卫生系统的绩效和服务利用行为变化。绩效评估内容主要包括可及性、公平性、质量、效率和可持续性。服务利用行为评估则包括人们对有效卫生服务的利用程度、卫生习惯改变等。

在改革过程中,最终是期待卫生系统结果,即人群健康状况改善。由于卫生改革是一个动态、循环过程,除了对上述框架内容进行评估外,评估人员对改革还应当提出更广泛、更深入问题,例如:

1. 改革的最初动因是什么? 改革政策是如何制定并实施的?
2. 改革对卫生系统的目标和责任产生了什么影响?
3. 为了实现公平,改革是否导致了卫生部门工作重点变化?
4. 卫生改革如何影响了卫生部门的职能和责任?
5. 已经开展的卫生改革是否会逆转?
6. 现在,卫生改革正在朝哪个方向发展?
7. 是否从改革卫生部门转为发展卫生体制?

七、完善政策

在卫生改革的过程中,完善政策这一步骤起着承上启下的重要作用。依据政策评估的结果,发现改革存在的不足,对实施中的现状政策进行修正、补充和发展。在此过程中的难点为下一轮改革确定问题提供了参考,也促进改革处于良性循环的状态。

完善政策的理论方法有联想发明法、逆向思维法、超前思维法、回采方法、缺点逆用法等;完善政策的操作方法有进行理论探讨、检查总结、全面比较、回溯分析、双重选优、确定型决策法、风险型决策法等。

完善政策的具体步骤通常有:①重新界定问题、提出调整方案、选择调整方案、政策调整实施。②获取反馈信息,依据反馈信息对政策问题、目标和方案进行认真的分析研究,以确立需要补充什么、修正什么或完善哪些方面;进行实际的修正、调整、补充和完善工作,并将新的方案付诸实施,开始新一轮的监控过程。

第四节　国际卫生改革与发展

一、全球卫生改革的趋势

世界卫生组织在其 2000 年的《世界卫生报告》中,将 20 世纪的全球卫生改革与发展划分为三个相互交叉的时期。

第一个改革时期始于 20 世纪 40 年代和 50 年代。在这次改革中,许多国家建立了国家卫生保健体系,社会保险系统扩展到中等收入国家,卫生服务提供能力(数量和质量)显著增长。但是,随之而来的问题是,卫生服务费用上涨,服务主要为富人所享用。城市医院耗费政府大部分预算却只为少数人服务,而所提供的高成本服务多数是可在社区一级通过低成本预防保健而替代或避免的。

第二个改革和发展时期是 20 世纪 60 年代后期和 70 年代。在卫生发展领域内,人们的观念发生了许多变化。这些变化基础是 40 年代疾病控制经验和中国等国家在卫生领域所取得的成功。1975 年,WHO 总干事玛勒博士(Dr. Halfdan Mahler)提出了"2000 年人人享有健康"的概念。1978 年 WHO 通过《阿拉木图初级卫生保健宣言》,提出初级卫生保健的概念、原则和服务内容。其后,初级卫生保健在许多国家作为基本的卫生保健策略得以贯彻。但由于资金不足、社区缺乏必要的知识和财力以参与决策、多部门协作困难等原因,效果并非如预期理想。

第三次改革始于 20 世纪 80 年代晚期。部分国家从计划经济向市场经济转轨,政府的作用重新定位,提倡更多内部和外部竞争,强调个体选择以及全球化发展进程等政治、经济和意识形态变化相联系。其特征是更多地关注人的需求,力图使"资金跟着病人走",扩大健康保险的覆盖面,强调通过有选择的卫生干预获得"低成本健康",以及关注弱势群体的健康保健等。

实行卫生改革的国家常常根本性地改变其卫生服务的组织和管理方式。权力下放、引入管理竞争、扩大对私营卫生服务提供者利用、建立医院董事会和地方卫生委员会,是最常采用的改革措施。同时,卫生改革也力图加强其他传统机制,以便改进督导、药品和后勤供应,以及提高地方规划能力和实施有成本-效益的干预。如果设计合理、实施得当,这些组织和管理方面的改革可以降低服务成本而不损害质量,提供更有效率的服务,并使其服务能够更好地满足社区和家庭基本卫生需求。

二、部分国家卫生改革的做法

(一)建立内部市场、将卫生服务的购买与提供分开

在过去的十几年中,英国和新西兰一直致力于建立内部市场。建立内部市场的核心,是将地方各级卫生当局提供卫生服务和购买服务的职能分开。改革以前,地方卫生当局既向医院和社区卫生机构购买服务,又同时负责管理这些医院。改革后,由政府指定卫生服务的购买者(英国 100 个,新西兰 1 个),负责同公立或私营服务机构谈判,通过签订合同为居民购买服务,但其本身不能直接提

供服务。同时,公立医院管理权由政府委托给公司,在英国称为"国家卫生服务托拉斯"(NHS Trusts),在新西兰称为"皇冠健康企业"(Crown Health Enterprises)。在某种程度上,这些医院管理公司更像私人公司,在市场上展开竞争,以获得服务购买者的合同。

（二）管理竞争

管理竞争体系力图保证在健康保险机构之间有竞争。在该体系中,由政府指定的团体或部门作为卫生服务的主办者,从国家税收收入或从个人的收入调节保险金中获得资金,负责管理健康保险机构。所有居民个人可以每年或每两年选择一个保险机构,大部分费用则由主办者代表参加保险的居民支付,支付额度根据参保居民健康风险加以调整。健康保险机构既是保险者,又是卫生服务的购买者,可以自办医院、雇佣医生,也可以同任何卫生服务提供者签订合同、购买服务。

在管理竞争的体系中,各保险机构为了吸引尽可能多的居民投保,一方面竞相降低投保金标准,同时竭力提高卫生服务质量、降低服务成本。所有居民都可以从该体系中获得基本卫生服务。基本服务的内容根据人群的需求来确定,而不是根据个人的支付能力来定。美国的克林顿政府于1993年提出了管理竞争改革方案,试图使其健康保险系统覆盖所有居民,并控制卫生服务成本。但由于保险机构和企业等利益集团的强烈反对,方案未能付诸实施。但是,该方案的许多思想和原则,则在美国被部分采用至今。近年来,德国政府引入"有管理的竞争"理念,力图推动民众在社会医疗保险机构之间有更大的选择权,从而促进医保机构进一步改善服务质量。

（三）权力下放

许多国家出现了自上而下的权力下放,这包括批准医疗机构的半自治性质,赋予地方政府和社区在卫生决策方面更大的自主权和筹资与管理责任。例如,智利从20世纪70年代后期开始,对政府卫生系统实行分权管理,将经营初级卫生保健服务的责任分散到国内325个城市,并鼓励建立私营卫生保险基金会。俄罗斯政府则对前苏联的卫生制度进行了根本性改革,将卫生筹资责任和管理权下放到88个地区,并根据卫生保险法在各地区建立社会保险基金,国家基金则用来平衡各地区之间的资金差异。英国卡梅伦政府推行以全科医生为依托的自下而上的临床服务委托模式,使得全科医生从被动提供医疗服务转变为处于医疗服务体系决策者的核心位置,从而提高了全科医生医疗服务的支配权和话语权,提高了医疗服务体系的运行效率。权力下放一方面可以使决策从中央政府转移到地方,更加接近社区,从而有利于社区参与;决策过程更接近基层卫生服务提供者,可使其服务更为适宜;也更有利于地方多部门间合作。但是另一方面,如果权力下放使卫生服务筹资责任完全由地方承担而又缺乏有效的中央财政调控,则将导致地区之间不公平。因此,权力下放是改革手段,权力下放程度和方式要服从卫生改革目标。

（四）发挥私营部门的作用

私营部门相对于公立部门而言,在某些卫生功能方面具有比较优势。许多人认为营利和非营利私营部门在提供服务方面比公立部门更有效率,能够更迅速地对客户需求作出反应,可以引起竞争从而改善服务质量,还有利于压缩庞大的公立部门的规模。因此,许多国家允许在公立部门主导的前提下,鼓励私营部门发展,包括私人医师开业、创办私立医院提供私营健康保险等,作为对公立部门的一种补充。例如美国的医疗机构以私立为主,医疗消费以个人为主,保险则以私营商业保险为主。但是,私营部门的具体作用还缺乏充足的证据和研究,而且控制私营部门的服务价格、保证其质量、同时保障卫生服务的公平性,是政府面临的重要而困难的任务。

总之,20 世纪 90 年代以来,国际社会日益认识到卫生改革没有一个普遍适用的"最好"模式,要通过卫生改革提高卫生系统绩效,完全照搬他国改革模式是行不通的。各国当今卫生体系和未来改革方向,归根结底取决于国家的历史和社会文化、疾病模式和人们对健康的认识、经济状况、福利制度和政治制度。

第五节　中国卫生改革与发展

中国医药卫生体制改革可分为三个阶段:第一阶段,计划经济时期我国医药卫生体制初步建立。面对缺医少药的困境,我国从零起步,建设具有政府主导、公益性突出、医疗保障制度城乡分离、预防为主等特点的医疗保障和公共卫生体系。这一系列举措成就巨大,得到联合国和国际卫生组织的一致高度称赞,但也有政府包揽带来的突出问题。第二阶段,改革开放后医药卫生体制的探索。随着计划经济体制逐步转向市场经济体制,这一阶段的主要特征是市场化主导医药卫生事业发展、渐进式改革、医院分级管理制度。由此取得居民健康水平不断提高、疾病防控能力提升、全国医疗保障体系初步形成等成果。与此同时,市场引导过度引发的医疗体系问题层出不穷。第三阶段,2009 年新医改推行至今的重建。通过对以上两个阶段我国医疗卫生体制改革成败经验的总结与分析,这个时期我国医疗体制改革走向系统化、具体化。重新确立政府在医药卫生事业发展中的主导地位,医药卫生事业回归公益性,建立基本药物制度。这一时期基层医疗卫生体制与机构逐步完善,基本医疗保障制度不断完善,公立医院改革试点全面推动,基本公共卫生服务均等化水平进一步提高,但也面临基础性弱、可及性差等问题。医疗卫生服务体系"十三五"规划提出,要优化医疗卫生资源配置,构建与国民经济和社会发展水平相适应、与居民健康需求相匹配、体系完整、分工明确、功能互补、密切协作的整合型医疗卫生服务体系,到 2020 年基本建立覆盖城乡居民的基本医疗卫生制度,人民健康水平持续提升。为此,我国政府再次作出重大决策,继续深入推进医药卫生体制改革,统筹解决关系人民健康的重大和长远问题。

本节将结合中国卫生改革比较成功且符合当前"保基本、强基层、建机制"等政策重点的卫生筹资改革、卫生服务体系改革、卫生支付机制改革、基层卫生改革等方面论述中国的卫生改革,并在此基础上规划和展望我国未来的卫生改革与发展。

一、卫生发展背景

深化医药卫生体制改革是在改革开放 30 年后,卫生事业取得巨大成就并面临重大挑战的基础上进行的,是在我国社会经济快速转型,工业化、城市化、人口老龄化加速进行的宏观环境下,对中国特色社会主义卫生道路的探索。因此,必须全面总结我国卫生发展和改革取得的成就和经验,深刻分析卫生发展改革面临的挑战,科学设计医药卫生体制的总体框架,提出解决困扰我国卫生事业发展的政策措施。

(一)我国卫生改革与发展成就

改革开放 30 年来,先后颁布《母婴保健法》等 10 部有关卫生法律,基本建立了覆盖城乡居民的卫生服务体系,形成了多层次医疗保障制度框架。医药产业快速发展,民族医药得到发扬光大,有效控制重大疾病,城乡居民健康水平持续改善,我国人均期望寿命由 1978 年的 68.2 岁提高到 2015 年的 76.34 岁;婴儿死亡率由 1981 年的 34.7‰ 下降到 2014 年的 8.9‰;孕产妇死亡率由 1990 年的 88.9/10 万下降到 2014 年的 21.7/10 万。居民主要健康指标位居发展中国家前列,有些已经达到了中高收入国家的平均水平。

(二)我国卫生改革与发展面临的问题与挑战

1. 我国卫生发展面临的严峻挑战　我国正处于经济社会快速发展和转型时期。人口快速老龄化以及生活方式的改变,导致慢性非传染性疾病患病率不断提高,防治难度加大。快速工业化、城镇化以及竞争加剧,导致一系列的社会问题和心理问题。城镇化、工业化进程不断加快,对环境生态的破坏加剧,健康风险增加。同时我国传染病和地方病防治任务依然艰巨。艾滋病、SARS、禽流感、中东呼吸综合征等新发传染病的出现,对人民健康形成了新威胁。传染性疾病和慢性非传染性疾病对经济社会发展构成了双重疾病负担。

2. 我国卫生发展中的体制机制问题

(1)资源布局结构不合理:西部地区医疗卫生资源质量较低;基层医疗卫生机构服务能力不足,利用效率不高;中西医发展不协调,中医药(含民族医药,下同)特色优势尚未得到充分发挥;公共卫生服务体系发展相对滞后;公立医疗机构所占比重过大,床位占比近 90%;资源要素之间配置结构失衡,医护比仅为 1:1,护士配备严重不足;专科医院发展相对较慢,儿科、精神卫生、康复、老年护理等领域服务能力较为薄弱。

(2)医疗保障制度不够完善:虽然截至 2014 年我国医保覆盖率超过 97%,已进入全民医保国家行列,但是现有医疗保险制度的保障力度不强,受益水平较低,不能有效地解决"因病致贫"和"因病返贫"的问题。各项医疗保险制度之间的筹资水平差距较大,人民群众面临着受益幅度贫富不均的现象。

(3)公共医疗卫生机构公益性质淡化:多数公共卫生机构仍通过"有偿服务"和"以医养防"维持运行。医疗机构则主要依靠"以药补医"和医疗服务收费维持运行,趋利行为严重,加之医疗价格管理监督没有落实到位,造成医疗资源浪费,加重病人负担。

(4)药品市场失序:医药产业集中度低,流通环节过多、经营费用高,低价药品生产难以为继,药品安全存在风险隐患。流通环节中,存在开单提成、虚高药价、不合理用药等严重损害群众利益的行为。

二、卫生筹资改革

卫生筹资是指卫生服务经费的筹集、分配和使用。卫生资源的筹集是卫生服务体系建设和发挥作用的基础与关键。作为一个有 14 亿人口的发展中国家,如何利用有限的卫生资源来保障人人享有健康保健,将是我国卫生筹资中面临的一个严峻挑战。

1. 当前我国卫生筹资的主要问题

（1）卫生资源投入不足：卫生总费用占 GDP 的比例是体现卫生投入与社会经济发展之间的比例关系，是体现一个国家卫生筹资能力的重要指标。我国的卫生总费用占 GDP 的比重一直不高。1990 年和 2003 年这一比重分别为 4.03% 和 5.62%，2015 年为 6.0%。经济合作与发展组织（OECD）国家的卫生保健支出在国民经济发展中所占比重平均为 9.2%，全世界的平均水平为 8%。

（2）政府支出占卫生总费用的比例下降：改革开放以前，政府和社会几乎包揽了所有的卫生费用，1978 年将近 80% 的卫生总费用由政府及社会来承担；此后，政府支付卫生费用所占卫生总费用比例呈现持续下降的趋势。到 2015 年，政府支出份额已经下降到 30.88%。政府支出占卫生总费用的比例下降必然意味着社会及个人的卫生支出上升，2005 年个人支出占 29.97%。

（3）医疗机构的趋利倾向带动医疗费用的不合理上涨：20 世纪 90 年代，在政府补助下降、医疗收费政策不合理、医保制度缺失等社会环境下，由于医患双方信息不对称，服务提供方会利用其技术和信息的垄断优势，出现提供过度服务和以药补医的问题，造成医疗资源浪费，加重患者的疾病经济负担。

（4）卫生资源配置的公平性问题：我国政府卫生投入一方面存在总量不足，另一方面存在严重的结构性问题，即重医疗服务、轻公共卫生，重城市、轻农村的问题。

2. 卫生筹资的政策选择　我国应在现有条件下对卫生系统增加投入，逐步使卫生总费用占 GDP 的比例达到世界平均水平。同时，增加政府投入，逐步减少个人支出占卫生总费用的比例，减轻人民的疾病负担。

加强中央政府的宏观调控能力，加强地区间的转移支付，从而缩小城乡和区域间卫生筹资和资源配置的差距，实现城乡和区域间协调可持续发展。新医改的实施应该在建立全民覆盖的医疗保障中发挥重要作用。

三、卫生服务体系改革

经过长期发展，我国已经建立了由医院、基层医疗卫生机构、专业公共卫生机构等组成的覆盖城乡的医疗卫生服务体系。

但是，医疗卫生资源总量不足、质量不高、结构与布局不合理、服务体系碎片化、部分公立医院单体规模不合理扩张等问题依然突出。一是与经济社会发展和人民群众日益增长的服务需求相比，医疗卫生资源总量相对不足，质量有待提高。二是资源布局结构不合理，影响医疗卫生服务提供的公平与效率。三是医疗卫生服务体系碎片化的问题比较突出。公共卫生机构、医疗机构分工协作机制不健全、缺乏联通共享，各级各类医疗卫生机构合作不够、协同性不强，服务体系难以有效应对日益严重的慢性病高发等健康问题。四是公立医院改革还不到位，以药补医机制尚未有效破除，科学的补偿机制尚未建立。五是政府对医疗卫生资源配置的宏观管理能力不强，资源配置需要进一步优化。

针对以上问题，可从以下方面完善卫生服务体系。加强专业公共卫生机构、基层医疗卫生机构和医院之间的分工协作，健全上下联动、衔接互补的医疗服务体系，完善基层医疗服务模式，推进全科医生(家庭医生)能力提高及电子健康档案等工作,实施家庭签约医生模式。全面建立分级诊疗制度,以提高基层医疗服务能力为重点,完善服务网络、运行机制和激励机制,实行差别化的医保支付和价格政策,形成科学合理的就医秩序,基本实现基层首诊、双向转诊、上下联动、急慢分治。通过改善从业环境和薪酬待遇,促进医疗资源向中西部地区倾斜、向基层和农村流动。完善医师多点执业制度。全面实施临床路径。提升健康信息服务和大数据应用能力,发展远程医疗和智慧医疗。

四、卫生支付机制改革

卫生支付机制改革具有重要意义。只有当医疗服务的支付者有效推动这一改革,才能使医疗机构在控制成本的前提下为参保者提供性价比高的服务以获得最大收益,减少医药费用快速增长给医保基金可持续发展带来的冲击。

我国目前的医保支付方式仍然是以按服务项目付费为主,其他支付方式处于探索阶段,没有相对成熟的经验。而按服务项目付费、按服务单元付费、按人头付费、总额预算、按病种付费中,每种支付方式都存在一定局限性。此外,医疗市场的不确定性和信息不对称性又使得选择任何一种单一的医保支付方式都不能很好地满足需要,因此我国可参考国际上大多数国家采用混合支付方式,全方位规范医疗服务供给,加强医疗费用控制,提升医疗服务的效率和质量。

与此同时,从世界各国的经验来看,社会医疗保险和商业保险密不可分。虽然我国目前未开放商业医疗保险机构进入社会医疗保险领域,但随着医改的不断深入,我国政府应不断转变职能,放宽市场准入条件,在加强对商业医疗保险监管的基础上,采用"试点先行,逐步推广"的方式促进商业医疗保险与社会医疗保险相辅相成。

五、基层卫生改革

基层医疗卫生机构是实施公共卫生和基本医疗服务的重要载体,是我国医疗卫生服务体系的基础,直接面向广大人民群众提供公共卫生和基本医疗服务,对维护人民群众健康发挥不可替代的作用。

几十年前,中国在卫生领域推行赤脚医生、合作医疗、县乡村三级公共卫生和医疗服务网络等创新措施,向世界展示提高数亿人的健康水平和大幅延长预期寿命是可能的。近几年来,全国各地紧紧围绕"保基本、强基层、建机制"的总要求,以实施基本药物制度为切入点,大力推进了基层卫生机构综合配套改革,强化了基层卫生服务体系建设。但是,在推进基层卫生机构综合改革过程中,各地也出现不少新问题、遇到不少新的困难。

针对出现的问题和困难有以下建议。一是进一步深化人事制度改革,有效解决人才短缺的实际问题。根据工作需要,动态调整人员编制;结合实际,建立吸引人才的政策措施,提高福利待遇水平;坚持多劳多得、优绩优酬,建立以岗定酬、按绩取酬的激励性分配机制;建立完善基层服务的约束机制,在评定医生职称中增加在基层医疗卫生机构服务年限。二是完善财务管理办法,建立健全稳定长效的多渠道补偿机制。提高对政府举办的基层医疗卫生机构经常性支出及人员工资的财政补助比重。三是进一步巩固基本药物制度,完善采购配送机制,提高基本药物的使用率,真正降低药品价值。四是进一步明确基层医疗卫生机构的功能定位,强化基层卫生服务能力建设。

六、卫生改革与发展展望

作为健康中国建设的重要方面,深化医药卫生体制改革仍然是一项艰巨的社会任务和政治任务。"十三五"规划建议为卫生改革指明了方向,"要实行医疗、医保、医药联动,推进医药分开,实行分级诊疗,建立覆盖城乡的基本医疗卫生制度和现代医院管理制度"。《"健康中国 2030"规划纲要》为卫生改革提供了切实可行的行动纲领,将健康融入所有政策,加快转变健康领域发展方式,全方位、全周期维护和保障人民健康,大幅度提高健康水平,显著改善健康公平。通过加强学校和全民的健康教育,塑造合理饮食、控烟限酒、促进心理健康、减少不安全性行为和毒品危害等自主自律的健康行为,提高全民身体素质,来普及健康生活;通过强化覆盖全民的公共卫生读物、提供优质高效的医疗服务、充分发挥中医药的独特优势、加强重点人群的健康服务来优化健康服务;通过健全医疗保障体系、完善药品供应保障体系来完善健康保障;通过深入开展爱国卫生运动、加强影响健康的环境问题治理、保障食品药品安全、完善公共安全体系来建设健康环境;通过优化多元办医格局、发展健康服务新业态、积极发展健身休闲运动产业、促进医药产业发展来发展健康产业;通过深化体制机制改革、推动健康科技创新等来健全支撑和保障;通过营造良好的社会氛围和做好实施监测来强化组织实施。

为此,我国需从领导制度、筹资制度、支付制度、人事制度四方面着手改革。以病人和居民的需求为导向,以适应新常态为目的,以调动医务人员积极性为重点,以控费为考核目标,将项目清单、操作路径、配套政策和绩效管理有机结合,最终实现卫生公平与效率的统一。使得有限的卫生资源合理配置,有效使用;个人支付比例减少,缓解看病贵的困境;病人按需求就医,而非受其收入、医保类型的限制;形成有序的就医格局,提升卫生服务效率,缓解看病难的局面。

(董恒进)

Summary

Health sector reform is a comprehensive process that undertakes major changes in national health policies, programs and practices through re-setting up the health intervention priorities, laws and regulations, organizational management structure, and financing arrangements. The ultimate goals are to improve the health status of population, to provide financial risk protection and to enhance the satisfaction of clients through improving the accessibility, equity, efficiency, and sustainability of health care at local, regional and national levels.

Many governments around the world have made great efforts on extensive policy and implementation to reform the health sectors in recent years. There are many forces driving the health reform, among which the leading causes includes the concerns over government spending, inefficiency of the resource allocation, the poor access to health care and quality, inequity, as well as a general policy shift towards rethinking government's role and government programs.

We can think of health sector reform as a policy cycle, which starts from problem identification and analysis, then moving to diagnosing the causes of health sector problems, policy development and policy options, a political decision on the trade-off of the policy programs, the implementation of the policy, monitoring and evaluation of the reform policy and finally perfecting the policy. As new problems would be identified through the evaluation, the whole process can initiated again and again. However, in real life, the process is not done step by step and may be done simultaneously.

Countries engaged in health sector reform often make significant changes in the way health services are organized and managed. Introduction of internal market and managed competition, decentralization, and introduction and expansion of private sector are among the most frequent changes. China is now at a critical stage of health sector reform. The new health reform launched in 2009 has achieved the objectives of the first phase of reform but there is a long way to achieve the general goal of building a health care system that benefits the entire population by 2030.

思考题

1. 卫生改革应遵循哪些原则，并谈谈对这些原则的理解。
2. 卫生改革的步骤有哪些？其中"完善政策"这一步骤有何重要作用？
3. 结合本章内容及其他材料，了解发达国家和发展中国家的医改做法，思考这些做法对中国卫生改革的启示。

推荐阅读

[1] Marc J Roberts,William Hsiao,Peter Berman,et al.通向正确的卫生改革之路——提高卫生改革绩效和公平性的指南.任明辉,主译.北京:北京大学医学出版社,2010.

[2] 严强.公共政策学.北京:社会科学文献出版社,2008.

[3] 郝模.卫生政策学.2 版.北京:人民卫生出版社,2013.

[4] 斯蒂芬·罗宾斯,玛丽·库尔特.管理学:11 版.李原,孙健敏,黄小勇,译.北京:中国人民大学出版社,2012.

[5] 国家发展计划委员会社会发展司.区域卫生规划论文集.北京:中国计划出版社,1999.

[6] 张亮,胡志.卫生事业管理.北京:人民卫生出版社,2013.

[7] 李鲁,吴群红.社会医学.4 版.北京:人民卫生出版社,2012.

[8] Murray CJL,Frenk J.A WHO framework for health system performance assessment.Bulletin of the World Health Organisation,2000,78(6):717-731.

[9] World Health Organization.The world health report 2000 - Health systems:improving performance.Switzerland:World Health Organization Press,2000.

[10] World Health Organization.Monitoring the building blocks of health systems:a handbook of indicators and their measurement strategies.Switzerland:World Health Organization Press,2010.

[11] World Health Organization.Monitoring,evaluation and review of national health strategies:a country-led platform for information and accountability.Switzerland:World Health Organization Press,2011.

[12] 王悦.熊季霞.医药人力资源管理.北京:科学出版社,2004.

[13] 世界银行,世界卫生组织,中国财政部,等.深化中国医药卫生体制改革,建设基于价值的优质服务提供体系.http://www.shihang.org/zh/news/press-release/2016/07/22/report-recommends-deeper-healthcare-reforms-in-China.2016

[14] 中共中央,国务院."健康中国 2030"规划纲要.(2016-10-25).http://www.gov.cn/zhengce/2016-10/25/content_5124174.htm

[15] Michael H Merson,Robert E Black,Anne J Mills.国际公共卫生:疾病,计划,系统与政策:第 2 版.郭新彪,等译.北京:化学工业出版社,2009.

[16] 林光汶,郭岩,吴群红.中国卫生政策.北京:北京大学医学出版社,2010.

[17] 顾海.公共卫生事业管理.北京:科学出版社,2010.

[18] John Walley,John Whight.Public Health - an action guide to improving health.2nd ed.

London：Oxford University Press，2010.

[19] 姚岚,熊先军.医疗保障学.2 版.北京:人民卫生出版社,2013.

[20] 周绿林,李绍华.医疗保险学.北京:科学出版社,2011.

[21] World Health Organization. How to Develop and Implement a National Drug Policy. Switzerland：World Health Organization Press，2001.

[22] 唐镜波,孙静.WHO 国家药物政策及合理用药理论和实践.北京:中国科学技术出版社,2005.

[23] WHO. WHO Guideline on Country Pharmaceutical Pricing Policies. Geneva：World Health Organization，2015.

[24] 李滔.欧洲二十五国药政管理体系.北京:中国医药科技出版社,2016.

[25] 梁万年.社区卫生服务管理.北京:人民卫生出版社,2001.

[26] 李士雪.全科医学概论.北京:人民卫生出版社,2002.

[27] 王大平,孔昭昆,王苏生.中国医改的政策选择:基于激励机制设计理论的视角.北京:清华大学出版社,2015.

中英文名词对照索引